LA MEDICINA NATURAL

al alcance de todos

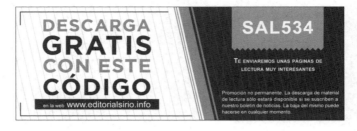

7ª edición: mayo 2021

Diseño de portada: Editorial Sirio, S.A.

© de la presente edición
EDITORIAL SIRIO, S.A.
C/ Rosa de los Vientos, 64
Pol. Ind. El Viso
29006-Málaga
España

www.editorialsirio.com
sirio@editorialsirio.com

I.S.B.N.: 978-84-96595-31-6
Depósito Legal: MA-408-2016

Impreso en Imagraf Impresores, S. A.
c/ Nabucco, 14 D - Pol. Alameda
29006 - Málaga

Impreso en España

Puedes seguirnos en Facebook, Twitter, YouTube e Instagram.

 El papel utilizado para la impresión de este libro está **libre de cloro** elemental (ECF) y su procedencia está certificada por una entidad independiente, no gubernamental, que promueve la sostenibilidad de los bosques.

Manuel Lezaeta Acharán

LA MEDICINA NATURAL
al alcance de todos

HOJAS ❀ DE LUZ

EDITORIAL

Introducción

Hacia la salud por distinto camino

Los más grandes sucesos, las más grandes ideas (las más grandes ideas son los más grandes sucesos), se comprenden muy tarde; las generaciones contemporáneas no los viven, aunque viven cerca.
Acontece en la vida como en el reino de los astros. La luz de las estrellas más lejanas llega tarde a nosotros y, entretanto, el hombre niega que tales estrellas existan. ¿Cuántos siglos necesita un espíritu para ser comprendido?

Friedrich Nietzche

El verdadero título de este libro debería ser *La salud al alcance de todos*, pero, como nos despreocupamos de cuidar este tesoro, al que únicamente apreciamos cuando lo hemos perdido, y sólo entonces cuando buscamos medicinas para alejar nuestras dolencias, he adoptado el título que lleva a fin de poner en conocimiento de sanos y enfermos los métodos que nos ofrece la Naturaleza, a través del aire, la luz, la tierra, el agua, el sol y las plantas, para mantener y recuperar la salud, sin necesidad de tener que recurrir a intervenciones agresivas, ni a productos químicos elaborados en los laboratorios, ni a las radiaciones.

La medicina siempre actúa sobre dos fundamentos: la patología, que es el estudio de las enfermedades, y la terapéutica, que es el estudio de los procedimientos diseñados para combatir dichas enfermedades.

El ejercicio médico basado en estos fundamentos está condenado al fracaso y esto se manifiesta de diversas formas. Se centra en un fenómeno negativo, mientras que la finalidad de las enseñanzas de esta obra es la salud, la normalidad funcional del organismo, lo cual es un fenómeno positivo. De ahí que el único remedio que puede alejarnos de toda dolencia es el de cultivar la salud.

«No hay enfermedades, sólo hay enfermos», estableció Hipócrates. Por tanto, debe enseñarse al enfermo a restablecer y conservar su salud integral, y no a combatir su dolencia, que es una consecuencia de su falta de salud. Porque toda enfermedad tiene la misma naturaleza: la alteración de la salud en mayor o menor grado. Se muere de falta de salud.

Como se verá más adelante, el enfermo es el individuo que carece de salud, y la enfermedad es la manifestación de esta anormalidad.

La medicina fracasa a la hora de luchar contra las «enfermedades» del mismo modo que el boxeador es incapaz de destruir su propia sombra luchando contra ella a la luz de la luna o de un farol, porque un fenómeno negativo es intangible, inatacable e indestructible.

Al margen de lo que se considera científico, mi sistema se desentiende totalmente de la patología y de la terapéutica, y se centra únicamente en la normalidad funcional, es decir, en la salud, enseñando al sujeto a recuperarla o a mantenerla mediante el equilibrio térmico de su cuerpo. Para ello bastará con el empleo adecuado de los agentes naturales de la vida —el aire, el agua, la luz, el sol y la tierra— y una alimentación a base de frutas y ensaladas crudas.

En el marco de mis enseñanzas, la única «enfermedad» que existe se llama «ignorancia de la salud», y el único «remedio» racional y lógico es formar al individuo para que por sí mismo practique una vida sana, con buenas digestiones y una eliminación activa a través de la piel, factores indispensables para alcanzar la salud integral del cuerpo y mantener alejada toda dolencia.

Los seres irracionales que viven en plena Naturaleza conocen instintivamente el camino de la salud y, por tanto, se ven libres de procesos extraños como los que se llevan a cabo en los hospitales.

Según esto, es el propio interesado quien debe actuar para propiciar su normalidad orgánica, que es la salud integral. Así como la fortuna es fruto de la actividad diaria, la salud también es el resultado de nuestros actos cotidianos en conformidad con las leyes de la Naturaleza de la cual formamos parte.

La salud no se obtiene en la consulta del médico, ni se compra en la farmacia. Es consecuencia de nuestros propios actos cotidianos, de acuerdo con la ley natural.

La salud, como resultado del orden universal, no proviene del convencionalismo de los títulos ni del prestigio otorgado por las academias.

Las enseñanzas recogidas en este libro son nociones de vida sana para aprender a escoger los alimentos, activar la piel, masticar y ensalivar lo que se come, digerir, respirar, dormir, practicar ejercicios físicos adecuados y, en

8

pocas palabras, mantener la actividad normal de su propio cuerpo en los procesos de nutrición y eliminación.

En este sentido, la salud es la actividad funcional normal del organismo, la enfermedad es la depresión funcional de éste, y la muerte, la paralización funcional. De aquí que el problema de la salud tenga un carácter funcional y no microbiano.

En lugar de «curar» prescribiendo «remedios» para sofocar o eliminar los síntomas y las manifestaciones de la falta de salud, mi sistema procura el restablecimiento de ésta mediante unos hábitos de vida dirigidos a obtener buenas digestiones, una respiración normalizada y una buena actividad funcional de la piel. Al tener buenas digestiones, se formará en el cuerpo sangre pura; y con una buena eliminación a través de la piel, se expulsará todo lo que resulte perjudicial.

La digestión, base de la salud, consiste en la fermentación de los alimentos, la cual, para ser sana, precisa de una temperatura de 37 grados centígrados. Esta temperatura está más o menos alterada en el enfermo, puesto que no existe ningún enfermo «sin fiebre gastrointestinal», como lo revela el iris de los ojos y lo confirma, por lo general, el pulso.

Por otra parte, la respiración requiere unas setenta pulsaciones por minuto en un adulto para que la ola sanguínea se movilice con normalidad en los pulmones. Este pulso sólo es posible a 37 grados, tanto en la superficie del cuerpo como en el interior.

La normalidad funcional del organismo precisa de una temperatura normal y uniforme, y es por ello que mi concepto de la salud se basa en una cuestión «térmica» y no en medicamentos, sueros, vacunas, cirugía, radioterapia, electricidad, etc.

Mi sistema, pues, no tiene nada que ver con «los diagnósticos» y «las medicinas». Se centra únicamente en la salud, la cual es, repito, la normalidad funcional del organismo, y requiere el equilibrio térmico del cuerpo, como se verá más adelante en este texto.

Mi Doctrina Térmica aborda el problema de la salud fuera de los ámbitos de la patología y la terapéutica, colocándolo en el terreno de la temperatura.

Finalmente, el lector deberá comprender que en este libro no se ofrece otro método más para «curar» las enfermedades, sino un camino diferente y seguro para disfrutar de la salud, al margen de la medicina.

EL AUTOR

Capítulo 1

La ciencia de la salud[1]

¿Consideráis que tener buena salud es el mayor bien sobre la tierra?...
Yo digo que no; la felicidad está en saber conservarse sano.

Padre Tadeo

La enfermedad es una ofensa a Dios. La salud es el mejor
tributo que el hombre puede ofrecer a su Creador.

Cardenal Verdjer

La ciencia es el conocimiento de las cosas a través de sus causas.

En el camino del progreso, que también es el de la salud, hay tres etapas: conocer la verdad, comprenderla y realizarla.

Para alcanzar la meta de la salud, necesitamos el conocimiento y la comprensión de las leyes naturales, así como la adecuada aplicación de esas mismas leyes que nuestra vida artificial ha relegado al último lugar.

La sabiduría está en la Naturaleza y no en el laboratorio.

Para ser verdaderamente sabios, debemos observar la obra del Creador —o la Naturaleza—, practicar sus leyes inmutables y adquirir la suficiente experiencia personal.

El laboratorio, su observación, práctica y experiencia sólo forman parte de la sabiduría convencional. Los sabios de laboratorio jamás poseerán la

---

1. En la Grecia de Platón, la enfermedad se consideraba algo vergonzoso y criminal; en cambio, el hombre sano era visto como ejemplo de buen ciudadano.
   En nuestras calles y plazas se ven mancos, cojos, ciegos, tuertos y tullidos que muestran al público, con aire satisfecho, sus parches y mutilaciones como condecoraciones de la ciencia.
   ¿Progreso de la medicina o retroceso de la salud?

ciencia que crea la felicidad de los seres irracionales, que viven con salud sin más guía que su propio instinto.

La salud vale más que la vida porque ésta sin aquélla no vale la pena vivirla.

La «ignorancia de la salud» es la única y verdadera causa de todas las enfermedades que el hombre sufre en el curso de su existencia.

Se comprende entonces la capital importancia que tiene instruir al niño, al hombre y a la familia en esta materia, objetivo de este libro.

El hombre, al enfrentarse con todo tipo de quebrantos a causa de su falta de salud, se encuentra con que el bagaje de sus conocimientos trabajosamente adquiridos en la escuela, en el taller y en la práctica de nada le sirven ante el enemigo que, lenta y firmemente, socava su salud, dejando cada día más expuesto a la ruina todo el edificio de su bienestar.

La escuela enseña al niño y al joven variados conocimientos que se consideran indispensables para garantizar el éxito de la vida; sin embargo, ese joven y ese niño emprenden la jornada sin saber cómo cuidar la delicadísima máquina que el Creador ha puesto a disposición de cada hombre para cumplir su destino moral y físico.

Si para emprender un largo, penoso y accidentado viaje entregamos al inexperto viajero un magnífico automóvil, pero no le enseñamos antes cómo debe conducirlo y cuidarlo para evitar averías y accidentes, ni las técnicas adecuadas para restablecer su normal funcionamiento, tenemos que convenir que nuestro viajero tiene muy pocas posibilidades de llegar al término de su viaje y éste será un calvario que no se aliviará por muchos mecánicos que encuentre dispuestos a realizar las reparaciones necesarias, previo pago de sus servicios.

Pues bien, lo que nadie acepta en un caso tan baladí, es aceptado en una cuestión tan fundamental como la vida misma dentro de la actual organización que llamamos civilización.

Los padres ignorantes, que son la mayoría, creen que para preparar a su hijo para el duro viaje de la vida basta con ponerlo en manos de los maestros, llenos de conocimientos teóricos y artificiales. Como todo el mundo hace esto, parece lógico proceder así.

De esta forma, el niño, después de duras pruebas para adquirir conocimientos poco menos que inútiles, se lanza al viaje de la vida con un organismo que no conoce ni sabe cuidar, y mucho menos reparar en caso de accidente o alteración de su salud.

Pero ¿cómo exigir al niño, o al joven, que aprenda a evitar las dolencias cuando se considera que éstas no dependen de él, sino que son obra de un agente misterioso, maligno y caprichoso como el demonio, conocido con el nombre de microbio?

Si cada día estamos expuestos a ser víctimas de las infecciones que nos acechan en el hogar, calles, teatros, iglesias, tranvías, etc., ¿de qué nos sirve tener conocimientos de vida sana cuando para combatir a este invisible y poderoso enemigo necesitamos acceder a la ciencia oculta del laboratorio, reservada sólo a los sacerdotes de esa materia?

No hay más solución que abandonarse al capricho del destino y, llegado el caso, recurrir al sacerdote de la ciencia microbiana para que nos libre de la amenaza o acción de este nuevo demonio.

Éstos son los errores de una civilización que ha llegado a imponer al hombre una ignorancia y un estado de indefensión que avergonzarían al más modesto de los seres irracionales.

El hombre de hoy es un pobre peregrino que hace el viaje de la vida sin conocer la senda que conduce a la felicidad, aliada inseparable de la salud.

Por el contrario, los seres irracionales, al estar en libertad, conocen el camino de su bienestar y no se apartan de él, lo cual les lleva a realizar normalmente su destino.

No pretendo sacar al mundo del error en que parece vivir con tanto regocijo, a pesar de que ríe en público y, después, llora a solas. Sin embargo, creo que es positivo mostrar a nuestros semejantes los errores de los que hemos sido víctimas y enseñar a los que sufren el camino de la liberación.

El hombre, en su ignorancia, hasta a Dios hace responsable de sus desdichas, olvidando que cada cual tiene lo que merece y que el hombre es hijo de sus obras.

No enfermamos por obra de una fuerza extraña, sino por nuestros propios errores en la vida.

La salud no se obtiene con médicos ni con drogas, sino con nuestros propios actos cotidianos de acuerdo con la ley natural.

De ahí que la propia voluntad del enfermo es el primer agente de salud.

Este libro pretende enseñar estas verdades sencillas y trascendentales, y espero que, cuando entre en los hogares, abra los ojos de los padres para que aprendan lo que nadie les enseñó y puedan enseñar a sus hijos lo que la escuela no les enseña: la ciencia de vivir sanos de cuerpo y alma, buscando las fuentes de esta felicidad en el generoso regazo de la Madre Naturaleza.

La ciencia de la salud es practicada por los seres irracionales que viven en libertad y que, guiados por su instinto, cumplen cada día con las leyes naturales.

En este libro enseño mi Doctrina Térmica, que nada tiene que ver con el trillado naturismo, a cuya sombra prosperan tantos errores.

El naturismo auténtico fue el practicado por Adán y Eva en el Paraíso. Aquella vida paradisíaca hoy resulta imposible a causa de la degeneración en que vivimos y constituye un delito en la actual «civilización» que impone el «artificialismo» en todo sentido y ha desarrollado poderosos intereses alrededor de la «falta de salud» del hombre.

Mi régimen de salud, explicado en este texto, constituye un «artificialismo» necesario para combatir el artificialismo de la vida contemporánea. Mi sistema tiene por objeto «afiebrar» a diario la piel, que se enfría progresivamente con la ropa y los abrigos que cubren nuestro cuerpo. También se centra en refrescar las entrañas afiebradas día tras día a causa de los prolongados esfuerzos digestivos del estómago y los intestinos para metabolizar alimentos inadecuados e indigestos.

Al margen de los «personalismos», este texto enseña una «ciencia personal», fruto de mi observación y experiencia.

A sanos y enfermos ofrezco esta obra para que disfruten del goce de vivir.

Capítulo 2

La ley natural

En las alturas de la Verdad, sólo se encuentra
con la verdad la Vida, así como
en los abismos del Error, sólo se encuentra
con el error la Muerte.

Abdón Cifuentes

Las mismas leyes que determinan la órbita de los astros, que señalan las estaciones del año y que dirigen la vida del reino animal, desde el elefante hasta el microorganismo más pequeño, rigen también la vida del hombre. Estas leyes reciben el nombre de ley natural. Pero esta ley que es observada por todos los seres, y que en el ser irracional se manifiesta a través del instinto que le guía constantemente para vivir sano y morir de muerte natural, es continuamente transgredida por el hombre ignorante y rebelde.

La ley natural es la voluntad del Creador, que impone a la criatura una norma para poder alcanzar su destino moral o físico.

La ley natural es una norma de virtud y de salud, de aquí que el hombre sano sea bueno y el hombre enfermo sólo pueda dejar de ser malo controlando con gran violencia sus inclinaciones morbosas.[1]

La vida del hombre civilizado, que ha olvidado su instinto e ignora los mandatos de la ley natural, se desarrolla sin más guía que la imitación de los ajenos errores o el propio capricho.

---

1. Según los Evangelios, cuando un enfermo se presentaba ante Jesús y le imploraba que lo salvara de sus dolencias, él realizaba el milagro en el cuerpo junto con el perdón de los pecados. De ahí que la enfermedad corporal se confunda con la dolencia del alma, porque la ley natural y la moral son una misma cosa.

Se comprende, pues, la necesidad de que cada persona, y especialmente los padres de familia, se instruyan sobre la ciencia de la salud que está en la observancia de la ley natural.

Los seres irracionales que viven en libertad, orientados por su instinto, cumplen constantemente con esta ley y viven así en perfecta normalidad fisiológica, lo que equivale a la salud integral.

El hombre, abusando de su libre albedrío, contraviene la ley natural continuamente, y, de ese modo, es sancionado con una vida llena de dolencias que termina por lo general con una muerte prematura y dolorosa.

La ley natural ha fijado la duración de la vida de los mamíferos en un período que equivale a seis o siete veces el de su desarrollo. De esa forma, un caballo, que tarda cinco años en desarrollarse, normalmente vivirá de treinta a treinta y cinco años; y el hombre, que tarda veinticinco años en completar su desarrollo, debería alcanzar una vida de ciento cincuenta años o más.

Sin embargo, los casos de longevidad cada día son más raros y la esperanza media de vida en Chile sólo alcanza a menos de la tercera parte de la población.

Se comprende así la importancia que tiene el conocimiento de la ley natural, que permitirá al hombre vivir sano y regenerará a los enfermos. La ciencia de la salud es un factor capaz de resolver los problemas económicos y sociales, ya que en definitiva éstos existen a causa de la incapacidad del hombre para cumplir su destino en la vida.

El individuo sano siente su propia felicidad sin necesidad de artificios. Es fuente de bienestar que derrama a su alrededor, del cual participa su familia y alcanza a sus conciudadanos y descendencia.

El hombre enfermo es causa de desgracias para todos cuantos lo rodean y para la sociedad en que vive. Necesita comprar goces artificiales para distraerse de su triste existencia, y contribuye al desequilibrio económico, base de los problemas sociales, al producir menos de lo que consume.

El hombre sano es un factor positivo para la sociedad a la que pertenece, mientras que el hombre enfermo es un factor negativo.

El hombre sano produce más de lo que consume, ofrece hijos sanos y numerosos a su país, tiene hábitos de ahorro y previsión, y se labra su propio seguro de vejez sin necesidad de recurrir a la sociedad.

El hombre enfermo no consigue subvenir a sus necesidades con su trabajo, no tiene hijos o los engendra con taras, lo cual supone una carga para la sociedad, carece de espíritu de previsión y ahorro, y muere prematuramente, dejando a sus semejantes la tarea de mantener una descendencia de incapaces, cuando no de delincuentes.

El hombre sano vive satisfecho de su suerte, porque vive todo con salud y, consciente de su destino, no conoce las rivalidades ni la envidia.

El hombre enfermo siente su inferioridad, odia a quien no vive en condiciones desfavorecidas como la suya y busca en el extremismo una igualdad que lleve a los demás a su miseria. De esa manera obtiene el triste consuelo de compartir con sus semejantes su desgraciada situación.

Aquí en Chile podemos ver cómo los terribles problemas sociales y económicos que nos afligen están relacionados con una decadencia en el estado de salud de la población y, al mismo tiempo, con el estado de enfermedad crónica de nuestras ciudades.

Nuestros soldados, que conquistaron la riqueza del salitre y glorificaron el nombre de nuestro país, eran rudos campesinos que vivían ignorantes de los actuales progresos. Crecían sanos y robustos, y no se envenenaban con alimentos ni fármacos, pues se alimentaban de frutas frescas, higos secos, nueces, frijoles, harina tostada y pan de trigo integral. Sus cuerpos sanos no conocían las deformidades hoy tan corrientes y no se doblegaban bajo el peso de los sacos fanegueros de cien kilos o más, del mismo modo que sus almas desconocían las bajezas y la adulación.

Vivían sin rencores ni envidias, porque en la salud tenían todos los tesoros.

Desgraciadamente, ese tipo de chileno ha pasado a la historia y hoy tenemos el triste honor de encabezar las estadísticas de morbilidad y mortalidad.

Junto con la falta de salud han surgido los problemas sociales que nuestros gobernantes procuran solucionar con leyes que resultarán ineficaces mientras no se solucione la causa generadora del mal, es decir, mientras no se restablezca la salud colectiva, para la cual sólo hay un camino: volver a la Naturaleza.

No olvidemos que la salud no se obtiene en la consulta del médico ni se compra en la farmacia.

En las nuevas generaciones está el porvenir. Debemos, pues, encaminar a la juventud hacia la salud, la cual sólo puede obtenerse cumpliendo la ley natural.

La ciencia de la salud debe enseñarse en la escuela, junto con las primeras letras, para que el niño aprenda a dirigir sus pasos en la vida en su propio beneficio y en el de sus semejantes.

Recordemos que los pueblos que han terminado en la decadencia comenzaron enfermando.

Los preceptos que la ley natural impone al hombre como condición para mantener la normalidad orgánica o salud, quedan comprendidos en estos diez mandatos:

1. Respirar siempre aire puro.

2. Comer exclusivamente productos naturales.
3. Ser sobrios.
4. Beber únicamente agua natural.
5. Mantener una suma higiene en todo.
6. Dominar las pasiones y procurar la mayor castidad.
7. No estar jamás ociosos.
8. Descansar y dormir sólo lo necesario.
9. Vestir sencillamente y con prendas holgadas.
10. Cultivar todas las virtudes, procurando siempre estar alegres.

La salud está en el cumplimiento integral de estos preceptos. La transgresión de uno solo de estos mandatos ya es causa de dolencias porque altera la normalidad funcional del organismo, que es la salud integral.

Finalmente, debemos tener siempre presente que aquello que mantiene la salud también cura la enfermedad, porque ésta es una alteración de aquélla.

RESPIRAR SIEMPRE AIRE PURO

Como decía Hipócrates: «El aire puro es el primer alimento y el primer medicamento».

En efecto, un conocido alcalde de Cork, Irlanda, hizo una huelga de hambre en la prisión y pasó setenta y dos días sin consumir alimento alguno, bebiendo sólo agua.

En cambio, nadie ha podido mantener su vida sin respirar durante más de ocho o diez minutos, lo cual nos demuestra la sabiduría de este precepto hipocrático.

Desgraciadamente, en la práctica parece que el hombre no da cuenta de la importancia que tiene el aire como fuente de energía vital, pues, en las ciudades principalmente, se vive prácticamente evitando el aire puro y buscando el aire confinado e impuro de las habitaciones, teatros, clubes, tabernas, etc.

Como alimento, el aire puro satisface la mayoría de nuestras necesidades fisiológicas, de tal modo que en el campo, en el bosque, en la montaña o a la orilla del mar, se puede vivir principalmente de aire y secundariamente de alimentos destinados al estómago. De este modo, resulta comprensible la frugalidad de los campesinos, quienes, a pesar de sus rudas labores y el consiguiente desgaste físico, viven sanos con un poco de pan integral y un plato de frijoles al día.

Por el contrario, en las ciudades, donde el aire no reúne las excelencias del aire puro, el hombre necesita reforzar la alimentación estomacal para mantener la energía vital, y su malas elecciones alimentarias lo llevan a un estado de insuficiencia vital.

El aire debe entrar en nuestro sistema por dos vías: los pulmones y la piel. La piel es un tercer pulmón, y también un tercer riñón, ya que absorbe normalmente la cuarta o quinta parte del oxígeno que necesitamos y expulsa en proporción análoga los desperdicios de nuestro desgaste orgánico.

Para que la piel desempeñe sus funciones es indispensable que esté en contacto directo con el aire, de ahí la importancia de los baños de aire y lo perjudicial de las camisetas y la ropa pegada al cuerpo.

La respiración pulmonar debe realizarse por la nariz y con la boca cerrada, pues la nariz es la guardiana de los pulmones, calentando el aire demasiado frío y reteniendo sus impurezas. Cuanto más nos alimentemos de aire puro, menos necesidad tendremos de alimentos estomacales. Es por esto que las personas que tienen alguna insuficiencia pulmonar, como los tuberculosos, desarrollan una gran actividad digestiva —es clásico el apetito de estos enfermos, que nunca se sienten satisfechos—.

A nadie conviene tanto los baños de aire como a las personas que sufren de los pulmones. A quienes están enfermos de los riñones también les es especialmente útil la transpiración.

Del mismo modo que para tener una buena digestión necesitamos saber comer, también debemos saber respirar. De ahí la necesidad de la gimnasia respiratoria, realizando varias veces al día, sobre todo al aire libre de la mañana, respiraciones profundas con la boca cerrada durante algunos minutos.

Debemos buscar el aire puro en todo momento, pues es el alimento más precioso para conservar nuestra salud, dormir todo el año con la ventana abierta, y, en el verano, si es posible, en el patio o sobre la tierra bajo los árboles. A las personas que sufren de los pulmones les vendrá especialmente bien observar este consejo. No se debe temer al aire frío, que es más tónico que el tibio, y se debe dormir con la cama frente a una ventana abierta, evitando las corrientes.

Estos consejos convienen a todos los enfermos, ya que el aire puro es el primer «medicamento».

Comer exclusivamente productos naturales

El alimento natural es aquel que ofrece la Naturaleza en cada lugar y en cada época. Es adecuado para nuestra estructura orgánica, satisface nuestras necesidades fisiológicas y puede comerse tal como lo ofrece la Naturaleza.

El alimento natural es apetecible y puede ser ingerido tal cual lo ofrece la Naturaleza, sin necesidad de cocerlo, asarlo o prepararlo previamente, como sucede con las frutas y semillas de árboles.

Para mantener la salud, es indispensable saber escoger los alimentos, ya que el alimento digerido formará la sangre y la calidad de ésta dependerá de la del alimento.

Una buena nutrición es vital para la salud. Ésta sólo se producirá si alimentamos nuestro cuerpo con productos que la Naturaleza ha diseñado para nuestro mantenimiento.

El orden natural establece que el reino mineral sustenta al vegetal y éste al animal. Por lo tanto, ingerir sustancias minerales, como casi todos los productos farmacéuticos, equivale a introducir en el organismo materias extrañas que no puede asimilar, es decir, incorporar a sus tejidos vivos, y que necesita expulsar para verse libre de ellas.

El animal en libertad, con la ayuda de su instinto, busca el alimento que le conviene, pero el hombre, cuyo instinto ha sido distorsionado, cree poder comer cuanto le plazca, sin más límite que el de sus recursos o caprichos.

Como se verá más adelante, la principal causa de las enfermedades del ser racional se halla en la contravención de este precepto de la ley natural.

Un célebre biólogo ha dicho: «Con su dentadura el hombre cava su propia sepultura».

En este punto, la enseñanza en la escuela podría librar al niño de muchos males, pero parece que se prefiere inculcarle otros conocimientos, sin utilidad práctica alguna.

Sabios como Cuvier, Slikyssen, Carrington, Lahmann y Christian han demostrado que el hombre es frugívoro, es decir, que su organismo está constituido para alimentarse de fruta. Darwin, Lamarck y Haeckel comprobaron la analogía fisiológica del hombre con el mono, que es frugívoro. Ésta es una verdad que nadie cuestiona. Y como dice el doctor Amílcar de Souza, «la práctica es superior a toda teoría y ésta nos muestra a millares de indígenas que viven en los bosques comiendo sólo frutas», y agrega: «Al hacerse cocinero, el hombre enfermó, alteró su integridad biológica, abrevió su existencia. El frugívoro tiene la ventaja de poder vivir sin necesidad de cocer, asar, freír ni fermentar. Esta conquista tiene un gran alcance. El lector comprende que, viviendo de esta manera, la mujer se liberaría de muchos trabajos que hoy le absorben mucho tiempo y, además, comiendo frutas y viviendo conforme a la Naturaleza, tendría sus hijos sin dolores de parto. Las enfermedades agudas no se instalarían, porque las frutas no lo permiten. Las frutas son un alimento preparado por los laboratorios de los árboles, los cuales obtienen de la tierra el agua y sus minerales, y los destilan por la acción del sol divino en sus frutos dorados y plateados, graciosos, armoniosos, que vienen tras esos tejidos de seda, llamados flores, que nos encantan por sus vivos matices y su embelesado perfume».

Las ventajas del régimen frugívoro son manifiestas. Además de evitar la enfermedad, son el medio más seguro para alcanzar la longevidad. El raciocinio de las personas que viven exclusivamente de frutas es más claro y despejado, porque la sangre libre de tóxicos irriga mejor las células nerviosas que sirven de órganos a las facultades del alma.

Quienes se alimentan de frutas crudas no sólo se mantienen más jóvenes y vigorosos, sino que se hacen inmunes a las enfermedades.

Esta afirmación ha sido ratificada con testimonios de frugívoros del mundo entero.

La carne de los animales no ha sido diseñada como alimento para el hombre y más que alimento es un excitante debido a las toxinas que posee, entre las cuales se encuentran la creatina, la creatinina y la cadaverina, capaces de causar la muerte fulminante de un conejo si se le inyectan en pequeña dosis.

Si el hombre fuera carnívoro por naturaleza, se sentiría atraído por la carne cruda palpitante y la consumiría en ese estado. Pero, a pesar de la degradación de nuestro instinto, éste se rebela ante los despojos sangrientos de cadáveres y necesita transformarlos por la acción del fuego y cambiar todas sus propiedades físicas para hacerlas tolerables a los sentidos. El hombre se empeña así en engañarse, pues es incapaz de lograrlo con las funciones vegetativas que no dependen de la voluntad, y que, obligadas a la desarmonía orgánica, conducen a la enfermedad.

El doctor Amílcar de Souza dice con razón: «La mentira más convencional de nuestra civilización es la mentira del alimento cocinado: sobre todo la carne».

Si nos fijamos en las características del carnívoro y del vegetariano, veremos que tanto el tigre como el chacal, etc. se distinguen por su instinto sanguinario, traicionero y desleal, mientras que los herbívoros como el elefante, el buey, el caballo, etc., son fieles, nobles y pacientes.

En lo referente a la bondad del régimen, encontramos que los animales más fuertes y longevos son los herbívoros.

Estas diferencias se observan también en el hombre. La carne, con sus toxinas, estimula las bajas pasiones y conduce al vicio: el alcoholismo, la sensualidad, el tabaco y el juego. Embrutece al hombre y hace degenerar su inteligencia.

Una alimentación a base de frutas y semillas despierta los sentimientos más nobles y elevados, y fortalece la inteligencia y la voluntad.

Y para terminar este tema, pregunto: ¿qué podemos encontrar en los productos cadavéricos del animal que éste no haya sacado ya del reino vegetal? Si el buey forma y mantiene su cuerpo con la sustancia que extrae del pasto, cuánto mejor podrá alimentarse el hombre con las sustancias concentradas en las frutas y semillas, que durante seis, ocho o nueve meses acumulan energías solares, magnéticas y eléctricas de la tierra y la atmósfera.

A los pavos, para engordarlos, les dan nueces. Si en lugar de matarlos nos comiéramos las nueces con que los cebamos, evitaríamos extinguir una vida y tendríamos un alimento de primera calidad.

SER SOBRIOS

Ser sobrio es comer poco, bien masticado y en el momento oportuno.

Alimentarse en exceso es tan perjudicial como ingerir alimentos no naturales porque, al forzar el trabajo del aparato digestivo, éste se congestiona y su temperatura se eleva, con lo que se producen fermentaciones malsanas que favorecen la proliferación de toxinas.

Por naturaleza el hombre es uno de los seres más frugales de la creación; es sorprendente la pequeña cantidad de alimento que necesita para reponer sus fuerzas.

San Hilarión pasó seis años comiendo únicamente quince higos al día. San Antonio, san Benito y san Bernardo vivían sólo de pan y agua. San Gregorio y san Ambrosio, comían sólo pan y verduras.

La cuestión está en aprovechar aquello que se come. Para el organismo, resulta más favorable comer poco alimento, y que éste pase a formar parte de su sistema, que demasiado que deje material residual y lo intoxique. También es indispensable una buena masticación y una deglución calmada.

No debemos comer sin hambre, porque forzaríamos el estómago cuando no está preparado para recibir alimento y nos arriesgaríamos a una mala digestión.

Nuestras comidas deberán hacerse a horas determinadas. Para los adultos basta con tres, de las cuales la del mediodía es la principal.

Debemos sentarnos a la mesa con espíritu alegre, libre de preocupaciones y pesares, reposando al menos un cuarto de hora después de haber terminado.

Evitemos beber en exceso durante la comida, porque los líquidos diluyen los jugos estomacales, debilitando su acción y dificultando el proceso digestivo.

Masticar bien quiere decir triturar con la dentadura, desmenuzar, reducir a papilla, casi a líquido, cada bocado, pues la primera digestión consiste en la transformación de los alimentos por medio de la saliva.

No olvidemos que la mitad de la digestión se hace en la boca y que las féculas se digieren principalmente con la saliva. En caso contrario, se producirían ácidos venenosos en el estómago que irritarían los riñones y el hígado.

Las personas que carezcan de dientes deben comer rallados o molidos los alimentos que exigen una detenida masticación.

El agua debe beberse a pequeños sorbos, procurando retenerla en la boca durante unos segundos, pues está probado que la parte energética de los alimentos se asimila principalmente en la boca y la parte química en el tubo digestivo.

Los alimentos no deben llegar al estómago con demasiada frecuencia, pues éste se cansa y su fuerza digestiva se debilita.

Una buena dentadura tiene una importancia vital para la salud y sólo puede conservarse evitando los desarreglos digestivos. Las personas que tengan dientes o muelas cariados deben empastarlos, y si esto no es posible, extraerlos, pues las caries son un foco de putrefacciones que envenenan la sangre y arruinan la salud.

Para un adulto es suficiente con el desayuno por la mañana, el almuerzo al mediodía y la cena a la puesta del sol.

El mejor sitio para comer es al aire libre, bajo los árboles. Si esto no es posible, es conveniente comer en una habitación alegre, iluminada y soleada, que resulte agradable.

Un error muy corriente en los hogares es servir los mismos alimentos a adultos, jóvenes y niños, ya que cada etapa de la vida tiene necesidades diferentes. Por ejemplo, las albúminas convienen a los niños, mientras que una misma cantidad de éstas puede resultar perjudicial para los adultos.

La sobriedad aconseja no llenar el estómago en las comidas. Debemos levantarnos de la mesa satisfechos, pero no excesivamente, casi con apetito.

El hambre insaciable, la necesidad de comer a todas horas porque se siente debilidad, es un indicio de graves trastornos digestivos; nos muestra que aquello que se come no está siendo asimilado.

El ayuno es uno de los medios más seguros para curar las enfermedades, no sólo las digestivas, sino especialmente las febriles.

Los animales nos enseñan a ayunar, pues cuando se sienten enfermos o heridos no consumen sino agua, durante dos, tres o más días, hasta que el apetito, que señala una vuelta a la normalidad, los obliga a alimentarse nuevamente.

El ayuno puede ser absoluto, sin ingerir otra cosa que agua, o relativo, consumiendo solamente frutas. El primero conviene a los adultos cuando tienen fiebre, y el segundo en el caso de enfermedades febriles en los niños.

Ayunar cada semana o una vez al mes es muy beneficioso para cualquier persona porque, además de ofrecer un descanso al aparato digestivo, favorece la eliminación de materias residuales, ya que toda la actividad orgánica se centra en una sola función: la eliminación.

Todas las religiones practican el ayuno como un medio de perfeccionamiento moral, pues así el cuerpo se ve libre de las toxinas que perturban las funciones nerviosas, especialmente, las cerebrales.

También existe una modalidad de semiayuno que consiste en comer cada semana o quincena, un día exclusivamente, un tipo de fruta, ya sean uvas, manzanas, naranjas o nueces.

La regla fundamental de la higiene alimenticia es comer vegetales crudos, especialmente frutas y semillas de árboles, con moderación y bien masticados.

Beber únicamente agua natural

La Naturaleza nos ofrece el agua como única bebida, ya que la ha puesto generosamente a nuestra disposición en ríos, manantiales y arroyos.

El agua, el aire, la luz y la tierra son alimentos indispensables para la vida animal y vegetal. Los tres primeros los aprovechamos directamente a través de nuestros órganos. La tierra la ingerimos indirectamente a través de los productos vegetales.

El agua es la única bebida natural que existe y no sólo es un alimento, sino también una medicina, tanto para el interior como para el exterior.

El agua todo lo purifica y es éste el efecto que produce cuando es empleada en bebida y baños.

La salud a través del uso de agua fría es un descubrimiento que ha inmortalizado el nombre de un campesino austriaco, Vincent Priessnitz, un verdadero genio que halló un nuevo camino que marca la edad de oro de la medicina natural.

La hidroterapia, mejorada y popularizada por el insigne sacerdote de Woerishoffen, Sebastian Kneipp, alcanzó su perfeccionamiento con el inmortal Louis Kuhne, fabricante de muebles de Leipzig, que hoy figura entre los mayores benefactores de la humanidad.

Los chilenos hemos tenido el honor de contar con otro sabio de la hidroterapia, discípulo de Kneipp, el conocido y recordado padre Tadeo de Wisent, nuestro maestro. Después de a Dios, debo a este humilde y bondadoso sacerdote la salud y la vida, cuando me hallaba profundamente decepcionado con la medicina facultativa.

Más adelante trataré el tema del agua fría como agente de salud. Por ahora diré que, bebida, el agua nos proporciona no sólo sus elementos químicos, sino también sus agentes energéticos en disolución, como energías solares, efluvios magnéticos, potencia eléctrica y aire, aparte de muchos otros elementos aún no bien conocidos, que toma de la tierra, del aire y del sol. De este modo se entiende que la mejor agua para la bebida es la que desciende de la montaña y, en constante movimiento, se despeña y golpea en su camino.

Son estas condiciones y elementos los que caracterizan el «agua viva», apta para satisfacer nuestras necesidades fisiológicas, en oposición al «agua muerta» procedente de pozos o lagunas estancadas, perjudicial para la salud.[2]

Para aprovechar las propiedades saludables del agua debemos beberla saboreándola, a pequeños sorbos y en cantidades moderadas, siempre fresca y natural, jamás hervida.

Como purgante el agua es irreemplazable. Deberá beberse una cucharada de agua cada hora. Kneipp la recomienda a las personas estreñidas.

Si se toman traguitos cortos de agua cada tres o cuatro minutos, las indigestiones desaparecen en una o dos horas.

Un vaso de agua en ayunas y otro por la noche es un método fácil y seguro para mantener el estómago y los intestinos limpios y activos.

Las personas que sufren intoxicaciones encontrarán que el agua bebida con frecuencia y moderación es un medio excelente para favorecer las eliminaciones.

Los enfermos, sobre todo cuando tienen sed, deben tomar agua fresca, al natural, en cantidades pequeñas y repetidas veces, a fin de refrescarse interiormente y disolver y eliminar las toxinas. La fatiga, el cansancio y el dolor pueden aliviarse bebiendo un vaso de agua fresca.

Si el agua en el interior del organismo actúa como la mejor medicina, aplicada al exterior es un elemento irreemplazable para conservar la salud.

El agua debe beberse fuera de las comidas y, si la comida ha sido abundante, deberán transcurrir al menos dos horas.

Jamás hemos de beber agua helada con el cuerpo caliente o agitado, porque puede producir enfriamiento en los pulmones o estómago, y provocar pulmonía o catarro estomacal.

Para terminar este capítulo, exclamemos con nuestro recordado padre Tadeo: «Loado sea mil y mil veces Dios Nuestro Señor que en tan sencillo elemento nos ha proporcionado tan rico tesoro».

---

2. Las aguas minerales no son recomendables, porque contienen en disolución sustancias inorgánicas que el cuerpo no puede asimilar. Esto obliga a los riñones a realizar un trabajo extraordinario de eliminación, que les debilita.

MANTENER UNA SUMA HIGIENE EN TODO

La higiene orgánica es salud; la impurificación es enfermedad.

Así como el funcionamiento de un motor depende de la limpieza de todas sus partes, el organismo humano funcionará correctamente si está limpio y tendrá un funcionamiento anormal si está sucio.

El motor mantiene su potencia cuando está limpio y pierde su fuerza cuando está sucio. De la misma manera, el organismo impurificado pierde su energía vital y ésta se acrecienta con la purificación orgánica.

La suciedad de la piel es absorbida y pasa al interior del organismo. La limpieza externa purifica también el medio interno. Es por eso que, con razón, decía Priessnitz: «Las enfermedades se curan mejor por fuera que por dentro».

Con la misma razón que diariamente nos lavamos la cara y las manos, debemos también lavarnos todo el cuerpo, al levantarnos de la cama, pasando, desde el cuello hasta la planta de los pies, una toalla empapada en agua fría, y a continuación volver al lecho o comenzar nuestra jornada inmediatamente sin secarnos.

Es increíble que una práctica tan sencilla produzca tan magnífico efecto, pues, por lo general, es suficiente para mantener durante el día nuestro cuerpo ágil, liviano y resistente frente a los cambios atmosféricos.

Es un baño natural, sencillo y eficaz, tanto si se está sano como enfermo, y conviene igualmente a niños y a ancianos.

La limpieza no debe reducirse sólo a nuestra persona, sino a todo cuanto nos rodea. La casa ha de estar libre, hasta en el último rincón, de acumulaciones de polvo o materias extrañas y debe entrarle el aire y los rayos de sol, en especial en el dormitorio. No olvidemos el dicho popular: «Donde no entra el sol, entra el doctor».

El dormitorio no debe contener más muebles que la cama, la cómoda o alguna silla o mesita, y no debemos guardar en él ropa usada que esté cargada de emanaciones insalubres.

Para mantener la limpieza interna, una persona con buena salud deberá hacer, durante todo el año y a diario, abluciones de agua fría al despertar, dormir con la ventana abierta, desayunar frutas o ensaladas y evitar los productos animales (especialmente las carnes) y los excitantes, como bebidas fermentadas, té, café, tabaco, etc.

Si se trata de adultos que viven en la ciudad, éstos hallarán en mi Lavado de la Sangre un recurso indispensable para mantener la pureza orgánica.

DOMINAR LAS PASIONES Y PROCURAR LA MAYOR CASTIDAD

Al ser nuestro sistema nervioso el agente transmisor de las energías vitales, cualquier desequilibrio en sus funciones afecta a la normalidad general del cuerpo y es, por tanto, causa de enfermedad. Por eso, toda dolencia supone un desarreglo nervioso y a la vez éste es causa de aquélla.

Nuestra mente controla nuestra actividad afectiva y ésta influye sobre nuestro sistema nervioso, de lo cual se desprende la importancia que tiene la fuerza mental en el dominio de nuestro sistema nervioso.

El desarrollo de la fuerza mental se considera de gran importancia, tanto para mantener la salud como para recuperarla. El estudio de ésta ha dado origen al mentalismo.

La fuerza mental es un atributo del hombre y a ella se deben muchos fenómenos antes inexplicables, entre los que citaré el hipnotismo, el magnetismo animal, la transmisión del pensamiento y de energía vital, etc.

Es sabido que un susto, una pena o una alegría producen desarreglos en la digestión, lo que equivale a decir anormalidad general en el funcionamiento del organismo. De ese modo, se comprende fácilmente que, para mantener el equilibrio nervioso, deben evitarse toda clase de impresiones fuertes. La vida emocional y los excesos sexuales debilitan el sistema nervioso y arruinan la digestión, provocando problemas de salud.

El mal que nuestro pueblo llama «pasión», que en muchos casos es causa de muerte, no es otra cosa que un desequilibrio funcional por falta de control mental.

La vida tranquila, sin ambiciones desproporcionadas y libre de preocupaciones intensas, es condición indispensable para una buena salud.

El amor, si no es controlado, también puede ser causa de enfermedad y aun de muerte.

Es sabido que el odio, el orgullo y la envidia envenenan la sangre, y la ira afecta directamente las funciones del estómago y del hígado.

La lujuria es causa de males para el individuo y para la raza, y puede comprometer su porvenir hasta la cuarta generación.

El hombre civilizado, especialmente en las ciudades, viene al mundo, casi sin excepción, más o menos tarado, ya que los padres, prácticamente siempre faltos de salud, transmiten a los hijos su constitución fisiológica con todos sus defectos. Este estado de enfermedad congénita mantiene un desequilibrio funcional que afecta a la función genésica, estimulando prematuramente el deseo y llevando al joven a la lujuria, la cual causa su desgracia.

Los malos hábitos de la juventud, y con mayor razón de la niñez, se debe principalmente a las anomalías del sistema nervioso provocadas por sangre maleada por herencia. Esta perturbación desaparecerá purificando la sangre con un régimen alimenticio a base de frutas crudas y con eliminaciones activas a través de la piel.

El hombre lujurioso está enfermo y, al dar rienda suelta al vicio, se precipita más profundamente en su anormalidad, de la cual sólo puede salir con un esfuerzo mental que lo haga concentrar sus energías en el propósito de volver al cumplimiento de la ley natural.

Los animales que viven en libertad nos dan ejemplo de castidad, usando sus facultades genésicas sólo contadas veces en el año. La misma ley que rige en los animales impone también sus normas al hombre, pues las transgresiones que éste hace del precepto de la castidad es causa de constante desequilibrio en sus funciones orgánicas, lo que equivale a decir, falta de salud.

Normalmente, el hombre no debería pensar en reproducirse hasta terminado su desarrollo y, como este proceso se demora veinticinco años, hasta esa edad no debería usar las facultades correspondientes.

Sin embargo, dado el estado de degeneración de la especie humana que tanto ha reducido la duración de su vida, se pueden anticipar algo los plazos, fijando los veintiún años como la época propicia del hombre para la reproducción. El coito resulta inconveniente antes de los diecisiete.

La duración de la vida en gran parte depende de saber guardar la castidad en la juventud, pues son esas reservas vitales las que nos permitirán afrontar con éxito las crisis de la edad madura y la decadencia de la vejez.

Terminaré este tema con las siguientes palabras de Angelats: «Un cuerpo enfermo provoca de ordinario pensamientos contrarios a la recta razón y a la verdad, e inclina la voluntad a las cosas bajas, a gustos animales y a actos de rebeldía, porque la mala sangre inficiona al cerebro y al corazón, los anula, excita y precipita».

NO ESTAR JAMÁS OCIOSOS

El trabajo es una doble ley impuesta al hombre: ley fisiológica, porque el movimiento es vida, y ley moral, porque es mandato de Dios, pues dijo al hombre: «Con trabajo y sudor comerás el pan de cada día».

El trabajo es fuente de bienestar moral y material. Por el contrario, la ociosidad es causa de miseria física y depravación moral, ya que conduce a la falta de salud, pobreza y vicios.

El trabajo, además del beneficio material que nos proporciona, deja en nuestra alma la satisfacción del deber cumplido y es fuente de virtudes.

El movimiento es la vida y la inanición es la muerte. Debemos, pues, movernos, obrar, sudar. Sin sudar, el cuerpo enferma, porque no expele todos los residuos del desgaste orgánico. Es bien sabido que las maquinarias que no trabajan se enmohecen y acaban por estropearse antes de tiempo.

El ejercicio físico es un estimulante de la energía vital y, por tanto, un agente de curación de las dolencias.

Es conveniente que toda persona que no tenga ocupaciones que exijan movimiento practique en casa gimnasia, si es posible desnuda, al levantarse y al acostarse, combinándola con baños de agua, aire, luz y sol, y siempre al aire libre o dentro de una habitación con una ventana abierta.

Sin duda, la gimnasia más natural es la agrícola, cavar la tierra, pues con ella se desarrolla la actividad de todo el cuerpo, al mismo tiempo que relaja el espíritu y fortalece el sistema nervioso.

La natación es también una buena gimnasia, aunque hay que tener la prudencia de no prolongarla demasiado, porque enfriaría la superficie del cuerpo y afiebraría sus entrañas.

El montañismo es un ejercicio muy saludable y completo, y resulta fácil realizarlo en nuestro país.

Finalmente, también el remo es recomendable. Este deporte promueve la actividad de todo el organismo, de forma rítmica y pausada, y activa todas las funciones vitales.

Termino con las palabras de monseñor P. Poveda: «Estando ociosos robamos gloria a Dios, provecho al prójimo y mérito a nosotros mismos».

Descansar y dormir sólo lo necesario

Así como la ley natural nos impone el trabajo y el movimiento, nos manda también descansar, a fin de reparar el desgaste producido por la actividad orgánica. El descanso implica el trabajo y, lógicamente, quien no se ha cansado no debe descansar.

La Naturaleza nos indica las horas de actividad, que empiezan con el día y terminan con la puesta del sol. La mayor actividad de la Naturaleza comienza a medianoche hasta mediodía, decayendo desde el mediodía hasta la medianoche.

Las horas más favorables para el sueño son antes de la medianoche; se puede decir que una hora de sueño antes de las doce de la noche vale más que dos horas después de la medianoche. Así, el mejor y más satisfactorio reposo tiene lugar entre las ocho de la noche y las cuatro de la madrugada.

Siete u ocho horas de sueño bastan para el descanso de un adulto; los niños necesitan algo más.

El exceso de sueño enerva e intoxica.

La cama debe ser algo dura y, en lo posible, de crin.

El exceso de ropa en la cama perjudica, por lo que el cuerpo debe estar desnudo o a lo sumo con una camisa holgada, sin ataduras ni opresiones que dificulten la libre circulación de la sangre.

Con el descanso se toman nuevas fuerzas y se eliminan toxinas que traban el normal funcionamiento del organismo.

La ventana abierta todo el año y entreabierta cuando el tiempo sea borrascoso es indispensable para que el sueño sea reparador.

Dormir boca arriba, con los miembros estirados, favorece la circulación de la sangre. También es beneficioso dormir sobre el costado derecho; pero hay que evitar hacerlo sobre el lado izquierdo, pues, en esa postura las vísceras comprimen el corazón, dificultando sus funciones. Si los mamíferos duermen cargando el vientre, también el hombre descansando de ese modo tendrá una posición conveniente para el sueño, que además no requiere almohada.

VESTIR SENCILLAMENTE Y CON PRENDAS HOLGADAS

El hombre tiene su piel para estar en permanente contacto con el aire, así como el pez tiene la suya para estar en el agua. Para este fin, la piel está dotada de sistemas que le permiten aprovechar los elementos indispensables para la vida: aire, luz, tierra y calor solar. Se comprende así que el hombre debería vivir desnudo o, como máximo, débilmente protegido para no aislarse de los elementos que son fuente de vida.

Nuestra piel, gracias a sus millones de poros, tiene una doble función: eliminadora y absorbente. Por la piel eliminamos residuos orgánicos en una proporción que representa hasta el treinta por ciento de la eliminación de los riñones. El sudor es un producto semejante a la orina, por lo que resulta exacto decir que la piel es un tercer riñón.

Cuanto más se activen las funciones eliminadoras de la piel, menos tendrán que trabajar los riñones y viceversa.

De ahí la importancia para la salud de transpirar diariamente, aunque sólo sea durante una hora, pues con ello se evitarán dolencias de los riñones y se mantendrá limpia la sangre.

Además de la función eliminadora, la piel tiene la propiedad de absorber el oxígeno del aire, el calor y la luz del sol, así como las emanaciones magnéticas y eléctricas del ambiente. La piel es, pues, un tercer pulmón. Si las funciones de la piel se paralizan, aunque sólo sea pocos minutos, se produce la intoxicación e, incluso, la muerte.

Para realizar su doble función eliminadora y absorbente, la piel necesita estar libre de envolturas, en contacto con el aire, la luz y el sol. De ahí la importancia para la salud de los baños de aire, luz y sol que deberían tomarse diariamente, aunque sólo fuera una hora al levantarse. Las aplicaciones adecuadas de agua fría sobre la piel activan las funciones de ésta, repercutiendo profundamente en nuestro organismo, de donde nace la importancia de la hidroterapia.

Conocidas las funciones de la piel, se comprenderá lo nocivas que resultan para la salud las ropas adheridas al cuerpo que enfundan a éste, impidiendo su ventilación y sustrayéndolo de las reacciones nerviosas y circulatorias que provocan los agentes atmosféricos de frío y calor.

Las camisetas, los calzoncillos largos y de punto, las ligas, los corsés, los cuellos y los zapatos apretados son elementos de tortura y de castigo para nuestra salud.

Nuestras ropas deben ser holgadas y han de permitir las corrientes de aire sobre la piel. El abrigo no debe ir nunca interiormente, sino en la superficie; las camisetas deberán reemplazarse por las mantas.[3]

Sobre la piel debemos usar ropa de hilo de algodón, jamás lana, para facilitar la absorción de las materias expulsadas por los poros.

La tierra, que es un acumulador de energías vitales, al mismo tiempo que un agente de purificación por su facultad absorbente y transformadora de las materias descompuestas, debería estar en contacto con nuestros pies, si no constantemente, que sería lo ideal, al menos un rato cada día, para lo cual es muy útil, al levantarse, caminar descalzo sobre la tierra húmeda o sobre el rocío del pasto, buscando en seguida la reacción por el paseo activo.

Los zapatos deben ser holgados y de material poroso. No se comprende el absurdo de llevar suelas de goma, que impiden el paso de las corrientes eléctricas y magnéticas a través de nuestro cuerpo para purificarlo y vivificarlo.

Una de las causas del deterioro de la salud en las ciudades, y sobre todo entre las mujeres, está en la falta de cuidado de la piel, la cual, imposibilitada para realizar sus funciones, permanece en un estado de impurificación interna, fuente permanente de males.

Un método sencillo y al alcance de todos para activar las funciones de la piel consiste en frotarse con agua fría, al saltar de la cama, pasando una toalla más o menos empapada en agua fría por todo el cuerpo, desde el cuello hasta la planta de los pies, sin restregar, y vestirse a continuación sin secarse o volver así al lecho hasta que desaparezca la humedad.

---

3. En la antigüedad, los pueblos de Egipto, Caldea, Israel, Grecia y Roma desconocían los zapatos, calcetines, calzoncillos, camisetas, sombreros y otras prendas superfluas, hoy de moda. Bastaba la túnica y las sandalias, agregando un manto, con lo cual se mantenía la piel en constante contacto con el aire y los agentes de la Naturaleza.

Cultivar todas las virtudes, procurando siempre estar alegres

La primera virtud del hombre es amar al Supremo Hacedor, creador de la Naturaleza, fuente de todos los bienes que disfrutamos.

El cuerpo sano goza de paz espiritual, mente clara y corazón alegre; reinando armonía en las funciones fisiológicas y en el estado del alma.

El hombre que goza de salud física y moral procura el bien del prójimo, a quien desea verlo disfrutando de su propio bienestar.

La maldad y los vicios generalmente son consecuencia de estados patológicos de nuestro organismo, ya que nuestra alma obra a través de nuestros órganos corporales, y una sangre viciada y envenenada mantiene los centros nerviosos en un estado de irritación y congestión que los hace obrar fuera de orden, cayendo así en actos delictivos.

El hombre que siente y aprovecha a diario los beneficios de la Naturaleza tiene un corazón constantemente elevado al Creador, y se sitúa en un plano más elevado que lo aleja de las miserias del vicio. Además, sus energías vigorizadas son suficientes para dominar las pasiones y sobrellevar las adversidades de la vida.

Por otra parte, la vida conforme a la ley natural permite al hombre llevar una existencia sin privaciones, pues gasta menos de lo normal en alimentarse y aprovecha mejor lo que consume, manteniendo así un estado de ánimo satisfecho que lo lleva a sentir la alegría de vivir.

No olvidemos: la salud es virtud, alegría y bienestar. La enfermedad es vicio, pena, dolor y desgracia en todo orden de cosas.

Capítulo 3

Historia y doctrina

El naturismo es tan antiguo como la Creación, pero sólo ha llegado a tomar beligerancia en nuestros días para defender a la humanidad de la ofensiva diabólica de la teoría microbiana que atribuye a los microbios la causa de las dolencias del hombre.

Manuel Lezaeta

La medicina natural o ciencia de la salud nació con el hombre y fue practicada por los sacerdotes egipcios y caldeos. También la cultivaron los filósofos de la antigüedad.

Hipócrates formuló las reglas del verdadero arte de la curación, cuya clave, expresada en su clásica frase «natura medicatrix», es decir, «la Naturaleza es la que cura», ha sido olvidada por los profesionales con una actuación antinatural que conduce al «emboticamiento» y mutilación del cuerpo. La acción tóxica de los venenos de botica es precisamente el agente que deprime y anula la fuerza curativa natural que posee todo organismo, llegando a paralizarla hasta impedir toda reacción sanadora. La mutilación de las entrañas también hace imposible restablecer la normalidad funcional del organismo, es decir, la salud.

Entonces, las fuerzas de la Naturaleza ya no mandan en el cuerpo, que está bajo la acción del medicamento, pues con las drogas se suprimen los síntomas, los cuales siempre constituyen una defensa orgánica.

Frente a las actividades médicas de los filósofos y sacerdotes que actuaban a plena luz, los hechiceros crearon un arte diabólico, misterioso y a la sombra. En lugar de los agentes naturales de que se servían los médicos filósofos, los hechiceros prescribían sustancias tóxicas, estimulantes o calmantes, a base de ponzoñas de serpientes y sapos, excrementos y otras inmundicias que preparaban con maestría y bajo formas que disimulaban su repugnante naturaleza. Estos venenos actuaban calmando o excitando los síntomas del desarreglo orgánico, pero dejando intacta la causa que los provocaba, que sólo cambiaba de manifestación.

Tenemos así el origen de las dos medicinas que, según el doctor Paul Carton, se disputan la atención de los enfermos: medicina blanca o filosófica y medicina negra o de hechiceros.

Los preparados opoterápicos, a base de extractos glandulares, vacunas y sueros de cultivos de microbios y humores putrefactos, nada tienen que envidiar a las inmundas medicinas de los hechiceros.[1]

Contra esta falsa medicina tenía que venir una reacción para salvar a la humanidad de engañosos protectores. Esa reacción está en plena actividad hoy en día, pero no ha salido de las filas de los facultativos, sino del campo de los enfermos.

Enfermos fueron Priessnitz, Kneipp, Kuhne, Bikli, Just, el padre Tadeo y también el autor de estas líneas.[2]

La comprobación personal del fracaso de la medicina que pretende restablecer la salud con tóxicos de farmacia, agentes de laboratorio y sangrientas intervenciones quirúrgicas, llevó a estos enfermos rebeldes a buscar el camino de la verdadera salud con las luces de su propia razón, pasando por encima de los prejuicios, la rutina y el fanatismo médico.

El éxito obtenido por la experiencia, al margen de lo consagrado oficialmente como científico, ha sido, pues, la razón de ser de una verdadera ciencia que cada día adquiere más prestigio con sus éxitos a la cabecera de los enfermos, para los cuales la ciencia medicamentosa y quirúrgica infructuosamente había agotado ya sus recursos.

La medicina creada por los enfermos se yergue liberadora frente a la medicina inventada por los profesionales, sin más base que teorías acomodaticias, tan absurdas como ridículas.

El antagonismo de estos sistemas es natural, porque el interés del médico y el enfermo van por caminos opuestos, ya que, por lo general, el primero prospera a expensas del segundo.

---

1. Últimamente la prensa ha dado cuenta de experimentos realizados por eminencias médicas de Europa destinados a curar el cáncer con la ponzoña de la cobra. Entre nosotros, el doctor Federico Puga Borne, presidente de la Sociedad Científica de Chile, ha recomendado inyectar el veneno de la araña *Lacrodictus formidabilis* a los leprosos de Pascua.
2. En mi obra *La salud por la naturaleza*, el lector podrá hallar información completa sobre la vida, métodos de curación y enseñanzas de estos maestros .

La medicina universitaria es una profesión de carácter económico, inadecuada para satisfacer las necesidades del enfermo, que precisa controlar y defender su propia normalidad funcional, que es la salud integral de su cuerpo.

La medicina facultativa, consciente del carácter deleznable e ilógico de sus conocimientos, y necesitando imponer una autoridad y prestigio sin base real, se ha organizado en asociaciones férreamente disciplinadas, no sólo en cada país sino también a nivel internacional. La fuerza de la asociación suple, pues, el poder de la ciencia que falta.

Ante este poder generado por la asociación de intereses, en complicidad con la ignorancia y fanatismo del público, el individuo se encuentra sin amparo e impotente para salvaguardar su salud y su vida.

Incluso los gobiernos se sienten dirigidos y dominados por estos intereses organizados que reclaman protección y recursos cuantiosos en nombre de la «salud pública», a la cual jamás podrán servir empleando agentes de muerte como tóxicos, bisturíes, rayos X o radiaciones.

DOCTRINA TÉRMICA DE SALUD

Este concepto fue enunciado por vez primera en el campo de la salud humana y su historia es la siguiente:

Corría el año 1899 cuando ingresé en la Escuela de Medicina de la Universidad de Chile, dirigida entonces por el doctor Polhamer. Entre otros, recuerdo a mis maestros David Benavente, de Anatomía; el doctor Adeodato García Valenzuela, de Química; y el doctor Anrique, de Física. Y a mis compañeros, después eminentes médicos, los doctores Vargas, Salcedo, Díaz Lira, Guiglioto, etc.

Víctima de las llamadas enfermedades sociales, me vi obligado a interrumpir mis estudios médicos, los cuales no reanudé después cuando me di cuenta de la incapacidad de la medicina para restablecer la salud.

Durante largos años fui tratado por profesores y especialistas de Santiago, cuyos costosos servicios sólo lograron agravar mis dolencias, que fueron complicándose año a año.

Ante este fracaso de la llamada ciencia médica, me di por vencido en mi empeño de librarme de mis males, que me hacían la vida intolerable, y me resigné a morir a corto plazo.

Huyendo de mí mismo, llegué un verano a un pueblo del sur de Chile. La víspera de mi regreso a la capital, un monje capuchino tropezó conmigo a la salida del hotel donde me hospedaba y, mirándome fijamente, me preguntó: «¿Has venido a verme?». «No, padre», contesté. «Ven a mi consulta,

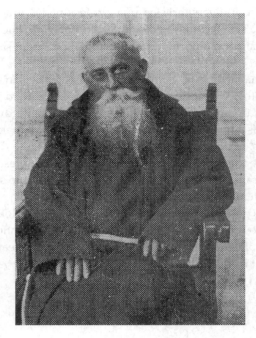

Padre Tadeo de Wisent

porque estás muy enfermo», agregó él. Era el padre Tadeo, a quien, sin buscarlo, la Divina Providencia ponía en mi camino para salvarme la vida.

Olvidando el orgullo profesional que se inculca a los alumnos en la Escuela de Medicina, me presenté en la consulta del padre Tadeo, quien, tras observarme la garganta, me dijo: «Da gracias a Dios de estar aquí, porque te encuentras tan enfermo que, si no sigues mi tratamiento, te vas a morir muy pronto». A pesar de comprender la gran verdad de ese juicio y, sintiendo que cada noche era la última de mi vida, le manifesté que tenía en mi poder certificados de los exámenes médicos que me realizaron mis profesores, los cuales aseguraban la ausencia de microbios de la infección sifilítica en mi cuerpo y que ahora era sólo víctima de neurastenia. «Te equivocas tú y se equivocan los médicos; la enfermedad la tienes en la sangre», me replicó el padre.

Recibí la «receta», que me prescribía pasear desnudo por el rocío del prado a la salida del sol, frotaciones y chorros de agua fría a distintas horas, envolturas de todo el cuerpo, alternando con vapores, excursiones con ascensión de montañas, etc.

Aun cuando me parecía difícil que con esas originales prácticas pudiera recuperar mi perdida salud, me sometí a ellas con disciplina y constancia.

Todavía no llevaba quince días con ese tratamiento, cuando se me abrió un horizonte de felicidad y bienestar desconocido, pero, al mismo tiempo, apareció un abundante flujo uretral que los médicos me habían «curado» anteriormente, sofocando así su expulsión y obligando al cuerpo a retener esas materias putrefactas que me causaron inflamación prostática, estrechez de la uretra y hasta retención de la orina. También se me inflamaron los ganglios de las ingles, axilas y cuello, y me aparecieron además erupciones y llagas en todo el cuerpo.

Con estas novedades, volví a la consulta y le dije: «Me estoy pudriendo, padre; vea lo que me pasa»... «Estás salvado; ahora vas a expulsar la enfermedad que los médicos te echaron en la sangre», fue su respuesta.

Durante más de un año, mi cuerpo eliminó pus por la uretra, llagas y postemas, sin ninguna complicación. Cada día sentía una alegría de vivir nunca antes conocida, que, a Dios gracias, conservo hasta la fecha, con setenta y siete años de edad.

Ante la evidencia de estos hechos, me di cuenta de que las drogas eran incapaces de devolver la salud perdida y que ésta sólo podía mantenerse y recuperarse, mediante la acción de los agentes vitales que ofrece la Naturaleza a través del aire, la luz, el sol, el agua fría, la tierra, las frutas y los vegetales crudos. Tomé entonces la resolución de dedicar mi vida entera al estudio, práctica y difusión de la verdad en lo referente a la salud, la cual providencialmente había llegado a conocer al margen de la medicina facultativa.

Durante nueve años seguí aprendiendo las sabias enseñanzas y prácticas del padre Tadeo de Wisent. Cuando este sabio capuchino alemán abandonó Chile para ir a curar a los leprosos de Colombia, me dediqué a estudiar las obras de sus maestros, especialmente del célebre cura de Woerishoffen, monseñor Sebastian Kneipp.

CÓMO CONCEBÍ LA DOCTRINA TÉRMICA

La salvadora experiencia del sistema Kneipp me llevó al estudio de otros grandes maestros: Priessnitz, Kuhne, Rikli, Just, Bilz, Neuns, Luist, Angelats, Amílcar de Souza, Vander, Bidaurrazaga, etc. Sin embargo, no encontré en estos geniales intuitivos una doctrina filosófica que explicara la recuperación de mi salud y aunara los puntos de vista por ellos expuestos.

Felizmente, en este empeño, que duró muchos años, conocí la iriología. Con el estudio de numerosas obras sobre este tema, llegué a la conclusión de no hallaría nada aprovechable en el examen del iris de los ojos si lo hacía con un criterio anatómico o patológico.

En cambio, la idea que se despertó y arraigó progresivamente en mí, como fruto de mis observaciones y experiencias, me llevó a formular mi Doctrina Térmica como base del funcionamiento del cuerpo humano. Esta idea pude comprobarla, día a día, con el examen del iris de los ojos de miles de personas, enfermas y sanas, en el transcurso de más de cuarenta años.

Nació así mi Doctrina Térmica, que viene a ser la piedra angular que fundamenta los diversos sistemas de los geniales intuitivos que han dado vida al naturismo universal y explica sus éxitos.

Como lo expongo en mi libro *El iris de tus ojos revela tu salud*, mi Doctrina Térmica, por primera vez en la historia, saca el problema de la salud del trillado campo de la patología y la terapéutica y lo coloca en el terreno de la temperatura. Este nuevo concepto, que conquistará el campo de la salud, viene a dar fisonomía propia al naturismo, sacándolo de su actual confusión y anarquía.

A la luz de mi doctrina, el público sabrá a qué atenerse, porque quedan bien deslindados los campos de la alopatía, con sus teorías convencionales, y el naturismo, con su Doctrina Térmica, perfectamente bien comprobada por el iris de los ojos humanos y sólidamente fundamentada y demostrada por las leyes de la Naturaleza.

La vida civilizada lleva al hombre al desequilibrio de las temperaturas de su cuerpo, afiebrando diariamente sus entrañas con la cocina y debilitando el calor de su piel con ropas y abrigos inadecuados. De ahí el origen de todo desarreglo funcional, que se inicia con resfriados e indigestiones.

Con razón Kuhne afirmó que «no existe enfermo sin fiebre interna», y Kneipp descubrió que toda alteración de la salud era consecuencia de una piel afeminada e inactiva. Ésta es la razón de por qué los sistemas naturistas en uso se dirigen a conservar o restablecer la salud fortificando la piel con aplicaciones frías o refrescando las entrañas del sujeto con baños derivativos del bajo vientre, aplicaciones de barro y dietas refrescantes de frutas o ensaladas crudas.

Según esto, los distintos sistemas naturistas de hidrópatas, fisiatras, trofólogos, nudistas, dietistas, vegetarianos, etc., obtienen sus éxitos actuando sobre las temperaturas del cuerpo, pero lo hacen de una forma rutinaria que conduce al curanderismo. En cambio, mi Doctrina Térmica permite establecer, por el examen del iris, la necesidad que existe en todo enfermo de afiebrar su piel y refrescar sus entrañas. Esta doble finalidad es siempre necesaria para obtener la normalidad funcional del organismo, vale decir, su salud integral. Es, pues, siempre un solo objetivo el que debe obtenerse y únicamente varía la intensidad de las aplicaciones adecuadas a cada caso, de acuerdo con las necesidades que se descubren en el iris y con las condiciones personales del sujeto.

Mi Doctrina Térmica viene a complementar los aforismos ya conocidos como fundamentales en la ciencia de la salud. De ese modo, tenemos que «no hay enfermedades, sino enfermos», es decir, individuos faltos de salud a causa de un desequilibrio térmico del cuerpo en grado variable. En ella se comprueba la unidad de las enfermedades. Además, «la naturaleza es la que cura», y, para que esto sea posible, es imprescindible colocar al cuerpo en equilibrio térmico.

Según el primero de estos conceptos, la patología es un convencionalismo inútil y, según el segundo, se niega la necesidad y eficacia de la terapéutica.

De este modo, el problema de la salud se ha convertido en una cuestión térmica, pues la vida civilizada desequilibra las temperaturas del cuerpo, alterando con ello la normalidad funcional del organismo, lo que equivale a decir, causando el estado de enfermo.

La ignorancia de mi Doctrina Térmica ha conducido al error de que muchos autores naturistas hablen de infecciones, fagocitosis y acción microbiana. Sin embargo, caen en la contradicción de condenar drogas, sueros, vacunas, etc., que tienen por objeto actuar sobre esos microbios.

Sin darse cuenta, toda terapia naturista ha justificado mi Doctrina Térmica, sin haber sido antes expuesta, ya que su arma principal es el agua fría en el tratamiento de los enfermos. Lógicamente, este elemento es incapaz de matar microbios, pero es indispensable para normalizar las temperaturas del cuerpo, siempre víctima de fiebre o calentura.

Aceptada mi Doctrina Térmica, la higiene se reduce a mantener el cuerpo en equilibrio térmico mediante el cumplimiento de la ley natural; y todo procedimiento curativo debe dirigirse a restablecer dicho equilibrio, afiebrando la piel del enfermo y refrescando sus entrañas, de acuerdo con las revelaciones del iris de los ojos que siempre acusa variable congestión digestiva y calor deficiente en la piel del sujeto.

Debidamente probada en mis obras la validez de mi Doctrina Térmica como solución a los problemas de la salud del hombre, sólo falta difundirla al máximo para que llegue a las masas como bandera de redención liberadora de la esclavitud moderna impuesta por la tiranía médica, cuyos intereses prosperan a la sombra de la ignorancia en cuanto a salud se refiere.

Así como toda la fuerza y organización de la medicina profesional se fundamenta y ampara en la teoría microbiana, la fuerza y organización del naturismo debe fundamentarse en mi Doctrina Térmica. Sobre esta base, absolutamente inamovible y científica, debemos emprender la conquista de la salud, presentando un frente unido que permita vencer el error, ilustrando al público sobre la superioridad de nuestros principios y procedimientos para alcanzar la salud individual y colectiva.

Ahora, volviendo a mi caso personal, el desengaño experimentado en carne propia me obligó a dar la espalda a la medicina y me llevó al estudio de las leyes, hasta obtener mi título de abogado.

Pero el destino había determinado que mi profesión, sin ejercer ante los tribunales de justicia, fuera la defensa del derecho a la salud y a la vida de mis semejantes. Tal vez los condenados a muerte por la medicina necesitan la intervención de un abogado para salvar su existencia.

Termino definiendo a la Doctrina Térmica como la que enseña al hombre a mantener o recuperar su salud mediante el equilibrio de las temperaturas interna y externa de su cuerpo.

Esta doctrina es una ciencia de la salud al margen de la medicina.

DESARREGLO FUNCIONAL DEL ORGANISMO
POR DESEQUILIBRIO TÉRMICO DEL CUERPO

Éste es el fenómeno característico del estado de enfermo, sin distinción de nombres o síntomas.

Siguiendo a Priessnitz, padre de la hidroterapia, Kneipp, con sus baños fríos que despiertan la reacción térmica de la piel, produce sobre ella fiebre artificial, y así directamente refresca y descongestiona también las entradas afiebradas en todo enfermo. Se restablece de ese modo el equilibrio térmico que el cuerpo precisa para estar sano, es decir, para funcionar normalmente.

Con sus baños fríos del bajo vientre, Kuhne refresca el interior de la cavidad abdominal e indirectamente restablece también el calor normal de la piel, hacia donde afluye la sangre que se desaloja del interior del cuerpo, obteniéndose así también el equilibrio térmico indispensable para la normalidad funcional del organismo.

Resultados análogos se consiguen con los baños fríos de aire de Rikli, con las vendas de barro de Just y con los baños de vapor y sol en combinación con aplicaciones frías, esto es, con mi Lavado de la Sangre.

Mientras Kuhne se dirige a combatir la fiebre interna, punto de partida y apoyo de toda dolencia, y Kneipp a hacer reaccionar la piel fría e inactiva de todo enfermo, mi doctrina enseña a combatir conjuntamente la fiebre interna y el frío externo del cuerpo, refrescando el interior del vientre y despertando el calor natural de la piel.

De ahí que el arte de conservar y restablecer la salud es cuestión de temperaturas y no de medicamentos, hierbas, homeopatía, cirugía, masajes, aplicaciones eléctricas, rayos X o radiaciones.

Antes de proseguir, definamos lo que se entiende por fiebre según mi Doctrina Térmica. La fiebre es un fenómeno de naturaleza inflamatoria y congestiva. Se origina por reacción nerviosa y circulatoria cuando los nervios son irritados o sometidos a un trabajo excesivo. El calor febril es un efecto de la reacción nerviosa y circulatoria.

La enfermedad, es decir, la falta de salud, no es obra del demonio ni de los microbios, sino que es un desarreglo funcional por fiebre gastrointestinal, tal como lo revela el iris de los ojos de todo enfermo y, generalmente, lo confirma su pulso. Al corromper los alimentos, esta fiebre debilita y mata la vida por desnutrición e intoxicación progresiva de sus víctimas, como se explicará más adelante.

Esta fiebre interna también altera o incapacita las funciones de nutrición y eliminación de los pulmones, porque acelera la actividad del corazón y éste, al enviar ondas sanguíneas con demasiada frecuencia a los pulmones, congestiona sus tejidos y disminuye su capacidad.

Por fin, la fiebre interna también debilita las funciones de la piel, tercer riñón y tercer pulmón del cuerpo, porque produce anemia, es decir, deficiente circulación sanguínea en este órgano, en la misma medida que aumenta la congestión de las entrañas.

Así es como la fiebre interna altera la salud y mata la vida, incapacitando al cuerpo para nutrirse y desintoxicarse con normalidad.

Es la fiebre, y no los microbios, el enemigo que se precisa combatir en todo enfermo y en toda dolencia. Con razón los libros antiguos atribuían la muerte a la fiebre o calentura. Es corriente encontrar en ellos esta frase: «Se presentó la calentura y murió». En realidad, se muere de «fiebre» y no de «infecciones».

«Buenas digestiones» y no «inyecciones» constituyen un recurso curativo que triunfará sobre toda dolencia. No olvidemos nunca que la digestión sana, ante todo, requiere una temperatura normal en el aparato digestivo, como se verá más adelante.

El agente que se encarga de la recuperación de la salud es la fuerza vital del propio enfermo. Esta fuerza se mantiene y se activa con las buenas digestiones y con la actividad funcional de la piel, esto es, con las buenas eliminaciones, funciones que requieren un equilibrio de las temperaturas interna y externa del cuerpo.

Con mi doctrina del equilibrio térmico como base para la salud del cuerpo, se formula, por primera vez en la historia de la medicina, un principio fundamental que unifica definitivamente todos los sistemas curativos naturales ya consagrados.

Tenemos, pues, la medicina natural como ciencia única y completa, junto a una doctrina filosófica que establece el verdadero concepto de «enfermedad». Mi Doctrina Térmica, a través del iris de los ojos, también permite dirigir el criterio del médico y obtener una investigación exacta de las necesidades que precisa para sanar al organismo enfermo. Esta misma doctrina llevará al médico filósofo a escoger los procedimientos adecuados en cada caso para que el enfermo pueda normalizar sus funciones digestiva y eliminadora mediante el restablecimiento del equilibrio térmico de su cuerpo.

Como veremos, el hombre es el único ser de la creación que desequilibra las temperaturas de su cuerpo, afeminando su piel con vestidos y afiebrando sus entrañas, al someter a grandes esfuerzos a su aparato digestivo para procesar alimentos inadecuados.

Resumen de mi doctrina

Sin pretender inventar nada en cuanto a salud se refiere, mi doctrina establece un nuevo concepto de salud fundamentado en las revelaciones del iris de los ojos de los millares de individuos que he observado en más de cuarenta años. Según éstos, tenemos:

1. La salud es la normalidad funcional del organismo en los procesos de nutrición y eliminación que se realizan simultáneamente en el aparato digestivo, los pulmones y la piel.
2. Toda dolencia es una manifestación de la «falta de salud», es decir, de un desarreglo funcional. De aquí que, cualquiera que sea su nombre o manifestación, la enfermedad es de naturaleza funcional y no microbiana.
3. Sólo la salud tiene carácter positivo. Toda dolencia demuestra un fenómeno negativo porque revela «falta de salud» en grado variable. Por tanto, las enfermedades no se «curan», sino que desaparecerán mediante el restablecimiento de la salud, que es la normalidad funcional.
4. La patología es una simple clasificación convencional o nomenclatura de síntomas o manifestaciones de falta de salud. Por consiguiente, no hay enfermedad, sólo hay enfermos.
5. Pero, si deseamos dar a la «enfermedad» una personalidad positiva, es preciso convenir que, cualquiera que sea su nombre o manifestación, toda dolencia está constituida por fiebre gastrointestinal, en grado variable. Esta fiebre es la causa, y también el punto de apoyo, del desarreglo funcional del organismo; esto es, el enemigo de la salud y la única causa de muerte. No hay enfermo sin fiebre.
6. Los síntomas, clasificados como males diversos por la patología, son simples manifestaciones de desarreglo de las funciones de nutrición y eliminación del organismo afectado. Los diferentes síntomas de la «falta

de salud» dependen del sujeto, sus antecedentes hereditarios, su forma de vida, ocupación, edad, sexo, clima, etc.

7. Es la fiebre, y no el microbio, el enemigo que hay que combatir en todo enfermo, cualquiera que sea el nombre o manifestación de la dolencia. Salvo accidente, sólo se muere de fiebre.

8. La fiebre es un fenómeno de naturaleza inflamatoria y congestiva. Se origina por reacción nerviosa y circulatoria cuando los nervios son irritados o sometidos a un trabajo excesivo. Existe fiebre cuando la temperatura sube de 37 grados centígrados. Este aumento de temperatura es un producto de la reacción nerviosa y circulatoria de los tejidos afectados.

Hay tres clases de fiebre: la interna, que suele constatarse por el pulso y se revela siempre en el iris de los ojos del enfermo; la externa, que señala el termómetro aplicado en las axilas, y, finalmente, la local, correspondiente a la zona dolorida o afectada.

9. La fiebre que sale a la superficie del cuerpo es «curativa», porque favorece la eliminación de impurezas a través de la piel. Basta controlarla con aplicaciones frías de agua o barro.

La fiebre local debe combatirse porque localmente altera los procesos de nutrición y eliminación de los tejidos afectados.

Finalmente, la fiebre interna debilita y aniquila a sus víctimas por desnutrición e intoxicación, al alterar los procesos de nutrición y eliminación que simultáneamente se realizan en el aparato digestivo, los pulmones y la piel.

En efecto, la fiebre gastrointestinal altera la digestión, un proceso de fermentación que, para que sea sano, requiere una temperatura de 37 grados centígrados. A medida que aumenta el calor en el aparato digestivo, la digestión se altera progresivamente hasta degenerar en putrefacción, fuente de tóxicos que, en lugar de nutrir, envenenan la sangre, afectando a todo el cuerpo. También la fiebre interna altera las funciones de nutrición y eliminación que deben realizar los pulmones.

Como el calor estimula la actividad del corazón, a medida que la temperatura aumenta en el interior del vientre, se acelera el ritmo cardíaco, lanzando con mayor frecuencia las ondas sanguíneas hacia los pulmones, lo cual congestiona sus tejidos y reduce su capacidad respiratoria.

Por último, la fiebre interna congestiona las entrañas y produce una deficiente circulación sanguínea en la superficie y extremidades del cuerpo. Esta deficiente circulación sanguínea de la piel debilita sus importantes funciones como tercer riñón y tercer pulmón del organismo. De este modo se explica cómo la fiebre gastrointestinal altera la salud y llega a poner fin a la vida del hombre por desnutrición e intoxicación progresiva.

10. Toda dolencia es de carácter general y no local. Y, repito, su naturaleza es «funcional» y no «microbiana». De ahí mi doctrina, que se dirige a normalizar las funciones de nutrición y eliminación en todo enfermo sin sofocar síntomas. No cures; normaliza, colocando el cuerpo en equilibrio térmico.

11. No existen enfermedades de naturaleza diversa. Sólo hay distintas manifestaciones del desarreglo funcional del organismo, es decir, de la falta de salud. Existen, sí, enfermos diversos dependiendo de su constitución orgánica, el estado de pureza de su sangre y el grado de cronicidad de su anormalidad funcional.

El cuerpo es un solo órgano, y la vida, una función.[3]

12. La normalidad funcional del cuerpo, es decir, la salud, sólo puede existir con el equilibrio de sus temperaturas interna y externa. El hombre es el único ser de la Creación que desequilibra las temperaturas de su cuerpo.

En efecto, el ser humano, desde que nace, afemina su piel con abrigos exagerados y congestiona sus entrañas obligando al aparato digestivo a realizar un gran esfuerzo para elaborar alimentos inadecuados. Esto lo revela en grado variable el examen del iris de los ojos de todo enfermo.

13. Los microbios son agentes de vida y salud, jamás agentes de enfermedad o de muerte. Ellos contribuyen a la armonía y orden del universo. Al actuar dentro del orden universal, es absurdo culpar a los microbios del desarreglo funcional del organismo, característico de toda dolencia, en mayor o menor grado.

14. El arte de curar, es decir, de restablecer la salud, debe dirigirse en todo caso a refrescar el interior del vientre del enfermo y afiebrar su piel, para así equilibrar las temperaturas de su cuerpo.

15. El agente que realiza la curación, esto es, la vuelta a la normalidad funcional del organismo, es la propia fuerza vital del enfermo.

16. El sistema nervioso es el motor de la vida. La fuerza vital es energía nerviosa, y ésta depende de la salud de los nervios. Éstos son nutridos por la sangre. De aquí que la sangre pura mantiene sanos los nervios. La impureza del fluido vital debilita la potencia nerviosa. Pero, como la sangre es producto de la digestión y ésta sólo puede ser sana si se produce a 37 grados de temperatura, la fiebre gastrointestinal debilita y aniquila la energía nerviosa, es decir, la vitalidad del organismo.

---

3. Se me objetará que si en el cuerpo existen funciones de «nutrición y eliminación» y estas «dos funciones» están servidas por tres órganos: intestinos, pulmones y piel, ¿dónde queda la unidad funcional y orgánica? Respondo que un órgano puede constar de varias partes. Así como el ojo tiene iris, cristalino y retina, el cuerpo tiene también aparato digestivo, pulmones y piel, sin perder por ello su unidad orgánica. Todas las partes realizan una sola función. También una misma función puede tener dos aspectos distintos. Así, el corazón es bomba aspirante e impelente de la sangre.

17. Como la sangre se impurifica cuando el individuo respira aire malsano, elabora putrefacciones intestinales y su piel, riñones e intestinos eliminan de un modo deficiente, en estos desarreglos funcionales del organismo tenemos la causa del debilitamiento de la energía nerviosa. También las drogas, inyecciones, sueros, vacunas, radiaciones, descargas eléctricas e intervenciones quirúrgicas deprimen la actividad nerviosa y, por tanto, la fuerza vital del individuo, acortando su vida por intoxicación, degeneración o mutilación del organismo.

18. «La Naturaleza es la que cura», dijo Hipócrates. Según mi doctrina, para que eso sea posible es necesario colocar el cuerpo en equilibrio térmico. De aquí que «la Naturaleza cura equivale a decir que la Naturaleza normaliza las funciones orgánicas, siempre que se equilibren las temperaturas interna y externa del cuerpo».

19. En la Doctrina Térmica no se diagnostican enfermedades, no se dan remedios y tampoco se «cura». Desentendiéndose de la patología y terapéutica, se dirige a normalizar las funciones digestiva y eliminadora del enfermo, afiebrando su piel y refrescando sus entrañas para obtener el equilibrio térmico del cuerpo, siempre alterado en toda dolencia. El cuerpo se trata como un solo órgano, como una entidad indivisible.

20. Finalmente, mi Doctrina Térmica saca el problema de la salud del hombre del trillado campo de la patología y de la terapéutica y lo coloca en el terreno de las temperaturas, de acuerdo con las revelaciones del iris del ojo, según las enseñanzas de mi obra *El iris de tus ojos revela tu salud*.

CUADRO SINÓPTICO DE LA DOCTRINA TÉRMICA DE SALUD

Definición: Doctrina Térmica es aquella que enseña al hombre a vivir sano o a recuperar su salud mediante el equilibrio térmico de su cuerpo.

Objetivo: La salud, que siendo la normalidad funcional del organismo, depende del equilibrio en las temperaturas interna y externa del cuerpo.

Los medios que emplea son: Para vivir sano, el cumplimiento de la Ley Natural, y para restablecer el equilibrio térmico perdido en todo enfermo, el adecuado uso de los agentes de vida que ofrece la Naturaleza.

Los principios en que se fundamenta

El cuerpo es un solo órgano y tiene una sola función: la vida

regado por un solo fluido vital: la sangre accionada por una fuerza energética: el sistema nervioso

- vida vegetativa — nutrición, eliminación, reproducción
- vida emotiva

No hay enfermedades; sólo hay enfermos
- enfermos congénitos
- enfermos agudos
- enfermos crónicos
- enfermos en descomposición orgánica

La naturaleza es la que cura normalizando — único agente curativo: la fuerza vital; única acción: la renovación orgánica

la fortalece:
- buena digestión y eliminación cutánea
- el sol
- el aire
- la luz
- la sangre pura

la deprime:
- vacunas, sueros e inyecciones;
- malas digestiones

la destruye:
- intoxicación intestinal y respiratoria
- el veneno: drogas, cirugía y radiaciones

Se comprueba

- por el pulso
- por el iris de los ojos
- por las evacuaciones intestinales y
- por los casos reales de curación integral

Toda dolencia es de naturaleza funcional y no microbiana — parásitos, microbios

La salud es normalidad funcional, que precisa equilibrio térmico del cuerpo. La enfermedad es anormalidad funcional con diversas manifestaciones según las condiciones personales del enfermo. La muerte es paralización funcional por intoxicación o degeneración

Conclusiones

El funcionamiento orgánico se altera
- por accidente (causa externa)
- por desequilibrio térmico (causa interna)

Debe normalizarse, en lugar de curar, porque lo que se ha perdido es la normalidad. No hay enfermo sin fiebre gastrointestinal. No hay persona enferma con buena digestión, ni persona sana con mala digestión. La salud del hombre depende de su lucha contra el calor interno de su cuerpo. El hombre es el único ser de la Creación que vive afiebrando sus entrañas con la cocina y enfriando su piel con ropas y abrigos inadecuados. Éste es el equilibrio térmico que origina toda dolencia, sin necesidad de intervención microbiana

Capítulo 4

Medicina natural y medicina medicamentosa se oponen[1]

Existen dos medicinas: la medicina de la Naturaleza y la medicina profesional.

La medicina de la Naturaleza es parte de la ley de la vida y colabora constantemente con el bienestar del hombre. De ahí que nuestro organismo siempre tienda hacia la salud.

La medicina profesional es invención del hombre para beneficio de quienes la practican. La medicina de la Naturaleza, defendiendo siempre la salud y la vida de las criaturas, deja sin clientela a la medicina profesional. De ahí la oposición, liberadora la primera y esclavizadora la segunda.

Para la medicina profesional toda actividad defensiva del organismo es algo pernicioso y se denomina «enfermedad». Así, es malo y perjudicial tener pústulas, flujos, erupciones de la piel, romadizos, catarros, etc. Según

---

1. Al hablar de medicina natural, podría creerse que se precisa de un titulo profesional para practicarla, cuando, en realidad, es la propia Naturaleza del enfermo la que actúa en el restablecimiento de su normalidad —la salud— siempre que el cuerpo sea colocado en equilibrio térmico, como veremos. Confirmando este concepto, nuestro Poder Judicial, por una sentencia que se inserta más adelante, ha dejado establecido: «Que los libros de que es autor el señor Lezaeta dan normas de higiene que necesariamente previenen y curan las diferentes enfermedades por medio de una vida fisicamente sana, a fin de que la curación la realice la Naturaleza».

este criterio, la salud perfecta sería la del cadáver, donde no existen anormalidades como las indicadas.

En cambio, para la medicina de la Naturaleza o ciencia de la salud, todo síntoma representa una actividad defensiva y salvadora del organismo afectado.

Teniendo en cuenta que la Naturaleza es regida por leyes inmutables, nuestro organismo, en todas sus actividades, actúa en propia defensa, la cual, si es favorecida, nos llevará a su salud integral. En cambio, si se contrarían las defensas de la Naturaleza, se impedirá la salud, convirtiendo las dolencias agudas y curables en males crónicos incurables.

Al no poder desentenderse de los éxitos de la medicina natural, los facultativos afirman que ellos también suelen aplicar baños fríos, de sol, de vapor y envolturas húmedas. Señalo a éstos que, para alcanzar resultados favorables , no basta con emplear un buen sistema de salud, sino que también es preciso tener un concepto filosófico y aplicarlo adecuadamente.[2]

Para esto último se precisa, ante todo, «comprensión». Y un modesto labriego comprende más fácilmente que un facultativo las sencillas enseñanzas de Kneipp y demás maestros de la salud natural.

En efecto, los estudios universitarios, alejados de la más elemental filosofía, complican los problemas relacionados con la salud y la vida humana, deformando el criterio del médico cirujano, que progresivamente se hace oscuro y laberíntico.

Por otra parte, la medicina natural lleva en sí el sello de rebelión contra el convencionalismo de escuela. Enfermos rebeldes han sido sus fundadores y maestros, y constituye la liberación de los que sufren, contra la tiranía de los intereses que prosperan con la falta de salud y el sufrimiento.

La medicina natural, según mi Doctrina Térmica, y la medicina medicamentosa no tienen ningún punto en común. Como vamos a ver más adelante, van por caminos opuestos desde el principio hasta el fin.

1. IDEA FUNDAMENTAL. La salud espiritual y la salud corporal tienen en común que ambos estados implican la «normalidad» del alma y del cuerpo.

---

2. De regreso de su campaña contra Jerusalén, el emperador romano Tito fue víctima de una cruel calentura. Su hermano Domiciano, viendo que Tito se consumía por la fiebre, le dio un baño de inmersión en agua helada, del cual salió cadáver el emperador.

A pesar de que la fiebre es un incendio que sólo puede ser combatido con agua fría, ésta fracasa si no se sabe emplear de la forma oportuna y adecuada.

Dice la historia que la fiebre de Tito se manifestaba con 135 pulsaciones por minuto. La inmersión del cuerpo en agua helada desalojó violentamente la sangre de su piel, produciendo un golpe en el corazón que no pudo resistir, por lo que se paralizó violentamente su actividad, causa de la muerte. Si en lugar del baño frío de inmersión se hubiera dado al enfermo frotaciones de agua fría cada hora, se habría derivado a la superficie del cuerpo la fiebre destructiva de sus entrañas y se hubiera salvado.

Dice el catecismo cristiano que los pecados capitales, que son enfermedades del alma, se combaten con la virtud opuesta, es decir, que la anormalidad moral desaparecerá, cultivando la normalidad espiritual, que es virtud. Esto mismo también ocurre a nivel físico. Toda dolencia es una anormalidad funcional del organismo, que sólo puede desaparecer restableciendo la normalidad funcional de nuestro cuerpo, que es salud integral.

Ésta es la idea fundamental de mi doctrina. Así como la avaricia — enfermedad del alma— se combate con la generosidad —virtud del alma—, así también toda dolencia, manifestación de anormalidad orgánica, sólo puede ser combatida por la salud, normalidad funcional, el «remedio» único de todo mal.

2. Objetivos. La medicina medicamentosa y quirúrgica tiene como objetivo la enfermedad. Según mi Doctrina Térmica, la medicina de la Naturaleza tiene como objetivo la salud. La primera observa con interés las mil anormalidades del enfermo, sin interesarse por la normalidad del sano. Son los enfermos, y no los sanos, quienes dan bienestar y progreso a los titulados en medicina.

Mientras la medicina profesional inventa, cataloga, investiga, diagnostica y combate «enfermedades», la Doctrina Térmica que enseño procura restablecer la «salud» del enfermo normalizando su digestión y activando sus eliminaciones a través de la piel, mediante el restablecimiento del equilibrio térmico del cuerpo. En lugar de drogas, sueros, vacunas, inyecciones, radiaciones e intervenciones quirúrgicas, para restablecer la salud de todo enfermo mi sistema prescribe un régimen de salud, a través del cual el organismo se «regenera» integralmente por sí solo y sin necesidad de intervenciones extrañas y menos de agentes destructivos.

3. Concepto de enfermedad. Para la medicina facultativa, la dolencia se confunde con el síntoma y hay tantas enfermedades como manifestaciones de alteración de la salud. Mi Doctrina Térmica niega la existencia de enfermedades diversas entre sí, y solamente ve distintas manifestaciones del estado de enfermo, es decir, del desarreglo funcional del organismo. Con razón dijo Hipócrates: «No hay enfermedades, sino enfermos».

4. Origen de las enfermedades. La medicina medicamentosa atribuye los males del hombre a la acción de los microbios, conocidos o desconocidos. Según mi Doctrina Térmica, esos males sólo constituyen manifestaciones diversas del desarreglo funcional del organismo en grado variable, originado y mantenido por desequilibrio térmico del cuerpo. Según esto, la enfermedad, sin distinción de síntomas, es de naturaleza funcional y no microbiana.

5. Investigación de la enfermedad. Mientras la medicina universitaria, al margen del enfermo y a través de aparatos carentes de criterio, procura descubrir el bacilo culpable del mal, mi Doctrina Térmica enseña a

observar el cuerpo del enfermo a través de la expresión de su rostro, sus líneas anatómicas, el iris de sus ojos, el estado de su lengua, el aspecto de su garganta, la actividad del pulso y sus evacuaciones para determinar el estado funcional del organismo, que es lo que hay que normalizar para restablecer y conservar la salud.

6. PROCEDIMIENTOS CURATIVOS. La medicina facultativa combate la dolencia, que es síntoma o manifestación del desarreglo orgánico, con drogas, sueros, radiaciones, vacunas e inyecciones, tóxicos destinados a exterminar los microbios, reputados culpables del mal. También mutila el cuerpo enfermo con sangrientas intervenciones quirúrgicas sin llegar a restablecer su normalidad funcional.

En cambio, mi Doctrina Térmica, combatiendo la fiebre interna, procura restablecer la digestión para elaborar sangre pura, «remedio» infalible para llevar salud y vida a todos los tejidos y órganos del cuerpo afectado. Además, ésta, con sus reacciones nerviosas y circulatorias, activa la eliminación cutánea buscando el equilibrio térmico del organismo, indispensable para su normal funcionamiento.

En otros términos, mientras la medicina medicamentosa y quirúrgica sofoca los síntomas defensivos del desarreglo orgánico, mi doctrina restablece la salud integral del cuerpo normalizando las funciones digestiva y eliminadora de la piel. Todo es cuestión de «temperaturas», como se explicará más adelante. El hombre es el único ser de la Creación que desequilibra la temperatura de su cuerpo.

7. HIGIENE. La higiene natural consiste en mantener el equilibrio térmico mediante la observancia y cumplimiento de los preceptos de la ley natural. En cambio, la higiene médica consiste en huir de los microbios y exterminarlos. Como veremos, éstos siempre actúan dentro del orden universal, colaborando a la vida orgánica.

8. ACCIÓN OPUESTA. Mientras la medicina profesional actúa introduciendo en la sangre del paciente materias extrañas en forma de inyecciones, vacunas y sueros, mi Doctrina Térmica procura expulsar de ella lo inútil y perjudicial, favoreciendo las erupciones de la piel, los catarros, los flujos uretrales y vaginales, etc.

9. RESULTADOS. Al atacar y sofocar los síntomas, la medicina medicamentosa y quirúrgica deja intacta la causa del mal, es decir, del desarreglo funcional del organismo. Al combatir los síntomas se dificulta o se imposibilita la tendencia curativa de la Naturaleza, dando lugar a complicaciones cada vez más frecuentes. Además, al paralizar con tóxicos las defensas naturales del cuerpo que actúan a través del síntoma, las dolencias agudas siempre curables se transforman en males crónicos, incurables con medicamentos, operaciones quirúrgicas o radiaciones.

En cambio, mi doctrina se dirige a restablecer el equilibrio térmico del cuerpo, alterado en todo enfermo, con lo que se normalizarán las funciones de nutrición y eliminación en que se basa todo el proceso vital. De esta forma, se evitan complicaciones porque se lleva al organismo hacia la normalidad funcional, que es su tendencia natural.

El agente curativo es la propia fuerza vital del enfermo que reside en su sistema nervioso, la cual se estimula naturalmente, sin agotarla con venenos o mutilaciones.

Según mi Doctrina Térmica, no se curan «enfermedades» sino que se regeneran organismos enfermos, restableciendo la salud total, mediante la vuelta a la normalidad funcional del cuerpo, la cual sólo será posible con el equilibrio de sus temperaturas interna y externa.

Podemos decir que, mientras la medicina de la Naturaleza es «eliminante» porque favorece la expulsión de las materias morbosas del cuerpo, la medicina medicamentosa es «sofocante», porque procura impedir la eliminación de esas morbosidades, como ocurre con el tratamiento abortivo de flujos, fístulas, pústulas, eczemas, roseolas, erupciones, etc. Retenidas en el cuerpo, las materias morbosas unidas a las inyecciones, los sueros y las vacunas, envenenan el organismo, incapacitando la purificación de la sangre de los enfermos. La Doctrina Térmica realiza precisamente lo contrario.

Como se explicará más adelante, en lugar de «curar», pensemos en «normalizar», colocando el cuerpo en equilibrio térmico, de acuerdo con las revelaciones del iris de los ojos del sujeto. Esto debe ser tenido en cuenta en todo enfermo.

Para terminar, mi Doctrina Térmica saca el problema de la salud del hombre del campo trillado de la patología y de la terapéutica, colocándolo en el terreno de las temperaturas.

Leyes absolutas y no teorías

La medicina de la Naturaleza, según mi doctrina, se fundamenta en leyes absolutas; su verdad y eficacia se comprueban con las revelaciones del iris de los ojos y con las reacciones orgánicas, regidas por las mismas leyes inmutables.

La ley física de los vasos comunicantes explica cómo se realiza el restablecimiento de la normalidad funcional del organismo, según mi doctrina del equilibrio térmico.

En nuestro cuerpo existen dos vasos comunicantes: la red de capilares de la piel y la red de capilares de las mucosas que tapizan las cavidades internas del organismo. Subiendo la sangre —congestión por vasodilatación—

en la red capilar de la piel, baja la plétora sanguínea en la red capilar de las entrañas por anemia y viceversa. Esto se realiza por reacción nerviosa y circulatoria mediante el conflicto térmico. Naturalmente, la salud que precisa un equilibrio térmico del cuerpo, depende de que se mantenga el nivel en estos vasos comunicantes, ya que la sangre lleva el calor.

Como lo revela la iriología, todo proceso morboso de los órganos internos es siempre de naturaleza congestiva. En la misma proporción que aumenta la plétora sanguínea en el interior del cuerpo, disminuye también la actividad circulatoria de la sangre en la piel y extremidades. Como el fluido vital sigue a la temperatura, al refrescar el interior del vientre y desarrollar calor en la piel, descongestionaremos los órganos enfermos del interior del cuerpo y activaremos las funciones de la piel anémica, eliminando las toxinas por los poros. En otros términos, congestionando la piel mediante una reacción nerviosa y circulatoria que despierta el conflicto térmico con el frío, descongestionaremos las mucosas que tapizan las cavidades internas de nuestro organismo.

El mecanismo de la curación, que la misma naturaleza realiza por regeneración mediante el cambio orgánico, se explica fácilmente dentro del concepto expresado. Así, tenemos que una afección gastrointestinal, cualquiera que sea su denominación o síntoma, es inflamación, tal como lo revela el iris, o congestión variable de las mucosas del estómago e intestino. Esta congestión, al dificultar el riego sanguíneo de los tejidos, inhibe su vitalidad y altera el normal funcionamiento de esos órganos por exceso de temperatura. Si congestionamos la piel provocando una reacción nerviosa y circulatoria por conflicto térmico, se descongestionarán las mucosas del estómago, activándose en ellas el riego sanguíneo y el cambio orgánico que dará vida nueva y activa a los órganos debilitados o degenerados. Esto mismo puede decirse de cualquier otra dolencia localizada en cualquier órgano del interior del cuerpo, como pulmonía, bronquitis, inflamación del hígado, riñones, etc.

Se explica así que las dolencias se curen mejor por fuera que por dentro del cuerpo, lo inverso de lo que pretende la medicina medicamentosa, que actúa en el interior del organismo y en su sangre, impurificándola con productos tóxicos de la farmacia.

Tenemos, pues, que la medicina medicamentosa y quirúrgica y la medicina de la Naturaleza según mi doctrina van por caminos opuestos, porque la primera actúa sobre la manifestación de alteración de la salud que llamamos «enfermedad», y la segunda siempre se dirige a obtener la normalidad funcional del organismo, que es la «salud» integral. Una se dirige a sofocar el síntoma y la otra a normalizar las funciones digestiva y eliminadora mediante el equilibrio térmico del cuerpo.

La primera es medicina «quita-dolores»; la segunda es medicina «regeneradora».

Capítulo 5

Temperaturas en el cuerpo humano

Nuestro cuerpo tiene dos envolturas: la externa, llamada piel, nos aísla del ambiente que nos rodea, y la interna, denominada mucosa, cubre las cavidades interiores de nuestro organismo. La salud, es decir, la normalidad funcional del cuerpo, depende del equilibrio térmico entre la piel y la mucosa.

El hombre es un animal de sangre caliente y su temperatura, en estado de salud, es de 37 grados centígrados.

La circulación sanguínea, resultado de la actividad nerviosa, determina la temperatura del cuerpo. Ésta será normal si la sangre circula uniformemente en él. Toda alteración circulatoria del fluido vital origina y mantiene en el organismo congestiones y anemias que alteran el equilibrio térmico. La temperatura en las zonas congestionadas es alta, mientras que en las partes del cuerpo con una deficiente circulación sanguínea es baja, porque la plétora es el resultado de una mayor actividad nerviosa, y la deficiente actividad de esta energía determina un escaso riego sanguíneo.

Como lo revela el iris de los ojos, cuanto más acentuada es la congestión de las entrañas del cuerpo, más deficiente es la circulación de la sangre en la piel, extremidades y cerebro. Éste es el desequilibrio térmico que caracteriza el estado de alteración variable de la salud humana, cualquiera que sean sus síntomas o manifestaciones.

En su actividad normal, el organismo humano mantiene siempre una temperatura uniforme: 37 grados centígrados, tanto en su piel como en sus mucosas intestinales. Esta normalidad térmica es consecuencia de un riego sanguíneo uniforme en los tejidos, porque la sangre lleva el calor.

Este equilibrio térmico, que permite el normal funcionamiento de la maquinaria humana, es fuente de salud.

Toda enfermedad constituye un desequilibrio térmico en grado variable, con aumento de la temperatura interna del cuerpo por congestión de las entrañas, y descenso de la temperatura de la piel y extremidades a causa de un deficiente riego sanguíneo. Este desequilibrio de las temperaturas origina trastornos variables en las funciones orgánicas, porque los órganos congestionados trabajan mal a causa de la abundancia de sangre, y los órganos anémicos se alteran debido a un escaso riego sanguíneo.

Como toda dolencia es una manifestación de desarreglo funcional del organismo por desequilibrio térmico, siempre se caracterizará por la fiebre, de ahí que no exista enfermo sin fiebre. Cuando ésta se constata por el termómetro aplicado bajo el brazo, la fiebre está refugiada en el interior del cuerpo.

En las afecciones agudas, la fiebre, cuyo origen siempre está en el interior del vientre, se propaga a todo el organismo, manifestando así una reacción saludable de las defensas naturales, que procuran la purificación orgánica.

La fiebre interna que no sale a la superficie del cuerpo, es característica de todo enfermo crónico, y revela una defensa insuficiente del organismo, que causa desnutrición e intoxicación, porque favorece las putrefacciones intestinales.

Mientras la fiebre que sale a la superficie del cuerpo manifiesta una reacción salvadora, la fiebre interna que enfría la piel y las extremidades señala una deficiente actividad orgánica, es decir, un debilitamiento de la energía vital del sujeto.

EL HOMBRE ES EL ÚNICO SER DE LA CREACIÓN QUE VIVE DESEQUILIBRANDO LAS TEMPERATURAS DE SU CUERPO

En efecto, la vestimenta inadecuada afemina la piel y los alimentos indigestos afiebran las entrañas.

La piel, privada continuamente del conflicto térmico que la atmósfera nos ofrece, se debilita progresivamente y se enfría. Las ropas inadecuadas, que rodean el cuerpo de un calor artificial, ahorran a éste la necesidad de producir calor propio, mediante un activo riego sanguíneo de la piel. Por

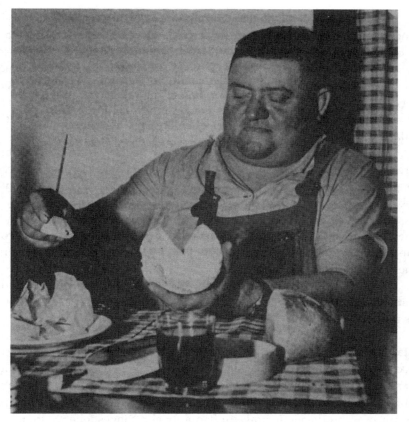

Los excesos en la alimentación producen un desequilibrio térmico tan importante que personas que aparentemente disfrutan de excelente salud pueden ser víctimas de una muerte repentina

otra parte, los alimentos cocinados e indigestos, que exigen un extraordinario y prolongado esfuerzo digestivo, congestionan las mucosas y paredes del estómago e intestinos, aumentando la temperatura interna del cuerpo a expensas del calor de la piel y extremidades.

Insisto, el trabajo forzado y prolongado del estómago e intestinos que exige el procesamiento de alimentos inadecuados, implica una reacción nerviosa del calor externo a causa del debilitamiento de esas mismas actividades de la piel, que se rodea de calor prestado por abrigos que la sustraen al conflicto que la atmósfera ofrece a todo ser viviente.

La fiebre interna, que consume la vida de las poblaciones urbana,s se origina, pues, por estas dos causas: congestión del aparato digestivo por los esfuerzos diarios que exigen los alimentos inadecuados para ser digeridos y debilitamiento de la piel por falta de conflicto térmico con la atmósfera debido a la vestimenta inadecuada.

Cuanto más débil es la temperatura de la piel, mayor es el calor de las mucosas del interior del vientre. El debilitamiento de la piel aumenta el trabajo de las mucosas, a donde se dirigen las materias malsanas que no son llevadas a los poros, debido al mal riego sanguíneo de la superficie del cuerpo. Las mucosas, forzadas a realizar un trabajo extraordinario, por reacción nerviosa y circulatoria, progresivamente se irritan, congestionan y afiebran.

Con esto, es fácil comprender los resfriados, catarros, pulmonías, e inflamaciones internas en general.

El resfriado o enfriamiento es, precisamente, un agudo desequilibrio térmico, caracterizado por frío exterior y fiebre de las entrañas. El proceso congestivo e inflamatorio se acentúa preferentemente en los órganos más debilitados, ya sea por predisposición personal o mal régimen de vida.

En el moribundo, el desequilibrio térmico llega a su máximo grado, pues, mientras el frío se apodera de su piel y extremidades, la fiebre lo consume por dentro, como lo muestra su pulso agitado y la inflamación interna que refleja el iris de sus ojos.

Así como la piel anémica va acompañada de mucosas congestionadas y afiebradas, el trabajo activo de la piel descongestiona, refresca y vitaliza las mucosas que cubren las cavidades internas de nuestro cuerpo.

Las enfermedades eruptivas, como sarampión, viruelas, escarlatina, etc., están destinadas a purificar el organismo del, hasta entonces, enfermo crónico. En la misma medida que el mal brota sobre la piel, el interior del cuerpo se descarga de materias morbosas . Y, a la inversa, cuando se sofocan las erupciones de la piel, las materias dañinas se dirigen a buscar su salida por las mucosas, produciendo graves inflamaciones y congestiones en los tejidos pulmonares, bronquiales, renales y en los sistemas circulatorio y nervioso.

Esto explica que las afecciones agudas que cursan sin fiebre externa sean las más graves y de más difícil curación.

En los enfermos crónicos, cuya vitalidad está consumida por la intoxicación, y el esfuerzo defensivo de la Naturaleza es frustrado, mutilado o sofocado con medicamentos, es común encontrar que el termómetro bajo el brazo acuse 35 grados centígrados, mientras que la fiebre interna, de alrededor de 40 grados o más, se manifiesta con una inusitada actividad del corazón, con un pulso de 120 o más latidos por minuto.

Como se ve en este caso, y lo hemos comprobado infinidad de veces, el termómetro sólo sirve para perturbar el criterio, en lo que a la fiebre se refiere. En cambio, según mi doctrina, el pulso es un sistema seguro para comprobar la temperatura normal o anormal del cuerpo humano, salvo que los nervios estén adormecidos por intoxicación intestinal o medicamentosa.

Existe una relación estable entre la actividad del corazón y la temperatura interna del cuerpo. En un adulto en estado de reposo, 70 pulsaciones por minuto corresponden a un calor de 37 grados en el interior del vientre; 80 pulsaciones acusan una temperatura de 37,5; 90 pulsaciones por minuto revelan que la fiebre ha subido de 38; 100 pulsaciones se corresponde con una fiebre de 39; con 110 pulsaciones, ésta ha subido a 39,5; con 40 grados de fiebre las pulsaciones llegan a 120; y cuando éstas aumentan es indicio seguro de que el calor interno del cuerpo se ha elevado sobre este punto. De este modo, a medida que la temperatura sube en el interior del vientre, la actividad del corazón también se acelera proporcionalmente, manifestándose con un pulso más rápido, aun cuando el termómetro bajo el brazo no registre calor anormal.[1]

Un pulso inferior a 70 revela debilidad nerviosa por intoxicación intestinal o medicamentosa.

En los niños recién nacidos, las pulsaciones, normalmente, llegan hasta 150 por minuto; a los tres años su número normal es de 100 y a los catorce de 75, para reducirse a 70 a los veinte años. Pasados los sesenta años, el pulso se acelera hasta 80 pulsaciones por minuto, debido al aumento del calor interior del cuerpo a causa de la anemia de la piel de los ancianos.

La fiebre interna, que, como he afirmado, se origina por el esfuerzo digestivo que exige el procesamiento de alimentos inadecuados, se hace crónica por los continuos abusos que se cometen en la alimentación y por el afinamiento de la piel.

Salvo que tengamos una privilegiada constitución orgánica, si diariamente y varias veces cada día, forzamos el trabajo del aparato digestivo con alimentos indigestos, se llega a congestionar, de forma permanente y más o menos grave, las mucosas y paredes del estómago e intestinos. Los tejidos de estos órganos, en grado variable, se hacen esponjosos y retienen una mayor cantidad de sangre que la normal, como lo revela el examen del iris de los ojos del enfermo.

Este estado congestivo de los órganos de la digestión eleva en ellos la temperatura normal, pues la sangre lleva el calor y su mayor afluencia se

---

1. Equivalencias según los termómetros usados:

CENTÍGRADO	FAHRENHEIT	REAMUR
0° (fusión del hielo)	32°	--
35°	95°	28°
37°	98,6°	--
38°	100,4°	--
39°	102,2°	--
40°	104°	32°
41°	105,8°	--
45°	113°	36°
100° (ebullición del agua)	212°	--

traduce en un aumento de la temperatura interna, quitando calor en la piel y las extremidades.

Queda así explicado el desequilibrio térmico constitutivo del estado de enfermo, sin distinción de síntomas. Se explica así también la existencia de fiebre interna, que no es acusada por el termómetro y que caracteriza a los enfermos crónicos. Y, también, la fiebre externa, propia de afecciones agudas.

FIEBRE LOCAL

Además de la fiebre interna, que se origina y mantiene en el intestino, generalmente se presenta en los enfermos una fiebre local, en la zona u órgano del cuerpo directamente comprometido en el desarreglo general, que siempre arranca del aparato digestivo. Así, si nos clavamos una espina en un dedo, pronto notaremos la inflamación local, con aumento de la temperatura en el punto afectado. Un fenómeno análogo se produce en la pulmonía, nefritis, apendicitis, reumatismo agudo, etc. El tratamiento curativo deberá, pues, contemplar estos dos aspectos del desequilibrio térmico, el cual se precisa normalizar para obtener la curación, o mejor dicho, la vuelta a la salud.

El frío habitual en la piel, pies o manos denuncia fiebre interna, con deficiente circulación sanguínea en las extremidades y superficie del cuerpo. La sangre que falta en estas zonas está encharcada en el interior del organismo; normalmente, en el vientre.

En estas condiciones de desequilibrio térmico del cuerpo, las funciones orgánicas se alteran cada día más, arruinando la vitalidad del enfermo hasta que se presenta la muerte por desnutrición e intoxicación del sujeto, víctima de las putrefacciones intestinales que continuamente se elaboran en su vientre afiebrado.

Como veremos más adelante, salvo accidente o vejez, el hombre muere víctima de fiebre gastrointestinal.

La fiebre interna, que jamás llegan a conocer los facultativos rutinariamente dirigidos por el termómetro, es el enemigo que debemos combatir en todo enfermo, en lugar de perseguir al microbio, que siempre está bien donde la Naturaleza lo ha colocado.

Tengamos siempre presente que con 37 grados de temperatura corporal, no hay virulencia en ningún microbio, como se explicará más adelante.

Capítulo 6

Toda dolencia es de naturaleza funcional y no microbiana[1]

En lugar de estudiar la alimentación y la desintoxicación del cuerpo humano, hemos estado estudiando los gérmenes...
El inundo está en un camino errado.
Libremos al cuerpo de sus toxinas y alimentémoslo correctamente, y estará hecho el milagro de la salud.

Doctor Arbuthnot Lan

Como lo define el diccionario, la salud es el estado de normalidad funcional de nuestro organismo. Constituye un fenómeno positivo y de naturaleza única.

La enfermedad es una manifestación de desarreglo funcional del cuerpo, es decir, una alteración de la salud, fenómeno negativo, también de naturaleza única. De ahí que no hay enfermedades, sino enfermos; y tampoco hay enfermedad local, sino como efecto del desarreglo general. La diversidad de síntomas o manifestaciones del enfermo la determina la genética, la edad, el sexo, la ocupación, las costumbres, el clima, etc.

Salvo accidente, el cuerpo no enferma por partes: o está sano o integralmente enfermo.

---

1. Este concepto se refiere a las enfermedades adquiridas. Sin embargo, existe la enfermedad constitucional, alteración de la normal formación de la célula concepcional. Estas dolencias de nacimiento son incurables, como los casos de ceguera, deformaciones, parálisis, etc. Su causa está en la sangre maleada de los padres.

El accidente y la enfermedad tienen un efecto común: ambos estados se caracterizan por una mayor o menor alteración del funcionamiento del organismo afectado.

Pero, aunque la enfermedad y el accidente tienen efectos análogos, su origen es diferente, pues el segundo implica una causa externa, ajena al individuo, como un golpe, mientras que la primera obedece a una causa íntima, propia del sujeto que la sufre, como una indigestión producida por una alimentación inadecuada o excesiva.

Las enfermedades, pues, no vienen de fuera, como las supuestas infecciones, sino que siempre se originan en el interior de nuestro cuerpo por alteración digestiva.

La enfermedad, es decir, la alteración de la salud, es la sanción impuesta por la Naturaleza a la transgresión de sus leyes que rigen la vida. Mediante el dolor nos vemos obligados a enmendar rumbos. La enfermedad también representa una crisis, una reacción defensiva del organismo, que procura expulsar las impurezas que le perjudican y que siempre se adquieren a causa de una nutrición no natural.

Atribuir la enfermedad, esto es, la falta de salud, a la infección microbiana es darle a aquélla un origen análogo al accidente, lo que contradice la razón y también mi propia observación y experiencia. Como veremos más adelante, los microbios son agentes de vida y no de muerte.

Ni siquiera la herencia es causa de enfermedades específicas. La iriología demuestra que los padres transmiten a sus hijos la calidad de su sangre y la configuración de su organismo, pero no una dolencia determinada. Si las enfermedades se heredasen, es decir, si los hijos nacieran con los mismos desarreglos funcionales que arruinaron la vida de sus padres o vinieran al mundo con lesiones orgánicas análogas a las de sus progenitores, la especie humana ya hubiera desaparecido de la faz de la Tierra.

Una vida juiciosa, con una nutrición adecuada y activas eliminaciones, modifica la composición de la sangre heredada y regenera a los hijos de padres que intoxicaron su organismo con una vida de errores o vicios. La regeneración de los pueblos jamás será obra de medicamentos, vacunas, sueros e inyecciones; menos aún de cirugía, rayos X o radiaciones. Sólo se obtendrá mediante la práctica de los conocimientos de vida higiénica, a base de una nutrición adecuada y eliminaciones convenientes. La escuela debería enseñar al niño a ser el propio guardián de su salud.

Al vivir en libertad, los seres irracionales están continuamente dirigidos por su instinto, que los conduce a obrar siempre conforme a las leyes naturales, especialmente en lo que a nutrición se refiere. Así se explica que, en los seres irracionales que viven en libertad, el estado de salud sea algo corriente y ordinario.

En cambio, el hombre que ha degenerado su instinto es víctima de errores individuales y colectivos que lo llevan a vivir en un conflicto diario con la Naturaleza. De ahí que la falta de salud sea el estado habitual y corriente en el ser racional, y que su muerte sea efecto del aniquilamiento vital debido a la intoxicación, consecuencia de una nutrición inconveniente y unas eliminaciones defectuosas de su piel, pulmones, intestinos y riñones.

La vida innatural es el origen de todos los males que el hombre sufre en su salud, y es también la causa de las enfermedades que afectan a los seres irracionales que viven en cautividad.

El concepto de enfermedad que atribuye ésta a la infección microbiana pretende hacer desaparecer los males del hombre mediante procedimientos ajenos al enfermo, como medicamentos, cirugía, vacunas e inyecciones. En cambio, mi concepto, que en todo proceso morboso descubre una alteración funcional del organismo enfermo por un mal sistema de vida, busca en el régimen higiénico del individuo el remedio de sus males, cualquiera que sea el nombre de su dolencia. Porque lo que da salud cura la enfermedad.

La vida orgánica es una función del cuerpo, y éste es el órgano de aquella función. Cuando la función corporal se desarrolla sin tropiezos, normalmente, existe el estado de salud. En caso contrario, se produce la enfermedad o falta de salud con diversas manifestaciones.

La vida se desarrolla y mantiene incorporando a nuestro cuerpo las energías y sustancias necesarias para su economía y, además, con la oportuna eliminación de lo gastado, inservible o perjudicial.

Tenemos, entonces, que la vida orgánica se basa en la nutrición y la eliminación. Si estas funciones son normales, nuestro organismo estará sano; y, a la inversa, en todo enfermo siempre existe una alteración, mayor o menor, de la nutrición en general y de la digestión en particular, acompañada de una insuficiencia de eliminaciones.

A través de los pulmones y la piel introducimos en nuestro cuerpo las sustancias y energías del ambiente que nos rodea, aire, luz, magnetismo, electricidad y energías de todo género. Por el aparato digestivo incorporamos los elementos de la tierra, directamente con las frutas y vegetales que comemos, e indirectamente con los productos animales. A través de estos mismos órganos de nutrición, junto a los riñones, se efectúa la eliminación de los desechos de la actividad orgánica.

Nuestro organismo es análogo a un motor de combustión interna. Al igual que nuestro cuerpo, el motor de un automóvil tiene salud cuando funciona bien y está enfermo cuando funciona mal.

Para que el motor funcione con normalidad es preciso que tenga una buena nutrición con aire, nafta y aceite adecuados. Además, precisa una limpieza general y una activa eliminación de los desechos, si es posible con escape libre. Por fin, es indispensable la refrigeración adecuada para evitar el recalentamiento y la dilatación de los cilindros, lo cual produciría su destrucción.

Esto mismo ocurre en el cuerpo humano. Para que exista salud es preciso nutrirse con aire y alimentos adecuados, realizar eliminaciones activas a través de la piel, los riñones y los intestinos y, finalmente, refrigerar el interior del vientre, para así evitar las putrefacciones intestinales que desnutren e intoxican al individuo, debilitando su fuerza vital y anticipando su muerte. Según esto, los sistemas trofológicos, que pretenden triunfar sobre las dolencias del hombre con simples regímenes alimenticios o dietéticos, están condenados a fracasar, porque ignoran que la digestión requiere una temperatura normal en el aparato digestivo para que sea fuente de sangre pura y vida sana.

La actividad eliminadora de la piel del enfermo y, especialmente, la «refrigeración» interior del vientre son condiciones indispensables para evitar putrefacciones intestinales, compañeras inseparables de toda dolencia y agentes mortíferos que jamás faltan en todo deceso.

Sabemos que un motor recalentado en su interior, dilatando sus cilindros, produce una fricción que dificulta el trabajo de la máquina y la destruye. De la misma manera, la fiebre interna, que en grado variable es común a todo enfermo, congestiona, debilita y destruye los órganos internos del cuerpo, al tiempo que altera y dificulta las importantes funciones de la piel y los pulmones.

La nutrición normal no exige esfuerzos al organismo, lo que significa que tampoco se alteran las temperaturas del cuerpo, que además respira aire puro por los pulmones y por la piel e ingiere alimentos naturales, como frutas crudas y semillas de árboles. Esta nutrición proporciona al organismo todo lo que necesita sin dejar impurezas en él, y garantiza eliminaciones normales. De ahí que la salud, en última instancia, depende de la nutrición.

La nutrición no natural, inadecuada, que exige un excesivo y prolongado trabajo a los órganos correspondientes, es causa de fiebre interna y un desequilibrio térmico del cuerpo que favorece las putrefacciones intestinales, las cuales, además de destruir, impurifican la sangre del individuo, debilitando su energía vital y originando las diversas anormalidades que erróneamente se clasifican como males diversos.

La enfermedad, pues, cualquiera que sea su nombre o manifestación, siempre constituye una alteración, mayor o menor, de las funciones de nutrición y eliminación, causada por fiebre interna del vientre.

El debilitamiento de la energía vital, por desnutrición e intoxicación variable del individuo, es un efecto del desarreglo funcional. La «debilidad» que caracteriza a los enfermos crónicos revela la desnutrición y la intoxicación.

Insisto: en todo enfermo la digestión está más o menos alterada por fiebre interna, la cual origina fermentaciones pútridas que destruyen las propiedades nutritivas de los alimentos y producen sustancias tóxicas que envenenan la sangre, en proporción variable.

Se comprende, entonces, que el punto de partida y el laboratorio que origina y mantiene toda dolencia siempre está en el vientre.

Antes de terminar este tema, llamaré la atención del lector sobre el epígrafe que encabeza este capítulo, donde el doctor Arbuthnot Lan dice: «Libremos al cuerpo de sus toxinas y alimentémoslo correctamente, y está hecho el milagro de la salud».

Sin embargo, estas verdades fallan en la práctica si no se tiene en cuenta el factor temperatura, que es decisivo en la digestión. Para que la alimentación del hombre sea correcta es preciso que el proceso digestivo se realice a la temperatura de 37 grados centígrados, y como la vida civilizada afiebra las entrañas, es necesario una alimentación «correcta», fuente de sangre pura.

Por fin, no olvidemos esto: respirando aire puro, con buenas digestiones y activas eliminaciones por la piel, riñones e intestinos, nadie puede morir, salvo accidente, aunque viva entre microbios.

El iris de los ojos jamás revela la presencia de microbios como anormalidad, aunque sí demuestra la presencia de parásitos como agentes de impurificación orgánica.

Ésta es la prueba palpable de la diferencia que existe entre los microbios y los parásitos.

ENFERMEDAD AGUDA Y CRÓNICA

La alteración de la salud puede ser aguda o crónica. La primera denuncia un esfuerzo activo de la energía vital por restablecer la normalidad orgánica alterada o perdida a causa de una vida no natural. Constituye una crisis curativa que, si es favorecida y no sofocada, restablece la salud integral del cuerpo. Las dolencias agudas son propias de la infancia y de las personas robustas.

En el enfermo crónico, el organismo convive con el desarreglo funcional porque carece de la energía vital suficiente para operar una crisis curativa, es decir, un proceso agudo de purificación. Los males crónicos predominan en la vejez y en individuos debilitados por desnutrición e intoxicación o tratamiento medicamentoso.

Sólo sana la enfermedad aguda, porque únicamente ella revela las defensas naturales adecuadas, capaces de liberar al organismo de la impurificación que altera su normal funcionamiento. Para sanar la enfermedad crónica es preciso convertirla en aguda; de ahí que sea un indicio de curación cuando, practicando un tratamiento natural, el enfermo ve reaparecer los síntomas agudos de su dolencia antes sofocados con medicamentos o intervenciones quirúrgicas.

Una gonorrea que se elimina mediante medicamentos o lavados astringentes y cáusticos de la uretra o vagina, si se aplica mi Doctrina Térmica, a los pocos días reaparece como recién contraída, porque, al normalizar la nutrición y activar las eliminaciones, el organismo pone enérgicamente en acción sus defensas para expulsar mediante la supuración de sus mucosas uretrales o vaginales las inmundicias acumuladas en su vientre por desarreglos digestivos.

Mi Doctrina Térmica, favoreciendo la tendencia curativa del organismo, activa los síntomas agudos que defienden la vida del cuerpo. En cambio, la medicina medicamentosa, confundiendo el síntoma con el mal en sí, pretende combatir éste suprimiendo su manifestación, mediante tóxicos que rebajan la energía vital e interrumpen la actividad defensiva del organismo.

La fiebre externa, las erupciones, las diarreas, los dolores, las supuraciones, etc., en sí no son perjudiciales, sino revelaciones defensivas del organismo que acusan en él la existencia de materias muertas, de sustancias extrañas al cuerpo vivo que es preciso destruir y eliminar para librar a éste de su dañina presencia. La composición y circulación de la sangre se altera con la presencia de estas materias morbosas, causando trastornos diversos que erróneamente se clasifican como otras enfermedades.

La medicina sintomática, que se practica como ciencia oficial, es anticientífica porque desconoce el hecho de que, estando nuestro cuerpo regido por leyes inmutables, sus reacciones naturales lo llevan siempre a actuar en su propia defensa. Combatir estas reacciones que se manifiestan en el síntoma es desarmar a la Naturaleza y obligar al organismo a convivir con sus propios enemigos. No es extraño, pues, que, al suprimir los síntomas con drogas calmantes, las dolencias agudas, siempre curables, se conviertan en males crónicos, incurables por esos medios. De este modo se explica que, mientras las estadísticas acusan una progresiva disminución de las defunciones por afecciones agudas, como viruela, escarlatina, tifus, etc., los males crónicos, como tuberculosis, diabetes, cáncer, locura, sífilis, afecciones cardíacas, cerebrales, hepáticas y renales aumenten cada día las cifras de morbilidad y mortalidad.

Una persona que carece de síntomas agudos puede estar más enferma que otra en apariencia achacosa. Esto se explica porque, mientras que la primera tiene embotada su sensibilidad a causa de la intoxicación crónica, la última es sensible porque posee defensas orgánicas activas y enérgicas.

De esta forma se explica también que alguien que nunca ha enfermado muera súbitamente, mientras que, otro, que se ha quejado durante toda la vida, muera de vejez.

TODA DOLENCIA IMPLICA FIEBRE, Y LA FIEBRE GASTROINTESTINAL CONSTITUYE LA NATURALEZA ÍNTIMA DE TODO PROCESO MORBOSO

Sabemos que, según mi doctrina, la fiebre es un proceso inflamatorio y congestivo de los tejidos afectados por reacción nerviosa y circulatoria. Ésta se origina y se mantiene por la irritación, inflamación y congestión de las mucosas y paredes del tubo digestivo, como lo revela el iris de los ojos y el pulso de todo enfermo.[2]

Debemos tener siempre presente que no existe enfermo sin fiebre, aunque no la acuse el termómetro.

En las crisis agudas, el estado febril aparece en la superficie del cuerpo, mientras que en los males crónicos la fiebre, en grado variable, siempre está refugiada en el interior del vientre. Por ello, sólo la fiebre externa es signo de defensa orgánica, mientras que la interna denuncia una incapacidad defensiva del organismo, y, por esta razón, es la compañera inseparable del enfermo sin síntomas.

La fiebre externa puede apreciarse por el termómetro aplicado bajo el brazo, pero la interna sólo se constata por el pulso y la observación del iris de los ojos, como se explicará más adelante al hablar de la investigación del estado del enfermo. De ahí el error de la medicina de buscar la fiebre en la axila del paciente, cuando realmente se halla en el interior de sus entrañas.

Como veremos más adelante, no existen enfermedades de naturaleza diversa entre sí, porque todo proceso morboso, cualquiera que sea su nombre o manifestación, está relacionado con trastornos variables de la nutrición en general y de la digestión en particular.

Como lo demuestra la iriología, todos los procesos morbosos, sin distinción de nombres, son análogos y tienen un origen común, porque toda enfermedad siempre comienza con desarreglos digestivos. También es común

---

2. Dice el Evangelio: «Había en Cafarnaúm un funcionario regio, que tenía un hijo enfermo. Éste, habiendo oído decir que Jesús venía de Judea a Galilea, fue a su encuentro y le suplicó que bajase a curar a su hijo, que estaba muriéndose. Pero Jesús le respondió: "Vosotros, si no veis milagros ni prodigios, no creéis". El funcionario regio le instó: "Ven, Señor, antes que muera mi hijo". Y Jesús le dijo: "Ve, que tu hijo está curado". El hombre creyó lo que Jesús le dijo, y se puso en camino. De camino hacia su casa, le salieron al encuentro los criados con la nueva de que su hijo estaba ya curado. Les preguntó a qué hora había sentido la mejoría. Y le respondieron: "Ayer, a la hora séptima, le dejó la calentura". Reflexionó el padre que aquella era la misma hora en que Jesús le dijo: "Tu hijo está curado". ¿Qué enfermedad curó Cristo? Pues la fiebre, la calentura.

la tendencia a procurar la defensa orgánica mediante el síntoma. Y, finalmente, también es común el camino que aleja toda anormalidad del cuerpo: el restablecimiento de las funciones de nutrición y eliminación, mediante el equilibrio térmico del organismo.

Todo proceso morboso abarca el organismo entero, en forma más o menos acentuada, y sus defensas generales.

Es un profundo error hablar de enfermedades de los oídos, apéndice, vesícula biliar, ojos, hígado, corazón y riñones, porque el cuerpo no se enferma por partes, ya que constituye un todo indivisible, regado por la misma sangre y activado por el mismo fluido nervioso.

Finalmente, las «enfermedades» no se «pegan» porque, al constituir en última instancia un desarreglo funcional, son personales. Así, una mala digestión no contamina a quien convive con un enfermo que la padece.

Capítulo 7

La salud y sus manifestaciones

En el iris de los ojos humanos se revelan dos aspectos para el investigador: uno es la salud constitucional, que se manifiesta en el tejido compacto y el color uniforme del iris, demostrando así una buena estructura en el organismo observado. El otro estado es la salud funcional, que, aunque se presenta un iris de calidad inferior por el tejido irregular de sus fibras, tiene un color limpio y uniforme en toda la extensión del tejido iridal, revelando así una normalidad digestiva, respiratoria y eliminadora de la piel, por el equilibrio térmico del cuerpo.

Según lo expuesto, una persona puede tener salud constitucional y desarreglo funcional, presentando en el iris de sus ojos congestiones en la zona digestiva, alrededor de las pupilas, y deficiente circulación sanguínea en su cerebro, piel y extremidades. En este caso, hay salud constitucional, pero no funcional, debido a un desarreglo de las funciones digestiva y cutánea por el desequilibrio térmico del cuerpo.

A la inversa, la conformación orgánica puede presentar una calidad inferior, y el funcionamiento del aparato digestivo y circulatorio en el cerebro y en la piel manifestar normalidad por el equilibrio térmico del cuerpo. En este caso hay salud funcional a pesar de la deficiente salud constitucional.

La clave de la salud está en mantener el equilibrio de las temperaturas interna y externa del cuerpo. Esto se conseguirá cumpliendo cada día los mandatos de la ley natural, referidos en el capítulo 2.

El hombre sano no existe, salvo raras excepciones, y hay que buscarlo lejos del ambiente civilizado. Muchas personas que se consideraban a sí mismas ejemplos de salud y creían que podían llevar una vida sin trabas, pues jamás notaban malestar alguno, han muerto repentina y prematuramente, lo que nos muestra que estaban enfermas y que, si no se daban cuenta de ello, era debido a que sus nervios estaban aletargados y sus defensas naturales vencidas por la intoxicación crónica.

El falso concepto corriente de salud y enfermedad, que juzga por los síntomas y apariencias, lleva generalmente a calificar de sana y robusta a cualquier persona que sobresalga por su musculatura o fuerza, lo que hace que buena parte de la juventud se dedique a realizar ejercicios gimnásticos exageradamente hasta conseguir una forma y musculatura sobresaliente, pensando que con ello ha perfeccionado sus condiciones orgánicas, cuando, en realidad, lo único que ha conseguido ha sido un desequilibrio orgánico, es decir, un estado de enfermo crónico.

No hay, pues, que exagerar ninguna facultad ni cualidad del organismo, porque eso va en menoscabo de otras aptitudes o condiciones fisiológicas de nuestra naturaleza, produciendo con ello un desequilibrio orgánico, que es la alteración de la salud.

Con lo expuesto, que no se crea que condeno los deportes y ejercicios gimnásticos que tanto atraen a la juventud; lejos de eso, no sólo los aconsejo, sino que los creo indispensables para el desarrollo físico, especialmente de los jóvenes de las ciudades, ya que la vida en éstas implica poco movimiento y actividad. Sin embargo, sí condeno la exageración que lleva a abusar de las aptitudes fisiológicas para conseguir un desarrollo corporal desproporcionado a las necesidades del sujeto. Y, de todas estas actividades, la más perjudicial es el boxeo, que degenera el cerebro con brutales golpes.

Para justificar mi punto de vista, bastará citar el caso del conocido atleta Eugen Sandow, que por su bella musculatura fue considerado en Europa modelo de salud y energía física, pero murió repentinamente, y en mitad de la vida, a los cincuenta y dos años, víctima de un ataque cardíaco.

Cualquier anormalidad frecuente en la digestión, que constituye el centro del funcionamiento de nuestro organismo, nos revela un fallo que, si no es debidamente atendido, con seguridad originará males mayores. En el estado de salud, el hombre debe desocupar su intestino al menos al despertar y al acostarse cada día. Sus excrementos han de ser abundantes, compactos, de color bronce y libres de olor repugnante. Unos excrementos escasos, tardíos, diarreicos, endurecidos, blanquecinos o negruzcos y de mal olor revelan putrefacciones intestinales que impurifican la sangre y desnutren e intoxican al sujeto.

Los ojos del individuo reflejan el estado interior de su cuerpo. Como se verá más adelante, el iris de los ojos de una persona es un maravilloso espejo donde se refleja su constitución orgánica, el estado de pureza de su sangre y las anomalías orgánicas, como la congestión y la anemia de los órganos y tejidos de su cuerpo.

También el rostro y su expresión revelan el estado general de salud de una persona.

El cuerpo del hombre sano posee las siguientes características: color uniformemente rosado, porque la sangre buena es roja y fluida, no espesa y oscura; piel húmeda y caliente sin exceso, porque en el calor templado y en su uniforme distribución en el cuerpo está la normalidad; carnes enjutas pero lozanas, porque las grasas constituyen materias extrañas y dañinas; flexibilidad muscular; pelo íntegro; dentadura vigorosa; mirada clara y serena; orejas carnosas y rosadas; cuello delgado y cilíndrico; boca siempre cerrada; pecho levantado y vientre liso; espalda derecha y hombros simétricos, al mismo nivel; andar elegante y ligero; y excrementos inodoros, de color bronce y forma cilíndrica, expulsados dos o tres veces al día, sin esfuerzo ni adherencias.

Además, el aliento y el sudor carecen de olor desagradable, la lengua siempre está limpia y los pies se mantienen calientes todo el tiempo.

Todo cuerpo sano posee resistencia al frío y al calor; sin fatigarse con el trabajo o el ejercicio moderado; también el estómago sano resistirá la sed y el hambre sin desfallecer. Se come con hambre y se descansa tranquilo, despertándose animoso y optimista.

Las características del cuerpo sano, corresponden al ideal de belleza física, tanto en el hombre como en la mujer. En efecto, salud y belleza son exponentes de normalidad, del mismo modo que los términos opuestos denuncian anormalidad orgánica.

Para conservar la salud y la belleza es preciso crear sangre pura mediante digestiones normales. Para que la digestión sea normal se requiere una temperatura normal en el interior del vientre, la cual se mantendrá mediante alimentos naturales de fácil digestión. Al menos en el desayuno y a media mañana, siempre se comerá únicamente fruta cruda. Por otra parte, es preciso activar la eliminación de las materias malsanas a la economía orgánica, mediante ejercicios corporales y transpiraciones al sol o vapor, cada día. No se permitirá el frío en los pies, que se combatirá con una vida al aire libre. Por fin, es indispensable para la salud respirar aire puro, tanto de día como de noche, durmiendo con la ventana abierta. Este recurso dará un hermoso color al rostro sin necesidad de artificios.

Si el hombre viviese desnudo o semicubierto, comiera solamente alimentos crudos, como frutas, semillas y ensaladas, y durmiera al aire libre y sobre la tierra desnuda, moriría de viejo alrededor de los ciento cincuenta años.

Capítulo 8

Enfermamos por
desequilibrio térmico del cuerpo

Según mi Doctrina Térmica, la salud del hombre depende de su lucha contra el calor interno de su cuerpo, porque él es el único ser de la Creación que vive enfermo desequilibrando sus temperaturas, con la cocina que afiebra sus entrañas, y con ropas y abrigos que enfrían su piel al impedirle el conflicto térmico de la atmósfera. Según esto, la salud no se conquista, sino que se cultiva cada día mediante el equilibrio térmico del cuerpo.

Como se ha dicho, la alteración funcional, y no la infección microbiana, es la característica de todas las dolencias del hombre.

Enfermamos, es decir, perdemos la salud o la normalidad funcional del organismo, por alterar el calor que debe ser uniforme en el cuerpo. En otros términos, las funciones de nutrición y eliminación se alteran dependiendo del grado de calor de los órganos correspondientes.

Hemos visto que el estado de enfermo implica fiebre gastrointestinal. Esta fiebre altera la salud y mata, porque desnutre e intoxica a sus víctimas.

En efecto, la fiebre del aparato digestivo transforma en putrefacción el contenido intestinal, alterando también las funciones de nutrición y eliminación de los pulmones y la piel. Como el corazón en su actividad sigue a la temperatura, la fiebre gastrointestinal acelera su ritmo aumentando la frecuencia de la onda sanguínea a los pulmones. De ahí que, progresivamente, se congestionen sus tejidos, estrechando el espacio destinado al aire en ellos y disminuyendo así la capacidad de los órganos respiratorios. La piel, verdadero tercer pulmón y riñón, también se incapacita para desempeñar sus funciones por la falta de un riego sanguíneo normalizado en la superficie del cuerpo, debido a la congestión de las entrañas afiebradas. De este modo se ve el trastorno general que sufre el funcionamiento de la maquinaria humana por la fiebre gastrointestinal, propia de todo enfermo.

Así se explica que el hombre muera de fiebre o calentura, y no por obra de los microbios.

La salud, es decir, el normal funcionamiento del organismo, requiere una temperatura normal y uniforme en el cuerpo. Los escalofríos revelan un desequilibrio térmico agudo del organismo y preparan el desarreglo general, que después se diagnosticará dependiendo del órgano más afectado.

Nuestro cuerpo tiene dos envolturas. La externa se llama piel y la interna, mucosa. Esta última cubre las cavidades interiores de nuestro organismo. La salud, es decir, la normalidad funcional orgánica, sólo es posible con una temperatura equilibrada de la piel y la mucosa.

Cuando la temperatura de las mucosas del aparato digestivo es de 37 grados, tenemos digestiones sanas, las cuales son fuente de sangre pura. Si, además, dicha temperatura existe también en la piel, las eliminaciones por sus poros serán adecuadas a las necesidades del cuerpo.

Salvo intoxicación con aire viciado, toda dolencia, cualquiera que sea su nombre o manifestación, siempre se origina y mantiene por un desequilibrio térmico del cuerpo, de intensidad variable. Repito, la fiebre interna produce la putrefacción de los alimentos, los cuales, al corromperse, en lugar de nutrir, envenenan el organismo. La fiebre interna acelera el ritmo cardíaco y hace que el corazón lance a los pulmones la onda sanguínea con mayor frecuencia, congestionando así los órganos respiratorios y debilitando sus funciones de nutrición y eliminación. La fiebre interna, al congestionar las entrañas, produce anemia de la piel. La deficiente circulación sanguínea en la piel incapacita a este órgano para desempeñar su importante función eliminadora a través de los poros.

De este modo, el desequilibrio térmico, al favorecer la elaboración de tóxicos en el intestino afiebrado, impide la expulsión de dichos venenos por la piel anémica y fría. Así se explica el «debilitamiento» característico de todo enfermo, cuya fuerza vital se deprime por desnutrición e intoxicación progresiva.

El iris de los ojos revela la exactitud de lo expuesto, como se explica más adelante.

Según esto, el origen de toda enfermedad está en los desarreglos digestivos que se originan y mantienen por la fiebre del estómago e intestinos del enfermo. Este calor anormal se desarrolla con los prolongados esfuerzos que se ve obligado a realizar el aparato digestivo para procesar alimentos inadecuados. De ahí, la definición de fiebre, según mi Doctrina Térmica: es un fenómeno de naturaleza inflamatoria y congestiva, originado por una reacción nerviosa y circulatoria cuando los nervios son irritados o sometidos a un trabajo excesivo.

Además de congestionar las mucosas del interior de su vientre con una alimentación innatural, el hombre afemina su piel con abrigos exagerados y vida sedentaria y a la sombra. Es así como se prepara y mantiene el estado de enfermo y sus síntomas o manifestaciones por desequilibrio térmico.

Si comemos naranjas u otra fruta cruda, en la cantidad que sea, y observamos el pulso antes y después de esta comida, comprobaremos que no se ha producido una alteración apreciable en la actividad cardíaca. Pero si estas observaciones las hacemos antes y después de un abundante almuerzo o cena, en que se han ingerido carnes, conservas, condimentos, dulces y licores, nos llamará la atención el aumento de las pulsaciones que, de 70 antes de comer, han subido a alrededor de 100 por minuto tras la comida, lo cual nos revela un aumento de la temperatura interna del cuerpo, porque la actividad cardíaca se acelera con el calor.

La sensación de frío en los pies y calor en la cabeza, que acompaña a las comidas copiosas, nos revela el desequilibrio térmico del cuerpo, con aumento de su calor interior por efecto del excesivo trabajo del estómago e intestinos.

Puesto que las frutas crudas constituyen el alimento natural del hombre, su digestión no impone un trabajo anormal a los órganos digestivos, lo que significa que tampoco se altera el equilibrio térmico del cuerpo.

ORIGEN DE LA FIEBRE INTERNA

Como se ha dicho, la fiebre interna se origina y mantiene por una reacción nerviosa y circulatoria, originada por un prolongado esfuerzo digestivo para procesar alimentos inadecuados.

Según una ley de la física, todo trabajo desarrolla calor. A mayor trabajo, mayor calor. Si serramos madera a mano, observaremos que los músculos del brazo progresivamente se calientan y congestionan hasta llegar a hincharse si se exagera el ejercicio. Se ha producido entonces una fiebre muscular por reacción nerviosa y circulatoria, porque los nervios han sido sometidos a un trabajo excesivo.

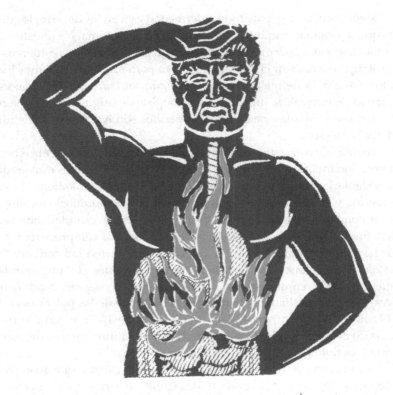

La fiebre interna devora la vida por desnutrición e intoxicación. Éste es el enemigo —y no el microbio— que debemos combatir en todo enfermo, cualquiera que sea el nombre o manifestación de su dolencia

Este mismo fenómeno se produce en el aparato digestivo del hombre. El estómago y los intestinos del ser humano están destinados a digerir frutas, ensaladas y semillas de árboles en su estado natural. Con estos alimentos, el trabajo del aparato digestivo se realiza sin esfuerzo, en dos horas a lo sumo. Pero, si estas mismas sustancias son cocidas o asadas, el trabajo digestivo se prolonga a tres o más horas, lo que se traduce en un principio de congestión y mayor calor. Y si son alimentos de origen animal, cocinados con aliños irritantes, e, incluso, mezclados con bebidas alcohólicas, obligarán a las mucosas del estómago e intestinos a realizar un trabajo excesivo, que se prolongará tres o cuatro veces más de lo normal. Este prolongado trabajo se traduce en mayor calor, es decir, en fiebre gastrointestinal, la cual favorece la putrefacción de los alimentos y es fuente de venenos que impurifican la sangre, afectando a los órganos vitales del cuerpo humano y dando lugar a diferentes síntomas, constitutivos de las diversas dolencias clasificadas por la patología.

Repito: los productos animales o industriales, los licores y manjares aliñados imponen un trabajo excesivo a los órganos digestivos. Y este esfuerzo se traduce en una congestión de las mucosas y paredes del estómago e intestinos, elevando así la temperatura interna del vientre, con disminución del calor de la piel y las extremidades. El pulso, que como sabemos guarda relación con la temperatura interior del cuerpo, denuncia con su aceleración el efecto febril causado por la alimentación insana.

Desde que el hombre deja el pecho de su madre, comienza a introducir en su estómago alimentos inadecuados, que congestionan, afiebran, debilitan y degeneran sus mucosas y tejidos. El iris revela este proceso, mostrando disgregados y esponjosos los tejidos correspondientes al estómago e intestinos. Por otra parte, al enfundar la piel con abrigos exagerados, se enfría progresivamente la superficie del cuerpo, que necesita estar en conflicto con el frío de la atmósfera para desarrollar calor por reacción nerviosa y circulatoria.

Si cada día, durante años, se reproduce este proceso de congestión interna y afeminamiento de la piel, no es extraño que, salvo gran resistencia por una conformación orgánica privilegiada, las mucosas y paredes de tejidos del estómago y los intestinos se presenten esponjosos y crónicamente inflamados, causa de constante desequilibrio térmico en el cuerpo que, alterando la normalidad funcional del organismo, es origen de desarreglos generales y trastornos locales, desde la dispepsia hasta la degeneración orgánica.

De este modo se explica la frialdad de la piel y las extremidades, característica de los ancianos, siempre unida a la aceleración del pulso, que revela la fiebre crónica de sus entrañas.

Iniciada la fiebre interna, la víctima, se ve poco a poco encerrada en un círculo vicioso en el que el calor anormal del vientre favorece la corrupción de los alimentos, y la fermentación pútrida de éstos eleva la temperatura local y favorece nuevas putrefacciones.

EFECTOS DE LA FIEBRE INTERNA

Los alimentos de origen animal, como la carne y su jugo, la leche, los huevos, el caldo y los mariscos, introducidos en un estómago e intestinos afiebrados, se corrompen, originando fermentaciones malsanas que, además de despojar a esos alimentos de sus propiedades benéficas, cargan la sangre y los tejidos vivos del cuerpo de sustancias tóxicas y materias extrañas.

Esas materias extrañas, que también se transmiten a la descendencia con la sangre, cambian la forma del cuerpo, especialmente del rostro y el cuello. Esto se puede observar con el diagnóstico por la expresión del rostro de Kuhne, al que haré referencia en el capítulo 12.

Estas sustancias morbosas irritan, congestionan, debilitan y destruyen los tejidos y órganos del cuerpo menos resistentes, dando lugar a dolencias en diversas partes del organismo, las cuales son catalogadas con distintos nombres por la patología.

Por otra parte, a causa de la fiebre interna, se producen dos fenómenos que debemos considerar: a nivel general, la «debilidad» por desnutrición e intoxicación, característica de todo enfermo en grado variable, y a nivel local, la inflamación generalmente dolorosa, en la parte del cuerpo directamente afectada, y síntomas localizados del desarreglo general.

Las materias inadecuadas para incorporarse a la economía del cuerpo, introducidas con los alimentos innaturales o derivadas de las fermentaciones pútridas del intestino, alteran la composición normal de la sangre, que se acidifica. Además, el fluido vital, cargado de sustancias extrañas, pierde su fluidez y se moviliza con dificultad. De ahí la impurificación y la mala circulación de la sangre que revela el iris, en grado variable, en todo enfermo crónico.

Por otra parte, las fermentaciones malsanas producen gases tóxicos que penetran a través de los tejidos porosos del cuerpo, de preferencia hacia arriba, afectando con su acción irritante y corrosiva los órganos del pecho, cuello y cabeza. Cuando esas materias gaseosas se condensan en el cerebro o en los órganos respiratorios, producen irritaciones, inflamaciones y dolores locales que, erróneamente, se atribuyen a la acción microbiana. Tanto la llamada tuberculosis pulmonar como la parálisis sólo pueden curarse actuando sobre el vientre, donde se originan.

Los alimentos inadecuados no siempre producen el mismo desastroso efecto para la salud en todos los individuos, pues depende de la potencia digestiva de cada organismo.

Las personas que por herencia poseen una conformación privilegiada de su estómago e intestinos, así como una mayor capacidad de trabajo y resistencia en estos órganos, pueden digerir con relativa facilidad alimentos que estómagos más débiles sólo pueden hacerlo con extraordinario esfuerzo.

Así se explica que el desequilibrio térmico del cuerpo, que se origina como efecto del esfuerzo extraordinario que exige el procesado de alimentos inadecuados, varíe dependiendo del estómago y los intestinos de cada persona. Además, este desequilibrio térmico puede ser pasajero o estable, según los desarreglos de la digestión sean aislados o repetidos.

Lo dicho también explica que algunas personas que viven cometiendo errores diarios y excesos en la alimentación puedan vivir aparentemente sanas y alcanzar edades avanzadas. Estas personas están gastando la vitalidad acumulada por sus progenitores, despojando de ella a su descendencia, condenada a pagar los errores de sus padres.

Mi doctrina del desequilibrio térmico como causa del desarreglo funcional del organismo explica por qué los enfermos crónicos sienten agravarse sus achaques con el tiempo frío y se alivian en las épocas más calurosas.

Por otra parte, la fiebre interna, al convertir el vientre en laboratorio de putrefacciones que impurifican la sangre, cargándola de sustancias ácidas, irritantes y corrosivas, obliga a los órganos encargados de purificar o de hacer circular el fluido vital a realizar un trabajo constante y forzado que irrita, congestiona, debilita y destruye los tejidos del corazón, hígado, riñones, bazo, venas y arterias. Por ello, todas las enfermedades de estos órganos tienen su origen en los desarreglos digestivos, originados y mantenidos por la fiebre interna, la cual es preciso combatir para sanar toda dolencia. Las afecciones nerviosas también se deben a una impurificación de la sangre provocada por desarreglos crónicos en la digestión.

La garganta, los ojos, los oídos, la nariz y el cuero cabelludo enferman a consecuencia de la acción irritante y corrosiva de los tóxicos derivados de las putrefacciones intestinales, que suben a la cabeza a través de los tejidos porosos del pecho y cuello.

Las inflamaciones glandulares, las irritaciones y las afecciones de la piel y las mucosas son provocadas por las materias tóxicas de las que el organismo procura defenderse, reteniéndolas en el sistema ganglionar o expulsándolas a través de éste.

Todo proceso morboso localizado en el organismo, desde la simple inflamación hasta el tumor, representa una defensa orgánica que deposita en una zona del cuerpo materias elaboradas en putrefacciones intestinales que han sido retenidas debido a las deficientes eliminaciones de la piel, riñones e intestinos.

Las afecciones venéreas o de cualquier otra naturaleza suponen la existencia de un terreno impuro en el organismo, preparado y mantenido por desarreglos digestivos, crónicos y graves, provocados por putrefacciones intestinales por fiebre interna.

Podemos, entonces, afirmar que, salvo intoxicación con aire malsano, drogas o inyecciones, los desarreglos digestivos originan y mantienen la enfermedad, cualquiera que sea su nombre o manifestación. El iris de los ojos revela que de la zona digestiva parte la ofensiva que enferma al órgano afectado por cualquier dolencia.

El estómago es, pues, la oficina del cuerpo donde se fragua la salud y la vida, como afirma la frase del inmortal Cervantes.

También Kuhne lo corrobora, afirmando que «no existe enfermo con buena digestión ni persona sana con mala digestión», porque el proceso digestivo pone su sello al estado de salud o enfermedad del individuo.

La fiebre interna, que favorece las putrefacciones intestinales que desnutren e intoxican al hombre, constituye el verdadero enemigo de la salud. Convierte el vientre en el laboratorio de todos los males que sufre el ser humano, dando lugar al terreno impuro y la temperatura febril adecuada para la vida microbiana.

La vida y el desarrollo del microbio requieren dos puntos de apoyo: terreno malsano y temperatura elevada, y ambos elementos se originan como efecto de una nutrición inadecuada. Si falta cualquiera de estos dos factores, la vida microbiana no puede existir ni mantenerse.

Frente a la teoría de la infección microbiana, presento mi concepto de desarreglo funcional del organismo, por desequilibrio de sus temperaturas, como causa de todos los males del hombre.

No olvidemos, por tanto, que la salud del individuo depende de su lucha contra el calor interno de su cuerpo, porque el ser humano afiebra cada día sus entrañas con la cocina y enfría su piel con ropas y abrigos inadecuados.

Finalmente, la salud no se conquista, sino que se cultiva cada día mediante el equilibrio térmico del cuerpo.

Capítulo 9

Fiebre curativa y fiebre destructiva

Para la medicina que se guía por el termómetro no hay dos tipos de «fiebre», como tampoco hay dos tipos de «calor animal». Aunque el calor animal es un fenómeno único, su distribución puede ser uniforme o desequilibrada. En el primer caso, tendremos salud, y en el segundo, enfermedad, es decir, desarreglo funcional del organismo. Este desequilibrio térmico, característico del estado de enfermo, se revela en el iris de los ojos del sujeto, como lo explico en mi libro sobre esta materia.

Aun cuando ya he hablado de la fiebre como rasgo característico del estado de enfermo, voy a insistir, una vez más, sobre este tema de capital importancia.

Según mi Doctrina Térmica, existen tres clases de fiebre: la externa, que puede controlarse mediante el termómetro aplicado bajo el brazo del enfermo; la interna, que domina el interior del vientre y va unida a una falta de calor normal en la piel y las extremidades, y se descubre mediante el pulso y el iris de los ojos; y, por último, la fiebre local, que preferentemente afecta una zona u órgano determinado del cuerpo y se manifiesta mediante latidos, punzadas, cansancio localizado o escozores.

La fiebre externa revela actividad en las defensas del organismo, mientras que la interna acusa una incapacidad defensiva. Por su parte, la fiebre local, que va acompañada de irritación, inflamación y congestión por accidente o por materias morbosas (abscesos, tumores, golpes, etc.), también es perjudicial, porque altera y dificulta la libre circulación de la sangre en el órgano o tejidos afectados.

La fiebre externa caracteriza al enfermo que sufre una crisis aguda, mientras que la fiebre interna mantiene el estado de enfermo crónico.

Sólo la fiebre externa favorece la curación porque, mediante el calor extendido a través de todo el cuerpo, activa los procesos vitales y favorece la purificación de la sangre y tejidos, destruyendo y expulsando materias orgánicas muertas, acumuladas en el cuerpo por herencia o por nutrición inadecuada.

La fiebre que sale a la piel es curativa, porque purifica la sangre a través de sus millones de poros. La fiebre de las entrañas es destructiva, porque altera la composición y circulación de la sangre. Pudre los alimentos, convirtiéndolos en venenos, y encharca las entrañas, haciendo deficiente su circulación en la piel y las extremidades del cuerpo. De ese modo, se acorta y pone fin a la vida por desnutrición e intoxicación. Esta fiebre interna no sólo altera la nutrición y eliminación intestinal, sino que también afecta a estos mismos procesos en los pulmones y la piel.

En efecto, el calor interno del vientre acelera el corazón, cuya sobreactividad congestiona los pulmones y disminuye el riego sanguíneo de la piel y las extremidades.

Se comprende, pues, la necesidad de sacar a la superficie del cuerpo la fiebre interna y producir fiebre artificial sobre la piel, a fin de normalizar la circulación de la sangre y favorecer su purificación, por exhalación cutánea o por transpiración a través de los poros.

CÓMO PRODUCIR FIEBRE CURATIVA

Al atacar la piel con frío, la obligamos a desarrollar calor por reacción nerviosa y circulatoria. Si exponemos la piel al conflicto con el frío del aire o del agua, obligamos al organismo a desarrollar calor externo para defenderse del frío. Este calor lo lleva la sangre, que, de ese modo, es desalojada de las entrañas. El frío activa el cambio orgánico por el calor que despierta la reacción nerviosa ante el conflicto térmico. Cuanto más activa y prolongada sea esta reacción de calor que sigue a la aplicación del frío, más intenso y duradero será el beneficio obtenido. Esta reacción será óptima cuando el cuerpo transpire y el agua esté lo más fría posible, siempre que se cuide mediante ejercicios o abrigo adecuados.

Con el calor del sol o del vapor, también es posible combatir la perjudicial fiebre interna y producir una benéfica fiebre en la superficie del cuerpo enfermo. En este caso, deberá alternarse el calor con frotaciones de agua fría, tal como señala mi técnica de Lavado de la Sangre.

La acción del sol sobre la piel debidamente protegida congestiona este órgano, descargando así la congestión interior. El mismo efecto se produce mediante la acción del vapor, que, al congestionar la superficie del cuerpo, descongestiona los órganos internos.

Así como toda adecuada aplicación fría sobre la piel produce una reacción de calor sobre ella, las aplicaciones calientes producen una reacción de frío, salvo que terminen con una ducha o frotación de agua fresca y sean seguidas de ejercicio adecuado.

El sol y el vapor no sólo producen una fiebre benéfica sobre la piel, sino que atraen hacia ella las materias malsanas del interior del cuerpo, para expulsarlas por los poros.

Es erróneo creer que basta con transpirar para eliminar eficazmente las impurezas orgánicas. Puede existir abundante transpiración con escasa eliminación de las materiales perjudiciales para el organismo. Es lo que le sucede al tuberculoso, cuya transpiración no le permite mejorar su sangre porque ésta circula débilmente por su piel, debido a la congestión del interior de su cuerpo. Para obtener una buena eliminación cutánea, es necesario congestionar la piel para que la sangre lleve a los poros sus impurezas.

Por ello, para eliminar con eficacia, no basta con transpirar. Como se ha dicho, la acción del sol o del vapor sobre la piel, además de aumentar su calor produciendo fiebre curativa, tiene la ventaja de atraer hacia los poros las materias malsanas del interior del cuerpo, para eliminarlas. Esto mismo se obtiene con las reacciones de calor, que el frío del aire o del agua producen sobre la piel.

Según mi Doctrina Térmica, debemos distinguir entre transpiración y reacción de calor. Por regla general, la transpiración es perjudicial porque enfría la piel, alejando la sangre de la superficie del cuerpo para congestionar el interior, desequilibrando así la temperatura y debilitando la eliminación por los poros, que necesitan un riesgo sanguíneo activo para realizar sus funciones de nutrición y eliminación.

En cambio, la reacción térmica, resultado de una mayor actividad nerviosa y circulatoria, que el conflicto con el frío del agua despierta en la piel, atrae hacia ella la congestión malsana del interior del cuerpo, permitiendo así que los poros expulsen los venenos de la sangre, aunque no se transpire.

Finalmente, la clavadura con ortigas frescas despierta en el cuerpo una enérgica reacción nerviosa y circulatoria, o fiebre artificial, y está indicada cuando la piel del enfermo se presenta fría y cadavérica, como sucede con

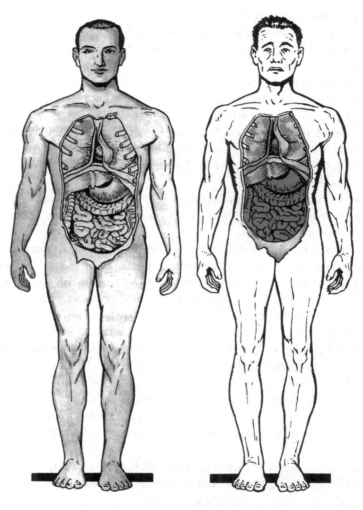

La fiebre curativa, característica de crisis agudas, es una defensa orgánica que expulsa, a través de los millones de poros de la piel, el calor malsano de las entrañas y también las impurezas de la sangre

La fiebre destructiva, característica de todo enfermo crónico, mata la vida por desnutrición e intoxicación progresiva, porque favorece las putrefacciones intestinales y dificulta la acción eliminadora de la piel, que se vuelve anémica y cadavérica la pulmonía, el asma y la parálisis. Esta reacción es análoga al efecto que antes la medicina procuraba obtener con las clásicas ventosas y los sinapismos. Las congestiones pulmonares, renales o hepáticas se derivaban a la piel mediante la acción de ventosas que, al congestionar la superficie del cuerpo correspondiente al órgano interno afectado, producían la descongestión de los tejidos interiores. También los sinapismos, aplicados a las piernas o pies de la víctima de una congestión cerebral, atraen fuertemente la sangre, descargando la congestión de la cabeza.

Con todo lo expuesto, podemos llegar a la conclusión de que las dolencias sólo pueden curarse mediante la fiebre externa, porque sólo ella es capaz de activar la expulsión de materias dañinas a la economía orgánica a través de los poros y, al mismo tiempo, descongestionar los órganos internos del cuerpo, combatiendo así la fiebre destructiva de las entrañas común a todo enfermo en grado variable.

En lo referente a la fiebre local, es preciso actuar sobre la parte u órgano afectado, refrescando localmente y derivando a través de los poros las impurezas acumuladas, causantes de la inflamación febril.

También mediante aplicaciones frías y calientes obtenemos los antiinflamatorios adecuados para tratar la fiebre localizada en tumores, congestiones, irritaciones, heridas o úlceras, ya sean éstas originadas por depósitos de materias extrañas, golpes u otros accidentes.

En los casos crónicos con piel fría, están indicadas las aplicaciones calientes, y en las inflamaciones agudas calientes es preferible la aplicación fría local

Los saquitos calientes de semillas de pasto miel o flores de heno, hervidos durante quince minutos y escurridos, se aplican sobre los tumores fríos, haciendo antes una frotación local fría. Ésta despierta la reacción de los tejidos, y el calor del vapor de las semillas atrae hacia la superficie la congestión interna y abre los poros, por donde saldrán las materias morbosas que ocasionaban la inflamación local. Esta combinación de calor y frío es el mejor calmante para los dolores localizados. La cataplasma de linaza caliente produce un efecto análogo.

Las compresas frías, que se deben quitar y poner cada diez minutos, por espacio de una o dos horas, también combaten eficazmente las fiebres e inflamaciones locales y, por tanto, alivian los dolores.

La cataplasma de cuajada de leche produce un rápido refrescamiento de los tejidos afiebrados, descongestionándolos con increíble rapidez.

Por fin, la cataplasma de barro refresca, descongestiona, desinflama, purifica y revitaliza los tejidos afiebrados. Además, el barro es el mejor calmante para todo dolor agudo y caliente.

Más adelante, hablaré de cómo se preparan los remedios indicados.

Termino llamando la atención sobre el error que supone el empleo de bolsas de hielo para combatir la fiebre local y las inflamaciones locales. En lugar de descongestionar, el hielo paraliza la circulación de la sangre en la zona donde se aplica, dificultando así la normalización que se persigue.

Capítulo 10

Enfermo, desarreglo funcional y enfermedad. Síntoma de dicho desarreglo

La salud, que es la normalidad funcional del organismo, sólo es posible cuando la sangre es pura y circula correctamente por todo el cuerpo.

Si colocamos la mano contra el sol, vemos en ella una masa rojiza, pues todos sus tejidos están impregnados de sangre, tanto los de la piel como los de los nervios, músculos, venas, ligamentos y huesos. Esto mismo ocurre en todo el cuerpo, donde todos los tejidos y órganos, desde la piel hasta la médula de los huesos, están invadidos por la sangre, produciéndose la muerte en aquellos tejidos donde la circulación sanguínea se paraliza, es decir, se presenta la gangrena.

Según esto, la sangre es la vida del cuerpo, y de ahí que se la designe con el nombre de fluido vital. Es un producto de la nutrición en general y de la digestión en particular. Se elabora en el aparato digestivo, circula por las arterias y las venas bombeada por el corazón, y se purifica a través de los pulmones, la piel y los riñones. También es filtrada por el hígado y el bazo —es notable la acción de este último órgano, capaz de denunciar, por el iris del ojo izquierdo, dónde se ubica la alteración que sufre y la impurificación que en él causa la presencia de venenos inyectados en la sangre como drogas milagrosas.

Salvo en los casos de herencia malsana, la sangre se impurifica respirando aire impuro, con desarreglos digestivos y sofocando la piel con abrigos inadecuados que debilitan su trabajo de tercer pulmón y tercer riñón.

La sangre impura se carga de materias extrañas, pierde su fluidez y se hace espesa y viscosa. Esta alteración en su composición también afecta a su circulación en el cuerpo, que se vuelve progresivamente escasa en la piel, las extremidades y el cerebro.

Cuando la composición y la circulación de la sangre resulta alterada, todo el cuerpo decae en su vitalidad. En efecto, el sistema nervioso, que es como el dueño de la casa del organismo, depende de la calidad del fluido vital. La sangre pura promueve nervios sanos, lo que equivale a vigor general y normalidad funcional de todo el cuerpo. Y, a la inversa, la sangre impura deprime la vitalidad nerviosa y, por lo tanto, las defensas orgánicas y la salud integral del individuo. Finalmente, la sangre intoxicada por las putrefacciones intestinales, vacunas, sueros e inyecciones medicamentosas conduce a la parálisis por adormecimiento de la energía nerviosa.

Todo enfermo, en grado variable, ve debilitada su vitalidad a causa de la impurificación y mala circulación de la sangre. De ahí que, para curar cualquier dolencia, sea preciso purificar la sangre mediante buenas digestiones y una activa eliminación cutánea. Esto se conseguirá congestionando la piel del enfermo y refrescando sus entrañas, porque enfermamos por desequilibrio térmico del cuerpo, como se ha visto antes.

Con lo expuesto, el lector se dará cuenta de por qué la Doctrina Térmica de salud que enseño tiene un solo objetivo en todo enfermo, cualquiera que sea el nombre o la manifestación de su dolencia. Este objetivo siempre se dirige a purificar la sangre y normalizar la circulación de ésta en la piel y las extremidades del cuerpo. Esta doble finalidad, repito, se obtendrá refrescando el aparato digestivo y afiebrando la piel.

Mi doctrina, pues, se dirige a todo el cuerpo, como un solo órgano, sin detenerse en los síntomas o manifestaciones de falta de salud.

La sangre pura es alcalina, fluida, de color rojo encendido y se manifiesta con una piel limpia, fresca y sonrosada, sin coloraciones desiguales, manchas ni venitas.

En la garganta puede apreciarse el estado de la sangre de una persona. Cuando el velo del paladar, la campanilla y las glándulas se presentan con un color rojizo, más o menos pronunciado, o aparecen inflamaciones de los tejidos de esos órganos, podemos afirmar que la composición de la sangre de esa persona está maleada en mayor o menor grado, según la intensidad de los síntomas.

La sangre impura, ácida, de color más o menos oscuro, o que contenga materias extrañas, pierde su fluidez y, al ser más o menos espesa, circula con variable dificultad por el cuerpo, originando trastornos por nutrición inadecuada e intoxicación general y de las células en particular. Además, los ácidos que dominan en su composición son causa de irritaciones, inflamaciones y congestiones. Finalmente, el sistema nervioso, que mantiene la actividad funcional del organismo, se debilita al ser nutrido por sangre impura.

El cuerpo que posee sangre pura tiene todas sus funciones normalizadas, es decir, goza de salud integral, pues el fluido vital circula normalmente y nutre todos sus tejidos y órganos en forma adecuada a sus necesidades. En cambio, la sangre cargada de ácidos e impurezas se estancará en una u otra parte del organismo, depositando esas materias extrañas en los puntos mas vulnerables, y produciendo irritaciones y congestiones locales.

Con lo expuesto queda explicado el origen y desarrollo de todos los síntomas de alteración de la salud. La sangre mala produce un estado de desnutrición e intoxicación general de todo el organismo, por la escasez de elementos adecuados para la vida de la célula y la abundancia de sustancias tóxicas, lo que constituye el estado de enfermedad. Por otra parte, las reacciones defensivas de los tejidos u órganos afectados por las materias morbosas dan lugar a las congestiones e inflamaciones que caracterizan la llamada enfermedad local.

Tenemos así definidos estos dos términos: enfermo es el sujeto cuyo organismo sufre un trastorno general en su funcionamiento, por mala nutrición y deficientes eliminaciones; y enfermedad es el síntoma o manifestación morbosa localizada del estado anormal que afecta a todo el organismo y que siempre constituye un proceso inflamatorio de intensidad variable.

El enfermo puede existir sin la enfermedad. Esto lo vemos diariamente, por ejemplo, en el caso de un joven de buena conformación orgánica, pero que lleva una vida desarreglada. Sus comidas son verdaderas intoxicaciones, y la acumulación cada vez mayor de sustancias extrañas en su cuerpo se exterioriza mediante el abultamiento y la hinchazón de su cuerpo. Su fuerza vital mantiene una aparente normalidad, sin necesidad de producir una crisis. Se trata de un enfermo ignorado, sin síntomas; el enfermo sin enfermedad.

Pero, si puede existir un enfermo sin enfermedad clasificada, no existe enfermedad sin enfermo; es decir, todo síntoma supone un proceso morboso generalizado en todo el organismo.

El enfermo se caracteriza por un debilitamiento vital en grado variable a causa de la desnutrición y la intoxicación proveniente de fermentaciones malsanas en el aparato digestivo. Toda enfermedad se caracteriza por la inflamación del órgano o zona del cuerpo directamente afectado; este proceso inflamatorio y congestivo puede ser agudo, subagudo, crónico o destructivo.

El iris de los ojos del enfermo revela estos dos aspectos: una impurificación generalizada en todo el organismo y localizaciones del proceso morboso que se manifiestan con irritación, inflamación, congestión o destrucción de las fibras del tejido iridal en la zona correspondiente al punto afectado.

El proceso que determina el estado de enfermo es siempre el mismo: respirar aire malsano, falta de ventilación en la piel y alimentación con productos indigestos. Con ello, introducimos en el cuerpo sustancias inadecuadas, que quedan entre los tejidos vivos como materias extrañas a ellos. Desde el momento en que el organismo comienza a acumular estas materias muertas, más o menos tóxicas, ya entra en el estado de enfermo, aunque no se presenten síntomas. A medida que aumentan los desarreglos en la nutrición, las eliminaciones se debilitan debido al excesivo trabajo de los órganos correspondientes, aumentando de manera progresiva el estado de acumulación morbosa del cuerpo.

La sangre, al estar cargada de materias sin vida, inadecuadas para formar tejidos vivos, deposita estas sustancias tóxicas y dañinas en los órganos o zonas más débiles del organismo, donde hay menos defensas, originando irritaciones, dolores, congestiones, inflamaciones crónicas y tumores, clasificados como cáncer o tuberculosis.

La defectuosa circulación de la sangre en el órgano o zona del cuerpo afectado por las sustancias extrañas debilita la vida celular, con lo que se desnutren e intoxican los tejidos donde tiene lugar el encharcamiento sanguíneo. Además, la congestión, al elevar la temperatura local, favorece las fermentaciones pútridas de las materias orgánicas muertas allí depositadas, deprimiendo progresivamente, por intoxicación, la vida de los tejidos donde se alojan, hasta llegar a producir la muerte de las células.

En resumen, el proceso de toda enfermedad o afección localizada es el siguiente: los tejidos que alojan a las sustancias extrañas se irritan con su acción ácida y cáustica; si se desatiende este proceso inflamatorio, se hace crónica la congestión, la cual, al promover un mal riego sanguíneo, gradualmente debilita la vitalidad y resistencia de los tejidos afectados hasta producir su muerte por desnutrición e intoxicación de sus células. De ahí, vienen los tumores clasificados de sifilíticos, tuberculosos y cancerosos.

Con lo anteriormente expuesto es fácil comprender que, para obtener el restablecimiento de la salud, es preciso seguir este doble camino: normalizar la digestión del enfermo y activar sus eliminaciones mediante el equilibrio térmico de su cuerpo. Además, se ha de tratar su enfermedad, es decir, el proceso morboso localizado, descongestionando y derivando las materias malsanas a la superficie del cuerpo y vías de expulsión del bajo vientre.

Termino este punto señalando, una vez más, que en todo enfermo, además de estar alterada la composición de su sangre, se encuentra alterada también su circulación. Atraída hacia el interior del vientre, la sangre congestiona sus órganos y encharca además la zona del cuerpo especialmente afectada. Por su parte, la piel se pone anémica e inactiva en la misma medida que se congestionan las entrañas.

Como la sangre lleva el calor, tenemos así el desequilibrio térmico del cuerpo, común a todo enfermo en grado variable . Queda, entonces, indicado el camino del regreso a la normalidad: afiebrar la piel y refrescar la entrañas.

Capítulo 11

No hay enfermedades distintas; sólo hay enfermos por desarreglo funcional de su organismo

La unidad de la Naturaleza se ha perdido en la soledad del laboratorio.

Haeckel

El aforismo «No hay enfermedades, sólo hay enfermos» es bien conocido. Esto quiere decir que no existen males de naturaleza diferente, sino sólo diversas manifestaciones de falta de salud. De ahí que la patología sea una simple clasificación convencional de síntomas o manifestaciones del estado de «enfermo», es decir, del desarreglo funcional del organismo afectado.

Puesto que el estado de enfermo se caracteriza por un desarreglo funcional del organismo a causa de un desequilibrio térmico del cuerpo, toda dolencia tiene una sola y única naturaleza, a pesar de ofrecer fisonomías diversas. Así como la salud, que es la normalidad funcional, constituye un fenómeno único, el estado de enfermo también lo es, porque en última instancia supone una alteración de la salud en grado variable.

Aun cuando la enfermedad es un fenómeno negativo, o alteración de la salud más o menos grave, si queremos darle un enfoque positivo debemos convenir que, en última instancia, es fiebre gastrointestinal de intensidad variable, como se ha explicado. Las diversas manifestaciones o síntomas del estado de enfermo constituyen variadas fisonomías del desarreglo orgánico siempre originado y mantenido por la fiebre interna del cuerpo, como lo revela el iris de los ojos.

Así como no hay dos individuos con idéntica fisonomía, a pesar de poseer todos ellos la misma naturaleza, así también varían las manifestaciones del estado de falta de salud, cuya única causa es la fiebre gastrointestinal.

Nuestro cuerpo constituye un solo órgano, un todo indivisible, regado por el mismo fluido vital, la sangre, y estrechamente ligado en su actividad por la función nerviosa. De ahí que toda dolencia localizada es producto de un desarreglo general.

La vida es la función del cuerpo y la enfermedad es la alteración de esta función. De ahí que los diversos procesos morbosos sean siempre de naturaleza funcional, y no microbiana, y no existan enfermedades distintas, sino sólo manifestaciones diversas del mismo desarreglo orgánico: desnutrición e intoxicación en grado variable.

La sífilis, la tuberculosis, el asma, la diabetes, el cáncer, el tifus, etc., solamente son nombres con que se catalogan los diferentes síntomas de la falta de salud. Las malas digestiones y las deficientes eliminaciones, variables en gravedad y cronicidad, son la fuente de todos los diversos síntomas, clasificados como diferentes males.

El iris de los ojos no revela afecciones de naturaleza diversa entre sí. En otros términos, la iriología revela enfermos y no enfermedades, las cuales sólo existen con la falsa personalidad que le otorga un nombre convencional.

El cuerpo no se enferma por partes. No puede estar enfermo el corazón o el hígado, y sanos los demás órganos. Todo proceso morboso afecta al organismo en su totalidad, de forma más o menos acentuada; y así, también compromete totalmente sus defensas. Es un profundo error hablar de enfermedades de los oídos, ojos, sistema nervioso, hígado, corazón o riñones.

Una afección de los ojos, por ejemplo, no puede permanecer aislada del resto del organismo, porque la sangre que en un momento circula por el órgano enfermo, a los pocos segundos circulará por los pies, después de haber pasado por el corazón, el hígado, los riñones y los pulmones.

Las diferentes especialidades médicas son un enorme error e implican una visión anticientífica. Que el facultativo, sin procurar la normalidad digestiva, pretenda curar una gonorrea mediante lavados astringentes destinados a sofocar la supuración de las mucosas uretrales, que descargaban las inmundicias acumuladas por putrefacciones intestinales, revela ignorancia sobre el origen del proceso morboso y una equivocada apreciación del valor de las defensas naturales del organismo.

El cuerpo, al estar regido por leyes inmutables, actúa en su propia defensa mediante síntomas como catarros, erupciones, supuraciones y eliminaciones en general.

Si no se purifica la sangre mediante la normalidad digestiva y la activa eliminación de la piel, jamás desaparecerá verdaderamente ninguna enfermedad, cualquiera que sea su nombre.

El único «remedio» eficaz es que la sangre pura circule activamente, llevando a cada punto del cuerpo sustancias vitales y reparadoras, y retire de cada célula las materias inservibles o perjudiciales.

Como los huesos, los músculos, los nervios, el cerebro y los tejidos, que constituyen el cuerpo humano, son formados y mantenidos por la sangre, y ésta es producto de una adecuada nutrición y eliminación, hay que aceptar que la vida y la salud integral del hombre dependen de las funciones digestivas, pulmonar y cutánea .

Las enfermedades del corazón, hígado, riñones, sistema nervioso, pulmones, ojos, garganta, etc., sólo pueden existir como producto de una sangre maleada por desarreglos digestivos, agudos o crónicos, como lo revela la iriología.

Resulta deplorable el criterio médico corriente, según el cual cada síntoma morboso revela una enfermedad diferente, con una supuesta personalidad diabólica y un misterioso origen, desarrollo y finalidad.

Más deplorable aún es el deseo de los enfermos de tratar localmente sus afecciones. El que sufre de la vista recurre a un oculista para que actúe sobre su ojo enfermo. El individuo que sufre del oído, dientes, órganos sexuales, hígado, riñones, nervios, etc., busca al especialista que tratará directamente dichos órganos afectados. Pero, como se ha dicho, éste es un error que hay que evitar y combatir. Debemos siempre tener presente que el cuerpo es un solo órgano, y si alguna parte de él no funciona con normalidad se debe a que, en ese lugar, la defensa orgánica es deficiente. De modo que, en lugar de procurar la reacción defensiva del órgano enfermo, cuya vitalidad está disminuida, es preciso apelar a todas las fuerzas del cuerpo, para que los elementos defensivos de sus partes más sanas auxilien la parte enferma.

Se comprende entonces que todo tratamiento debe ser general, dirigido a restablecer la salud integral del cuerpo, para llevar sangre pura a los tejidos y órganos afectados. El tratamiento local es secundario y sólo tendrá por objeto evitar congestiones a fin de facilitar el activo riego sanguíneo, indispensable para la reparación de las lesiones y el restablecimiento de la salud localmente.

Una vez más, repito que toda dolencia es siempre de naturaleza funcional y no microbiana. Las manifestaciones de esta anormalidad o síntomas varían según sea la predisposición de cada individuo, herencia, régimen de vida, edad, ocupación, sexo, costumbres, clima, etc.

Cuando Hipócrates proclamó: «No hay enfermedades, sólo enfermos», quitó toda base a la patología, fundamento de la llamada ciencia médica profesional. Mi Doctrina Térmica, que se dirige a la salud, rechaza la terapéutica, que enseña el tratamiento de las enfermedades.

Según mis enseñanzas, nadie muere de viruelas, tifus, escarlatina, pulmonía, tuberculosis, cáncer, gangrena, tumores, etc., sino que el hombre siempre deja de existir por «falta de salud», es decir, por un desarreglo funcional de su organismo a causa de un desequilibrio térmico de su cuerpo.

Y tengamos presente que existen remedios para toda clase de enfermedades, excepto para tener salud.

Por fin, existe un abismo entre la medicina medicamentosa y mi Doctrina Térmica, porque las drogas, los sueros, las vacunas, las inyecciones y las transfusiones siempre impurifican la sangre del sujeto. En cambio, al normalizar la digestión y activar las eliminaciones del cuerpo se purifica el fluido vital. Se realiza así el sabio aforismo que dice: «Lo que da la salud cura la enfermedad». Así pues, la salud es el resultado de respirar aire puro en todo momento, mantener buenas digestiones permanentemente y activar la piel. Por estos medios también se restablece la salud de todo enfermo. Y para ello basta con mantener el cuerpo en equilibrio térmico.

Capítulo 12

Investigación del estado de salud

*Ya es tiempo de que dejemos de mirar por ese
pequeño agujero del microscopio y elevemos los
ojos hacia la inmensa claridad de todo lo Creado.*

Doctor E. Leonardi

En mi Doctrina Térmica, el diagnóstico médico de la enfermedad no
sólo es inútil, sino también perjudicial, porque desvía la investigación del
único objetivo que interesa al enfermo, que es cómo recuperar su salud. En
efecto, es la normalidad funcional de su organismo lo que ha perdido todo
enfermo, y para volver a disfrutar de ella y conservarla, de nada le sirve el
nombre de su dolencia. Del mismo modo, de nada le serviría a quien es
atacado conocer el nombre de su enemigo, porque lo que necesita es que se
le den armas adecuadas para su defensa.

El diagnóstico médico de la enfermedad lleva a actuar sobre el síntoma
o la manifestación de alteración de la salud, sin restablecer ésta, es decir, sin
recuperar la normalidad funcional del organismo, la cual sólo es posible
obtener llevando al cuerpo a una temperatura equilibrada y normal, tanto
en su interior como en su superficie.

El control médico también es inútil y perjudicial, porque solamente el
propio interesado puede determinar el funcionamiento de su intestino, que
es la oficina donde se fragua la salud y la vida del cuerpo, según la frase del
inmortal Cervantes. Y tengamos siempre presente que no existe enfermo con
buena digestión, ni persona sana con mala digestión. Finalmente, sabemos

que el proceso digestivo sólo es posible con una temperatura normal en el interior del vientre.

Todo esto sólo es posible comprobarlo por las revelaciones del iris de los ojos del individuo, observados conforme a mi Doctrina Térmica.

En el iris se advierte la normalidad o la anormalidad orgánica, esta última por impurificación y mala circulación de la sangre, pero no se puede diagnosticar enfermedades porque, cualquiera que sea su nombre, éstas constituyen fenómenos negativos, alteración de la salud en grado variable.

En el iris de los ojos de todo enfermo, en mayor o menor grado, se revelan la congestión de las entrañas y la deficiente circulación sanguínea de la piel.

Esta congestión febril se presenta como un esponjamiento del tejido iridal que rodea la pupila de cada ojo. El deficiente calor de la piel se revela por la decoloración de la periferia del disco iridal.

El diagnóstico médico corriente sólo es una clasificación de síntomas o manifestaciones de la alteración de la salud, con nombres convencionales y basado también en convencionalismos de escuela. En la Naturaleza no hay nombres, sino sólo fenómenos normales o anormales. La observación del iris de los ojos del enfermo, según mi doctrina, establece que el desequilibrio térmico de su cuerpo es el origen del desarreglo funcional del organismo, característico del estado del enfermo, con o sin síntomas. La impurificación orgánica y la mala circulación de la sangre en grado variable son consecuencias de este desarreglo.

Caracterizada la alteración de la salud como un desarreglo variable en las funciones orgánicas, la observación del cuerpo y de sus actividades debe ser la base de toda investigación. La clase y calidad de los alimentos que ingiere el enfermo, las condiciones y forma de sus eliminaciones por la piel, los riñones y los intestinos, la circulación de su sangre y la actividad de su pulso deben ser los puntos de vista que nos guiarán para establecer la naturaleza del desarreglo orgánico que es preciso poner en orden.

Mediante el examen del iris de los ojos conoceremos también la calidad del organismo y la vitalidad del individuo. Además, así será posible comprobar el estado de cada uno de sus órganos y el grado de pureza o impureza de su sangre y tejidos.[1]

Una vez comprobadas las fallas del organismo enfermo, queda indicado el camino que debe seguirse para restablecer su normal funcionamiento, vale decir, su salud integral. Este camino, desde luego, es el equilibrio térmico, que se obtiene afiebrando la piel y refrescando las entrañas del cuerpo.

---

1. El ama de casa conoce muy bien si el pescado que va a comprar está fresco o no observando sus ojos. Si éstos están claros y transparentes, comprobará la pureza de su cuerpo. En cambio, si se ve que los ojos están empañados y turbios, se evidenciará la putrefacción y corrupción de dicho cuerpo.

El erróneo concepto de enfermedad, que atribuye el desarreglo orgánico a la acción de microbios, coloca al facultativo fuera de la cuestión que
interesa al enfermo: restablecer sus funciones de nutrición y eliminación,
cuya normalidad aleja toda dolencia.

La medicina medicamentosa, al ignorar que todo síntoma o manifestación de alteración de la salud es un fenómeno que procura la defensa de la
vida orgánica, lejos de investigar la causa que obliga a la naturaleza del
enfermo a obrar de una forma determinada, se dirige a sofocar dichos síntomas. Se pretende enmendar el rumbo que, obedeciendo leyes inmutables,
toman los procesos fisiológicos alterados por una vida innatural. Con procedimientos artificiales y mortíferos se aumenta el conflicto que ya existía
entre la Naturaleza y el enfermo, convirtiéndose el médico en cómplice y
encubridor de éste en las violaciones de la ley natural.

Los medios de diagnóstico de la medicina facultativa se dirigen a
poner nombre, haciendo uso de la patología, a la manifestación del desarreglo orgánico que se denomina enfermedad. La conclusión obtenida no tiene
ninguna relación con las necesidades que precisa satisfacer el enfermo para
recuperar la normalidad funcional de su cuerpo, es decir, su salud integral.
De nada servirá al paciente conocer el nombre del bacilo considerado culpable de su dolencia. Tampoco le servirá enterarse de la proporción de urea,
azúcar, glóbulos blancos o rojos de su sangre, ni su presión arterial, ni la
reacción positiva o negativa de ella. En cambio, le será útil conocer los
medios adecuados para normalizar su digestión, a fin de formar sangre pura,
único elemento de salud de todo su cuerpo. También será necesario que se le
enseñen los medios adecuados para activar la eliminación cutánea y renal, a
fin de expulsar de su cuerpo aquello que es malsano y perjudicial.

El médico, mientras investiga con reactivos y aparatos de laboratorio,
anula su propia observación y abdica de su razón, agente indispensable
para descubrir el origen y naturaleza del desarreglo orgánico constitutivo
de toda dolencia, cualquiera que sea el nombre o manifestación de ella.

El facultativo, desconfiando de todo lo que se aparta de la «ciencia»
adquirida en los libros, siente su impotencia para investigar y pensar por sí
mismo. Antes que violentar los «dogmas científicos» prefiere avasallar su
propio criterio y recurrir al laboratorio para que éste dé la solución al problema que se le presenta.

Entregada la investigación de la dolencia al laboratorio y a los aparatos, el médico abandona su criterio y, en lo sucesivo, queda actuando a cie-
gas, con lo que el enfermo pierde toda dirección racional en el camino de su
restablecimiento.

La observación de la presión arterial, las radiografías, los análisis de
sangre, del líquido cefalorraquídeo, del jugo gástrico, de orina, de esputos, de

excrementos, etc., sólo conducen a constatar un fenómeno cuyo origen continuará siendo un misterio para el facultativo, que debería conocer su causa, verdadero objeto de la investigación, la cual siempre radica en las malas digestiones y la deficiente eliminación de la piel del enfermo.

Estos errores se explican por el errado concepto de enfermedad que inspira a la medicina profesional. Al atribuir los desarreglos orgánicos a los microbios, es preciso investigar a través del microscopio y los aparatos de laboratorio. Pero, guiados por nuestro criterio de que en todo proceso morboso se constata un desarreglo funcional del organismo, buscaremos la causa de esta anormalidad en los propios actos del enfermo y en su nutrición y eliminaciones.

Para llegar a conocer el origen de los desarreglos orgánicos que constituyen la alteración de la salud, es necesario investigar en el cuerpo enfermo y no fuera de él, como sucede cuando la investigación se efectúa en el laboratorio.

Los mismos rayos X sólo constatan los efectos de una causa que se mantendrá fuera del alcance de los luminosos rayos del aparato.

Siendo el cadáver el objeto de los estudios médicos, no es extraño que la medicina facultativa ignore la causa que produce la alteración de la salud en el ser vivo. Puesto que toda dolencia es una manifestación de desarreglo en el organismo vivo, su origen y efectos sólo pueden conocerse estudiando el cuerpo con vida, observando sus funciones y estableciendo sus temperaturas.

Una vez extraviado el criterio en el campo de los prejuicios, se analiza la alteración de la salud en sus manifestaciones y se pierde de vista al enfermo y la unidad de su organismo. Se investigan por separado las afecciones venéreas, del corazón, de los pulmones, del hígado, de los riñones y del sistema nervioso, como si cada uno de estos órganos fuese afectado por una causa diferente y sus desarreglos tuvieran distinta naturaleza.

Por otra parte, la investigación a través del laboratorio desarrolla en el médico un criterio analítico que complica los problemas por dilucidar, imposibilitándolo para dominarlos con lógica y eficacia. Se ha llegado así a la medicina sintomática, destinada a contrariar el trabajo de las defensas orgánicas, que, actuando para salvaguardar la vida, nos deben guiar para descubrir las necesidades de éste de cara al restablecimiento de su normalidad funcional.

En mi Doctrina Térmica, la falta de salud se investiga mediante el estudio y la observación de la expresión del rostro del enfermo, del iris de sus ojos y de la actividad de su pulso. Las revelaciones de estos medios son absolutamente científicas porque obedecen a leyes inmutables de la Naturaleza.

Los campesinos saben apreciar con facilidad y certeza el estado de salud de los animales. Les basta con observar su aspecto general, sus movimientos, la expresión de sus ojos y la naturaleza de sus excrementos. En el hombre también es fácil, por estos mismos medios, establecer el estado de salud o enfermedad.

En general, diré que toda imperfección en el rostro o en el cuerpo del hombre es una manifestación de anormalidad orgánica, es decir, de una dolencia adquirida o heredada.

El hombre o mujer sanos tienen un cuerpo y un rostro hermosos, porque salud y belleza son términos equivalentes; ambos significan normalidad, y no puede existir una de estas condiciones sin la otra.

El tipo clásico de salud y belleza está inmortalizado en las estatuas griegas, que nos atraen con la armonía de las formas de una Venus o de un Apolo, correspondiendo esta armonía externa a una condición análoga en los órganos internos del cuerpo.

Toda anormalidad en las formas externas del cuerpo acusa también una anormalidad en sus órganos internos, es decir, un estado de alteración de la salud, y está comprobado que, en la misma proporción que el cuerpo se hincha exteriormente, se dilatan también los tejidos de los órganos internos, degenerando su vitalidad y alterando sus funciones.

Es sabido que cuanto más obesa está una persona, más enferma se encuentra, y se puede asegurar que si permanece en ese estado no alcanzará una edad avanzada. Los obesos, por lo general, no resisten las dolencias agudas, pues sus órganos degenerados fallan a causa del mayor esfuerzo, y presentan complicaciones cerebrales, del corazón, riñones, etc., que ponen un violento término a la vida.

Las personas muy flacas también denuncian anormalidad orgánica; sus órganos sufren a causa de la desnutrición y la debilidad general.

El peso tampoco es prueba de salud, pues lo que cuenta es la calidad de los tejidos del cuerpo, y no la cantidad.

El rostro del hombre sano se distingue por la corrección de sus formas, frente despejada en un marco de cabellos poblados, ojos brillantes y tranquilos, nariz regular, sin abultamiento ni congestiones sanguíneas, boca regular con labios delgados y cerrada para respirar, dentadura sana, barba sin dobleces de la piel ni laterales ni inferiores, y orejas carnosas y sonrosadas. El color de la cara debe ser uniforme, sin manchas ni erupciones.

En el estado de salud, el cuello es cilíndrico, sin abultamientos en los músculos, y separado claramente del rostro por una línea que marca la mandíbula inferior, partiendo debajo de la oreja y no detrás de ella. El punto de unión del cuello con el cráneo debe estar bien definido formando un ángulo recto o ligeramente obtuso.

Si notamos en una persona una ausencia de línea del rostro, arrugas u otras anomalías en la boca, nariz u ojos, sabremos que está recargada de impurezas o materias extrañas en todo el plano anterior de su cuerpo, y será propensa a sufrir afecciones de los órganos anteriores de la cara, garganta, tráquea, bronquios, estómago, intestinos, vejiga y órganos genitales.

El cambio de la forma en la parte posterior del cuello, perdiéndose la línea de la cabeza, nos indicará un estado variable de acumulaciones morbosas en el plano dorsal, que afectará a los órganos de esa región, cerebro, cerebelo, médula espinal, pulmones y riñones.

Las hinchazones o abultamiento de los músculos laterales del cuello señalan una carga morbosa en todo el plano lateral derecho o izquierdo, o

IRIS DERECHO

ambos, que hará sentir su pernicioso efecto en los órganos del lado correspondiente: oído izquierdo y corazón, o bazo en el lado izquierdo, y oído derecho, hígado, ciego y apéndice, en el lado derecho. Las cargas laterales desnivelan también los hombros, dejando más levantado uno que otro o elevando ambos al mismo tiempo.

Por la inspección de la garganta, conoceremos el estado de pureza o impurificación de la sangre de cualquier persona, pues en el velo del paladar, campanilla, amígdalas y tejidos vecinos, se manifiesta el color anormal de la sangre viciada, irritando también los tejidos de esas partes, lo cual puede producir, además, estados congestivos e inflamatorios, especialmente en las amígdalas. Así como las rojeces de la nariz denuncian inflamación del aparato digestivo, especialmente del estómago; la garganta más o menos rojiza señala la presencia de sangre maleada, la cual será más pronunciada según sea la alteración del color rosado, que debe ser uniforme en toda la cavidad bucal. Esto mismo puede constatarse en las encías.

IRIS IZQUIERDO

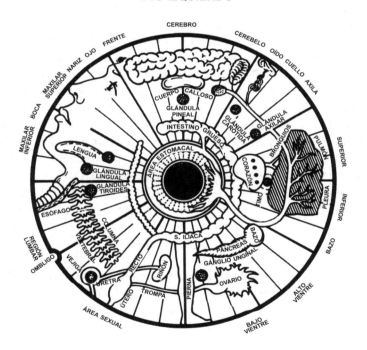

Hay personas que cuando se habla de sangre mala sólo piensan en las afecciones venéreas, como si únicamente en este caso se alterara la calidad del fluido vital. Por mi parte, he podido comprobar casos de enfermos de sífilis que tienen una sangre menos impura que la de algunas personas que son ejemplos de moralidad, pero llevan una vida menos higiénica o han sido intoxicados con vacunas, sueros e inyecciones.

De paso, señalaré la extendida práctica absurda de la medicina facultativa de extirpar las amígdalas cuando se inflaman, suprimiendo así una sabia defensa orgánica que revela las impurezas en la sangre. Se extirpa este órgano afectado por sangre mala, sin atacar la causa, arruinando con ello la salud del paciente y acortando su vida.

La lengua es el espejo del tubo digestivo, y su punta corresponde al estómago, la parte media al intestino delgado y la base al intestino grueso.

En estado de salud, la lengua es rosada y limpia. La suciedad o sarro en su superficie denuncia fermentaciones pútridas en el aparato digestivo, y cuando el sarro es abundante y de color café, hay peligro de úlceras.

El pulso nos ofrece también valiosas informaciones. La temperatura interna del cuerpo, que es la más relevante, sólo puede determinarse por el pulso combinado con la observación del iris de los ojos. Como ya se ha dicho, en un adulto en estado normal de reposo, 70 pulsaciones por minuto corresponden a un calor interno de 37 grados centígrados; 80 pulsaciones acusan una temperatura de 37,5; 90 revelan que la fiebre ha subido a 38 grados; a 100 pulsaciones corresponde una fiebre de 39 grados; con 110 la temperatura ha subido a 39,5; con 40 grados de fiebre las pulsaciones llegan a 120, y cuando éstas aumentan, es índice seguro de que el calor en el interior del vientre se ha elevado con respecto a la última cifra indicada.

En los niños recién nacidos, las pulsaciones normales pueden llegar a 150 por minuto, a los tres años a 100, para disminuir hasta 70 a los veinte años. Pasados los sesenta, el pulso se acelera a 80 pulsaciones por minuto, porque el estado inflamatorio del aparato digestivo se hace crónico.

En estado de enfermedad, el pulso rápido anuncia fiebre, y si es más rápido, inflamación mayor; el pulso irregular es indicio de peligro, y cuando es intermitente el peligro es mayor. Si el pulso se vuelve muy débil denuncia intoxicación peligrosa, sobre todo cuando es rápido y débil, con poca temperatura en la superficie del cuerpo.

Las líneas o surcos de la palma de la mano y aun las uñas también son signos que permiten determinar el estado de salud. Pero el medio más seguro para conocer el estado fisiológico de nuestro cuerpo es el examen del iris de los ojos, ciencia que se conoce con el nombre de iriología, y que es relativamente nueva. La medicina profesional nada puede observar en el maravilloso espejo del iris, porque el diagnóstico médico se empeña en descubrir «enfermedades» diferentes y el iris desmiente la existencia de enfermedades, revelando sólo la constitución orgánica del individuo, el estado de pureza o impureza de su sangre y tejidos y los procesos inflamatorios o anémicos de su cuerpo.

El enfermo ignorado, que carece de síntomas agudos y cuya vitalidad se consume a consecuencia de desarreglos digestivos crónicos, sólo puede descubrirse mediante el examen del iris de sus ojos, observados de acuerdo con mi Doctrina Térmica.

Algunos individuos que aparentemente tienen salud, suelen resultar enfermos graves cuando se observa el iris de sus ojos, como lo he comprobado infinidad de veces.

La iriología nos da a conocer, además del proceso actual de alteración de la salud, la constitución orgánica del enfermo, desde las afecciones que lo amenazan hasta los procesos morbosos mal curados, sofocados y casi siempre olvidados.

En el iris de los ojos se reproduce como en un espejo toda nuestra constitución fisiológica, revelándonos no sólo nuestras propias infracciones a la ley natural, sino también la vida que han llevado nuestros padres.

Toda alteración de los tejidos o de los humores orgánicos aparece en el iris de los ojos debido a que cada parte del cuerpo está representada por los nervios que, directa o indirectamente, tienen sus terminaciones en el disco iridal.

Los signos iriológicos van desde un cambio de color hasta manchas y líneas, o puntos negros, que indican procesos inflamatorios agudos, subagudos, crónicos o destructivos, y permiten al investigador establecer el punto afectado y la naturaleza de la afección.

La medicina facultativa desconoce y desdeña un sistema tan científico y seguro de diagnóstico, pues se aleja de lo sencillo y prefiere siempre buscar en lo complejo los medios de que se vale para ejercer sus actividades.

Dejando los detalles a un lado, diré que cualquier persona a simple vista podrá darse más o menos cuenta del estado de su organismo observando el iris de sus ojos. Si el tejido es compacto y la fibra regular, sin quebraduras ni desviaciones, podemos estar seguros de poseer una buena constitución orgánica. En caso contrario, dependiendo de las alteraciones de dicho tejido, será más o menos inferior.

El color es también un signo elocuente: cuanto más claro, uniforme y transparente sea el color del iris, más puro será también el estado de la sangre y los humores orgánicos. Los pueblos que van a la cabeza de la civilización son de ojos azules, y el color verde o indefinido de este tono indica degeneración de constituciones mejores. El color castaño también es bueno siempre que sea claro y transparente. Los ojos oscuros y opacos manifiestan una impurificación orgánica, es decir, falta de salud crónica por graves desarreglos digestivos y deficiente actividad eliminadora de la piel.

Si en el iris hay zonas con coloraciones más cargadas, especialmente alrededor de las pupilas, se trata de una alteración de los tejidos del aparato digestivo por un proceso inflamatorio o acumulación de materias extrañas. Si la línea que limita exteriormente el iris parece borrada o velada por una especie de nubecilla, podemos estar seguros de que hay poca actividad en la piel, con mala circulación sanguínea, y congestión crónica de los órganos internos del cuerpo. Así se revela el desequilibrio térmico crónico.

Una disgregación con fondo oscuro en el tejido del iris, señala lesiones orgánicas en el órgano correspondiente.

Antes de terminar este punto diré que, como el iris revela toda anomalía orgánica, es el acusador implacable de los errores de la medicina facultativa, y, en él, el bazo se ve afectado por obra de las drogas milagrosas y otros venenos que matan la célula nerviosa. También alteran su color los tóxicos que, en forma de «remedios», se introducen en el cuerpo con verdadera inconsciencia. Las operaciones quirúrgicas se reflejan también en el iris, denunciando lesiones orgánicas que permanentemente impedirán la normalidad fisiológica. Es decir, impedirán siempre la verdadera salud a la víctima de los errores de esa medicina que emplea el tóxico, el bisturí o las radiaciones para auxiliar a los enfermos.

Mi obra *El iris de tus ojos revela tu salud* explica detalladamente cómo conocer el estado constitucional del cuerpo, su estado de pureza o impurificación general, el de su sangre, los estados congestivos y anémicos y, en resumen, la alteración funcional del organismo que caracteriza el estado de enfermo, con mayor temperatura de las entrañas por congestión y falta de calor normal en la piel y las extremidades por un deficiente riego sanguíneo, todo lo cual demuestra la verdad absoluta de mi Doctrina Térmica.

Capítulo 13

El arte de curar es cuestión de temperaturas y no de medicamentos

*A la Naturaleza se la vence
sometiéndose a sus leyes inmutables.*

Como todo ser viviente, el hombre forma parte de la Naturaleza. De aquí que las mismas leyes que dirigen el movimiento de los astros, la vida vegetal y el instinto de los seres irracionales, dirijan también las actividades orgánicas de nuestro cuerpo, procurando su normalidad funcional, que es la salud integral, para defender así la vida.

También los árboles del bosque dirigen sus copas buscando la luz y el sol, mientras sus raíces, con verdadera ciencia, persiguen la humedad que necesitan para conservar su existencia.

Esto mismo ocurre en el cuerpo humano. Su sistema nervioso, como buen padre de familia en el hogar, está siempre atento a las necesidades de su existencia. De ahí que toda actividad orgánica es respetable, porque siempre tiene la finalidad de defender la salud y la vida del cuerpo. La Naturaleza jamás se equivoca en sus actividades, que están regidas por leyes inmutables. Si hay dolor, fiebre, catarros, erupciones, postemas, tumores, ataques nerviosos o epilépticos, hemorragias, diarreas, presión arterial alta, etc., estas actividades revelan una defensa orgánica y son respetables en sí mismas, porque la Naturaleza jamás obra en perjuicio de la vida de sus criaturas.

Según esto, es un error combatir síntomas como los apuntados, porque con ello se bloquean las defensas naturales del cuerpo. Lo lógico y científico será buscar la causa que obliga al organismo a actuar de esa forma, sin sofocar estos procesos, los cuales desaparecerán retirando dicha causa.

Se comprende así la importancia salvadora que tiene mi Doctrina Térmica, la cual señala, siempre y en todo caso, la acción a desarrollar ante todo enfermo, cualquiera que sea el nombre o manifestación de su dolencia: no cures; normaliza el cuerpo, colocándolo en equilibrio térmico.

Hemos visto que la patología es una simple nomenclatura de síntomas o manifestaciones de falta de salud. Pero, en la Naturaleza, no existen nombres, sino «fenómenos». De aquí que de nada servirá al enfermo saber que su dolencia se llama «artritis» o «apendicitis». En cambio, al observar en el iris de sus ojos la impurificación de su organismo, sabrá lo que necesita hacer para purificar su sangre, con lo que se liberará de la dolencia que afecta a su sistema circulatorio. También procurará refrescar sus entrañas, al saber que la inflamación de su intestino ocasiona el dolor del apéndice.

En mi Doctrina Térmica no hay diagnóstico de enfermedades, no se recetan remedios y tampoco se cura. En todo caso, se dirige a normalizar la digestión y las eliminaciones del enfermo, colocando su cuerpo en equilibrio térmico.

La medicina, cualquiera que sea su nombre, es el arte de curar, es decir, de borrar los síntomas de la alteración de la salud. En cambio, mi doctrina tiene por objeto normalizar las funciones orgánicas de nutrición y eliminación, que constituyen la vida del cuerpo.

Al ser toda dolencia una manifestación variable de anormalidad funcional del organismo afectado, sólo desaparecerá restableciendo la normalidad perdida.

De ahí que el verbo «curar» no se conjugue en mi sistema de salud, porque «curar» supone la intención de modificar o sofocar las actividades defensivas del organismo manifestadas en el «síntoma», y siempre debemos respetar la defensa orgánica, pues la Naturaleza, regida por leyes del orden universal, absolutas e inmutables, siempre actúa en beneficio del individuo.

No cures; normaliza el cuerpo, colocándolo en equilibrio térmico. Ésta es mi doctrina y objetivo en todo enfermo, cualquiera que sea el nombre o manifestación de su dolencia. Este criterio se dirige a obtener salud, verdadero remedio para toda enfermedad.

Así pues, mi doctrina no cura borrando los síntomas del desarreglo funcional, sino que restablece integralmente la salud, normalizando las funciones de nutrición y eliminación de las que depende la vida de todo el cuerpo.

Como esta normalidad funcional sólo puede existir con equilibrio térmico, es decir, con 37 grados de temperatura, tanto en la piel como en las entrañas del sujeto, resulta que la salud es cuestión de temperatura y no de medicamentos, inyecciones, sueros, vacunas, electricidad, radiaciones o cirugía. Es preciso restablecer este equilibrio térmico porque el hombre continuamente enfría su piel con la ropa y afiebra sus entrañas con la alimentación cocinada e indigesta, como se ha explicado anteriormente.

Insisto, para restablecer la salud de todo enfermo, cualquiera que sea el nombre o manifestación de su dolencia, es preciso normalizar su digestión y activar sus eliminaciones por la piel, los riñones y los intestinos. Esto se conseguirá produciendo fiebre curativa en la superficie de su cuerpo y combatiendo la fiebre destructiva de sus entrañas. En otros términos, es preciso desplazar la fiebre interna hacia la piel.

Así, pues, el mejor «remedio» es una buena digestión, porque con ella el individuo elabora sangre pura, elemento vital del cuerpo.

Repito: en mi sistema no existe «el diagnóstico de enfermedades», sino «la investigación del estado de salud». No se prescriben «remedios» y tampoco se «cura». Se normalizan las funciones de nutrición y eliminación, equilibrando las temperaturas interna y externa del cuerpo.

En lugar de poner nombre a los síntomas de alteración de la salud, establezco las causas de la anormalidad funcional del organismo enfermo a fin de satisfacer sus necesidades para normalizar los procesos de nutrición y eliminación, cuya normalidad constituye el estado de salud integral del cuerpo. De ahí que, en lugar de «remedios», prescribo un «régimen» de vida sana, en el cual sólo debe intervenir el propio interesado.

Tengamos siempre presente que existen remedios e incluso cirugías para toda clase de enfermedades, menos para tener salud. No existe médico en el mundo capaz de restablecer o conservar la salud de un enfermo cualquiera, porque el estado de salud es consecuencia de actividades muy personales, como saber escoger los alimentos, masticar, digerir, respirar, activar la piel, dormir, ejercitarse adecuadamente, eliminar, etc., actos en los que sólo puede intervenir el propio interesado, cuidando cada día el equilibrio térmico de su cuerpo.

Una vez más, hay que insistir en que, en lugar de combatir el síntoma de la alteración de la salud, debemos restablecer la normalidad funcional del organismo, lo cual requiere equilibrio térmico del cuerpo. De ahí que sólo sea posible «curar» normalizando las funciones orgánicas mediante el restablecimiento del equilibrio térmico del cuerpo, perdido en todo enfermo en grado variable, como lo revela el iris de sus ojos.

No olvidemos que toda dolencia supone fiebre, y que no hay enfermo sin fiebre interna, aunque no la acuse el termómetro. Esta fiebre va unida a una falta de calor en la piel, como se ha explicado.

De ahí que el arte de restablecer la salud tiene por objeto combatir la fiebre destructiva del aparato digestivo, común a todo enfermo en grado variable, y producir fiebre curativa en su piel. Puesto que la función digestiva y la eliminadora de la piel requieren una temperatura normal y uniforme, tanto en el interior del vientre como en la superficie del cuerpo, el arte de curar es cuestión de temperatura, único camino que conduce a la normalidad funcional, es decir, a la salud integral del cuerpo.

Refrescar el interior del vientre y congestionar la piel son las necesidades que precisa satisfacer todo enfermo, como lo revela el examen del iris de los ojos y lo confirma el pulso. Este maravilloso espejo del iris presenta los estados morbosos internos como procesos congestivos que sólo pueden desaparecer descongestionando los tejidos afectados. Además de inflamaciones o congestiones de carácter agudo, crónico o destructivo, el iris de los ojos de todo enfermo revela también la impurificación que es preciso eliminar a través de los poros de la piel. Se comprende, entonces, que descongestionar y purificar son los objetivos que siempre deben guiar la acción del médico, los cuales se conseguirán mediante el restablecimiento del equilibrio térmico del cuerpo del enfermo.

Según esto, es preciso actuar sobre todo el organismo y no sólo localmente, porque quien se cura es el cuerpo como un órgano indivisible. En otros términos, según mi doctrina se restablece la salud integral del enfermo, en lugar de combatirse parcialmente los síntomas de desarreglo orgánico, como lo hace la medicina profesional.

El agente curativo es la propia fuerza vital del sujeto, que se estimula mediante el conflicto térmico del cuerpo, para lo cual nos servimos del frío del aire, del agua o del barro y también del calor del sol o vapor combinado con agua fría como señalo en mi Lavado de Sangre. Cuando no es posible conseguir reacciones de calor con estos agentes, podemos recurrir a la irritación que produce en la piel la clavadura de ortigas frescas, como se verá más adelante.

Disponemos de las frutas crudas como alimento y medicina, y se prohíbe toda droga, antibiótico, cirugía o radiaciones.

Para que un tratamiento curativo sea eficaz, debe atender los dos aspectos de todo proceso morboso, dirigiéndose al enfermo con un régimen general, y a la enfermedad, manifestación localizada del desarreglo general orgánico, con aplicaciones locales.

Para atender las necesidades del enfermo es preciso actuar sobre todo su organismo, con el objetivo de purificar su sangre, mediante digestiones normales y activas eliminaciones a través de su piel. Además de mejorar la calidad del fluido vital por los medios antes mencionados, es preciso también normalizar la circulación sanguínea de todo el cuerpo, equilibrando sus temperaturas interna y externa.

Es necesario actuar localmente también, descongestionando y desinflamando la parte afectada. La descongestión es la otra fase del arte de restablecer la normalidad funcional del organismo.

Desinflamar es curar

Como lo revela el iris de los ojos, toda dolencia del interior del cuerpo es de naturaleza inflamatoria. Sabemos que la inflamación, congestión o irritación es «fiebre», y es este proceso, que se inicia en las mucosas del aparato digestivo, el que se extiende a los demás órganos afectados por cualquier dolencia, determinando la clasificación de «enfermedades» que constituye la patología.

Según nos muestra el iris, en cualquier dolencia la ofensiva inflamatoria parte desde el sistema digestivo hacia el órgano afectado.

Según esto, el arte de curar es el arte de desinflamar, algo que jamás se conseguirá con cirugía, drogas, inyecciones o radiaciones.

Ahora bien, desinflamar es refrescar; es decir, se trata únicamente de una cuestión térmica. Esto sólo será posible afiebrando la piel para descongestionar el interior del cuerpo, o derivando directamente el calor de las entrañas con baños genitales, de tronco, aplicaciones de barro en el vientre, etc.

Pasemos revista a las más conocidas dolencias del hombre para comprobar lo dicho.

La pulmonía es la inflamación de los *pulmones*.
La pleuresía es la inflamación de la *pleura*.
La bronquitis es la inflamación de los *bronquios*.
La gastritis, la dispepsia, es la inflamación de la *mucosa estomacal.*
La enteritis es la inflamación del *intestino delgado.*
La colitis es la inflamación del *intestino grueso.*
La apendicitis es la inflamación del *apéndice.*
La amigdalitis es la inflamación de las *amígdalas.*
La hepatitis es la inflamación del *hígado.*
La meningitis es la inflamación del *cerebro y las meninges.*
La nefritis es la inflamación de los *riñones.*
La orquitis es la inflamación de los *testículos.*
La metritis es la inflamación de la *matriz o útero.*
La ovaritis es la inflamación de los *ovarios.*
La cistitis es la inflamación de la *vejiga urinaria.*

La sinusitis es la inflamación del *seno frontal o maxilar*.
La uretritis es la inflamación de la *uretra*.
La prostatitis es inflamación de la *próstata*.

Y con esto basta para demostrar el concepto.

Voy a explicar algo más, que resume mi punto de vista sobre toda dolencia.

Cualquiera que sea el nombre o manifestación del trastorno orgánico que sufra una persona, siempre se origina y mantiene por desarreglos digestivos de intensidad variable, derivados de un desequilibrio térmico del cuerpo.

Sabemos que el normal funcionamiento de nuestro organismo requiere una temperatura uniforme de 37 grados centígrados, tanto sobre la piel como sobre las mucosas del aparato digestivo. De ahí que el estado de enfermo esté caracterizado por un calor más intenso en el interior del cuerpo que sobre la piel y las extremidades. Naturalmente, de la intensidad de este desequilibrio térmico depende también el grado de alteración funcional del organismo, es decir, la gravedad de la afección.

Como sabemos, la fiebre gastrointestinal es la raíz y la base de toda dolencia. En los enfermos crónicos, a causa del debilitamiento de la energía nerviosa, la fiebre no sale a la superficie del cuerpo, ya que se concentra en el interior del vientre, donde origina y mantiene putrefacciones intestinales que lo desnutren e intoxican progresivamente, dando lugar a diversas manifestaciones morbosas que erróneamente se clasifican como males diferentes.

He dicho que sólo la enfermedad aguda, caracterizada por la fiebre exterior, cura o libera. De ahí que, para que desaparezca la enfermedad crónica, sea preciso derivar a la superficie del cuerpo la fiebre interna, equilibrando las temperaturas para normalizar las funciones de nutrición y eliminación en las que se basa el proceso vital.

Mediante las reacciones nerviosas y circulatorias, provocadas en la piel con un conflicto con el frío del aire, del agua o por clavaduras de ortigas, es posible producir fiebre artificial externa y, con ella, combatir la fiebre destructiva de las entrañas. En la misma medida que aumentemos el calor en la superficie del cuerpo, disminuirá también el exceso de calor malsano de su interior. Se obtendrá así el equilibrio térmico indispensable para la normalidad orgánica, que es la salud integral del cuerpo.

Descongestionadas las entrañas mediante la fiebre curativa de la piel, se conseguirá también eliminar a través de ésta las materias morbosas que impurifican el cuerpo enfermo y que alteraban la composición y circulación de la sangre.

Al caracterizarse el estado de enfermo por un mayor calor en el interior que en la superficie del cuerpo, el arte de curar debe dirigirse siempre a deshacer ese desequilibrio térmico, refrescando el interior del vientre y congestionando la piel del sujeto.

Insisto, además de combatir la fiebre interna, es necesario también producir fiebre artificial en la piel. Para lograr estos objetivos tenemos que seguir dos caminos: refrescar el interior del vientre, actuando directamente sobre él y, además, activar la circulación sanguínea en la superficie del cuerpo mediante las reacciones de calor que se producen por un conflicto de la piel con el frío del aire, del agua o combinando el frío de ésta con el calor del sol o del vapor, como se explica en mi Lavado de la Sangre.

Cuando la piel del enfermo está fría e inactiva, difícilmente se conseguirá hacerla reaccionar con el frío. El calor sobre ella también puede ser peligroso si el pulso está agitado. Entonces, tenemos en la irritación que producen las clavaduras de ortigas frescas el recurso salvador para producir fiebre curativa.

Las lavativas de agua natural, los baños genitales y de tronco, las compresas frías, sobre todo las de barro, sobre el vientre son medios adecuados para refrescar el interior del cuerpo. Los baños de aire frío, las frotaciones y los chorros, las ortigaduras y mi Lavado de la Sangre al vapor o al sol son medios adecuados para congestionar la piel y, al mismo tiempo, descongestionar y refrescar el interior del vientre, pecho y cerebro del enfermo.

Con lo expuesto queda definido el criterio que me guía en la curación de todo enfermo. Cualquiera que sea el nombre con que se clasifique su dolencia, el tratamiento salvador debe dirigirse siempre a procurar normalizar la digestión del paciente y activar su eliminación cutánea. Todo esto se obtendrá equilibrando el calor interno y externo de su cuerpo, y también con una dieta de frutas crudas o ensaladas.

Con lo expuesto tenemos que mi Régimen de Salud para adultos descansa en tres aplicaciones: el Lavado de la Sangre, el barro en el vientre y la alimentación a base de frutas crudas o ensaladas de la época. Naturalmente, el éxito depende de la constancia con que se efectúe.

Al restablecer la normalidad digestiva del enfermo, éste elaborará sangre pura y, al activar la eliminación cutánea, expulsará de su organismo aquello que le resulte inservible y perjudicial.

Al actuar de esta forma, es posible alejar por regeneración orgánica todos los males del hombre, sin distinción de síntomas o clasificaciones, salvo casos de lesiones nerviosas o mutilaciones quirúrgicas, afecciones de nacimiento o aniquilamiento de la energía vital por intoxicación medicamentosa. Los procesos morbosos, cáncer, tuberculosis, sífilis, diabetes, lepra o locura, desaparecerán siempre que se consiga regenerar el fluido vital del enfermo mediante buenas digestiones y activas eliminaciones a través de la piel.

En todo caso, el agente que restablece la salud es la fuerza vital del organismo afectado. Lo que no haga la propia naturaleza del enfermo no lo hará nada ni nadie.

Sólo la Naturaleza cura, porque sólo ella posee la fuerza de reacción necesaria para restablecer la normalidad funcional del organismo. Pero, para que la Naturaleza cure, según mi doctrina, es necesario colocar al cuerpo en equilibrio térmico, congestionando su piel y refrescando sus entrañas.

Las intervenciones quirúrgicas, drogas, antibióticos, sueros, vacunas, inyecciones, electricidad, rayos X o radiaciones, lejos de favorecer la energía curativa del organismo, la deprimen, aun cuando pasajeramente la estimulen. Es preciso que se sepa que el tratamiento medicamentoso de los enfermos, especialmente el que se inocula en su sangre, rebaja su vitalidad, llegando a imposibilitar toda reacción salvadora.

Los agentes naturales, en cambio, favorecen y aumentan la energía vital del enfermo activando su resistencia orgánica y defensas naturales, favoreciendo la vuelta a la normalidad funcional del organismo, que es la salud integral. De este modo, el aire puro vitaliza y purifica la sangre; la luz y el sol activan la función nerviosa, destruyen impurezas orgánicas y favorecen su expulsión del cuerpo; el agua fría y el vapor, combinados en mi Lavado de la Sangre, combaten la fiebre interna, equilibran las temperaturas interna y externa del enfermo y favorecen las eliminaciones generales; la tierra en unión con el agua, es decir, el barro, es el mejor descongestionante, purificador, calmante y vitalizante de que disponemos para actuar localmente, y, finalmente, las frutas crudas, las ensaladas y las semillas de árboles constituyen un alimento y una medicina, porque nutren, refrescan y purifican al mismo tiempo.

Tengamos siempre presente que el organismo enfermo, siguiendo las leyes inmutables de la Naturaleza, siempre tiende a sanar, nunca a agravarse, porque la ley de la vida involucra a la ley de la defensa. Las llamadas complicaciones no son obra de la Naturaleza, sino efecto de un tratamiento inadecuado o perjudicial con cirugía, drogas, vacunas, sueros, inyecciones, electricidad o radiaciones, que, sin atacar la causa del trastorno orgánico, combaten los síntomas, esto es, las reacciones defensivas del organismo, dificultando o paralizando la obra salvadora de éste. Cerrado el camino de la defensa por esos medios, la Naturaleza busca otros, dando lugar a las «complicaciones».

Curar sin dañar es el objeto que se persigue al normalizar las funciones orgánicas. Desintoxicar al enfermo, en lugar de impurificar su sangre con medicamentos, es el medio más seguro para despertar su fuerza vital, único agente curativo.

Como todo proceso morboso se inicia con desarreglos digestivos, lógicamente la vuelta a la salud de todo enfermo debe empezar por restablecer su digestión, mediante el refrescamiento del interior del vientre afiebrado. Al congestionar su piel inactiva se favorecerá la eliminación, a través de los poros, de aquello que es malsano. Finalmente, una dieta revitalizante de frutas crudas y ensaladas creará sangre pura y evitará la formación de putrefacciones intestinales que desnutren e intoxican, a un mismo tiempo, a todo enfermo.

El enfermo que consiga normalizar su digestión sanará, cualquiera que sea el nombre de su mal. Y, a la inversa, todo procedimiento curativo está condenado a fracasar si el paciente no logra la normalización de su función digestiva.

Priessnitz, con sus abluciones y compresas húmedas; Kneipp, Lust y el padre Tadeo, con sus chorros de agua fría y envolturas húmedas; Kuhne, con sus baños fríos en el bajo vientre y sus vapores; Rikli, con sus baños de aire frío y de sol, y Just, con sus vendas y cataplasmas de barro sobre el vientre, han inmortalizado sus nombres, realizando milagrosas curaciones mediante sencillos procedimientos destinados a equilibrar las temperaturas interna y externa del cuerpo enfermo, para así normalizar las funciones de nutrición y eliminación.

Con lo expuesto, puedo afirmar que la salud no se conquista, sino que se cultiva cada día mediante el equilibrio térmico del cuerpo, de acuerdo con las revelaciones del iris de los ojos.

Según lo dicho, mi Doctrina Térmica procura la salud del hombre al margen de la patología y la terapéutica, porque no diagnostica enfermedades, no da remedios y tampoco cura. Se abre así una nueva orientación para la conquista del bienestar de la humanidad, mediante la normalidad funcional por equilibrio térmico del cuerpo.

Finalmente, aquello que proporciona salud cura la enfermedad. De ahí que respirando aire puro, manteniendo buenas digestiones y una activa eliminación cutánea, nadie pueda morir, salvo por accidente, aunque viva entre microbios.

Capítulo 14

Parásitos y microbios

Nada de fuera que entra en el hombre
puede hacerlo inmundo; mas las cosas que
proceden del hombre, ésas son las que
dejan mácula en el hombre.

Marcos, VII-15

La cita que encabeza este capítulo es un argumento concluyente contra la teoría de la infección microbiana.

A los escribas y fariseos que vituperaban a los discípulos de Jesús porque comían con las manos sucias, siendo ellos tan meticulosos con su aseo para evitar impurificarse, el Maestro Sapientísimo les dice: «Nada de fuera que entra en el hombre puede hacerlo inmundo; mas las cosas que proceden del hombre, ésas son las que dejan mácula en el hombre».

Como el aforismo jurídico «donde la ley no distingue no le es lícito al hombre distinguir», la sabiduría de este concepto en lo espiritual también es verdad en lo fisiológico. La inmundicia que enferma al hombre no entra en su cuerpo por obra de los microbios que vienen de afuera, sino que se elabora en las putrefacciones intestinales de su vientre afiebrado. Estos productos de putrefacción son los que dejan mácula en su cuerpo e impurifican su sangre.

Según esto, cuando oigamos hablar de «infecciones», pensemos siempre en «putrefacciones» elaboradas en un aparato digestivo afiebrado.

En lugar, pues, de perseguir microbios en el cuerpo enfermo, debemos siempre combatir la fiebre interna, refrescando las entrañas y congestionando la piel.

Se comprende, entonces, que la salud del hombre es cuestión de temperatura y equilibrio térmico del cuerpo.

Mi doctrina reconoce la existencia de microbios y bacterias, pero niega que éstos sean la causa del desarreglo funcional del organismo que caracteriza el estado de enfermo, cualquiera que sean sus manifestaciones.

Respirando aire puro, manteniendo buenas digestiones y una actividad eliminadora a través de la piel, los riñones y los intestinos, nadie puede morir, salvo por accidente, aunque viva entre microbios.

Mientras se procura instruir al público acerca de los peligros que el microbio representa para la vida del hombre, poca o ninguna importancia se ha dado a la acción de los parásitos, cuya contaminación es funesta para la humanidad. Como hablaré de ellos más adelante, por ahora sólo señalaré uno de los aspectos de este tema.

La diferencia esencial que existe entre los parásitos y los microbios está en que los primeros se nutren de los alimentos con que se mantiene el individuo que los aloja, o a expensas de su sangre y materias vivas de su cuerpo, como sucede con las lombrices, la triquina, las vinchucas, los piojos y el arador de la sarna. En cambio, los microbios se desarrollan en las putrefacciones de materias orgánicas, las cuales requieren sustancias muertas y temperatura febril. El microbio se nutre de estas materias putrefactas, cuya disgregación favorece, realizando una obra de saneamiento en el cuerpo análoga a la de esas aves que se alimentan de cadáveres en descomposición.

Vemos, pues, que así como los parásitos son elementos de perturbación y muerte para el hombre, los microbios constituyen un aliado de la vida orgánica porque, al nutrirse de sustancias perjudiciales para el organismo, favorecen su eliminación, lo que equivale a ayudar al saneamiento de la sangre y tejido del cuerpo.

Esto se revela en el iris de los ojos de todo enfermo. La presencia de microbios no aparece como anormalidad en el iris; en cambio, los parásitos, como las lombrices y el arador de la sarna, se manifiestan con claras señales de anormalidad, como se explica en mi obra *El iris de tus ojos revela tu salud*.

Ésta es la mejor prueba contra la teoría microbiana como causa de los males del hombre.

El microbio está siempre bien donde se lo encuentre, pues sus actividades y su vida en todo momento se desarrollan en armonía con las leyes inmutables de la Naturaleza. Como acabo de decir, su misión es hacer de policía de los tejidos, devorando sustancias orgánicas muertas en descomposición, introducidas en el organismo por medio de una alimentación cadavérica y derivadas de putrefacciones intestinales, que se acumulan en él como consecuencia de unas deficientes eliminaciones a través de la piel, los riñones y los intestinos.[1]

Las mismas leyes que dirigen el movimiento de los astros, que regulan las estaciones del año y que, mediante el instinto, constantemente guían a los seres irracionales por el camino de la normalidad, colocan al microbio en el lugar que le corresponde para contribuir a la armonía universal, fundamento de la vida.

La enfermedad, que es anormalidad y desorden, no puede tener por causa una acción armónica y ordenada como la que desempeñan los microbios, los cuales obran conforme a la ley natural. Atribuir un efecto anormal, como es la enfermedad, a una acción normal, como la desarrollada por el microbio, es caer en el absurdo de aceptar un efecto contrario a la naturaleza de la causa que lo produce.

El hombre, al culpar al microbio como causante de sus males, no quiere reconocer su propia obra, porque contraviniendo la ley natural cada cual se constituye en el peor enemigo de sí mismo.

El ser racional, para cuya alimentación se han creado las frutas y las semillas de árboles, al abandonar estos alimentos vivos, puros y energéticos, come sustancias cadavéricas y, con ello, acumula en su cuerpo las materias extrañas que el microbio debe eliminar. Olvidando sus propios errores, el hombre culpa al microbio de las putrefacciones que envenenan su sangre, originan sus enfermedades y preparan una prematura y trágica muerte por autointoxicación.

La vida orgánica precisa de la acción microbiana para subsistir y desarrollarse. Sin microbios es imposible la vida vegetal o animal. En efecto, las plantas y los árboles tienen sus raíces en la tierra, pero no se alimentan de este elemento. Si los árboles incorporasen la tierra a su economía, a medida que su tronco se desarrollara irían dejando un hoyo a su alrededor, cuando ocurre precisamente lo contrario. Las raicillas de árboles y plantas incorporan sustancias misteriosas elaboradas por los microorganismos que actúan en la tierra con una temperatura y humedad determinadas.

Un fenómeno análogo sucede con los alimentos que ingieren los animales. No nos alimentamos de lo que comemos, sino de lo que digerimos. Y la digestión es una fermentación microbiana de los alimentos, la cual sólo puede ser benéfica cuando tiene lugar a 37 grados centígrados, temperatura normal del cuerpo humano.

---

1. «¿Cómo es posible que todos los médicos se hayan engañado, durante toda su vida, unánimemente? No hay que tomar por "unanimidad" de opinión lo que sólo es simple "uniformidad" de enseñanza. ¿Qué pueden "opinar" esos jóvenes educados, pendientes sólo de aprender bien la lección que les permita ser luego flamantes "hombres de ciencia"?», Alfred Helsby.

Repito, las plantas y los árboles, por sí solos, son incapaces de incorporar a su economía las sustancias de la tierra. Son los microorganismos que viven en ella los que se encargan de disgregar y elaborar los elementos que la tierra contiene para favorecer su absorción por las raicillas. Se produce así una fermentación microbiana de la tierra, la cual precisa cierto grado de calor y humedad.

También los microorganismos del intestino del hombre disgregan los alimentos en sustancias simples para su incorporación a la economía del cuerpo, mediante una fermentación que, para que sea sana, requiere una temperatura de 37 grados centígrados en el intestino.

El microbio, lejos de atacar al organismo, lo defiende destruyendo las sustancias muertas acumuladas en él.

Según la teoría que atribuye al microbio las enfermedades, un hombre sano puede convertirse en enfermo por una repentina «infección». Sin embargo, la Naturaleza no hace nada a saltos, de manera que, para pasar del estado de salud al de enfermedad, se requiere un proceso de desorganización de desarrollo más o menos largo y lento.

La sangre se impurifica respirando aire impuro, mediante prolongados desarreglos digestivos y un deficiente trabajo eliminador de la piel. Se comprende, entonces, que la enfermedad tiene un origen interno y no extraño al cuerpo.

Conviene no olvidar que toda infección siempre implica la existencia de dos factores previos en el organismo afectado: un terreno impuro, formado por la acumulación de materias orgánicas muertas, introducidas mediante una nutrición malsana y, además, una temperatura febril, adecuada para la descomposición, fermentación y putrefacción de las materias extrañas a los tejidos vivos del cuerpo.[2]

Si falta el terreno impuro o la temperatura de fiebre interna, no hay posibilidad para el desarrollo de una infección microbiana. Es esto lo que vemos cada día: durante el invierno, una casa desaseada está libre de pulgas, moscas, cucarachas y otros insectos que se crían en las inmundicias por falta del calor adecuado y, aun cuando el tiempo sea caluroso, en una casa limpia tampoco se desarrollan esos huéspedes.

También en el hogar se comprueba que, en un día de calor de verano, la olla de comida que se deja de la mañana a la noche se avinagra y entra en

---

2. Pasteur, en sus últimos días, reflexionando sobre el problema de la enfermedad, decía: «Bernard tenía razón: el germen no es nada, el terreno lo es todo».

De jóvenes, por consejo paterno, aplicábamos una telaraña sobre nuestras heridas. Esas telarañas, extraídas de los rincones más desaseados de la casa, estaban cubiertas de polvo y cadáveres de insectos, pero jamás «infectaron» nuestras heridas, que sanaban rápidamente con ellas. Ningún peligro existía con tan sucia intervención; nadie pensó en ello porque aún no había sido conquistada la inagotable credulidad del público con la teoría microbiana, entonces desconocida, y tan difundida hoy. Hablo de setenta años atrás.

fermentación pútrida. Para evitar este inconveniente se ha inventado el refrigerador, porque al combatir el calor se evita la putrefacción.

Con lo expuesto es fácil comprender que, si en un cuerpo enfermo se desea combatir una «infección» microbiana, bastará con favorecer la eliminación, a través de la piel, los riñones y los intestinos, de las impurezas acumuladas en él y combatir la fiebre interna del vientre. Y no cazar microbios con venenos.

Los síntomas agudos de toda «infección» sólo nos revelan la «fermentación» del terreno impuro, existente con anterioridad en el cuerpo afectado. Esta fermentación, como requiere una temperatura de fiebre interna, se favorece con el enfriamiento de la piel, que concentra el calor en el interior del vientre. Así se explica que surjan los resfriados y vayan unidos a «infecciones intestinales», las cuales son propiamente «putrefacciones intestinales», compañeras inseparables de toda dolencia.[3]

El argumento que se hace valer para probar que el microbio produce la enfermedad es éste: si te inyectamos el espiroqueta, te aparecerá la sífilis, y lo mismo puede decirse de la tuberculosis u otro mal. Sin embargo, este argumento sólo prueba que el microbio ha encontrado un terreno favorable para su desarrollo. Es decir, que ya existía el enfermo ignorado cuando se inoculó la bacteria, la cual ha puesto en fermentación el terreno malsano existente, dando lugar a los diversos síntomas, calificados de sífilis o tuberculosis. Esto está demostrado por la iriología, que revela que la llamada sífilis, como la tuberculosis o el cáncer, es un estado crónico de gran impurificación orgánica por malas digestiones permanentes. Por otra parte, conviene saber que los microbios no pueden vivir separados del terreno malsano que disgregan, de manera que para inocularlos, deben ir en el virus en que se cultivan. Así, lo que produce la enfermedad del individuo inoculado es el envenenamiento de su sangre por esta ponzoña, y no por el microbio.

Los vientres afiebrados y pletóricos de inmundicias en putrefacción constituyen un ambiente propicio para la vida y el desarrollo de los

---

3. El célebre bacteriólogo ruso Metschincoff, del Instituto Pasteur de París, después de prolongadas investigaciones, llegó a la conclusión de que la vida humana termina debido a las «putrefacciones intestinales» del individuo. También éstas son causa de vejez prematura.

Equivocadamente, este sabio de laboratorio atribuye las referidas putrefacciones a la acción de los microbios, cuando la verdad es que son efecto de la fiebre del aparato digestivo. Con temperatura normal del interior del vientre no pueden producirse fermentaciones pútridas de los alimentos y, por tanto, no hay putrefacciones.

Hemos visto que este fenómeno se observa en el hogar. En un día caluroso de verano, la dueña de la casa constata que los alimentos dejados de la mañana a la noche se corrompen por fermentación pútrida. Se evita esto colocando los alimentos en un lugar fresco o en un refrigerador.

También refrescando el aparato digestivo del hombre se evitarán las putrefacciones intestinales que erróneamente se atribuyen a la acción de los microbios, denominándolas «infecciones».

Mi sistema constituye una verdadera refrigeración del aparato digestivo, con lo que se evita la muerte debido a las «putrefacciones intestinales» de las que habla Metschnicoff.

diferentes microbios, cuyas especies varían como las lombrices, según la calidad del terreno y la temperatura. Así, en el intestino a 37 grados, tenemos los benéficos bacilos de la digestión. A medida que se afiebra el vientre, aparecerán los dañinos microbios de la putrefacción y, por fin, los de la intoxicación, como en el tifus abdominal.

A 37 grados centígrados, en el cuerpo humano no hay virulencia en ningún microbio. Es decir, los microbios virulentos que, con sus toxinas, atacan la vida del organismo, se desarrollan todos a temperatura de fiebre, es decir, a más de 37 grados. Cuanto mayor es la fiebre, más tóxicos son los microbios, porque se alimentan de materias más corrompidas y, a su vez, eliminan más venenos; por tanto, más peligrosa es su presencia en el cuerpo enfermo. Se deduce de aquí que, para salvar al paciente de la intoxicación microbiana, debemos combatir su fiebre, en lugar de perseguir los microbios.

Toda «infección microbiana» desaparecerá mediante el refrescamiento del interior del vientre del enfermo y la actividad eliminadora a través de la piel, los riñones y los intestinos.

No hay forma de probar con lógica, vale decir, científicamente, que una infección que implica impurificación orgánica, pueda desaparecer introduciendo en el cuerpo tóxicos en drogas, sueros, vacunas e inyecciones, los cuales, en todo caso, agravarán la impurificación existente, atacando más fácilmente la vida del cuerpo que la del microbio que se persigue.

Cuando oigamos hablar de infecciones, no olvidemos que implican la putrefacción de materias orgánicas muertas en un organismo afiebrado.

El origen y la naturaleza de toda dolencia es la putrefacción intestinal, y no la infección.

INFECCIÓN Y PUTREFACCIÓN

La infección equivale a corromper por acción extraña al organismo, y la putrefacción, a pudrirse por causa íntima, propia del cuerpo afectado.

En otros términos, la infección viene de afuera y la putrefacción actúa desde el propio vientre del enfermo. Para la medicina profesional, las llamadas enfermedades son resultado de una infección microbiana, aunque no se conozca o constate la presencia del bacilo culpable.

Así, en la viruela se habla de «infección» a pesar de la inexistencia del microbio que debe transmitir el mal. Esta dolencia se clasifica entre las llamadas enfermedades infecciosas y se pretende evitar que se propague mediante la vacuna antivariólica.

Mientras que, para la medicina ortodoxa, la viruela es transmisible por «infección» de un enfermo a una persona sana, aun cuando en esta dolencia no intervienen ni microbios ni parásitos, para la Doctrina Térmica constituye una crisis purificadora, que supone una activa defensa orgánica en el paciente, dirigida a expulsar de su cuerpo materias corrompidas que se han acumulado en él. De ahí la producción de pústulas supurantes, característica de esta crisis purificadora.

En efecto, las viruelas son pústulas o granos que aparecen en la piel de todo el cuerpo y que maduran secretando materias corrompidas acumuladas en el organismo enfermo. Esta crisis sólo es posible si existe sangre maleada por herencia o putrefacciones intestinales crónicas.

Sabemos que, en su acción defensiva, la sabia Naturaleza, regida por leyes inmutables, siempre actúa en defensa de la salud y la vida de todo ser viviente. Las mismas leyes que dirigen el movimiento de los astros, el instinto maravilloso de los seres irracionales y la vida vegetal, ordenan la vida fisiológica del cuerpo humano. De ahí que toda actividad natural de nuestro organismo esté dirigida a mantener, defender o recuperar su salud y su vida, mediante las defensas orgánicas que obedecen a las leyes de la Naturaleza de la que formamos parte.

Tanto la temida viruela como todas las afecciones eruptivas de la piel, conocidas con los nombres de sarampión, alergias, escarlatina, erisipela, forunculosis, roseola sifilítica, urticaria, llagas, chancros, postemas, etc., revelan actividades defensivas de organismos generalmente jóvenes, los cuales poseen suficiente vitalidad para provocar en la superficie del cuerpo crisis eliminadoras de materias corrompidas, acumuladas en su interior por herencia de sangre maleada o por putrefacciones intestinales crónicas.

Según esto, en estas actividades purificadoras, actúa la propia fuerza del organismo afectado, que expulsa al exterior materias extrañas y perjudiciales a su economía. Se explica así que no exista microbio causante de la viruela, como tampoco se ha descubierto el bacilo responsable de las demás nombradas fiebres eruptivas.

En todas estas crisis, se trata de una acción que actúa del interior al exterior del cuerpo, a la inversa de toda infección, que lo hace de fuera hacia dentro.

Se dirá que es innegable que la vacuna preserva de la viruela, como lo afirma la propaganda médica. Sin ánimo de polemizar sobre este punto, sostengo que la vacuna tiene la triste propiedad de paralizar las defensas orgánicas, porque debilita la vitalidad nerviosa encargada de proteger la salud del cuerpo. Sabemos que el sistema nervioso es el dueño de la casa del organismo y, como buen padre de familia, está atento a todas sus necesidades y siempre dispuesto a defender la salud y la vida. Si este fiel y diligente poder vital es víctima de la acción debilitante y mortífera de vacunas, sueros o inyecciones, deja de actuar como fuerza defensiva, como le sucedería al jefe de un hogar adormecido por intoxicación alcohólica.

Pero a la Naturaleza sólo se la vence sometiéndose a sus leyes inmutables. Al sofocar, paralizar o evitar la defensa orgánica que procura expulsar del cuerpo aquello que le resulta perjudicial mediante erupciones en la piel, se le obliga a retener lo malsano que, en combinación con la ponzoña de la vacuna o los venenos de inyecciones o sueros, acortan la vida del sujeto, conduciéndolo a una miserable existencia cargada de achaques y dolores.

Se explica así el carácter maligno de la viruela y demás fiebres eruptivas, que, tratadas según la Doctrina Térmica, dejan el cuerpo libre de materias extrañas y, por tanto, en mejores condiciones de salud que antes de la crisis.

El concepto médico, que atribuye la alteración o pérdida de la salud a una infección microbiana que actúa desde el exterior, es, pues, equivocado y engañoso. Precisamente, el accidente se diferencia de la enfermedad en que mientras que el primero tiene una causa ajena al cuerpo afectado, la segunda es consecuencia de una causa íntima que siempre parte del vientre afiebrado del enfermo, como lo revela el examen del iris de los ojos, observado según mi Doctrina Térmica.

Las llamadas «infecciones» sólo pueden referirse a los parásitos y nunca a los microbios. Una persona se puede infectar con sarna, lombrices, ladillas, vinchucas, piojos, etc., pero no con microbios, que necesitan encontrar un terreno impuro y una temperatura febril en el cuerpo para prosperar. También en el reino vegetal las infecciones son obra de parásitos y jamás de microbios. Las vacunas, los sueros, las inyecciones e, incluso, las transfusiones de sangre son verdaderas «infecciones», porque corrompen el organismo por una acción ajena a él. Lo mismo puede decirse del aire envenenado o de los alimentos tóxicos.

Si evitamos las putrefacciones intestinales, mediante el equilibrio térmico del cuerpo, evitaremos también las llamadas infecciones microbianas, por falta de temperatura y terreno adecuado para la vida del bacilo. A su vez, el proceso putrefacto necesita una temperatura febril en las entrañas del enfermo. Esta temperatura malsana generalmente escapa al termómetro, pero siempre es revelada por el iris de los ojos del paciente, como lo explica mi Doctrina Térmica.

Con lo expuesto se comprende la sabiduría de este aforismo de Kuhne: «No existe enfermo con buena digestión ni persona sana con mala digestión». Tampoco existe enfermo sin fiebre gastrointestinal, según el mismo sabio, aunque ésta no sea registrada por el termómetro.

Es la putrefacción, pues, y no la infección, el origen y la naturaleza de toda dolencia del hombre. De ahí también la unidad de todas las enfermedades que sufre la humanidad. Las vacunas, los sueros, las inyecciones e, incluso, las transfusiones de sangre son verdaderas «infecciones» porque corrompen el organismo por acción ajena a él. Lo mismo puede decirse del aire envenenado o de los alimentos tóxicos.

Capítulo 15

La Naturaleza cura colocando al cuerpo en equilibrio térmico

Existen remedios para toda clase
de enfermedades, menos para tener salud.

Manuel Lezaeta

Hemos visto que la ley de la vida involucra a la defensa. De ahí que nuestro organismo tienda siempre hacia la normalidad, y las llamadas enfermedades sean reacciones o crisis curativas que, favorecidas en su tendencia purificadora, mantendrán la vida normal del individuo, es decir, su salud integral.

Así como los vicios se curan con virtud y la pobreza con riqueza, también la enfermedad sólo puede desaparecer con la salud.

Sabemos que curar es normalizar las funciones orgánicas, para lo cual nada tenemos que hacer con los microbios y remedios, sino con la temperatura.

Curar es deshacer la enfermedad y, como ésta es una alteración funcional del organismo, para volver a la salud es preciso restablecer su normalidad funcional, la cual requiere el equilibrio térmico del cuerpo.

Un sabio aforismo dice: «La Naturaleza es la que cura». Según esto no existe agente de laboratorio o preparado de farmacia capaz de restablecer la salud perdida. En otros términos, puesto que toda dolencia tiene una causa interna, propia del enfermo, ésta sólo puede desaparecer modificando su origen mediante una actividad también interna, propia del organismo afectado.

Se explica así el fracaso de las drogas, los sueros, las vacunas, las inyecciones, las hierbas, la homeopatía, la cirugía, la radiología, las aplicaciones eléctricas, las transfusiones de sangre, los masajes, etc., elementos y actividades incapaces de restablecer la salud perdida, porque no atienden a la función orgánica, sino al síntoma del desarreglo funcional.

Pero la Naturaleza no siempre cura, como lo demuestran las defunciones de personas en las más diversas edades de la vida.

Pues bien, este vacío lo llena mi doctrina, agregando: «La Naturaleza cura, es decir, restablece la salud, siempre que coloquemos el cuerpo en equilibrio térmico».

El organismo restablece su normalidad funcional, que es la salud, con una temperatura uniforme de 37 grados, tanto en su interior como en su superficie. Porque la salud es una buena digestión que precisa una temperatura adecuada en el aparato digestivo; porque la salud es una normalidad respiratoria que sólo es posible con 70 pulsaciones en un adulto; porque la salud es un trabajo activo de la piel, que exige una temperatura de 37 grados también.

La vida civilizada desequilibra diariamente las temperaturas del cuerpo humano, debilitando el calor natural de su piel y afiebrando sus entrañas, como se ha visto. De ahí que sólo sea posible normalizar el desarreglo funcional produciendo fiebre curativa en la piel y refrescando las entrañas. Así, pues, en todo enfermo, mi sistema se dirige a afiebrar la piel y a combatir la fiebre de las entrañas.

Nadie cura a nadie, ni existe remedio con propiedades curativas, porque la salud y la enfermedad son los resultados de nuestros propios actos de cada día, sometidos o no a la ley natural. La enfermedad que se gestó con un régimen anormal de vida sólo puede alejarse mediante un régimen de vida sana, que mantenga el equilibrio térmico del cuerpo. Se comprende así que lo que da salud cura la enfermedad.

De ahí que el primer agente de salud sea la propia voluntad del individuo. Si el enfermo carece de voluntad para actuar por sí mismo en el restablecimiento de su salud, hasta el mejor tratamiento fracasará.

Todas las drogas, vacunas, sueros, inyecciones o agentes como la cirugía, electricidad o radiaciones son ineficaces para restablecer la salud, porque no actúan en el sentido de normalizar la digestión y activar las eliminaciones, sino que su acción se reduce a combatir el síntoma o manifestación del desarreglo funcional del organismo afectado. El efecto que se persigue con estos procedimientos artificiales es estimular o calmar, de un modo pasajero, la actividad orgánica manifestada mediante el dolor, las erupciones, la fiebre, las diarreas, la tos, los tumores, las secreciones, etc., con lo que sólo se obtiene la inhibición de las defensas naturales del cuerpo, lo cual lo imposibilita para salir de la anormalidad, transformando así la enfermedad aguda, de fácil curación, en enfermedad crónica, siempre incurable para la medicina que usa tales medios.

Pero estos procedimientos artificiales no sólo traban y paralizan la acción defensiva de la Naturaleza, sino que son fuente de nuevos trastornos orgánicos, pues las sustancias extrañas que, en forma de drogas, inyecciones, vacunas, sueros, etc., se introducen en la sangre y los tejidos del cuerpo humano, lejos de favorecer la actividad de éste, perturban sus reacciones nerviosas y circulatorias, cuando no atacan la vida misma de las células, como sucede con venenos tan potentes como el arsénico, el mercurio y toda clase de derivados de metales. Esto último ocurre también con las aplicaciones de electricidad, rayos X o radiaciones.

Se ha ido tan lejos en el camino de la medicina de botica que es frecuente descubrir, por el examen del iris de los ojos, una enfermedad no considerada por el facultativo: la intoxicación medicamentosa.

Este mal, en el que insensible e inconscientemente caen algunas personas, es de tal gravedad que, con frecuencia, he visto iris de buena contextura en organismos más o menos paralizados por obra de la acción deprimente de la vitalidad orgánica que caracteriza a todo tóxico.

Puesto que la vida es actividad nerviosa, el agente que deprime y aletarga esta actividad, como el veneno de drogas o inyecciones, no es un elemento de vida, sino de muerte.[1]

Pero, del mismo modo que los enemigos más peligrosos empiezan por halagar a su víctima para poder desarrollar su acción nefasta, también los venenos de las drogas engañan y traicionan a los enfermos con un pasajero bienestar que, antes o después, se transforma en mayor desdicha, hasta aletargar la vida misma.

De todas las enfermedades que pueden afectar a una persona, ninguna es más peligrosa y rebelde que la intoxicación medicamentosa.

Naturalmente, la mutilación de las entrañas aleja definitivamente de la salud, porque es imposible normalizar el trabajo de un reloj sacándole una ruedecilla.

Esto se comprende si se tiene en cuenta que toda dolencia o enfermedad natural representa siempre una acción defensiva de la naturaleza del enfermo, la cual, secundada por los agentes naturales, restablecerá la armonía perdida

---

1. Se ha dicho que la Doctrina Térmica que enseño es un error porque la vida orgánica depende del sistema nervioso y no de las temperaturas del cuerpo. Contesto que puesto que la energía nerviosa es una fuerza análoga a la electricidad, y ésta sólo la podemos controlar por sus efectos o manifestaciones, el calor es su atributo más fácil de apreciar.

en el organismo. Pero, la enfermedad artificial que producen los tóxicos, lejos de ser una reacción defensiva de la Naturaleza, se traduce en un debilitamiento de la fuerza vital; y, como esta fuerza es la única capaz de obrar la curación o vuelta a la salud del enfermo, ésta no se produce porque el agente curativo ya no tiene poder en el organismo.

Tenemos, por ejemplo, un dolor de cabeza: la persona afectada recurre a la aspirina o a cualquier otro preparado de botica terminado en «ina», y, tras ingerir el «medicamento», al poco rato habrá notado la desaparición de su dolor. ¿Se ha «curado» la enfermedad de la cabeza? No, porque no se ha eliminado la causa, que siempre es interna y su origen está en el vientre; pero el dolor, que era una reacción defensiva de la Naturaleza, ha desaparecido por el envenenamiento de la célula nerviosa, cuya actividad, manifestada en el dolor, ha sido paralizada por la acción deprimente del tóxico inyectado o ingerido. En este caso, los nervios sensitivos han perdido el control de sus funciones, como le ocurre a un borracho que no puede andar, ver o hablar con normalidad a causa de la intoxicación alcohólica.

A medida que se recurre a las drogas, el organismo se va haciendo menos sensible al efecto del veneno, cuya dosis es preciso aumentar cada vez, y así se va cayendo en la intoxicación medicamentosa que arruina la vitalidad del organismo.

Si la enfermedad aguda representa una defensa activa de la naturaleza y la enfermedad crónica supone una impotencia defensiva por debilitamiento de la fuerza vital, se comprende que las drogas, los antibióticos, las inyecciones, las vacunas, los sueros o los rayos X, aletargando la energía orgánica, supriman los síntomas activos que caracterizan los estados agudos de la enfermedad, con lo que, sin eliminarse la enfermedad, ésta pasa de ser aguda curable a crónica incurable.

Otro ejemplo: un joven es víctima de una blenorragia. Con el tratamiento abortivo del síntoma que suprime la supuración uretral, la cual es una defensa orgánica, lejos de eliminarse el mal se impide la acción curativa de la Naturaleza. Inyectando en la sangre venenos que paralizan las supuraciones que permitían al organismo expulsar de su interior las materias corrompidas acumuladas en el bajo vientre, se concentran en la sangre y en el interior del cuerpo las inmundicias que éste procuraba expulsar.

El facultativo, al considerar equivocadamente la supuración uretral como enfermedad, la ha sofocado paralizando las defensas orgánicas por medio de los venenos inyectados. Si esa supuración fuera dañina y constituyera la enfermedad que se trataba de combatir, quedaría a la vista el triunfo del facultativo al suprimir el flujo uretral. Pero, como nuestro organismo está regido por leyes inmutables que lo dirigen a obrar siempre en su defensa, y jamás en su perjuicio, el proceso supurante, lejos de ser perjudicial, era una acción salvadora de la Naturaleza que estaba destinada a purificar el cuerpo de las inmundicias largo tiempo acumuladas, sobre todo en el bajo vientre, mediante una vida innatural de crónicos desarreglos digestivos. Suprimido el síntoma de la dolencia, desaparecido el flujo uretral o vaginal, considerado como peligroso y dañino, médico y enfermo se regocijan juntos, proclamando el triunfo de la ciencia.

Sofocada así la obra defensiva de la Naturaleza al haber paralizado la expulsión de la materia corrompida, ésta desarrolla en el interior del organismo su obra corrosiva, intoxicante y destructora, produciendo una depresión general de la energía vital y trastornos variables en el cerebro, sistema nervioso y circulatorio, hígado, riñones, estómago, pulmones, corazón, etc., y, especialmente, inflamaciones de próstata, ovarios y matriz.

Al cabo de un tiempo, mayor o menor según la vitalidad que posea el enfermo, llega un momento en que éste agota su resistencia orgánica, produciéndose la muerte prematura y violenta, casi siempre por derrame cerebral, ataque nervioso o afección renal.

Pero nuestro joven no murió de gonorrea, y ahí está el triunfo del facultativo: ¿qué cargo se puede hacer a éste si el antiguo paciente con gonorrea, algunos años después, ha muerto del corazón o del cerebro...?

El hombre ignorante se conforma con apartar la vista de la dolencia, consecuencia de lo que cada día realiza con una vida de errores y vicios, recurriendo al facultativo para que con la droga o inyección estimulante o calmante habilite nuevamente su cuerpo para continuar una existencia en conflicto constante con la ley natural. Pero a la Naturaleza no se la engaña con recursos artificiales, y sólo se la vence sometiéndose a sus leyes inmutables.

Si las drogas, los sueros, las vacunas y las inyecciones de toda clase, lejos de sanar a los enfermos, dificultan toda curación verdadera, las operaciones quirúrgicas son la negación misma del arte de curar. Su práctica sólo es aceptable en caso de accidente.

No se necesita insistir mucho para que el lector se dé cuenta de que si un órgano o miembro de nuestro cuerpo es extraído o mutilado, es porque no se le ha sabido curar. Sin embargo, dado el medio en que se desarrolla la acción del médico-cirujano, justificamos los procedimientos operatorios, pues las personas que no quieren cultivar la salud por no contrariar gustos y placeres morbosos deben librarse de sus achaques de cualquier manera.

Nuestra crítica, pues, va contra el sistema, y no contra los médicos personalmente, pues éstos hacen lo que el público les paga, y este público tiene lo que merece.

Es preciso convencerse de que la salud es el tesoro más valioso que podemos poseer, y sólo puede adquirirlo y conservarlo el propio interesado, llevando una vida consciente y sometida a la ley natural. Una vez producida la enfermedad, hay un solo camino para recuperar la salud perdida: deshacer el camino extraviado y volver a la vida juiciosa y ordenada de la ley natural.

El fanatismo médico hoy imperante y el culto a las drogas, sueros vacunas, inyecciones, rayos X y operaciones quirúrgicas debe desaparecer, y el hombre ha de abrir los ojos a la luz de la lógica y de la razón, la cual nos dice que la salud no puede obtenerse mediante agentes mortíferos como el veneno, base de tónicos, drogas e inyecciones, y el bisturí, que extirpa lo que no sabe curar. Lo mismo puede decirse del fuego y de la electricidad, y más aún de las radiaciones.

Convertida la medicina medicamentosa en el arte de cazar microbios dentro del cuerpo humano, se olvida del organismo en que opera, amenazando su vida con los tóxicos que en él introduce.

Para que el lector aprecie la diferencia de criterio que guía los diversos sistemas de curación, voy a poner un ejemplo.

Supongamos una casa plagada de bichos, como cucarachas, moscas, pulgas, chinches, etc., y su dueño, empeñado en terminar con esta verdadera infección, busca un técnico de la escuela alópata, el cual, siguiendo la teoría microbiana, instala en dicha casa un laboratorio de venenos para hacer diarias y repetidas fumigaciones e irrigaciones de suelos, paredes y techos. Al principio, parece asegurado el éxito del procedimiento, pues por todas partes se encuentran cadáveres de los incómodos huéspedes, pero pronto vuelven a presentarse los enemigos, que, aunque de nuevo son extinguidos con los venenos, reaparecen periódicamente . El propietario, que ha constatado deterioros en pinturas, paredes y maderas del edificio, sin que éste quede libre de la infección, resuelve cambiar de sistema y encarga a un técnico naturista el saneamiento de su casa. Éste, que sabe que el microbio no vive sino de impurezas y suciedades, hace un aseo esmerado de suelos, techos, paredes y rincones de las habitaciones y dependencias, sin atacar directamente a los insectos enemigos, y consigue en poco tiempo dejar la casa permanentemente libre de los incómodos huéspedes, sin producir deterioros en el edificio.

Con este vulgar ejemplo se explican los criterios alópata y naturista para buscar el saneamiento o purificación del organismo enfermo, es decir, su curación. La medicina alópata se empeña en perseguir al microbio, al que cree causante de las enfermedades, y, por destruirlo, arruina y mata el organismo donde se asila. En cambio, mi doctrina, que en el microbio sólo ve un efecto de la enfermedad originada por una acumulación de inmundicias en el cuerpo, procede a limpiar el organismo, quitando así al microbio el terreno favorable para su desarrollo, con lo que desaparece la dolencia, constituida por la impurificación orgánica, y también su efecto, el microbio.

El error de atribuir al microbio el origen de la falta de salud y de buscar su restablecimiento mediante drogas, antibióticos, sueros, vacunas, inyecciones, electricidad y operaciones quirúrgicas es denunciado gráficamente por la Naturaleza a través del iris de los ojos de los enfermos, víctimas de esos procedimientos, como queda explicado en mi obra *El iris de tus ojos revela tu salud*.

Coloquemos el cuerpo enfermo en equilibrio térmico, y su propia naturaleza lo regenerará integralmente mediante buenas digestiones y una activa eliminación a través de la piel.

Recordemos siempre este punto de vista: «Curar, no; normalizar, sí», produciendo en todo caso fiebre curativa en la piel del enfermo y refrescando el interior de su vientre, siempre consumido por la fiebre destructiva. De este modo, restableceremos la normalidad funcional del organismo, su salud integral, cualquiera que sea el nombre de la dolencia.

No olvidemos que el mejor «remedio» es una buena digestión, la cual sólo es posible mediante el equilibrio térmico del cuerpo.

Tengamos presente que lo que da salud cura la enfermedad. Es decir, ésta, que es un desarreglo funcional del organismo, sólo puede desaparecer restableciendo la normalidad perdida. Y ya sabemos que esta normalidad sólo es posible mediante un equilibrio térmico del cuerpo.

Capítulo 16

La nutrición

Que tu alimento sea tu medicina y
que tu medicina sea tu alimento.

Hipócrates

La nutrición constituye la función fundamental del proceso vital. Mediante ella se forma y conserva el cuerpo.

Es preciso proporcionar a nuestro organismo los materiales para su mantenimiento y desarrollo, renovando constantemente este suministro, ya que el desgaste de la maquinaria humana y el consumo de sustancias y energías se hace sin interrupción de día y de noche. La nutrición, pues, desarrolla, mantiene y repara nuestro cuerpo, y también alimenta su actividad de cada momento.

Así como la vida representa un constante consumo de energías y un desgaste ininterrumpido, la nutrición, que está destinada a atender a estas necesidades de nuestro organismo, no puede interrumpirse ni un momento sin poner en peligro la existencia.

Vivimos nutriéndonos, y de la calidad de los elementos que incorporamos a nuestro organismo depende la calidad de su sangre y tejidos, y también la actividad y normalidad de sus funciones.

El cuerpo humano tiene tres vías destinadas a incorporar los materiales y energías que necesita para vivir: los pulmones, la piel y el tubo digestivo. La nutrición es, pues, pulmonar, cutánea e intestinal. También por estas mismas vías, junto a los riñones, el cuerpo expulsa los residuos del desgaste orgánico.

No es posible que haya normalidad digestiva si esta normalidad no existe en la piel y los pulmones. Del mismo modo, los desarreglos digestivos trastornan las funciones generales del organismo y, en especial, el trabajo de la piel y de los pulmones.

Toda alteración en las funciones de nutrición, recarga de impurezas nuestro organismo y hace más trabajosas las funciones de eliminación. En cambio, la normalidad de la nutrición implica eliminaciones también normales. De ahí que la normalidad general en las funciones orgánicas, es decir, la salud, dependa en definitiva de la nutrición.

No olvidemos nunca que tanto las funciones de nutrición como de eliminación sólo pueden ser normales a 37 grados centígrados, temperatura que debe ser uniforme tanto en la piel como en el interior del aparato digestivo.

La higiene natural o ciencia de la salud se limita a enseñar al hombre a nutrirse correctamente con aire puro en todo momento, no sólo por los pulmones sino también por la piel. Además, con alimentos naturales crudos, como frutas, semillas, nueces, avellanas y ensaladas de hojas, tallos o raíces. Es indispensable mantener activa la piel, cuyas funciones son análogas a las de los pulmones y riñones, y permitir su constante ventilación con ropas ligeras y estimulándola diariamente con el frío del agua, el aire fresco y la acción energética de la luz y del sol.

Como se explicará más adelante, mi Lavado de la Sangre es una aplicación insustituible para activar el trabajo de la piel en los adultos y enfermos crónicos.

NUTRICIÓN PULMONAR

Los pulmones desempeñan una función de tal importancia que si se interrumpe ésta unos minutos, produce la muerte de una persona.

El hombre puede vivir sin alimentos estomacales durante cuarenta o más días, pero no puede conservar la vida si deja de respirar unos minutos.

El aire que se respira debe ser siempre puro y no hemos de olvidar que respiramos por día hasta seis veces más aire en peso que alimentos sólidos y líquidos ingerimos.

El aire puro es el alimento de los pulmones, y el primero de los alimentos y de los «medicamentos».

En efecto, el aire es alimento porque con él introducimos en nuestro cuerpo energías atmosféricas, sin las cuales la vida orgánica no puede existir, y también sustancias gaseosas, como el oxígeno y el nitrógeno, que en los pulmones se combinan con la sangre, nutriéndola y purificándola.

El aire también es «medicamento», porque transforma en los pulmones la sangre venosa e impura en sangre arterial y pura.

Para que el aire sea un alimento conveniente a las necesidades de nuestro organismo y un medicamento eficaz como purificador de la sangre en los pulmones, es preciso que sea puro, es decir, que tenga una composición normal, tal como la Naturaleza nos lo ofrece, libre de contaminaciones malsanas y exento de olores y emanaciones corrompidas, sin estar mezclado con gases tóxicos, polvo, humo u otras materias extrañas.

El aire puro se encuentra fuera de las poblaciones y lejos de las fábricas, en las playas, en el campo o en las montañas.

La proximidad de los bosques, especialmente de pinos o eucaliptos, nos ofrece un aire cargado de aromas saludables y, en general, el aire soleado del campo, playa o montaña es el que nos proporciona una mayor cantidad de elementos útiles y aprovechables, y está también más exento de materias impuras y perjudiciales.

Para aprovechar los elementos revitalizadores del aire puro es preciso saber respirar. Las personas que llevan una vida sedentaria y hacen poco ejercicio físico puede decirse que respiran a medio pulmón, porque las vesículas receptoras del aire sólo se despliegan con respiraciones profundas y prolongadas.

La nutrición pulmonar, para que sea adecuada, exige, además de aire puro en todo momento del día y de la noche, respirar amplia y profundamente. Esto se obtiene con el ejercicio físico y, especialmente, por medio de excursiones a pie, y mejor con ascensiones a montañas.

El ejercicio físico al aire libre es, pues, el mejor aliado de una buena nutrición pulmonar.

Las personas que estén incapacitadas para el movimiento al aire libre pueden hacer en su casa, frente a una ventana o puerta abierta, gimnasia respiratoria. Con la boca cerrada, introduciendo pausadamente el aire por la nariz, se procura respirar con amplitud, elevando el pecho, para lo cual conviene apoyar las manos en las caderas y, afirmando éstas, elevar los hombros.

Estas respiraciones en forma de suspiros profundos permiten desplegar ampliamente los pulmones, intensificando en ellos la oxidación de la sangre y expulsando abundantes materias gaseosas perjudiciales para el organismo.

Estas respiraciones profundas deben repetirse con frecuencia a lo largo del día, y se recomiendan especialmente por la mañana al levantarse y antes de irse a dormir. Unos pocos minutos diarios de estos ejercicios respiratorios favorecen la purificación del fluido vital, incorporan al organismo gran cantidad de energías que la atmósfera posee y expulsan del cuerpo abundantes materias perjudiciales para la vida orgánica.

Además, las respiraciones profundas activan la circulación de la sangre en el cuerpo, pues los pulmones son los órganos que sirven de bomba aspirante e impelente del fluido vital, y el corazón desempeña sólo el papel de regulador de la circulación sanguínea.

La respiración profunda y satisfactoria es una señal de salud en estos órganos; a la inversa, la persona que tiene lesionados o congestionados sus pulmones no consigue realizar suspiros profundos y satisfactorios.

De una buena respiración depende, pues, la parte más importante de la nutrición de nuestro organismo, y también de ella se deriva un riego sanguíneo normal en los órganos y tejidos del cuerpo.

El aire debe llegar a los pulmones a través del tubo respiratorio, que comienza por la nariz. Para que las respiraciones sean normales deben hacerse con la boca cerrada. La persona que respira por la boca acusa algún tipo de anormalidad en los pulmones, nariz o garganta.

Dormir con la ventana abierta, durante todo el año, es el medio más seguro de garantizarse una buena nutrición pulmonar y, por tanto, de conservar una excelente salud y tener una larga vida.

Si el aire puro es necesario para conservar la salud, más indispensable es todavía para recuperarla, pues el enfermo necesita más que nadie incorporar a su economía elementos de vida y expulsar de su cuerpo las impurezas que malean su sangre y perturban sus funciones orgánicas.

De ahí la necesidad que existe de que la habitación del enfermo permanezca ventilada día y noche, aun en tiempo frío. También es preciso evitar en el dormitorio todo foco de impurificación del aire, como ropas usadas, tiestos sucios, materias orgánicas de fácil descomposición, plantas, flores, etc.

Al igual que todos los órganos del cuerpo humano, los pulmones en su desarrollo y funcionamiento dependen del proceso digestivo. Un vientre repleto o cuyo contenido está en fermentación, que presione el diafragma —la membrana que sirve de tabique de separación entre los órganos del pecho y los del vientre—, reduce la capacidad respiratoria, ya que no permite una respiración amplia, satisfactoria y completa.

Por otra parte, los vapores que se desprenden del vientre, como consecuencia de fermentaciones pútridas en el intestino afiebrado, suben a través de los tejidos porosos, penetrando en los pulmones, y ahí se condensan por efecto de la diferencia de temperaturas, depositándose estas materias orgánicas en el vértice de estos órganos, ya que allí hay menos ventilación y una circulación sanguínea más débil.

Las materias orgánicas allí depositadas, al dificultar más la circulación del aire y de la sangre en los tejidos pulmonares, debilitan progresivamente su vitalidad y resistencia, preparando el camino para las afecciones de estos órganos.

El examen del iris de los ojos de todo enfermo de los pulmones siempre denuncia un estado más o menos avanzado de antiguos, graves y prolongados desarreglos digestivos.

Por fin, haré notar, una vez más, que la fiebre interna, común a todo enfermo en grado variable, al acelerar el ritmo cardíaco, congestiona los tejidos pulmonares, reduciendo su capacidad de aire. De ahí la disnea y angustia respiratoria de las víctimas de afecciones febriles intensas.

NUTRICIÓN CUTÁNEA

Así como no existe enfermo con buena digestión, tampoco hay enfermo con buen funcionamiento de la piel. Una piel pálida y fría supone mucosas intestinales irritadas, afiebradas y congestionadas, es decir, enfermas. Y, a la inversa, una piel caliente por buen riego sanguíneo revela mucosas sanas en el aparato digestivo.

Como se ha dicho, nuestro cuerpo posee dos envolturas: la piel, que nos protege del ambiente que nos rodea, y la mucosa, que tapiza las cavidades interiores del organismo desde la boca, la nariz, los ojos y los oídos hasta el ano y las vías genitourinarias.

La piel y la mucosa son porosas, es decir, poseen innumerables agujeritos, llamados poros.

A través de los poros de la piel el organismo absorbe sustancias beneficiosas y energías atmosféricas contenidas en el aire, y también expulsa las materias perjudiciales para la vida orgánica, ya sea mediante la transpiración o la simple exhalación.

La piel, como los pulmones y el aparato digestivo, es al mismo tiempo un órgano de nutrición y de eliminación. Desempeña funciones de segundo pulmón y de segundo riñón; y el sudor es un producto similar a la orina.

La momentánea paralización del funcionamiento de la piel es causa de trastornos más o menos graves en el organismo, que pueden llegar hasta la muerte por intoxicación, como sucede en el caso de quemaduras que destruyen gran parte de ella.

Nuestra piel está destinada a mantenerse en permanente contacto con la atmósfera, que es su medio adecuado, como el agua para el pez. Su constitución y sus funciones se debilitan cuando se enfunda el cuerpo con ropas adheridas a él.

El abrigo exagerado, como también la falta de entrada y renovación del aire sobre la piel, por el error de ajustar cuellos, mangas y pantalones, retiene en la superficie de nuestro cuerpo las emanaciones malsanas de su interior, las cuales, absorbidas por los poros, pasan a la sangre, y así nuevamente se carga de esas sustancias perjudiciales que perturban las funciones orgánicas y debilitan al organismo.

Es preciso, pues, desterrar camisetas y abrigos interiores, y usar éstos sólo por encima, como se lleva una manta.

Por otra parte, el calor artificial que mantienen los abrigos inadecuados debilita el calor natural de la superficie del cuerpo por falta de estímulo nervioso para su producción. Este calor es resultado de la actividad funcional del organismo, y ya sabemos que ni el mejor abrigo puede mantener la temperatura en un cadáver.

Además, el exceso de abrigo debilita la actividad de la piel y disminuye la circulación sanguínea en ella, encharcándose así la sangre en el interior del cuerpo, con lo que se altera el trabajo normal de los órganos internos por congestión. Mientras la deficiente circulación sanguínea en la piel, incapacita a ésta para eliminar por los poros, la congestión de las entrañas origina fiebre interna, causando putrefacciones intestinales que envenenan la sangre.

De ahí que el afeminamiento de la piel por falta de conflicto térmico con el frío del ambiente atmosférico sea la causa de la mayoría de las afecciones crónicas que consumen la vida de gran parte de los habitantes de las ciudades.

Tenemos, pues, que la piel se debilita por exceso de abrigo, tanto en los vestidos como en la cama, y también por llevar una vida sedentaria. Por el contrario, la piel se fortifica entrando a diario en conflicto con el frío del aire o del agua mediante ejercicios corporales.

Puesto que no es posible realizar el ideal de andar desnudo, activemos momentáneamente cada día las funciones de nuestra piel despertando su actividad por conflicto con el aire fresco, el agua fría, la luz y el sol.

El debilitamiento funcional de la piel, que incapacita al organismo para expulsar las materias morbosas por sus millones de poros, lleva a las mucosas del interior dichas sustancias extrañas, que, por su acción ácida e irritante, producen inflamaciones y congestiones internas, causa de afecciones en los pulmones, estómago, intestinos, corazón, riñones, sistema nervioso y circulatorio, etc. Es así, por debilitamiento de las funciones de la piel, como los desarreglos digestivos se agravan y mantienen.

Se comprende, entonces, que para aliviar los órganos nobles de nuestro cuerpo, el camino más lógico y seguro es activar la piel, atrayendo hacia ella la congestión e impurezas del interior, lo que se consigue estimulando la superficie del cuerpo por medio del frío del aire o del agua a fin de obtener reacciones térmicas. También el sol, el vapor y la tierra son agentes que actúan sobre la piel, derivando hacia los poros las materias morbosas del interior del cuerpo.

De este modo, para mejorar y normalizar las funciones internas de nuestro organismo, es preciso activar la piel de acuerdo con el concepto de Priessnitz: «Las curas se hacen mejor por fuera que por dentro».

El tónico más poderoso lo constituyen los baños fríos de aire, agua y también de luz y sol. Personas de vitalidad deprimida sienten nuevas fuerzas saltando diariamente de la cama al despertar, mejor en invierno que en verano, para exponer su cuerpo desnudo al aire libre y frío, aunque llueva o nieve. Con esta sencilla práctica, disponemos del estimulante más eficaz para obligar al organismo a activar sus funciones debilitadas por la desnutrición y la intoxicación. El ambiente frío, al actuar sobre las terminaciones nerviosas de la piel desnuda, obliga al cuerpo a defenderse del frío, produciendo mayor calor y llevando a su superficie la fiebre interna. Esta actividad defensiva del organismo activa el proceso vital, oxidando más intensamente los residuos inservibles y haciendo más enérgica y completa la circulación de la sangre en todo el cuerpo, con lo que se mejora la nutrición general y se activan las eliminaciones.

Los tónicos de botica y las inyecciones o ls sueros fortificantes, también estimulan al organismo con los venenos que poseen, obligándolo a defenderse del tóxico y procurando su expulsión. El aumento de actividad que desarrolla la naturaleza del enfermo para defenderse del veneno le hace sentir nuevas fuerzas, que equivocadamente atribuye a las virtudes de la droga o inyección. Desgraciadamente, el desengaño no se hace esperar, pues la reacción orgánica que se creyó salvadora sólo fue un alivio fugaz; y pasado éste, viene una postración mayor, pues el estimulante artificial, lejos de aumentar la fuerza vital, consume las reservas de energía.

En cambio, el baño de aire frío, al producir un conflicto térmico en que la piel es asaltada por el frío del ambiente, obliga al organismo a entrar en una reacción general, oponiendo calor al frío. El agua fría debidamente aplicada produce un efecto análogo.

Ayudada con movimientos o ejercicios gimnásticos, esta reacción térmica del cuerpo se activará y prolongará la producción de calor animal, lo que equivale a fortalecer la energía vital y favorecer la combustión de las impurezas acumuladas en el organismo por una mala nutrición y unas deficientes eliminaciones.

A la inversa de lo que sucede con las engañosas reacciones que producen los venenos de las drogas, las vacunas, los sueros, las inyecciones, los antibióticos y los tónicos de botica, los cuales, sin aportar energías al organismo, sólo consumen sus reservas de fuerza vital, el baño de aire frío acumula en el cuerpo nuevos elementos de vida que, extraídos de la atmósfera, se absorben por los poros de la piel.

Las reacciones nerviosas y circulatorias que el conflicto con el frío del aire o del agua despierta en la piel obligan al organismo a acelerar sus funciones, incorporando ávidamente por los poros y por los pulmones energías atmosféricas y también el oxígeno destinado a aumentar la combustión interna de materias extrañas. Por otra parte, la mayor actividad circulatoria de la sangre lleva a los pulmones, la piel, los riñones y los intestinos los productos morbosos para su expulsión del cuerpo. Finalmente, la reacción de calor producida en la piel por el conflicto con el frío atrae hacia la superficie del cuerpo el calor malsano de su interior, descongestionando las entrañas. Desinflamando así el aparato digestivo, restableceremos la temperatura normal, que es condición necesaria para una buena digestión, y desaparecerá la fiebre interna que produce putrefacciones intestinales, origen común de toda dolencia.

Vemos, pues, que el frío del aire o del agua, activando y normalizando las funciones orgánicas, cura por el calor que producen en la piel estos agentes debidamente aplicados.

Todo enfermo está debilitado y su organismo trabaja con poca intensidad, pero, con el conflicto con el frío, tenemos el látigo que lo obligará a activar sus funciones, y, por lo tanto, a realizar el cambio orgánico, que es la regeneración integral del cuerpo.

Hay gente que vive sustrayéndose a la acción del aire fresco, por temor al «resfriado». Precisamente son las personas que temen al frío las que viven con un resfriado crónico. Con el aire encerrado en las habitaciones y con la escasa o nula ventilación de la piel, el organismo se recarga de impurezas. La sangre así impurificada equivale a enfermedad crónica y debilitamiento de las defensas. El aire puro y fresco tiene una acción vivificante y estimulante de la fuerza vital, la cual produce una reacción defensiva y purificadora que se manifiesta con tos, expectoración, romadizo, fiebre curativa, catarro, etc. Sofocar por medio de venenos esta actividad defensiva del organismo es un grave error.

La actividad funcional de la piel es, pues, fuente de salud y energía, y de sus funciones depende la normalidad digestiva y pulmonar.

Una vez más, insisto en que para que haya salud es preciso que la actividad de la piel y las mucosa sea armónica, mediante el equilibrio de las temperaturas interna y externa del cuerpo. El debilitamiento de la piel recargará el trabajo de las mucosas, por donde buscarán salida las materias morbosas que la piel no pudo eliminar; además, la falta de calor natural en la superficie del cuerpo es causa de fiebre interna, que origina putrefacciones intestinales. Una piel activada diariamente por conflicto con el frío del aire o del agua y tonificada por la luz y el sol goza de digestiones normales, lo que equivale a sangre pura y circulación normalizada del fluido vital.

Así se explica que, mientras el habitante de las ciudades que vive abrigado y sin hacer ejercicio físico es víctima de resfriados y desarreglos digestivos crónicos, el habitante del campo, cuyo cuerpo semidesnudo está diariamente en conflicto con la atmósfera, no conozca malas digestiones, a pesar de consumir alimentos perjudiciales bastante aliñados.

Termino insistiendo en que la fiebre interna, causa de todo desarreglo digestivo y común a todo enfermo, desaparece con la actividad de la piel que diariamente reacciona al aire fresco, al agua fría, a la luz y al sol, atrayendo hacia el exterior el calor excesivo del interior del cuerpo.

Más adelante, expondré lo concerniente a los baños de aire, de luz y de sol.

LA NUTRICIÓN INTESTINAL DEPENDE DE LA TEMPERATURA DEL APARATO DIGESTIVO

El estómago es la oficina donde se fragua la salud y la vida.

Cervantes

Nada tienes si no digieres bien.

Voltaire

Ante todo, debemos siempre tener presente que no alimenta lo que se come, sino lo que se digiere.

Pueden ingerirse alimentos buenos y abundantes, pero si éstos se corrompen por una fermentación malsana, en lugar de nutrir, envenenan.

La nutrición intestinal se efectúa con la transformación de los alimentos en el aparato digestivo, mediante un proceso fermenticio que se conoce con el nombre de digestión.

Definamos la digestión como la transformación en sangre de los alimentos ingeridos, mediante fermentación microbiana que, en el hombre, sólo puede ser sana a la temperatura de 37 grados centígrados.

Según esto, la digestión depende de:

1. La temperatura del estómago y los intestinos.
2. Los alimentos, su clase, cantidad y combinación.
3. La completa ensalivación y calmada deglución.

El primer punto lo trataré a continuación, dejando los otros para examinarlos en el capítulo 17, titulado «Trofología».

El tubo digestivo empieza en la boca y termina en el ano. Así también, el proceso digestivo comienza en la boca con la masticación, ensalivación y deglución de los alimentos y finaliza con la expulsión de lo inservible y perjudicial.

Además de la boca, en el aparato digestivo tenemos el esófago, que es el tubo que une la boca con el estómago —éste es un ensanchamiento del tubo digestivo—, el intestino delgado y, por último, el intestino grueso.

Es en el intestino delgado donde se efectúa la parte principal del proceso digestivo preparado antes en la boca y en el estómago.

La constitución y funcionamiento de nuestro cuerpo depende tanto de la función digestiva que puedo afirmar que la digestión constituye el centro de todas las actividades orgánicas, y la naturaleza de este proceso pone su sello al estado de salud o enfermedad de nuestro organismo.

Somos como un aparato digestivo con miembros, y en el estómago y los intestinos se elabora la salud y se origina la enfermedad, cualquiera que sea su nombre o manifestación.

No hay enfermo con buena digestión, del mismo modo que no puede existir un hombre sano con una digestión crónicamente perturbada.

La mala digestión puede presentarse bajo dos aspectos: mala elaboración o mala eliminación. Se puede tener una elaboración estomacal sin molestias, pero retener los excrementos veinticuatro o más horas en el vientre; y, a la inversa, la elaboración estomacal puede ser malsana, con desarrollo de gases o ácidos, y desocuparse el vientre cada ocho o diez horas, que es lo normal.

Toda dolencia tiene siempre como origen y fundamento un desarreglo agudo o crónico de la función digestiva.

El iris de los ojos, de forma evidente, confirma esta afirmación, de tal manera que en el tejido iridal de todo enfermo, cualquiera que sea su dolencia, aparece la zona correspondiente al tubo digestivo más o menos alterada por irritación o inflamación de sus tejidos, es decir, afiebrada. De la zona digestiva parte siempre la ofensiva que enferma a cualquier órgano o parte del cuerpo afectado por cualquier malestar.

Este hecho puede comprobarlo cualquier persona que se sienta enferma, independientemente del nombre de su mal. Será suficiente con que en un espejo observe el iris de sus ojos y compruebe que alrededor de las pupilas se presenta un tejido más o menos esponjoso, de color amarillento o más oscuro, en que el tejido iridal se disgrega, contrastando con el resto, que es más o menos liso, compacto y de color más uniforme. Además, la circunstancia de que, en el iris de los ojos, la zona correspondiente al tubo digestivo

APARATO DIGESTIVO

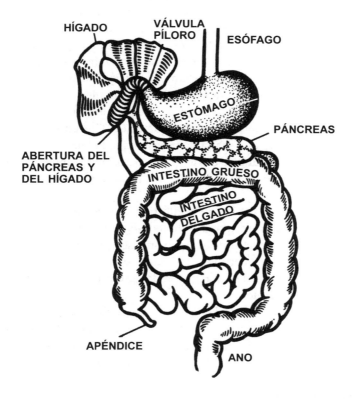

ocupe el centro, alrededor del cual quedan los demás órganos de nuestro cuerpo, nos demuestra la importancia fundamental que la función digestiva tiene en nuestro organismo.

La alteración, mayor o menor, del tejido iridal en la zona del estómago e intestinos, marcada por la disgregación de sus fibras o esponjamiento, revela un proceso inflamatorio y más o menos congestivo de las mucosas y paredes del estómago e intestinos, que señala fiebre interna.

Toda congestión, al alterar el riego sanguíneo, debilita la vitalidad de los tejidos afectados por desnutrición e intoxicación de las células. De ahí que el proceso inflamatorio y congestivo, que en grado variable afecta al estómago e intestino de todo enfermo, equivale a debilidad funcional de estos órganos y también calor anormal en ellos.

La digestión es un proceso de fermentación microbiana que requiere determinada temperatura para desarrollarse de forma normal y conveniente.

La digestión en el hombre sólo puede ser sana y producir sangre pura cuando se realiza a la temperatura normal de 37 grados.

La temperatura febril del tubo digestivo favorece la putrefacción de los alimentos, que se corrompen fácilmente con el calor malsano. Esto se puede comprobar en días de verano, cuando constatamos cómo un plato de comida se avinagra en pocas horas. Para evitar esta putrefacción de los alimentos se ha creado el «refrigerador». Con mi sistema se «refrigera el interior del vientre» del sujeto, evitando así las putrefacciones intestinales.

Para que el proceso digestivo se desarrolle con normalidad necesita la temperatura normal del cuerpo humano, que es de 37 grados. También la elaboración del vino, para que sea sana, necesita que la temperatura de fermentación de las uvas no suba de cierto grado; pasado ese límite, la fermentación degenera en putrefacción, por lo que se descompone el jugo de la uva, que se avinagra.

El calor anormal del estómago e intestinos, la fiebre interna, que en grado mayor o menor es característico de todo enfermo, favorece la putrefacción de los alimentos, con lo que el organismo se ve privado de sustancias que necesita y, en cambio, incorpora a su sangre sustancias descompuestas, inservibles y perjudiciales. De ahí que todo enfermo esté desnutrido e intoxicado en grado variable.

El proceso de irritación, inflamación y congestión de las mucosas y paredes del estómago e intestinos, origen y naturaleza de la fiebre interna, se genera paulatinamente desde que el hombre deja el pecho materno, a consecuencia de los prolongados esfuerzos digestivos que exige una alimentación inadecuada.

Los alimentos no naturales requieren un trabajo más o menos forzado y prolongado para su elaboración. Este esfuerzo, por reacción nerviosa y circulatoria, se traduce en congestión; y esta congestión repetida diariamente, durante la infancia, la adolescencia y la juventud, se hace crónica y degenera los tejidos de las mucosas y paredes del estómago e intestinos. Los vasos capilares se dilatan, reteniendo un mayor volumen de sangre que la normal y, por tanto, manteniendo una temperatura febril en grado variable.

Lo expuesto puede comprobarse mediante el examen del iris de los ojos de todo enfermo. La parte del tejido iridal correspondiente a los órganos digestivos, aparece más o menos esponjosa, revelando así el proceso inflamatorio y congestivo.

Esta congestión crónica de las paredes del estómago e intestinos, que acumula mayor calor que el normal, degenera la digestión en fermentaciones pútridas, con desarrollo de gases tóxicos y ácidos corrosivos que, junto con la privación a la sangre de sustancias nutritivas, cargan el fluido vital de venenos, que originan nuevas irritaciones, inflamaciones y congestiones, características de los diversos estados patológicos clasificados como enfermedades diferentes por la medicina facultativa.

Tenemos, pues, que todas las enfermedades catalogadas por la patología obedecen en definitiva a una causa única: nutrición inadecuada. Y todas las enfermedades representan un efecto único también: desnutrición e intoxicación, mayor o menor, del enfermo. Si el hombre, desde su infancia, comienza el proceso de degeneración de sus órganos digestivos por una alimentación inadecuada, agravando este desarreglo en el curso de su vida, tenemos que convenir que la Naturaleza es demasiado generosa con él cuando prolonga su existencia hasta los treinta años o más.

Llegado a la edad madura, el individuo siente que su cuerpo falla con síntomas diversos, según la conformación física y el tipo de vida de cada cual. Las perturbaciones nerviosas, cardíacas, visuales, hepáticas o renales expuestas al facultativo son atribuidas por éste a la acción misteriosa y diabólica del microbio, cuando el examen del iris de los ojos de estos enfermos acusa un estado inflamatorio y degenerativo de los órganos de la digestión, la cual así se ha convertido en el laboratorio de todos sus males por fermentaciones pútridas de los alimentos, que, sin nutrir, han ido paulatinamente cargando la sangre de ácidos y sustancias dañinas, causantes de los males que ahora el facultativo atribuye al microbio.

Una vez más se comprueba lo que ya he dicho: somos un aparato digestivo con miembros, y en el estómago e intestino se elabora la salud y se origina la enfermedad, cualquiera que sea su nombre o manifestación.

Insisto en que la causa fundamental de los desarreglos digestivos reside en la temperatura anormal del estómago e intestinos; la fiebre interna que favorece incluso la putrefacción de alimentos naturales, como frutas o verduras.

Las infecciones intestinales, que la medicina facultativa atribuye a los microbios, deben entenderse como putrefacciones intestinales, pues son el resultado de fermentaciones malsanas originadas por un calor anormal en el interior del vientre.

Al ser los desarreglos digestivos punto de partida y apoyo de toda dolencia, todo tratamiento curativo debe dirigirse preferentemente a normalizar la digestión del enfermo, para lo cual hay que combatir su fiebre interna. Esto se logra refrescando sus entrañas, directamente con baños fríos del bajo vientre o una cataplasma de barro sobre esta región, o bien indirectamente llevando a la piel el calor interior, mediante reacciones por aplicaciones frías de agua o combinándolas con el calor del sol o del vapor, como en mi Lavado de la Sangre. También la irritación de la piel con clavadura de ortigas frescas desarrolla fiebre curativa en los casos de pulmonías, bronconeumonías y parálisis, como se verá más adelante. Mi larga experiencia me ha permitido comprobar que, para hacer una buena digestión, es preciso mantener caliente la piel del vientre, para lo cual es útil la compresa abdominal y, mejor, el barro.

El cerdo nos ofrece una elocuente lección cada día. Come de todo, y hasta que su estómago está repleto. Al darse cuenta de que el laborioso trabajo de su aparato digestivo va a elevar la temperatura del interior de su vientre, descansa éste sobre el barro, que busca con afán. Ahí reposa hasta terminar su digestión, evitando que se eleve la temperatura de su vientre gracias al poder del barro para absorber el calor. Sin barro, los cerdos enferman.

El hombre tiene la vida en su aparato digestivo. Mientras éste funcione bien, sólo puede morir de accidente. Nadie muere de tuberculosis, sífilis, cáncer u otra dolencia, sino de malas digestiones por fiebre gastrointestinal, aguda o crónica.

COMPROBACIÓN

A mediados del año 1955 se me presentó la señora Ester Morales de Cornejo y me dijo: «¿Qué puedo hacer con mi nietecita, que se está muriendo? Ya está en los huesos, vomita la papilla y tiene suelto el intestino, con una diarrea fétida y oscura». «¿Qué edad tiene?», le pregunté. «Dos meses», me contestó. «¿Qué alimento le da?» «Leche en polvo de la farmacia». «La están matando —observé—, porque el estómago de una criatura de dos meses de edad sólo puede digerir la leche del pecho materno». «Pero a su madre se le quitó el pecho hace ya varios días y no consigue una nodriza». Entonces apliqué las enseñanzas de mi libro que dice: «La digestión ante todo depende de la temperatura del aparato digestivo». Había que refrigerar el interior del vientre y activar el calor de la piel y extremidades de la pequeña enferma. Esto se podía conseguir manteniendo, día y noche, el vientre y los riñones envueltos en barro natural, renovando esta aplicación cada seis o siete horas, cuidando que la piel y los pies estuvieran calientes. Entre una y otra envoltura de barro se aplicaría una frotación de agua fría a todo el cuerpo, cuidando la reacción. Además, como el aire puro es el primero de los alimentos, la criatura debía permanecer al aire libre, al menos durante el día si había sol, y con las piernas cubiertas con lienzo o lana, según la temperatura del ambiente, recibiendo sobre ellas la acción solar.

El 14 de diciembre del año siguiente pregunté a la señora Morales por su nietecita. Me dijo que le aplicó el barro durante un año entero y que a los tres días desaparecieron los vómitos, y a los seis se normalizaron los excrementos; y, además, comía de todo, sin haber vuelto a tener desarreglos digestivos, porque aún la hacía dormir con una cataplasma de barro sobre el vientre. Como se ve, la fiebre gastrointestinal se combatió y se normalizó la digestión, aun de alimentos indigestos.

Capítulo 17

Trofología

*El hombre se alimenta de lo que digiere
y no de lo que come.*

Manuel Lezaeta

Trofología es la ciencia que nos enseña a cultivar o restablecer la salud mediante una alimentación adecuada a las necesidades de nuestro cuerpo.

Saber alimentarse es condición indispensable para conservar y también para recuperar la salud.

En efecto, la alimentación natural es un medio seguro para evitar enfermarse, porque, al depender todas las funciones orgánicas de la calidad de la sangre y al ser ésta un producto de la nutrición general y especialmente de la digestión, los alimentos adecuados producen sangre pura con tejidos y órganos sanos, mientras que la alimentación inadecuada impurifica la sangre y altera las funciones orgánicas.

Nuestro cuerpo es de la calidad de los alimentos que lo forman y mantienen. Así, una sangre nutrida por frutas crudas será fluida, vitalizada y alcalina, exenta de materias ácidas, pues incluso las frutas más ácidas tienen una reacción alcalina en la sangre. Son los ácidos provenientes de las fermentaciones pútridas del intestino los que acidifican la sangre, e irritan, inflaman y congestionan los tejidos y órganos nobles de nuestro cuerpo, produciendo los trastornos catalogados con los diversos nombres con que se clasifican los síntomas o manifestaciones diversas de la única enfermedad que existe: impurificación de la sangre por mala nutrición y deficientes eliminaciones.

Digerir alimentos equivale a formar sangre. Por lo tanto, la digestión normal es fuente de sangre pura y la digestión anormal da origen a sangre impura.

Toda dolencia tiene sus raíces en el vientre, porque no hay enfermo con buena digestión.

Es corriente creer que la buena digestión consiste en desocupar el intestino todos los días; sin embargo, esto no prueba que la elaboración de los alimentos sea normal, porque a pesar de la buena eliminación pueden existir en el vientre fermentaciones pútridas, que envenenen la sangre, alterando las funciones orgánicas.

En cambio, la elaboración intestinal puede ser más normal, pero la evacuación de los residuos deficiente y tardía.

Las malas digestiones tienen, pues, dos manifestaciones: mala elaboración o mala eliminación. Naturalmente, en los casos más graves pueden coexistir ambas anomalías.

La digestión normal se manifiesta por una buena elaboración, con excrementos abundantes, inodoros, cilíndricos y de color bronce. Además, el intestino se desocupa, al menos, mañana y tarde. Una sola evacuación al día es insuficiente, porque demuestra que los residuos de la digestión y también la bilis han sido retenidos más de veinte horas en el cuerpo, con lo que se impurifica la sangre. Lo normal es desocupar completamente el vientre cada ocho horas.

Cuando se me presenta un enfermo no le hago pregunta alguna ni oigo sus quejas, pues el enfermo es el que menos sabe lo que tiene. Naturalmente, menos puede saber aún el aparato o la reacción del laboratorio, donde busca el facultativo que en toda dolencia ve la obra misteriosa del microbio.

Al examinar el iris del enfermo, descubrimos no sólo el estado de su organismo y las causas de sus desarreglos, sino la historia de su vida y la de sus progenitores, como se explica en mi obra *El iris de tus ojos revela tu salud*.

El enfermo no sabe lo que tiene porque, insensible y progresivamente, va perdiendo el control de su salud. Además, cree que no hay enfermedad sin dolor, y si no siente dolores en su cuerpo se cree libre de todo mal.

Esto es lo que sucede con los trastornos digestivos, fuente inagotable de males. Hay personas que se jactan de poder comer de todo sin que nada les siente mal, pues ellas nada sienten por muchos desarreglos que padezcan. Sin embargo, esas personas han conocido a más de uno que, sin haber guardado jamás cama y sin haberse quejado nunca de un dolor, en plena juventud ha caído fulminado por una muerte repentina.

Por el contrario, existen otras personas que viven quejándose de sus achaques y cuidándose, y llegan a alcanzar una envidiable ancianidad.

El dolor es una defensa orgánica que representa actividad vital, de manera que poder llevar una vida desarreglada sin sentir dolores, quiere decir que la sensibilidad del organismo está embotada por intoxicación, característica del enfermo crónico.

A estas personas que pueden comer de todo sin sentir molestias, las frutas les causan trastornos digestivos, del mismo modo que el agua pura enferma al alcohólico.

El estreñimiento, enfermedad de las ciudades y especialmente del sexo femenino en las clases más pudientes, es el origen de los mayores males que afligen a la civilización. Puede decirse que la medicina vive de las malas digestiones de los pacientes, y que la cirugía amasa una fortuna abriendo vientres de mujeres estreñidas.

DE LOS ALIMENTOS, CLASE, CANTIDAD Y COMBINACIÓN

El valor nutritivo de un alimento no reside en su composición química, sino en su grado de digestibilidad. El alimento indigesto, en lugar de nutrir, intoxica.

Hoy día está de moda la «sobrealimentación» como tratamiento «fortificante». Pues bien, éste es un error más de la medicina medicamentosa, porque el organismo sólo aprovecha lo que digiere y no lo que come.

El único régimen fortificante está en mantener una buena digestión.

Hemos visto ya que una buena digestión depende, en primer término, de una temperatura normal en el tubo digestivo. Ahora, voy a tratar las otras condiciones indispensables para una buena nutrición intestinal: comer alimentos adecuados en calidad y cantidad y, también, combinados convenientemente.

El alimento adecuado es aquel que conviene a nuestra estructura orgánica y a nuestras necesidades fisiológicas.

La sabia Naturaleza ha dotado a todos los seres de los medios necesarios para satisfacer a sus necesidades, sin recurrir a artificios, y así nutrirse adecuadamente. Vemos que el animal carnívoro tiene el instinto sanguinario y traicionero del cazador que acecha a su presa en la oscuridad para, de un zarpazo, caer sobre la confiada y desprevenida víctima, que luego devora mientras goza con su agonía.

Las jirafas, cuyo alimento está constituido por hojas de los árboles, poseen un cuello extremadamente largo para alcanzar su sustento, siempre situado a una cierta altura.

Las morsas y focas marinas están dotadas de colmillos en forma de fuertes ganchos, para arrancar de las rocas los moluscos que son su alimento adecuado.

El hombre, como los monos, está dotado de manos con dedos largos y uñas planas, que le permiten coger la fruta de los árboles para llevarla a la boca, porque, digámoslo de una vez, el hombre, al igual que el mono, por los órganos que posee para coger, masticar y digerir sus alimentos, es frugívoro, es decir, está destinado por la Naturaleza a alimentarse sólo de frutas y semillas de árboles en su estado natural.

El hombre carece de las garras del animal carnívoro, y tampoco tiene el instinto sanguinario y traicionero del gato. A la inversa de los animales de presa, que gozan con la visión de la sangre y de los despojos palpitantes de un cadáver, el hombre siente horror al contemplar las entrañas del vientre abierto de un animal y pena ante la muerte. En cambio, las frutas nos atraen y despiertan el apetito con su aroma y dorados matices.

Los animales carnívoros poseen un hocico con boca rasgada que les permite introducirlo en los músculos y vísceras de sus víctimas. El hombre carece de esas condiciones y su boca, más pequeña y más entrante que la nariz, no le permite llevar al estómago otros alimentos que los que puede coger con sus manos, como las frutas y las semillas.

La dentadura del hombre carece de los colmillos afilados y las muelas cortantes del animal carnívoro, y posee muelas planas y triturantes como las del mono.

Si la carne fuese un alimento natural y adecuado para el hombre, éste la comería tal como la ofrece el cadáver, sin necesidad de transformarla en la cocina, que engañando nuestros sentidos y traicionando nuestras necesidades, se convierte en laboratorio de dolencias.

Los niños, cuyo instinto natural todavía no ha sido pervertido, nos resuelven definitivamente las dudas que surgen en la mentalidad desarrollada de los adultos, sin base en las leyes naturales y formada en la imitación de errores colectivos. Llevad a un pequeño a la puerta de una carnicería y enérgicamente retrocederá angustiado y horrorizado ante el olor y la vista de los despojos sangrientos de los cadáveres allí expuestos. Este mismo niño entrará en una frutería alegre y risueño, atraído por la visión y el perfume de las frutas destinadas por la Naturaleza como alimento adecuado a sus necesidades fisiológicas.

El estómago del hombre carece de los ácidos que posee el animal carnívoro para digerir las carnes, pero, por degeneración, cuando a este órgano se le habitúa a digerir carnes, llega a producir también exceso de ácidos. Esta producción anormal de ácidos ataca las mucosas estomacales destinadas por la Naturaleza a soportar las reacciones alcalinas que produce la digestión de las frutas, originando úlceras y degeneración de tejidos.

Como las carnes son materias de fácil descomposición con el calor, los animales carnívoros están dotados de un intestino más corto que el de aquellos que se alimentan de hierbas y frutas, a fin de evitar que los residuos tóxicos de la carne permanezcan en el vientre y envenenen el organismo.

El intestino del hombre, destinado por la Naturaleza a contener productos vegetales y, en especial, frutas y semillas, es extremadamente largo comparado con el de los animales carnívoros, de manera que los residuos de las carnes permanecen en el cuerpo mayor tiempo que el que se necesita para evitar la reabsorción de las toxinas propias de la alimentación cadavérica.

La leche de vaca u otro animal constituye un alimento inadecuado para el hombre, pues este producto lo da la Naturaleza a la hembra para alimentar a su cachorro. Aunque es excepcionalmente tolerable en la alimentación de los niños, en los adultos es siempre tóxica, pues se descompone fácilmente con el calor intestinal y da origen a fermentaciones pútridas con producción del venenoso ácido láctico. Sin embargo, la cuajada de leche, el quesillo fresco y el yogur son alimentos sanos y recomendables para los niños, y deben adoptarse en lugar de la leche y otros sustitutos elaborados.

Las vacas de las lecherías están más o menos enfermas debido a que, al aumentar artificialmente la función láctea, las otras funciones del organismo de este animal se debilitan, produciendo una desarmonía funcional que equivale a falta de salud.

La leche es un producto orgánico y debe ser exprimida directamente de las glándulas lácteas, pues en contacto con el aire se descompone y se hace tóxica e indigesta.

Si la leche de vaca es un alimento innatural para el niño, para el adulto es siempre perjudicial, y su consumo supone una transgresión de la ley natural que destina este alimento a los animales jóvenes, cuando aún no poseen dientes para elaborar su propio alimento. El hombre es el único ser que en edad adulta e, incluso, en su vejez, bebe leche, y, además, producida por animales de otra especie. Y, lo que es peor, desnaturalizada por el fuego con la cocción.

Mientras que los animales que viven libres se alimentan adecuadamente guiados por su instinto y así viven sanos, el hombre, degenerando su instinto, no sabe escoger los alimentos adecuados a sus necesidades, ni buscarlos, ni calcular su cantidad. Como he dicho antes, ésta es la causa principal de sus dolencias.

Tengamos siempre presente que el alimento más nutritivo es el que se digiere más fácilmente, y, para el hombre, son las frutas, las semillas de los árboles y las ensaladas de hojas, tallos y raíces.

ALIMENTOS QUE REFRESCAN Y ALIMENTOS QUE AFIEBRAN

Según mi Doctrina Térmica, los alimentos se dividen en dos grupos: los alimentos que refrescan y los alimentos que afiebran el aparato digestivo.

Los que refrescan son los que se comen crudos, en su estado natural, como las frutas, las semillas de los árboles, los tallos, las hojas verdes y algunas raíces

Todo alimento cocido, que exige un prolongado esfuerzo digestivo, congestiona las mucosas del estómago, elevando así su temperatura. Esta fiebre interna se agrava con la alimentación cadavérica, con los productos elaborados, las bebidas alcohólicas y los aliños.

El pulso, controlador de la fiebre interna, lo demuestra: si comemos fruta cruda no varía. En cambio, los alimentos cocinados, conservados y condimentados, que requieren una laboriosa digestión, elevan la temperatura interna, como lo comprueba el aumento de las pulsaciones.

La natural inclinación de los niños hacia las frutas y semillas, y también los medios con que la naturaleza ha dotado al hombre para buscar, coger, masticar y digerir sus alimentos demuestran que los vegetales son el verdadero alimento natural del hombre.

El alimento natural es el que puede comerse tal como lo ofrece la Naturaleza, sin preparación previa, como las frutas, las semillas de árboles, los vegetales de hojas, los tallos y las raíces.

Así como en el reino animal el hombre es la criatura más perfecta; en el reino vegetal, las frutas y semillas son los productos más nobles y perfectos. Se comprende entonces cómo se complementan unos y otros.

En las frutas y semillas se concentran todos los dones y energías de la Naturaleza. Desde que se abre la flor del árbol, sus aromas nos atraen y embelesan con su incomparable perfume. Con la flor, delicada, alegre y risueña, empieza el árbol, que para una misión tan noble como alimentar al rey de la Creación se ha preparado durante años en lento desarrollo para elaborar las sustancias privilegiadas que en sus entrañas guarda la Madre Tierra. A la caída de los primeros pétalos de la flor empieza a desarrollarse el fruto, en un proceso tan prolijo y lento que sólo puede compararse a la gestación del hombre en el vientre materno: nueve meses han demorado las naranjas para gestarse y ofrecerse al hombre como alimento digno de su linaje en la Creación.

Durante largos meses la fruta recibe y acumula la savia del árbol extraída de los materiales más escogidos de la tierra. También, durante la mayor parte del año la fruta acumula todas las energías de la atmósfera y especialmente fuerzas eléctricas y magnéticas. El sol, fuente de vida universal, durante largo tiempo y cada día acaricia este don del Creador, acumulando en las frutas sus energías, que son vida, y, como cocinero incomparable, prepara el perfume apetitoso, el delicioso manjar contenido en su pulpa y azúcares, fortificantes del músculo y los nervios del hombre.

¿Qué puede necesitar el organismo humano que no contengan las frutas y las semillas, productos en los que la Naturaleza ha puesto todas sus galas, concentrado toda su savia y acumulado todas sus energías?

La ceguera del hombre resulta incomprensible, pues desdeña los tesoros que, con generosidad y sencillez, le ofrece la Naturaleza, para buscar en lo artificial, complicado y mortífero, aquello que atrae a su vanidad y a su mente enferma.

La falsa ciencia, que abdica de la razón y deriva sus conocimientos de las observaciones realizadas a través del microscopio, de reactivos de laboratorio y de luces de aparatos, ha falseado el criterio del hombre con teorías artificiales y erróneas, como las de las calorías, las albúminas, las vitaminas y otras fundadas en la química orgánica, igualmente oscuras e impenetrables.

Según esta ciencia de laboratorio, es preciso dosificar la ración alimenticia de cada persona para producir un calor adecuado en los anémicos, carnes y gordura en los flacos, adelgazar a los gordos, proporcionar calcio a organismos endebles, albúminas a los niños, grasas a otros, etc.

Sin embargo, vemos que una vaca que produce carnes, cuero, pelo, grasa, leche, mantequilla, albúminas, etc., come un solo alimento: el pasto que crece en pocos días con calor y humedad y cuyas raíces únicamente profundizan en la tierra unos pocos centímetros.

Basta lo expuesto para comprender que el laboratorio del organismo animal tiene misterios impenetrables que sólo pueden descifrarse observando a la Naturaleza que poseemos y nos rodea.

La alimentación natural, a base de frutas y semillas de árboles, es la que más conviene al hombre desde que deja el pecho materno hasta su muerte.

Muchos tal vez encontrarán que el alimento de la fruta es insuficiente, pues han podido comprobar que, al poco rato, se siente nueva necesidad de alimentos. En cambio, un plato de carne o de frijoles deja «satisfecha» a una persona durante gran parte del día. De ahí, el vulgo deduce que es mejor alimento el plato de frijoles que el racimo de uvas o la naranja, y que para alimentarse bien es necesario sentirse repleto y no tener nuevamente hambre hasta pasadas muchas horas.

Esto es así porque las frutas y semillas, como las uvas, las manzanas, las naranjas o las nueces, son digeridas y asimiladas sin esfuerzo, sin dejar residuos malsanos. En cambio, un trozo de carne o un plato de frijoles obligan a un trabajo prolongado que hace que el individuo se sienta repleto durante cuatro o más horas. Naturalmente, no es posible interrumpir esta «digestión», que en realidad es una «indigestión», con nuevos alimentos, y, después de una comida de esta clase, es preciso aguardar largas horas para ingerir otro alimento.

Este proceso de «indigestión» es lo que lastimosamente se confunde con una alimentación «suficiente». Sin embargo, de esta forma, hay doble desgaste de fuerzas: las energías consumidas en una laboriosa tarea digestiva y las energías gastadas en expulsar los residuos malsanos de esta nutrición inadecuada.

Las frutas, las ensaladas y las semillas de árboles, que no imponen esfuerzo a los órganos digestivos, permiten comer a cada rato este alimento natural sin peligro de indigestión. Es lo que vemos en los animales: ellos comen su pasto o sus frutos todo el día, y a cada momento, sin esperar una hora determinada.

Pasando a otro aspecto del tema que nos ocupa, he dicho que, así como el tubo digestivo empieza en la boca, también la digestión comienza en ella. Efectivamente, en este órgano se efectúa la primera parte de la digestión, la cual continúa en el estómago y termina en los intestinos delgado y grueso.

Una correcta masticación de los alimentos y su mezcla con la saliva —insalivación—, es la base de una buena digestión, pues al estómago no podemos exigirle una labor que naturalmente debe hacerse en la boca.

La masticación apresurada o incompleta y la insuficiente insalivación son causa de trastornos en el estómago, pues éste no tiene dientes ni secreta saliva, y se le impone un penoso trabajo. Con razón, pues, se ha dicho que la mitad de la digestión se hace en la boca.

Con lo expuesto se comprende la importancia de tener una dentadura sana, la cual se destruye por desarreglos digestivos. Los dientes o muelas cariados hay que empastarlos y, si esto ya no es posible, deben extraerse.

Aun cuando la intervención del dentista no es natural ni necesaria, siempre que se viva de acuerdo a las leyes naturales, se hace imprescindible su labor para evitar la total destrucción de la dentadura enferma y para extraer muelas o dientes inservibles, focos de putrefacciones que envenenan la sangre.

En lo referente a la calmada deglución, diré que la rapidez a la hora de tragar los bocados fatiga al estómago, que se ve obligado a atacar de una vez y no parcialmente el contenido alimenticio. Este esfuerzo también es causa de congestión estomacal, que favorece las putrefacciones intestinales y desequilibra las temperaturas del cuerpo.

Así como es preciso asegurar en su comienzo el éxito del proceso digestivo, es preciso también cuidar de que su última fase, la expulsión de los residuos, se haga de forma conveniente.

El cuerpo de todos los animales descarga varias veces al día los residuos de la digestión. Desgraciadamente, sobre todo en las ciudades, son innumerables las personas que retienen en su cuerpo inmundicias provenientes de una alimentación cadavérica y artificial. Este mal, endémico entre las mujeres pudientes, es la principal causa de dolencias en las que interviene el cirujano con extirpación de órganos o mutilaciones en el bajo vientre.

Desocupar el vientre, al menos cada día por la mañana y antes de dormir, es una condición indispensable para mantener la salud. Para que esta función se efectúe de forma completa es necesario adoptar una postura en cuclillas, corriente en el campo, la única natural para asegurar la libre y completa evacuación, pues en los inodoros en uso, con la posición de sentado, el intestino grueso no se moviliza normalmente por falta de presión de los muslos, con lo que se retienen materias fecales que envenenan la sangre.

Nuestro organismo depende de la nutrición, en general, y de la digestión, en particular, de tal manera que incluso la forma de nuestro cuerpo será normal o anormal según sea la calidad de nuestros alimentos.

Los alimentos apropiados para el hombre, como la manzana, se desdoblan en dos clases de productos: unos asimilables, que el organismo aprovecha, y otros de desecho, que son expulsados sin dejar impurezas en la sangre. No sucede lo mismo con los alimentos impropios para la nutrición del ser humano, como la carne, que absorbida en su mayor parte, se aprovecha de manera incompleta, lo que provoca que queden materias extrañas, sustancias muertas, en nuestro cuerpo. En su esfuerzo defensivo, el organismo poco a poco va acumulando estas materias extrañas que alteran la forma del cuerpo, lo que ha servido a Kuhne para crear el diagnóstico por la expresión del rostro.

Hemos visto antes que la persona sana no es gorda ni flaca, no presenta anomalías ni en la forma de su cuerpo ni en las líneas de su rostro, pues salud y belleza equivalen a normalidad.

Cuando un enfermo practica mi régimen de salud, empieza por perder peso y volumen, porque el organismo expulsa materias extrañas acumuladas por una mala nutrición y unas deficientes eliminaciones. A medida que se restablece la normalidad, el enfermo va recuperando su peso y sus formas, pero ya con materiales sanos, provenientes de una nutrición normal. Se pierde «peso muerto» y se recupera «peso vivo»; así se restablece la salud por renovación orgánica.

Debemos ingerir las frutas y verduras crudas, pues sólo así podemos aprovechar sus elementos vivos y energéticos. Toda cocción mata la vida orgánica y degenera las sustancias alimenticias, favoreciendo fermentaciones pútridas que impurifican la sangre. Las frutas, las semillas de árboles y las ensaladas de hoja, los tallos y las raíces en estado crudo mantendrán la salud del cuerpo o permitirán recuperarla si se ha perdido. Estos alimentos contienen todo lo que necesita nuestro organismo y deben constituir la dieta de todo enfermo.

Se comprende así que la alimentación corriente y ordinaria del hombre civilizado, a «sangre y fuego» elaborada en la cocina, «laboratorio de la muerte», mantenga a la humanidad sumida en una enfermedad crónica, reduciendo la vida del hombre a la quinta parte de su duración normal.

Aprovechemos los alimentos tal como han sido «cocinados» por la Naturaleza, cargados de energía por la acción del sol, cocinero incomparable que comunica vida a cuanto se pone bajo su acción. La cocina del hombre mata, desintegra y degenera los alimentos; la «cocina» de la Naturaleza revitaliza, carga de energía y sazona los frutos que ofrece al hombre.

Hay estómagos tan degenerados que no soportan una alimentación cruda, como sucede con el alcohólico que no tolera el agua fresca y cristalina de la fuente. En estos casos, para realizar la reforma alimenticia, debe procederse con prudencia, empezando por cambiar el desayuno, luego el tentempié de las once y el almuerzo y, finalmente, la cena. Y antes de un mes se habrá logrado aceptar el cambio de régimen.

Las frutas frescas o secas, como higos, pasas, ciruelas, etc., o las semillas de árboles, como nueces, almendras, avellanas, etc., y las ensaladas de lechuga, repollo crudo, apio u otra verdura similar deben constituir nuestro único desayuno en toda época, cuidando de no mezclar la ensalada con la fruta, ni las nueces o almendras con las frutas dulces. Los niños deben preferir las semillas de árboles y la miel de abejas en invierno.

A continuación doy una lista de las propiedades de algunos frutos:

Las fresas, además de su aroma y gusto exquisito, tienen propiedades antigotosas y vermífugas. Las especies silvestres disuelven los depósitos articulares de ácido úrico.

Las cerezas fortalecen la sangre, dan buen color y favorecen la función renal.

Los albaricoques convienen a las personas que necesitan un tratamiento tónico y depurativo al mismo tiempo.

Las ciruelas tienen virtudes laxantes y purificadoras.

Las nueces poseen la propiedad de eliminar de nuestro cuerpo todas las toxinas y de bloquear la acción de muchos venenos.

El melón se utiliza en casos especiales como emoliente, laxante y diurético. Esta última propiedad es característica de la sandía.

La pera es muy digestiva.

La manzana se recomienda en afecciones del estómago, vejiga y riñones.

El níspero es laxante y también antidiarréico.

La naranja es tónica, sedativa y purificadora.

El limón es desintoxicante, astringente y desinflamante.

El aguacate es nutritivo, antiácido y laxante.

El dátil, como el higo, es en alto grado nutritivo.

En resumen, la fruta, consumida en cantidad y juiciosamente escogida, es a un mismo tiempo alimento y medicina insustituible.

Los tomates y las aceitunas entran en la categoría de las frutas; le siguen los zapallos, las calabazas, los pepinos, las berenjenas, etc.

En el orden de los alimentos adecuados al hombre, vienen después las hojas verdes, como coles, tallos y pencas de cardo, repollos, alcachofas, coliflor, acelgas, espinacas, apio, etc. Las raíces, como nabos, rábanos, salsifíes, zanahorias, betarragas o remolachas, patatas, batatas, etc., y los bulbos, como cebollas, morrones, ajos, apio de papa, chalotas, hinojos, espárragos, etc. La mayoría de estos productos pueden comerse crudos; los otros pueden cocerse al vapor, sin perder el agua del cocimiento, en la que se pueden preparar sopas de pan tostado, avena, etc.

Hay otros alimentos provenientes del reino vegetal cuyo uso, aunque no presenta los graves inconvenientes de las carnes, debe reducirse por ser de difícil digestión. Estos alimentos son los granos en general, y especialmente los farináceos secos, como frijoles, lentejas, garbanzos, guisantes, habas, etc.

En su estado fresco o verde estos productos son siempre recomendables, pero, una vez secos, son indigestos y favorecen fermentaciones malsanas. Estos inconvenientes no se presentan en aquellas personas que hacen vida activa al aire libre, como el labrador del campo, cuyo estómago los digiere bien. Para los enfermos, especialmente si guardan cama, los farináceos secos resultan nocivos.

El trigo, el maíz, el arroz, la avena, el centeno, etc., son más digeribles, pero su uso debe ser moderado y han de prepararse mezclados con verduras. En su estado verde son sanos y adecuados a toda persona. El trigo germinado, mezclado con ensaladas de hojas verdes, es un alimento muy recomendable. Se prepara humedeciendo los granos de trigo hasta que surge el brote. En estas condiciones se agrega a las ensaladas una o dos cucharadas soperas. Aquí tenemos las mejores vitaminas que no pueden preparar los laboratorios.

Las harinas finas y las masas o pastas, como los tallarines, son más o menos indigestas. Para evitar este inconveniente deben mezclarse con hojas verdes y hortalizas en general.

El pan blanco, empleado como base de nuestras comidas, es un alimento nocivo y debe usarse con moderación, preferiblemente tostado. El pan de trigo completo es recomendable si está bien cocido y también tostado.

En lugar de leche, recomiendo la cuajada, el quesillo fresco o el yogur, que constituye un sano alimento para los niños.

El azúcar de fábrica y los dulces deben rechazarse como uno de los productos más perjudiciales para la salud, pues favorecen fermentaciones ácidas en el aparato digestivo y la acidosis de la sangre.

La miel de abejas no tiene el inconveniente del azúcar de fábrica porque es rápidamente incorporada a la economía de nuestro cuerpo, donde es fuente de calor y energía muscular. La miel de abejas posee propiedades tónicas y fortificantes tan valiosas que constituía el alimento favorito de atletas y gladiadores romanos. En invierno, la miel de abejas es especialmente beneficiosa para los niños, sobre todo mezclada con patatas, zapallo o batatas asadas.

El huevo, siempre que sea bien duro y picadito, en combinación con ensaladas o acompañando un plato de hojas verdes cocidas al vapor, es un buen alimento y de fácil digestión; lo recomiendo especialmente para los niños.

El chocolate, el cacao, el té, el café y el mate son productos que estimulan y excitan sin nutrir, y deben evitarse en nuestra alimentación.

Todos los aliños, como la sal, la mostaza, el ají, la pimienta, etc., son siempre perjudiciales a la salud, pues su efecto en las mucosas del tubo digestivo es similar al latigazo que inflama la piel.

El abuso del vino produce una irritación en las paredes del estómago e intestinos que conduce a la degeneración de estos órganos.

El queso curado es indigesto y favorece el artritismo, produciendo ácido úrico y acidosis de la sangre. El queso fresco no tiene los mismos inconvenientes, pero sólo los sanos deben comerlo con moderación; nunca los enfermos, y menos aún los estreñidos.

El pescado es de fácil putrefacción; en estado fresco es preferible a la carne.

La carne de las aves, en general, es también menos perjudicial que la de buey, vaca o cordero, pero siempre nociva para las personas enfermas.

El caldo de carne o de ave es todavía más perjudicial que las carnes, pues constituye un producto excrementicio, análogo a la orina. La orina es el lavado de la carne viva del cuerpo, y el caldo es el lavado de los despojos cadavéricos de un animal que empieza su descomposición.

Aprovecho la ocasión para hacer notar el carácter inconveniente y perjudicial de la consagrada costumbre de aguardar el alumbramiento de las madres con alguna docena de gallinas destinadas a preparar caldos para alimentar a la madre tras el parto. Estos caldos no tienen las propiedades alimenticias que el público les atribuye, pues las carnes no disuelven en el agua la albúmina que contienen, sino los humores y productos del desgaste orgánico del animal y las materias extrañas al cuerpo vivo, acumuladas por una alimentación innatural.

Con una alimentación tóxica a base de caldo de gallina, la madre elabora una leche impura, la cual empieza a someter al estómago e intestinos de su hijo a un trabajo anormal y laborioso, que prepara las primeras crisis de la infancia y genera el estado de irritación e inflamación crónica del tubo digestivo, causa común de toda dolencia.

La dieta de las madres recién alumbradas debe ser únicamente fruta cruda de la estación o, al menos, ensalada con nueces o huevo duro picado. Con este alimento vivo y puro se formará una leche sana, nutritiva y purificadora que permitirá a la madre desempeñar con éxito su misión.

Las grasas deben desterrarse de nuestra alimentación, pues no necesitamos extraerlas de los cadáveres, ya que las nueces y aceitunas nos ofrecen este elemento puro y vivo.

El aceite de oliva debe comerse crudo, aliñando con él las ensaladas o los vegetales cocidos al vapor, pues tanto la grasa como los aceites cocidos, y peor si son quemados, se descomponen, produciendo el venenoso ácido butírico. De ahí que las frituras sean siempre indigestas.

Los ácidos, como el vinagre y los productos escabechados, son perjudiciales, pues acidifican la sangre, que debe ser alcalina, favoreciendo la acidosis. En su lugar es preferible el zumo de limón, pero éste se opone a las féculas del pan y el almidón de las patatas, razón que debe llevarnos a ser parcos en su uso diario.

El zumo de limón posee, además de sus vitaminas, la propiedad de purificar el intestino, por lo que resulta muy provechoso en ayunas, especialmente cuando se sufre de artritismo.

Como se ha dicho, la sangre debe ser alcalina. Este estado lo favorecen las frutas crudas, ya sean dulces o ácidas, las semillas de árboles y las ensaladas. En cambio, la sangre ácida, característica del estado de acidosis común a todo enfermo, es producida por una alimentación a base de carnes y sus caldos, pues los despojos cadavéricos poseen venenos ácidos como la creatina, cadaverina y creatinina, que se incorporan a la sangre, dándole a ésta una reacción ácida, causa de irritaciones, inflamaciones y congestiones, características de todo proceso morboso localizado.

La sal es irritante y el cuerpo debe expulsarla para verse libre de su perjudicial presencia. De aquí que la orina, el sudor, las lágrimas y todas nuestras secreciones sean saladas.

Los alimentos debemos comerlos a la temperatura normal de nuestro cuerpo. Tanto lo frío como lo caliente produce congestión de la mucosa estomacal, que reacciona con las temperaturas anormales. Los helados y las comidas calientes predisponen a padecer úlceras del estómago.

Los helados son altamente nocivos porque afiebran el aparato digestivo debido a la reacción de calor que despiertan en la mucosa estomacal.

Las energías acumuladas en los alimentos crudos se absorben principalmente por la boca. Las féculas y los almidones deben transformarse en glucosa mediante una insalivación calmada, pues de otro modo se producen fermentaciones ácidas en el estómago. De ahí la necesidad de masticar con calma y cuidadosamente, sin que los alimentos lleguen al estómago con demasiada frecuencia. Incluso el agua y los líquidos deben beberse a pequeños sorbos.

COMBINACIONES ALIMENTARIAS

Con alimentos naturales, una buena insalivación y una calmada deglución, no está completamente asegurado el éxito del proceso digestivo, pues hay alimentos que mezclados con otros producen una mala combinación, dando lugar a subproductos tóxicos, lo cual puede suceder incluso con las frutas.

Así, las frutas aceitosas y las frutas dulces en una misma comida no se digieren bien, porque los aceites al mezclarse con los azúcares producen fermentaciones alcohólicas que cargan la sangre de productos nocivos.

Algo similar ocurre con las frutas ácidas mezcladas con los almidones, como las naranjas con el pan. En este caso, los ácidos, al impedir el desdoblamiento de los almidones en maltosa y glucosa, originan una fermentación ácida que favorece la acidificación de la sangre.

También es perjudicial mezclar en la misma comida frutas dulces con ácidas, pues se originan fermentaciones inconvenientes.

En cambio, las frutas ácidas combinan bien con las aceitosas, aunque es necesario comer primero las ácidas: naranjas con nueces, por ejemplo.

Las frutas dulces jugosas combinan bien con los almidones contenidos en las castañas, los plátanos o los piñones.

Las patatas junto a los cereales, como el trigo, el maíz, el arroz o la avena, no convienen, porque la fécula de las patatas y el almidón de los cereales, por lo general, no se digieren simultáneamente. De ese modo, el que ha sido elaborado primero debe esperar, para ser absorbido, la digestión del otro, entrando en fermentación malsana. Por ese motivo, no debe comerse pan con patatas.

La misma razón anterior existe también para no mezclar en la misma comida leche con huevos, ya que una de estas sustancias será digerida antes que la otra, que entrará en descomposición.

Los alimentos de naturaleza opuesta no deben comerse juntos, como sales minerales con ácidos y azúcares. Por ejemplo, las verduras contienen una gran proporción sales minerales, y las frutas, ácidos y azúcares, motivo por el cual las hortalizas y las frutas, en la misma comida, producen fácilmente fermentaciones dañinas.

Finalmente, las aceitunas o aceites con frutas dulces o secas (azúcares), son una mala combinación que da lugar a fermentaciones alcohólicas.

Para una mejor comprensión, muestro ejemplos de combinaciones perjudiciales y adecuadas.

LO QUE VA MAL

Huevos, leche o queso	con miel, frutas frescas o secas
Cereales y legumbres	con castañas o plátanos
Cereales, trigo, maíz, etc.	con patatas, fideos y masas
Cereales y féculas	con frutas ácidas
Frutas oleaginosas y aceites	con frutas dulces, miel y azúcares
Crustáceos, carnes, peces y aves	con frutas frescas y dulces
Vinos y sal	con sandía o leche
Limón, otras frutas ácidas y vinagres	con tomates, leche, castañas, plátanos, cereales, féculas y legumbres
Leche	con ensaladas crudas, hortaliza, tomates o frutas jugosas
Huevos	con queso o leche
Frutas	con hortalizas
Miel o azúcar	con hortalizas
Aceitunas o nueces	con miel, azúcar o frutas dulces

LO QUE VA BIEN

Frutas desecadas y miel	con frutas frescas dulces
Leche, queso y huevos	con cereales, féculas y legumbres
Cereales, trigo, maíz, arroz, avena, etc.	con verduras, raíces o frutas dulces u oleaginosas
Féculas o tubérculos farináceos	con verduras y zumo de uva
Legumbres	con verduras y mantequilla
Pan, queso, yemas de huevo y nata	con frutas frescas, dulces en compotas

LO QUE VA BIEN

Verduras, raíces y tomates	con aceites, frutas oleas y huevos
Frutas dulces	con yema de huevo y pan
Legumbre	con tomates, calabazas, berenjenas y ensaladas
Aceites y frutas oleaginosas	con tomates, calabazas, berenjenas y ensaladas
Aceites, verduras y raíces	con huevos, patatas, cereales o legumbres secas
Plátanos y frutas harináceas	con leche, huevo y frutas dulces
Hortalizas (lechugas, apio, achicoria, etc.)	con cereales o patatas
Ensaladas de hojas, tallos o raíces	con aceite, cereales o patatas
Nueces y aceitunas	con cereales y hortalizas
Queso, mejor fresco que curado	con cereales, pan o patatas
Guisantes, frijoles, lentejas, garbanzos	con hortalizas con frutas secas dulces
Cereales (trigo, maíz, arroz, avena, etc.)	con toda clase de vegetales
Huevos, mejor bien cocidos	con frutas dulces, hortalizas, leche, miel, huevos y aceite
Pan, mejor integral	

Para evitar los inconvenientes de las malas combinaciones, la mejor regla será simplificar cada comida a uno o dos productos, variando éstos en las diversas comidas del día o mejor cada día, para proporcionar al organismo los variados materiales que necesita: azúcares, albúminas (poca para los adultos), hidratos de carbono y sales minerales.

La cantidad es también otro factor que interviene en la digestión; la regla general es que, para asegurar ésta, jamás se debe comer sin hambre y que toda comida debe terminarse dejando algún deseo por satisfacer, pues nos alimentamos de lo que el cuerpo asimila y no de lo que introducimos en exceso.

La tranquilidad es una condición esencial para tener una buena digestión, y, para obtenerla, debemos evitar disgustos y preocupaciones, antes, durante e inmediatamente después de las comidas.

Resumiendo lo expuesto en este capítulo, tenemos:

1. La digestión es la base del proceso vital y, cuando es buena, garantiza la salud del individuo. Toda dolencia es producto de malas digestiones, agudas o crónicas.

2. Los excrementos compactos, inodoros, abundantes y de color bronce, son señal de buena digestión.

3. Todo régimen curativo debe dirigirse a normalizar la digestión, como camino obligado para recuperar la salud.

4. La digestión requiere una temperatura normal del tubo digestivo; un alimento adecuado a base de frutas crudas, semillas y ensaladas; comer con hambre; una salivación completa y una calmada deglución; simplificar los alimentos en cada comida, evitando las malas combinaciones; ser sobrios y evitar llenar el estómago, y comer con ánimo tranquilo y alegre.

«Que tu alimento sea tu medicina y tu medicina sea tu alimento», es el lema para curar a los enfermos mediante la alimentación natural, ya que enfermaron por mala nutrición.

Saber nutrirse es, pues, la mejor higiene; y también es la ciencia del restablecimiento de la salud de los enfermos.

Se asegura por ahí, y algún autor lo expone resueltamente en su obra, que el régimen alimenticio es suficiente para curar todas las dolencias, y hasta se llega a considerar innecesaria y perjudicial la aplicación de baños fríos y de vapor.

Sin ignorar la gran importancia, para el restablecimiento de la salud, de un régimen de alimentación racional que evite la introducción de materias extrañas en el organismo y purifique su sangre, es necesario también combatir la fiebre interior del vientre, común a todo enfermo, en grado variable.

El organismo falto de salud generalmente no tiene la energía suficiente para eliminar las acumulaciones de materias extrañas largo tiempo retenidas en el cuerpo y, a veces, heredadas. En estos casos se hace necesario estimular la naturaleza y secundar su obra purificadora, por medio del conflicto térmico de la piel.

Por otra parte, ni aun con una alimentación intestinal adecuada se logra evitar la enfermedad en las ciudades, pues la nutrición pulmonar está maleada con el aire impuro, y la nutrición cutánea sufre por falta de ventilación a causa de ropas y abrigos, lo que nos lleva a impurificarnos diariamente por una mala nutrición y unas deficientes eliminaciones.

En los casos más sencillos, donde la vuelta a la salud se podría obtener con una dieta cruda en tres meses, el éxito se obtiene en la tercera parte del tiempo si se combina el régimen alimenticio con baños dirigidos a refrescar las entrañas del enfermo y afiebrar su piel.

Naturalmente, cuanto más estricto sea el régimen alimenticio, más moderada será la aplicación de baños.

Con el régimen corriente de comidas abundantes e indigestas, mala nutrición pulmonar y cutánea y escaso ejercicio físico, es preciso activar los pulmones con frecuentes respiraciones profundas y hacer más enérgicas las funciones de la piel, exponiéndola un momento cada día a la acción tónica y fortificante del frío del aire o del agua para que, en conflicto térmico, se despierte una reacción nerviosa y circulatoria. En hombres y mujeres de más de cincuenta años, es preciso también favorecer las eliminaciones a través de la piel con un Lavado de la Sangre diario.

Por regla general, la fruta o las ensaladas crudas constituirán la única dieta de todo enfermo que guarde cama.

Por fin, tengamos siempre presente que el mejor régimen alimenticio fracasará si el vientre está afiebrado. Una alimentación libre y corriente será fuente de sangre pura si cada día refrescamos el interior del cuerpo y afiebramos su superficie, siguiendo con constancia el régimen de salud del capítulo 22 de este libro.

Capítulo 18

Las eliminaciones defienden la vida

Vivimos intoxicándonos y morimos envenenados.

Manuel Lezaeta

El hombre civilizado vive para comer, mientras que el ser irracional come para vivir. La población vive pendiente de las horas de comida y se despreocupa de la eliminación intestinal, salvo que le apure el cuerpo. Sin embargo, para mantener la salud, es más importante desocupar el intestino que ingerir alimentos, porque el ser humano puede vivir muchos días sin comer, pero no puede estar veinticuatro horas sin evacuar su intestino sin riesgo de envenenarse. Aunque nada se coma, cada día debe evacuarse un litro de bilis.

Los cuerpos que no eliminan sus impurezas se envenenan y fatalmente mueren.

Pasados los cincuenta años, en el ser humano la salud constituye un problema de desintoxicación.

Al ser la vida una actividad nerviosa, y como esta potencia depende de la pureza de la sangre, se comprende la importancia de purificar el fluido vital con activas eliminaciones diarias.

En el hombre sólo existen tres causas de muerte: el accidente, la vejez y la intoxicación.

La muerte por vejez, es decir, la muerte natural, es una excepción en los tiempos que corren, porque es resultado de un agotamiento de la energía vital pasados los cien años. La muerte que vemos a diario no es natural, es prematura, violenta y trágica. Supone una interrupción o suspensión dolorosa del proceso vital.

La muerte que quiebra la vida de la criatura aun antes de nacer, que se lleva al joven pletórico de ilusiones y que detiene la carrera del hombre en plena potencia y actividad, no ha sido planeada por las leyes que rigen la vida humana, sino que es resultado de la propia ignorancia de la víctima y de los errores que nos llevan a vivir en conflicto constante con la Naturaleza.

Sabemos que el hombre, en proporción con su período de desarrollo, debería alcanzar alrededor de los ciento cincuenta años. El hecho de que en todas las épocas y en todos los países se presenten casos de longevidad por encima de los cien años confirma lo expuesto.[1]

La persona que no fallece por accidente o vejez sólo puede morir de intoxicación por efecto de las putrefacciones intestinales y las deficientes eliminaciones de su piel, riñones, intestinos y pulmones. También la intoxicación por inyecciones medicamentosas es causa de muerte.

Sin embargo, las estadísticas dan cuenta de muertes producidas por distintas causas que no son accidente ni vejez. Según esto, se muere de gripe, tifus, peritonitis, tuberculosis, sífilis, diabetes, afecciones cerebrales, cardíacas, hepáticas, renales, tumores, cáncer, etc. Pues bien, los males referidos, que suponen graves trastornos en la composición y circulación de la sangre, conducen a la muerte por intoxicación o degeneración cuando son tratados con drogas, vacunas, sueros, inyecciones o radiaciones.

La vida urbana es una intoxicación continuada. Se vive introduciendo venenos en el cuerpo con el aire corrompido que se respira por todas partes; con los alimentos cadavéricos, cocinados y elaborados, que mantienen crónicas putrefacciones intestinales; con las ropas adheridas a la piel que impiden las eliminaciones a través de los poros; y con la fiebre interna que debilita progresivamente el funcionamiento del intestino, pulmones, hígado, riñones y corazón.

---

1. En los últimos tiempos, las personas que han llegado a edades avanzadísimas son: el inglés Thomas Parr y los suecos Christian Drakenberg y Henrik Finne, que llegaron a los ciento cincuenta y dos, ciento cuarenta y seis y ciento treinta y seis años, respectivamente. A comienzos del siglo en que estamos murió en Nueva York el turco Zara Ago, que fue contratado para ser exhibido como el hombre más viejo del mundo. Tenía ciento sesenta y ocho años y murió atropellado por un automóvil. En Querétaro, México, el día 12 de septiembre de 1953, falleció el ranchero Marcial Pina a la edad de ciento cuarenta y nueve años, comprobados por la anotación de su nacimiento en el archivo parroquial. Pina, cuyo hijo mayor tiene ciento cinco años de edad, dejó más de doscientos descendientes.

Si vivimos intoxicándonos y con ello acortando la vida, es lógico entonces procurar el mantenimiento de la salud mediante adecuadas eliminaciones de lo inservible y perjudicial.

Con razón nuestros antepasados procuraban alejar la muerte estimulando la eliminación por la piel mediante las «fuentes», que llegaron a ser compañeras inseparables de la ancianidad.

Con el nombre de «fuente» se designa una úlcera artificial que generalmente se abre en el brazo izquierdo y se mantiene activa y supurante por medio de un pedazo de raíz de lirio blanco que impide su cicatrización. A través de esta úlcera siempre abierta, el organismo descarga sus impurezas,

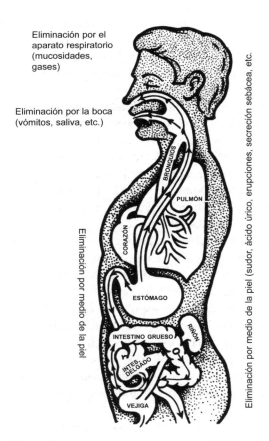

Eliminación por el aparato respiratorio (mucosidades, gases)

Eliminación por la boca (vómitos, saliva, etc.)

Eliminación por medio de la piel

BRONQUIOS

PULMÓN

CORAZÓN

ESTÓMAGO

RIÑÓN

INTESTINO GRUESO

INTES. DELGADO

VEJIGA

Eliminación por medio de la piel (sudor, ácido úrico, erupciones, secreción sebácea, etc.

Eliminación por el aparato urinario (diversos productos contenidos en la orina, etc.)

Eliminación por el tubo digestivo (estómago, hígado, intestino, bilis)

defendiéndose así de la intoxicación. Naturalmente, los sistemas que recomiendo en esta obra superan con creces este primitivo procedimiento desintoxicante.

También las defensas naturales, mediante crisis periódicas, hacen que
nuestro cuerpo descargue las materias malsanas provenientes de una alimentación inadecuada y desarreglos digestivos. Así se explica el beneficio
que reportan los romadizos, los catarros, las expectoraciones, los flujos, las
diarreas, las erupciones, los chancros, las fístulas y las supuraciones de toda
clase.

Las drogas, los sueros, las vacunas, las inyecciones, las radiaciones y
las intervenciones quirúrgicas destinadas a sofocar las eliminaciones de las
mucosas o de la piel sólo consiguen bloquear las defensas orgánicas y facilitar con ello la intoxicación que adelanta la vejez y anticipa la muerte.

Los tumores y los procesos calificados de tuberculosos, cancerosos y
gangrenosos son la última etapa del desarreglo orgánico al que se llega
combatiendo los síntomas de la alteración de la salud sin eliminar la causa,
que siempre está en los desarreglos digestivos que caracterizan el estado de
enfermo por un crónico desequilibrio térmico del cuerpo.

Puesto que la vida de la ciudad nos impone una impurificación orgánica diaria, es imprescindible favorecer las eliminaciones mediante la actividad de la piel a través del conflicto con el frío del aire o del agua, los ejercicio al aire libre y el Lavado de la Sangre al vapor o al sol.

No olvidemos que si mantenemos la pureza y normal circulación de la
sangre mediante una normalidad funcional del cuerpo, evitaremos los achaques de la ancianidad y la muerte sorpresiva.

Sobre este punto conviene advertir que cuando el cuerpo se desintoxi-
ca demasiado deprisa, suele sentirse falta de fuerzas y de disposición para
el trabajo. Esto que, erróneamente, se atribuye a un «debilitamiento» más
bien es una «recuperación» de la vitalidad orgánica.

En efecto, el tóxico en el organismo espolea la actividad nerviosa agotando las reservas vitales. A medida que los venenos son expulsados, disminuye el estímulo nervioso y el cuerpo, descansando de su perjudicial excitación, procura recuperar el gasto anticipado de sus energías. La depresión
que el enfermo siente al pasar del tratamiento medicamentoso intoxicante al
régimen desintoxicante no es, pues, «debilitamiento», sino «recuperación»
vital.

Morimos intoxicados, porque la impurificación orgánica que prepara
la muerte rebaja nuestra potencia vital. De ahí que los tóxicos nos debiliten y
que con su eliminación nos robustezcamos, aun cuando pasajeramente nos
sintamos deprimidos. Las drogas, los sueros, las vacunas, las inyecciones y
los rayos X, en definitiva, paralizan la energía vital, único agente curativo.

La vida urbana nos ofrece ejemplares de individuos prematuramente envejecidos que, incluso antes de los cuarenta, presentan formas ahogadas en grasa y rostros cadavéricos o biliosos. A esta edad, en la que al hombre trabajador generalmente le sonríe la fortuna, es preciso poner en práctica un régimen eliminador que asegure su existencia y aleje la posibilidad de muerte por intoxicación.

Estos enfermos crónicos, generalmente ignorados por carecer de síntomas agudos, nada tienen que esperar de la medicina medicamentosa, cuyos artificios no resisten el más ligero examen que analice sus beneficios para la salud.

El hombre que en mitad de su vida no sabe defender su propia salud ha perdido la dirección de su destino y será conducido por intereses que prosperan con su ignorancia sobre una materia tan fundamental.

Los mismos órganos que nos sirven para nutrirnos —pulmones, piel e intestinos— también nos permiten la expulsión de materias inservibles o perjudiciales al organismo. Además, también tenemos los riñones, que son órganos exclusivamente de eliminación.

También los órganos genitales permiten la expulsión del cuerpo de materias corrompidas mediante la supuración uretral o vaginal, denominadas purgación, flujos o flores blancas. Y, naturalmente, jamás se debe pensar en sofocar estos procesos eliminadores, ya que se ha de regenerar la sangre con unas buenas digestiones y una activa eliminación cutánea del enfermo.

Sabemos que las funciones eliminadoras, lo mismo que las de nutrición, dependen del equilibrio térmico orgánico. Si existen 37 grados de temperatura en la superficie del cuerpo y también en sus entrañas, las eliminaciones a través de la piel, los riñones y los intestinos serán normales. A la inversa, el frío exterior va unido a una fiebre interna, con lo que se produce un débil riego sanguíneo de la piel, cuyas funciones de tercer pulmón y tercer riñón se ven debilitadas. Por su parte, la fiebre interna, al congestionar intestinos, hígado, riñones y pulmones, deprime la actividad normal de estos órganos, sofocados por plétora sanguínea.

La piel elimina mediante la simple exhalación y también con la transpiración. Pero no todas las transpiraciones son igualmente eficaces, porque la que se produce mediante el ejercicio o los abrigos enfría la piel con facilidad, mientras que la que se obtiene mediante la acción del sol, del vapor o de la irritación con ortigadura la congestiona, llevando hacia los poros las materias malsanas para su expulsión. Siempre que se transpira es necesario la intervención del agua fría, al menos al final del proceso, para evitar el enfriamiento.

Las sustancias más rebeldes para abandonar el cuerpo son las medicamentosas, porque su acción tóxica deprime la fuerza orgánica encargada de su expulsión. Mi Lavado de la Sangre al sol o vapor es el medio más eficaz para librar al cuerpo de la perjudicial presencia de venenos como el mercurio, el arsénico, los yoduros y otros que se presentan como remedios salvadores, de los cuales los peores son las inyecciones.

En el habitante de la ciudad, generalmente víctima de desarreglos digestivos derivados de su fiebre interna, los riñones están sometidos a un excesivo trabajo. El trabajo forzoso de estos maravillosos órganos paulatinamente debilita su potencia, lo que, con el paso del tiempo, los lleva a desempeñar una labor cada vez más deficiente.

Al congestionarse los riñones por un prolongado y forzado trabajo, se debilita la vida de sus tejidos a causa de la mala nutrición de las células, las cuales no reciben su alimento de una sangre inmovilizada que no aleja de ellas los productos tóxicos. Por otra parte, la congestión desarrolla un mayor calor que el normal, atrayendo hacia la zona congestionada un mayor porcentaje de sangre que, también inmovilizada, deposita en ella las materias morbosas que posee. Cuanto más se prolongue este proceso congestivo más se deprimirá también la función de los órganos afectados, hasta incapacitarse su actividad, como sucede con la nefritis, causa de uremia.

Este proceso degenerativo de los riñones se desarrolla de forma análoga en los pulmones, corazón, baño, hígado, ovarios, etc. La enfermedad de un órgano siempre empieza por la inflamación o congestión aguda, pasando después al período crónico, para degenerar, finalmente, en un proceso destructivo, como cirrosis, tuberculosis o cáncer.

Los tumores en los ovarios, matriz u otra zona del cuerpo tienen también un origen y desarrollo análogo. Las materias extrañas al cuerpo vivo, introducidas por una nutrición inadecuada y retenidas en el organismo por unas deficientes eliminaciones, se depositan preferentemente entre los tejidos de los órganos del bajo vientre, cerca de las salidas naturales, debido a la deficiencia funcional de los intestinos, la piel y los riñones. Es así como el estreñimiento es causa de tumores que la cirugía o las destructoras radiaciones pretenden curar sin eliminar la causa que los provoca.

No olvidemos que, para que las funciones de eliminación puedan desarrollarse convenientemente, es necesario normalizar la circulación sanguínea, equilibrando las temperaturas interna y externa del cuerpo. Este objetivo se logrará atrayendo hacia la piel el calor interior mediante reacciones nerviosas y circulatorias, provocadas con aplicaciones frías de aire o agua y, mejor, en combinaciones con calor del sol o vapor. Además, es preciso descongestionar el interior del vientre, refrescándolo profundamente con baños fríos de tronco, asiento o genitales y aplicaciones de barro.

Si para que el hombre viva sano es necesario mantener activas las eliminaciones de su cuerpo, con mayor razón es preciso procurar en el enfermo una eliminación enérgica que le permita expulsar las materias morbosas, siempre presentes en toda dolencia. De ahí el absurdo de introducir en la sangre de los enfermos tóxicos medicamentosos, sueros y vacunas. De ello se desprende que, mientras mi régimen se dirige a purificar la sangre, la medicina actúa en sentido opuesto.

Una vez expulsados del cuerpo enfermo los venenos de origen orgánico o medicamentoso, la energía vital del organismo se eleva, pues, así como la muerte se produce por intoxicación, la impurificación orgánica siempre presenta un mayor o menor debilitamiento vital. Obtenida la desintoxicación, la Naturaleza pone en pie sus defensas para salvar al organismo del desarreglo funcional.

Para vivir sano es preciso desocupar completamente el vientre cada día al despertar, después del almuerzo y antes de dormir.

El proceso digestivo de los alimentos cocinados se termina en cuatro o seis horas, de manera que cada ocho horas deben ser expulsados los residuos. Una evacuación cada veinte horas es causa de impurificación orgánica por retención de excrementos, bilis y otros desechos. La bilis que elabora el hígado es un producto tan venenoso como la orina, y en un adulto alcanza la cantidad de un litro al día, el cual debe ser expulsado por el intestino aun cuando se practique el ayuno.

Para que los intestinos, los riñones, la piel y los pulmones desempeñen su trabajo correctamente, es preciso que la sangre circule con normalidad, lo cual se puede comprobar con un calor agradable sobre la piel, pies calientes en todas las épocas del año y cabeza fría.

Si en la piel aparecen erupciones, forúnculos, granos, alergias, úlceras o postemas, debemos respetar esta actividad de la naturaleza y, lejos de sofocarla con pomadas o inyecciones, es preciso activar las eliminaciones generales con envolturas húmedas en los niños, junto con un régimen purificador de frutas, y mi Lavado de la Sangre en los adultos cada día. Localmente se aplicarán emplastos de fenogreco o de barro.

Podemos afirmar que, en la actualidad, el hombre no muere, sino que se envenena. Los laboratorios de la muerte son la cocina, que prepara despojos cadavéricos como alimentos, y la farmacia, que elabora venenos e inmundicias como remedios para nuestros males.

Tan anormal es todo esto que la vida del hombre civilizado es una prematura muerte en camino, que nos mantiene en perpetua zozobra y no nos permite el goce de vivir.

La muerte natural del hombre, alrededor de los cien años o más, es casi desconocida en estos tiempos en que la media de vida no alcanza la tercera parte de este período.

La muerte natural, que llega como el apacible término a un día de afanes que el hombre fatigado y anhelante de reposo aguarda como un descanso necesario, no es el término a una vida rebelde en conflicto constante con la Naturaleza y sus leyes inmutables.

Vivimos al margen de la ley natural y con ello nos preparamos una muerte violenta, prematura, dolorosa y trágica que, como una nube negra, se cierne sobre nuestras cabezas cada día y constantemente amenaza nuestra tranquilidad.

Vivimos intoxicándonos y morimos envenenados.

Capítulo 19

La propia fuerza vital, único agente curativo

Sabemos que la salud es la actividad funcional del organismo, la enfermedad es la depresión funcional, y la muerte es la paralización funcional.

Cada individuo posee una fuerza que mantiene su vida. Esta fuerza se llama «energía vital» y su naturaleza es comparable a la de la cuerda del reloj, que lo conserva funcionando. Esta energía también puede compararse con la batería del automóvil, de cuya potencia depende todo el funcionamiento de la maquinaria. El sistema nervioso es el acumulador y distribuidor de la energía vital. Ésta, pues, no está en los músculos, grasa, huesos o piel del individuo, sino que reside en su cerebro y médula espinal.

Esta fuerza constitucional de cada organismo siempre tiende a defender su vida y mantener su salud; jamás tiende a agravar el desarreglo orgánico, característico de toda dolencia.

«La Naturaleza, es decir, la energía vital, es la que cura»; en otras palabras, restablece la normalidad funcional del organismo, que es la salud integral. La ley de la vida es la ley de la salud. El Creador nos ha dado la vida para vivir sanos, y la enfermedad es fruto de nuestra ignorancia y errores, como se ha explicado.

De este modo, el restablecimiento de la normalidad funcional del organismo enfermo, es decir, la vuelta a la salud, es obra exclusiva de la propia fuerza vital que, en grado variable, posee todo individuo. No existe droga, inyección o recurso ajeno al organismo afectado por alguna dolencia que pueda actuar como sustituto de la energía vital, siempre atenta a defender la vida. Es por ello que he afirmado que existen remedios para toda clase de enfermedades, menos para tener salud.

La energía vital del hombre nace en el momento de su concepción, y su intensidad depende de la salud de los padres. Esta fuerza orgánica se mantiene mediante una nutrición y unas eliminaciones correctas.

La energía vital del individuo se debilita por una anormal y deficiente actividad funcional de los pulmones, el estómago y la piel. Finalmente, esta energía sucumbe por intoxicación intestinal y medicamentosa.

Cualquiera que sea el nombre o manifestación de una dolencia, el enfermo es víctima de un debilitamiento de su energía vital a causa de sus malas digestiones que, a un tiempo, lo desnutren e intoxican.

Para auxiliar a todo enfermo es preciso elevar su energía vital mediante el restablecimiento de la digestión y la normalidad en la eliminación de su piel.

Como la normalidad de estas funciones depende del equilibrio de las temperaturas interna y externa del cuerpo, es preciso restablecer ese equilibrio, alterado en todo enfermo como lo revela el iris de los ojos.

Según las revelaciones del espejo iridal de la víctima de cualquier dolencia, existe un calor excesivo en las entrañas, provocado por la congestión de éstas, y anemia en la piel. De ahí que, para restablecer el equilibrio de las temperaturas, sea preciso realizar siempre el fenómeno opuesto, es decir, refrescar el interior del vientre del enfermo y activar el calor en la superficie de su cuerpo.

La piel aumentará su calor atrayendo hacia ella la fiebre del interior del vientre. Este objetivo se conseguirá colocándola adecuadamente en conflicto con el frío del agua o del aire. La red nerviosa que cubre la superficie del cuerpo, reacciona, por natural defensa, con calor en contacto con el frío, activando así el riego sanguíneo de la piel y provocando fiebre curativa que extrae de las entrañas el calor malsano del cuerpo —fiebre destructiva, común a todo enfermo en grado variable—. Éste es el mecanismo del equilibrio térmico indispensable para recuperar la normalidad funcional del organismo, que es salud integral.

Así se explica que, según mi doctrina, exista un procedimiento uniforme para tratar a todo enfermo, cualquiera que sea el nombre o manifestación de su dolencia. El principio es absoluto, pero su aplicación varía dependiendo de las personas y las necesidades que se revelan en el iris de sus ojos.

La fiebre gastrointestinal, que es el enemigo que se debe combatir en todo enfermo, sin distinción de síntomas, se ataca provocando fiebre en la piel como acabamos de ver. Pero también debemos actuar directamente sobre ella, refrescando el interior del vientre del enfermo.

Veamos ahora cuáles son los medios adecuados para obtener estas dos finalidades.

Para provocar fiebre curativa en la superficie del cuerpo, disponemos de las siguientes aplicaciones de agua fría: frotaciones o abluciones, chorros parciales y totales, envolturas húmedas, el Lavado de la Sangre al vapor o al sol, y ortigaduras que despiertan una enérgica reacción nerviosa y circulatoria y afiebran hasta la piel más inactiva.

Para derivar directamente la fiebre del interior del vientre del enfermo, tenemos los baños locales fríos, como los de genitales, de tronco, de asiento, y el baño revitalizador de Just. Además, disponemos de la faja derivativa, la compresa abdominal, la cataplasma de barro sobre el vientre e, incluso, la aplicación de éste alrededor de todo el tronco, especialmente eficaz en fiebres altas tanto de niños como de adultos.

Finalmente, tenemos el enema o la lavativa intestinal con agua natural.

El procedimiento para cada una de estas aplicaciones se explica más adelante.

Para finalizar, recordaré que una dieta cruda de frutas o ensaladas con poca sal y semillas de árboles, como almendras dulces, constituyen una alimentación refrescante, mientras que los productos de cocina afiebran. Estos alimentos naturales deben constituir la dieta de todo enfermo que guarde cama.

Con lo expuesto, quedan enumerados los «remedios» de mi Doctrina Térmica: aire, agua fría, tierra, sol y vapor, cuyo calor se combina con el frío del agua en mi Lavado de la Sangre. Éstas son nuestras armas para vencer las dolencias del hombre, sin excepción.

Al colocar el cuerpo en equilibrio térmico, se normaliza la digestión, con lo cual puede elaborar sangre pura, y también se activa la eliminación de los residuos tóxicos a través de los millones de poros de la piel.

Con lo expuesto, se comprende que el diagnóstico patológico es innecesario, porque mi Doctrina Térmica se dirige a que el enfermo recupere su normalidad orgánica y no a sofocar o suprimir la dolencia, dejando en pie su causa, como sucede con la aplicación de medicinas.

Tengamos siempre presente que la salud y vida del hombre no dependen de su peso, musculatura o estructura ósea, sino de su vitalidad nerviosa. Y la salud y vida de los nervios depende de la pureza de la sangre: una sangre pura mantiene unos nervios sanos; una sangre impura produce nervios débiles, y una sangre tóxica lleva a la parálisis. La sangre, a su vez, es producto de la nutrición en general y de la digestión en particular. Finalmente, el proceso digestivo depende de la temperatura del estómago e intestinos y, para que esta temperatura sea normal, es preciso que la piel tenga también una temperatura normal, es decir, que exista equilibrio térmico del cuerpo, con 37 grados en las entrañas y 37 grados en la piel y las extremidades.

Tenemos, pues, que el cultivo de la salud y su restablecimiento es cuestión de temperatura y no de remedios, inyecciones, sueros, cirugía, rayos X o radiaciones.

Defensa orgánica

En la Naturaleza todo está sometido a las leyes inmutables que mantienen el orden universal, desde el movimiento de los astros hasta el maravilloso instinto del insecto o del gusano más pequeño. Sólo el hombre vive al margen de estas leyes y se guía por propio capricho o por imitación de errores ajenos, con lo que progresivamente artificializa su existencia. Se aleja así de los beneficios que ofrece la Naturaleza, fuente única de salud y vida, con lo que es víctima de enfermedad.

Felizmente, a pesar de nuestros errores de vida, nuestro cuerpo, regido por las leyes del orden universal, siempre actúa en defensa de su existencia y normalidad funcional, que es la salud integral. En esto consiste la defensa orgánica, dirigida en todo momento por la fuerza vital que reside en nuestro sistema nervioso, verdadero guardián de la salud y vida de nuestro organismo.

El sistema nervioso es una maravilla de la creación que actúa como el más sabio y eficiente dueño del hogar. Todo lo sabe, ordena, prevé, defiende y repara, atento en todo momento a mantener la normalidad funcional del cuerpo, que constituye el estado de salud del individuo.

La vitalidad del sistema nervioso depende de la sangre que lo nutre. De ahí que, cuando ésta es pura, la actividad nerviosa es despierta y la defensa orgánica enérgica. Cuando el fluido vital ha sido maleado por intoxicación intestinal o medicamentosa, la natural defensa del organismo se debilita e incluso se paraliza, preparándose con ello la muerte prematura del individuo.

Se comprende, entonces, el peligro de las vacunas, los sueros, las inyecciones y las transfusiones de sangre, con los que se altera la pureza del fluido vital y se acorta la vida del enfermo por debilitamiento de sus defensas naturales.

Como las defensas orgánicas son dirigidas por la ley de la vida universal, nuestro cuerpo siempre tiende hacia la normalidad funcional, es decir, hacia la salud. De aquí que los dolores, las erupciones en la piel, los flujos uretrales o vaginales, los catarros nasales y bronquiales, las diarreas, las hemorragias, las fístulas, los tumores, los chancros, los postemas, etc., son dolencias que demuestran sensibilidad y actividad eliminadora con buena defensa en aquellos organismos que gozan de vitalidad, puesto que estos fenómenos no se producen en el cadáver, en el que ha cesado toda defensa.

El origen de estas materias malsanas que obligan al cuerpo a la crisis eliminadora siempre es producto de una sangre maleada heredada de los padres, en los niños, y en otros casos resultado de unas malas digestiones y una deficiente actividad eliminadora de la piel en enfermos crónicos debido a un desequilibrio térmico del cuerpo, como lo revela el iris de los ojos.

El organismo humano, además de las amígdalas, el hígado, el bazo, el páncreas y el apéndice, cuenta con el sistema ganglionar, que se ubica en el cuello, las axilas, las ingles, los codos y otras articulaciones. Su misión es actuar como esponjas que recogen de la sangre las materias extrañas que descomponen en sustancias de fácil eliminación. De ahí que cuando se hinchan los ganglios, en lugar de extraerlos con la cirugía, es preciso purificar la sangre con buenas digestiones y activar la eliminación cutánea con frotaciones de agua fría y, mejor, con mi Lavado de la Sangre al vapor o al sol.

Sofocar y paralizar las actividades eliminadoras ya referidas es un error, porque con ello se impide la defensa orgánica, obligando al cuerpo a retener materias perjudiciales que lo mantendrán alejado de la salud verdadera y acortarán su vida.

Tengamos presente que a la Naturaleza sólo se la vence sometiéndose a sus leyes inmutables. Lo que ella no haga no lo conseguirán tampoco las actividades extrañas, y menos aún el veneno, el bisturí, la electricidad o las radiaciones.

Sólo la Naturaleza actúa científicamente, y para que ella conserve o restablezca la salud, que es normalidad orgánica, es preciso colocar el cuerpo en equilibrio térmico, afiebrando su piel y refrescando sus entrañas.

La defensa orgánica está en el organismo y no en los remedios. De ahí que existan remedios para toda enfermedad, menos para tener salud.

La vida es renovación

Renovarse es vivir, y este proceso está constituido por la incorporación de energías y sustancias necesarias para nuestro organismo, al mismo tiempo que por la oportuna eliminación de lo inservible o perjudicial.

En todo enfermo está más o menos alterado el cambio orgánico, es decir, la constante renovación de nuestro cuerpo, por efecto de los desarreglos en la nutrición y en las eliminaciones.

Cuanto más activo sea este proceso de renovación, más normalizado será el estado de salud del individuo y, a medida que el cambio orgánico se altera o retarda, ya existe el estado de enfermo; la muerte es la paralización del cambio orgánico.

Al normalizar la digestión, el enfermo formará sangre pura y, si al mismo tiempo activa sus eliminaciones, se deshará de las impurezas, con lo que se restablecerá la purificación orgánica, que es la salud integral, llegando por este camino, cada siete u ocho años, a la completa renovación del cuerpo.

Ésta es la vía lógica y segura para devolver la salud a todo enfermo, cualquiera que sea su dolencia y el nombre con que se la clasifique. En resumen, al activar el cambio orgánico se regenera el cuerpo. De ahí que mi sistema no cure eliminando síntomas, sino que regenera integralmente el cuerpo enfermo, con independencia del nombre o manifestación de su dolencia.

Una vez normalizadas las funciones pulmonares, activadas las de la piel y restablecida la normalidad digestiva, habremos devuelto la salud tanto a un enfermo de gripe o escarlatina como a otro de diabetes, asma, tuberculosis, sífilis o cáncer. Naturalmente, en los casos de enfermedad aguda el restablecimiento se obtiene con más rapidez y facilidad que en las afecciones crónicas. Por eso, en estas últimas la curación depende de la constancia a la hora de seguir un régimen de normalidad digestiva y de las activas eliminaciones a través de la piel, los riñones y los intestinos.

Puesto que la infancia y primera juventud es la época de mayor actividad vital, es en estos períodos cuando debe regenerarse el hombre, pues a medida que avanzan los años el cambio orgánico se retarda, hasta paralizarse al término de la jornada.

Con lo expuesto se comprende el absurdo de las «curas de reposo» hoy de moda. En realidad son la mejor forma de dificultar la renovación orgánica, que es salud integral del cuerpo.

Finalmente, no existe enfermedad incurable si se normaliza la digestión del enfermo y se activan las eliminaciones a través de la piel.

Brevemente trataré enseguida el tema del aire, la luz, el sol, la tierra y los ejercicios físicos, dejando para un capítulo aparte la salud por el agua. Al final del presente capítulo, me referiré también al ayuno, como medio para restablecer la normalidad orgánica, y volveré a hablar del barro.

ELEMENTOS VITALES

AIRE

El aire puro no sólo es el primero de los alimentos, sino también de los «medicamentos».

Nos nutre y proporciona sus energías químicas, magnéticas, solares, eléctricas, etc. Además, oxida nuestros productos desgastados, favoreciendo su combustión y eliminación, realizando así el doble proceso de nutrirnos y purificarnos. Como estas funciones están alteradas en el organismo enfermo, se comprende la importancia que tiene el aire puro para el restablecimiento de su normalidad.

Tanto si estamos sanos como enfermos debemos buscar en todo momento el aire puro, evitando los lugares cerrados y respirando profundamente el aire libre o ventilado en la habitación.

Hemos visto cómo la piel realiza una parte importante de las funciones respiratoria y eliminadora, así como la necesidad de mantener continuamente aireada y ventilada la superficie del cuerpo a fin de que los poros puedan desempeñar sus trascendentales funciones.

El baño de aire reemplaza a la frotación de agua fría, produciendo un conflicto térmico que obliga a entrar en actividad al organismo, desplegando sus defensas y, naturalmente, para este objeto debe aprovecharse el aire frío, especialmente antes de la salida del sol y mejor en invierno.

La técnica del baño de aire consiste en exponerse desnudo a la acción del aire libre o dentro del dormitorio frente a una ventana abierta, haciendo ejercicio, a fin de dominar el frío. La duración puede ir de unos cuantos minutos a una hora o más. Terminado el baño, hay que procurar la reacción, volviendo a la cama o vistiéndose rápidamente.

Rikli tomaba baños de aire por las mañanas a diez grados bajo cero, mientras cortaba leña en el bosque durante horas, y consiguió así sanar de una incurable dolencia.

El efecto de este baño es fortificante y purificador, y debería practicarse diariamente, sobre todo en invierno, pues reemplaza con ventaja a las aplicaciones de agua fría por ser menos violento. Conviene especialmente a personas debilitadas y nerviosas.

La forma más sencilla de tomar el baño de aire es saltar de la cama desnudo y, frente a la ventana abierta del dormitorio, sin temer a las corrientes, hacer flexiones acompañadas de respiraciones profundas mientras se frota la piel con las manos a lo largo de todo el cuerpo, entre cinco y quince minutos.

LUZ

La luz es el alimento más sutil del sistema nervioso y, por tanto, se trata de un elemento indispensable para nuestra salud, ya que nuestras funciones orgánicas son accionadas por los nervios.

Con el mismo fervor con que debemos buscar a toda hora el aire puro y fresco, debemos también exponernos de continuo a la luz. En especial los enfermos han de mantener el dormitorio lleno de luz y, en lo posible, dejar que entre directamente, junto al aire puro, por una amplia ventana abierta. Nada de papeles o pinturas oscuras en los dormitorios; todo debe ser blanco.

He observado cómo las plantas alejadas de la luz languidecen y mueren. Lo mismo sucede con el hombre, y, especialmente, con los niños, que se desarrollan mustios y enclenques porque, como alguien ha dicho, de todas las plantas, es la planta humana la que necesita más luz para su desarrollo.

La luz favorece las reacciones químicas y físicas de nuestro organismo, y es el agente indispensable del cambio orgánico, es decir, del proceso de renovación de la célula y de la sangre.

El baño de luz se toma desnudo al aire libre, bajo un árbol u otra sombra que permita la mayor cantidad de este agente, o en el mismo dormitorio con la ventana abierta y en condiciones análogas a las indicadas para el baño de aire.

La diferencia entre el baño de aire y el de luz está en que, en el primero, el aire obra por el frío y resulta más tónico cuanto más frío sea el ambiente, mientras que en el baño de luz la temperatura es moderada, pues generalmente se toma a la sombra que deja el sol bajo un árbol o tras la ventana abierta del dormitorio, próximo a la zona asoleada.

En el baño de aire, el frío es el estímulo orgánico, y en el baño de luz, este agente es el vitalizador.

Naturalmente, en ambos se benefician las funciones respiratoria y eliminadora de la piel, ya que este órgano obtiene los elementos más propicios para su actividad.

Al efecto fortificante y purificador del baño de aire, se une en éste el poder vitalizador de la luz, que lo hace especialmente recomendable para los niños y personas anémicas.

SOL

Sin duda, se justifica el culto de la humanidad al astro rey y su adoración por algunos pueblos, pues en su presencia todo prospera y vivifica, y en su ausencia todo se arruina y muere.

La Naturaleza viva canta su himno al sol en cuanto éste, majestuoso, se alza sobre el horizonte, disipando las sombras de la noche y las penas del alma. Los enfermos sienten reaccionar su vida y aliviar sus dolores en cuanto llega a su cama el primer rayo de sol, y el hombre de trabajo es atraído a la actividad diaria con sus primeros fulgores.

Con su presencia reina la alegría de la primavera y el verano, y en su ausencia todo duerme durante el invierno.

Sin embargo, el hombre civilizado olvida muchas veces este culto universal al sol, impidiendo su benéfica acción sobre su cuerpo, que cubre con abrigos impenetrables, y construyendo sus casas sin tener en cuenta la necesidad de que el sol entre en todas las habitaciones, especialmente en los dormitorios.

Para conservar la salud y recuperarla es indispensable que sepamos aprovechar los beneficios que el sol nos ofrece y que, por ignorancia, desperdiciamos diariamente en este país, con un sol esplendoroso que durante ocho meses al año se alza cada día sobre el horizonte sin nubes.

Instintivamente, la gente reconoce las propiedades purificadoras del sol cuando expone a los rayos de éste ropas, cama y mantas para liberarlos de olores y humores malsanos.

Los rayos luminosos del sol todo lo penetran, destruyendo lo mortífero y dando vida a todo cuanto el hombre necesita.

La exposición al sol es una práctica que diariamente deben ejercitar sanos y enfermos para mantener la salud unos y recuperarla los otros.

El baño de sol tiene dos objetivos principales: su uso como vitalizador, aprovechando directamente los rayos luminosos, y como depurativo, que nos permitirá eliminar con la transpiración.

Como vitalizador y nutritivo, el baño de sol podrá tomarse a cualquiera hora del día, con la debida precaución, siendo preferibles las horas de la

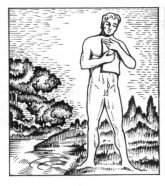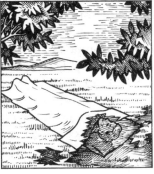

*De esta forma se practica el Lavado de la Sangre al sol para congestionar la piel
y atacarla con el frío del agua, para lo cual el bañista hace uso de un recipiente
con agua fría y una toalla para las abluciones cada cinco minutos*

mañana en las que su acción magnética y vivificante es más potente. Su duración irá desde algunos minutos hasta una hora. Resulta muy beneficioso dormir al sol con la cabeza a la sombra y el cuerpo cubierto con hojas verdes, una sábana o una manta para evitar la irritación de la piel. Si se transpira se hará una frotación de agua fría al menos al finalizar la aplicación.

Como purificador o depurativo, el baño de sol se aplicará de las once a las doce de la mañana, cuando la acción del sol es más enérgica por la acción de los rayos ultravioletas. Con la cabeza a la sombra, se expondrá al sol el cuerpo desnudo, cubierto con una sábana o manta blanca de lana, para transpirar entre veinte y sesenta minutos, y se realizará una ablución de agua fría por todo el cuerpo cada cinco minutos. El baño terminará con una ablución de agua fría o un baño de tronco. Esta aplicación constituye un verdadero Lavado de la Sangre.

Las partes u órganos del cuerpo afectados por dolores, congestiones, inflamaciones, tumores o úlceras conviene cubrirlos con barro, hojas verdes o lienzo húmedo para impedir la acción directa del sol en estos procesos inflamatorios y evitar la congestión y la fiebre local, que no favorecerían la curación.

El raquitismo, los procesos ulcerosos, la degeneración de tejidos y, en general, las afecciones agudas o crónicas reaccionan favorablemente con los baños diarios de sol adecuadamente aplicados.

En estos casos, si el sol es fuerte conviene cubrir la zona afectada con hojas verdes, y mejor con barro De este modo, y sobre todo en el caso de los tumores, favorece la curación por las reacciones químicas del sol con la clorofila de la hoja y los elementos que la tierra posee.

A pesar de sus excelencias, los baños de sol tienen el peligro que ofrece todo agente cuando se emplea sin método ni prudencia. Deberá empezarse con baños locales en las piernas, para seguir por todo el cuerpo, y las exposiciones, que al principio serán sólo de quince minutos, irán prolongándose paulatinamente hasta una hora o más.

La pigmentación de la piel por la acción del sol es un buen síntoma, pues señala la absorción de energías solares.

Si hay más de 90 pulsaciones por minuto, los baños de sol deberán ir acompañados de frotaciones con agua fría cada cinco minutos. Para garantizar una buena reacción con cada frotación, el cuerpo se cubrirá con una manta blanca de lana, como explico en mi Lavado de la Sangre.

TIERRA

El hombre, como todos los seres animados, es hijo de la tierra. De ella está formado nuestro cuerpo y a ella tenemos que reintegrarnos. Nuestros alimentos son tierra transformada y vitalizada por la planta, única forma en que el mineral puede ser aprovechado por el organismo animal.

La tierra, como buena madre, nos ofrece también beneficios salutíferos, tanto si la empleamos a nivel interno como externo.

Las propiedades de la tierra la convierten en un elemento de gran poder purificador, desinflamante, absorbente, calmante, revitalizador y cicatrizante. Algunas de estas propiedades podemos comprobarlas a diario en los campos cuando un cadáver en descomposición apesta el aire con sus emanaciones pútridas. Basta enterrarlo a diez o treinta centímetros para que cese el mal olor, porque la tierra se encarga de absorber los gases deletéreos y transformarlos. Los campesinos cubren las heridas de los animales con tierra y así sanan rápidamente.

Una experiencia personal: por defecto del apero o mal acondicionamiento de la carga, a un caballo se le inflamó el lomo hasta un extremo que no soportaba ni la más ligera presión con la mano. Se le aplicó una cataplasma gruesa de barro, que se mantuvo toda la noche, con tan buen resultado que al día siguiente no se sabía dónde había estado la inflamación.

En caso de congestión de riñones, hígado, estómago, vientre, etc., la cataplasma de barro o tierra húmeda tiene un efecto prodigioso.

Cuando se producen desarreglos digestivos con flatulencias, acidez, mal aliento, dispepsias, úlceras e, incluso, tumores, la cataplasma de barro aplicada diariamente, al menos durante la noche, es de efectos seguros para recuperar el bienestar. Análogos resultados se obtienen en caso de fiebre, catarro intestinal, afecciones del vientre, pulmones y riñones.

En las heridas putrefactas, la cataplasma de arcilla o barro corriente es cicatrizante, purificadora y absorbente, y no existe agente más benéfico para tratar lesiones, golpes y quemaduras.

Si hay erupciones generalizadas y eczemas, da buen resultado enterrar al enfermo con la cabeza libre y cubierta, bajo una capa de diez a quince centímetros de tierra calentada por el sol, cribando la que quede en contacto con el cuerpo. La aplicación puede empezar, para un adulto, con quince minutos hasta llegar a una hora o más, haciendo después abluciones de agua fría y buscando la reacción al sol o con ejercicios.

Un baño de sol con sudación, seguido de un baño de tronco con barro y fricción del bajo vientre es un poderoso desintoxicante.

El poder purificador de la tierra la convierte en un ventajoso sustituto del jabón, ya que disuelve toda clase de sustancias grasas y colorantes.

Caminar descalzo sobre la tierra, especialmente cuando está húmeda y removida, es una práctica que fortalece el sistema nervioso y purifica al expulsar por los pies las materias malsanas, al tiempo que facilita el paso de corrientes magnéticas y eléctricas de la atmósfera y la tierra a través de nuestro cuerpo. Se aconseja, tanto a sanos como a enfermos, caminar desnudos por el rocío de la hierba al salir el sol, cinco o diez minutos cada día, buscando la reacción con un paseo y, aún mejor, subiendo una montaña.

En el interior, la tierra actúa como un agente purificador, especialmente la arcilla, ingerida con agua al levantarse y acostarse.

Para terminar este punto, diré que la tierra nos ofrece el mejor lecho y si dormimos en contacto con ella recibiremos durante el sueño todos los beneficios que he apuntado, despertando con el cuerpo liviano y animoso para el trabajo.

Volveré nuevamente sobre las propiedades del barro, elemento salutífero por excelencia.

Ejercicio físico

El movimiento es vida y en la Naturaleza vemos que todos los seres animados viven moviéndose.

El ejercicio físico es uno de los estimulantes de la fuerza vital, pues activa todas las funciones corporales favoreciendo así el cambio orgánico.

Todo movimiento activa la circulación de la sangre, la respiración y la digestión, favoreciendo también las eliminaciones de los productos gastados.

El ejercicio físico es indispensable a diario y, si es posible, mejor en todo momento; en caso contrario, al menos al levantarse, al mediodía y antes de acostarse.

Los ejercicios naturales, como andar, subir montañas, cavar la tierra, etc., son los mejores. Si esto no es posible, diariamente, incluso en el mismo dormitorio con la ventana abierta, deberán hacerse ejercicios de flexiones de piernas y tronco, y en general todos los que sean necesarios para poner todo el cuerpo en actividad.

En lo posible es conveniente caminar para ir diariamente al trabajo o volver a casa, especialmente durante la estación fría, pues estos viajes representan una buena oportunidad para hacer ejercicio saludable.

Los niños, más que nadie, necesitan moverse, de ahí que los padres no deben impedirles los juegos ni obligarlos al sosiego, pues el movimiento es una necesidad para su desarrollo.

El ayuno

Con este nombre se conoce el acto de abstenerse de comer alimentos en un plazo determinado; las bebidas no quebrantan el ayuno.

Como agente de salud, el ayuno obra dejando al organismo descansar del trabajo digestivo diario para que las energías que deben gastarse en la elaboración de alimentos se empleen en las funciones de eliminación y purificación orgánica.

Como la vida es el resultado del doble proceso de nutrición y eliminación, simplificando el primero, se activará el segundo.

Por esta razón, el ayuno constituye en los adultos el purificador más eficaz y sencillo. Su práctica se impone en las dolencias agudas y crónicas.

En los niños, el ayuno debe ser regulado por su instinto. Cuando el niño no quiera comer, hay que esperar hasta que pida alimento y en ningún caso obligarlo con amenazas a ingerir comidas. En estos casos de inapetencia, la fruta cruda está indicada como alimento y medicina, porque hay incapacidad digestiva por fiebre gastrointestinal.

El ayuno es el régimen de salud que practican todos los seres irracionales guiados por su instinto. Es la cura del perro cuando siente fiebre.

Cuando un animal está enfermo o herido, se abstiene de todo alimento hasta que vuelve el hambre, indicio de normalidad orgánica.

La «debilidad», mal casi generalizado en las poblaciones, erróneamente se atribuye a una falta de alimentos y se procura combatir con sobrealimentación a base de sustancias «tónicas», como carnes, caldos, huevos, leche, queso, jugo de carne, etc. El resultado de este falso concepto es que el enfermo de debilidad tiene que comer copiosamente durante todo el día, pues en cuanto siente vacío su estómago, nuevamente es víctima de la «debilidad» que lo consume.

La explicación de este fenómeno, que confunde a los mismos facultativos, es sencilla. La «debilidad» es una depresión de la energía vital por desnutrición e intoxicación. La desnutrición no es por falta de alimentos, sino por un mal aprovechamiento de éstos, debido a putrefacciones intestinales que incorporan al cuerpo sustancias desvitalizadas o corrompidas. Las sustancias cadavéricas que van hacia la desintegración orgánica, en el intestino más o menos afiebrado de todo enfermo, entran en rápida descomposición y putrefacción, pasando a la sangre como materias tóxicas que, lejos de ayudar a mantener la vida de las células, deprimen la vitalidad de éstas y del organismo en general.

Como las putrefacciones intestinales elevan la temperatura interna, las carnes y su jugo o caldo, huevos y leche llegan al estómago e intestinos afiebrados como la leña al fuego y, al entrar en rápida descomposición, aumentan la temperatura anormal del intestino, preparando nuevos trastornos. Encerrado en este círculo vicioso, el enfermo consume su vida y, fanatizado con el error, no quiere abrir los ojos para observar cómo el animal enfermo se normaliza absteniéndose de todo alimento.

Conozco el caso de un hombre joven y obeso que, para curar su impotencia sexual, durante un largo tiempo siguió infructuosamente un régimen «fortificante» de sobrealimentación, acompañado de tónicos, drogas e inyecciones. Este enfermo se normalizó en poco tiempo con ayunos repetidos y régimen de alimentos crudos, en combinación con baños fríos de aire y agua, y mi Lavado de la Sangre a diario.

La impotencia sexual tiene como causa la desvitalización del organismo por desnutrición e intoxicación crónica. Con el régimen de sobrealimentación, acompañado de vitaminas y tónicos de botica, el cuerpo se recarga cada vez más de impurezas que deprimen su energía vital. Con el régimen purificador a base de ayunos, frutas, sol, ejercicios y eliminaciones, el organismo recupera sus energías, como un motor que por suciedad ha perdido su fuerza y recobra ésta tras una limpieza general.

El ayuno puede ser de uno o varios días seguidos, o bien periódico, un día cada semana, cada quincena o cada mes.

Puede ser absoluto, sin comer nada sólido, bebiendo sólo agua o jugos de frutas, o relativo, comiendo únicamente frutas o ensaladas crudas.

El ayuno sólo con agua o jugos de frutas conviene a los adultos cada vez que notan que su organismo no marcha con normalidad; y se puede prolongar hasta que se presente el hambre.

El ayuno con frutas deben observarlo los niños en caso de inapetencia y durante el curso de cualquier dolencia. También es forzoso en todo enfermo que guarda cama.

Como el ayuno no significa paralizar la nutrición del cuerpo, sino dejar disponibles las energías que consumía el proceso digestivo para activar las eliminaciones, conviene combinarlo con respiraciones profundas y baños de aire, luz y sol. De esta forma el organismo incorpora sin trabajo ni desgaste, a través de los pulmones y la piel, el sutil alimento de la atmósfera y del sol, que reemplaza ventajosamente la nutrición intestinal.

Cuando debemos emprender una tarea pesada o un trabajo intelectual activo, el ayuno absoluto o relativo es el mejor estimulante, porque todas nuestras fuerzas se concentrarán en la obra por realizar.

Con dos o tres naranjas al día u otros tantos racimos de uva, un adulto es capaz de realizar cualquier trabajo, aumentando con ello su potencia intelectual.

Con razón las religiones imponen el ayuno para emprender el ejercicio espiritual o prepararse a recibir un sacramento.

Las grandes producciones del cerebro humano jamás han sido resultado de laboriosas digestiones.

Técnicamente, el ayuno normaliza y purifica la sangre, activando las eliminaciones generales y favoreciendo la destrucción de materias morbosas.

Durante el tiempo del ayuno todas las células hacen un trabajo de eliminación y cuando quedan libres de las obstrucciones de materias extrañas, vuelve la salud.

El ayuno elimina del cuerpo lo inservible o perjudicial, alivia la congestión de cualquier órgano y dirige todas las fuerzas del organismo al proceso de eliminación.

Además, el ayuno combate la fiebre interna, porque permite descansar al aparato digestivo, cuyo trabajo forzado y prolongado congestiona sus mucosas y origina el desequilibrio térmico del cuerpo.

Para terminar este punto, citaré la experiencia realizada por el médico alópata norteamericano Henry S. Tanner, que ayunó durante cuarenta y dos días.

El doctor Tanner, de Deluth, Minnesota, en 1877 fue declarado incurable por siete autoridades médicas de Minneápolis. Un reumatismo en el corazón y un asma del más insidioso carácter le impedían dormir y le hacían sufrir intensos y constantes dolores.

Puesto que su vida sólo le ofrecía sufrimiento, el doctor Tanner resolvió buscar la muerte, absteniéndose de todo alimento por espacio de diez días, el tiempo señalado en las enseñanzas de la universidad para causar la muerte de un hombre por inanición. Pero dejemos la palabra al doctor Tanner: «Yo emprendí el ayuno sin ninguna preparación previa, solamente con la esperanza de que su lenta y benigna acción me liberara de este mundo. Pero cuál no sería mi sorpresa al descubrir que, con cada día de ayuno, mi estómago descansaba absolutamente y libraba a mi cuerpo de los insoportables dolores y, como una consecuencia natural, al quinto día de ayuno, yo estaba tan aliviado que ya pude acostarme en posición natural durante un tiempo y dormir algo.

»Continué el ayuno con fervor, y cada día descubría un alivio sorprendente en todo mi organismo. A los once días ya podía respirar mejor y con normalidad, y el equilibrio de las fuerzas de todo mi cuerpo comenzó a manifestarse. Me sentía tan bien como en mis días de juventud (yo tenía entonces cuarenta y siete años).

»En la noche del día undécimo me retiré a descansar, esperando dormir una hora; pero cuál no sería mi asombro al despertar al día siguiente y ver que el sol estaba en el cenit: había dormido varias horas por primera vez, como no lo había hecho en mucho tiempo.

»Fui entonces a ver al doctor Moyer, el médico de mi mayor aprecio, y uno de los siete que me habían desahuciado, y le pedí me hiciese de nuevo un examen concienzudo de mi estado. Él me examinó minuciosamente y, casi sin poder hablar por la confusión que le embargaba, me dijo: "Pero ¿cómo es esto posible, doctor Tanner? Su corazón está funcionando perfectamente y ésta es la primera vez desde que le conozco. ¿Qué es lo que usted ha hecho?". Sencillamente, le respondí: "Le he dado un absoluto reposo a mi estómago en estos últimos once días, y yo mismo estoy asombrado de seguir viviendo y, lleno de dicha, cada día más, pues mis mayores sufrimientos han desaparecido". El doctor Moyer, sorprendido, estuvo largo rato pensativo; mi experimento no tenía precedente en la historia médica. Después, recapacitando, exclamó: "Doctor Tanner: de acuerdo con todas las autoridades médicas, usted estaba a las puertas de la muerte; pero verdaderamente, hoy lo veo mejor que nunca desde que le he tratado". Me habló de llevar a cabo una discusión general del fenómeno que presentaba mi caso, y no quería creer la evidencia de sus sentidos. Yo continué mi ayuno bajo su observación durante treinta y un días más, haciendo un total de cuarenta y dos días de ayuno.

»Desde aquella fecha hasta el día de hoy, en que tengo más de ochenta años, no he sufrido ninguna recaída ni ataque de mi enfermedad del corazón, reumatismo y asma».

Una vez más, aquí se comprueba elocuentemente que las enfermedades las cura la Naturaleza con su propia fuerza medicinal.

A pesar de la elocuencia del caso referido, puedo asegurar que un ayuno absoluto prolongado es peligroso y aun fatal, como he podido comprobar. Recomiendo al lector que sólo practique ayunos con frutas o ensaladas crudas. En casos muy contados y durante pocos días se ayunará sólo con líquidos, porque el intestino necesita celulosa para expulsar sus impurezas, con las cuales debe salir también la bilis, cuya retención intoxica.

El barro es agente de salud porque combate la fiebre interna y local

Hemos visto que toda dolencia es resultado de una fiebre gastrointestinal en grado variable, sin que exista enfermo sin fiebre. Cuando la calentura no aparece en el exterior, significa que está refugiada en las entrañas. La temperatura anormal del tubo digestivo favorece la putrefacción intestinal y es causa de todas las enfermedades catalogadas por la patología. Así como toda alteración de la salud tiene su origen y punto de apoyo en los desarreglos digestivos, todo restablecimiento orgánico debe fundamentarse en la normalización de la digestión, para lo cual es preciso combatir la fiebre del interior del vientre. Pues bien, el barro es el medio más adecuado para conseguir el refrescamiento de las entrañas, es decir, su descongestión y, por tanto, la afluencia de sangre a la piel para obtener así el equilibrio térmico, que es la salud integral del cuerpo. Este agente salvador se prepara con tierra natural de cualquier región, mezclada con agua fría, revolviendo la mezcla hasta darle la consistencia de una pomada.

Las propiedades salutíferas del barro se fundan en el poder refrescante, desinflamante, descongestionante, purificador, cicatrizante, absorbente y calmante que posee la tierra. Todos conocemos las curaciones que se realizan con el barro en Colina, Panimávida, Chillán y otras termas famosas; pues bien, todo barro tiene las mismas propiedades apuntadas.

En las inflamaciones superficiales agudas como picaduras, golpes o quemaduras, el barro obra por el frío y pierde su acción descongestionante a medida que se calienta. En cambio, en las congestiones de los órganos internos del cuerpo, cuanto más se calienta el barro aplicado sobre la piel, tanto más sale al exterior el calor interno que se combate.

Todo proceso morboso localizado constituye una inflamación de carácter agudo, crónico o destructivo. Para normalizar, pues, el trastorno circulatorio es preciso descongestionar los tejidos u órganos enfermos, lo que se obtiene con el barro fresco aplicado directamente sobre la región afectada, manteniéndolo y renovándolo constantemente hasta que desaparezca todo dolor o hinchazón. En las inflamaciones agudas se cambiará el barro cada vez que se caliente demasiado, cada hora, más o menos. Sin embargo, el barro que se aplica sobre el vientre es más eficaz a medida que se calienta con el calor malsano que extrae del interior, que así se refresca. Cuando se seca debe retirarse.

Además de aplicar una cataplasma de barro sobre los pulmones en los casos de pulmonía, por ejemplo, hay que mantener una envoltura de barro sobre el vientre y los riñones, alrededor de la cintura, a fin de combatir la fiebre gastrointestinal y normalizar la digestión, siempre necesaria obtener una curación verdadera.

En las quemaduras, heridas, cortantes o punzantes, de arma blanca o de fuego, recientes, antiguas o supurantes y, especialmente, en las contusiones, fracturas y golpes, el barro aplicado en forma de cataplasma directamente sobre la parte afectada, y renovado cada una o más horas, es un bálsamo incomparable e insustituible que desinflama, purifica y cicatriza, calmando los dolores y evitando toda complicación.[1]

En el barro tenemos unidos los dos agentes generadores de la vida orgánica: tierra y agua. La unión de estos agentes hace prosperar todo lo que posee germen de vida, y destruye y descompone la materia muerta para transformarla en elementos nuevos de existencia.

La tierra es el misterioso laboratorio de la vida. Jamás es agente de muerte, pues está destinada a recibir en su seno cuanto se destruye y muere para transformarlo en nuevos elementos de vida orgánica. Cuando una planta está marchita, si se entierra un cadáver cerca de sus raíces, al poco

---

1. Hace años sufrí una grave lesión en una pierna. Labrando una viga, la azuela resbaló y fue a estrellar su filo contra mi tibia izquierda, penetrando el acero en el hueso medio centímetro. Inmediatamente me apliqué, sobre la carne viva, abundante barro del que tenía más a mano y que

tiempo adquiere nueva vida. En este caso, el cadáver ha sido descompuesto por la tierra en elementos vitales que se incorporan a la planta.

¡Qué equivocado es el concepto médico que ve en la tierra un agente de infección portador del germen del tétano! La tierra, junto con el sol, el aire y el agua, jamás son agentes de muerte, pues sin ellos no hay vida posible. El mismo tétano se cura con envolturas de barro alrededor del vientre y los riñones, porque esta dolencia, como todas, supone fiebre gastrointestinal.

Un célebre microbiólogo afirma que, cuando a la tierra se le agregan microorganismos patógenos, éstos son rápidamente exterminados, no porque la tierra en sí sea incapaz de sostenerlos y multiplicarlos, sino por el hecho de hallarse presentes en ella ciertos otros microorganismos que son enemigos mortales de los patógenos. Se verifica, además, la curiosísima circunstancia de que cuanto mayor es el número de gérmenes patógenos que se introducen en la tierra, mayor es el ritmo en que se multiplican sus enemigos.

Como he dicho, la tierra es laboratorio de vida. En su seno constantemente se transforman en vida los productos de la muerte. Qué hermosos rosales crecen y florecen con la primavera sobre las tumbas... También el agua putrefacta se torna cristalina y saludable en las entrañas de la tierra. Las actuales generaciones de hombres, animales y plantas viven aprovechando los despojos de millones de otros seres que entregaron a la tierra sus cuerpos sin vida.

Se comprende así que, en una llaga putrefacta, el barro destruya todo lo que es corrupción y muerte, evitando que la sangre absorba las materias en descomposición, con lo que se obtendrá el mejor desinfectante y purificador.

El barro no sólo saca lo pernicioso de heridas, tumores, eczemas, erupciones, etc., sino que vitaliza los tejidos enfermos, descongestionándolos, normalizando la circulación de la sangre en ellos y proporcionando a las células fuerzas misteriosas que la tierra posee como acumulador de energías magnéticas, eléctricas, solares y de otras calidades aún no definidas. Por eso hasta las heridas más graves sanan rápidamente cuando son tratadas con barro, y las fracturas y contusiones se normalizan con pasmosa rapidez.

Además, el barro aplicado en las partes doloridas calma los dolores más agudos en corto tiempo, y no existe calmante más seguro e inofensivo.

---

provenía de una charca del camino. El resultado fue que, pasada una hora, la sangre ya se había estancado y el dolor había desaparecido. Al día siguiente ya estaba bien. Otro caso: un joven fue arrastrado por el caballo que montaba. Su cabeza quedó convertida en una masa informe y todo su cuerpo resultó lastimado. También había contusiones internas porque orinaba sangre. Bastó con envolver todo su cuerpo y cabeza en barro, día y noche, cambiando las envolturas cada tres horas, para que en seis días el accidentado pudiera volver a sus ocupaciones. Naturalmente, observó un ayuno de frutas.

Si la fiebre se presenta, bastará envolver el tronco del enfermo con una envoltura de barro, que se cambiará cada seis u ocho horas, hasta que desaparezca la calentura.

No sólo las heridas, quemaduras, contusiones y procesos externos se curan rápidamente con el barro, también las alteraciones profundas del cuerpo sanan con aplicaciones externas de este elemento. Así, las úlceras del estómago e intestinos desaparecen de forma segura y definitiva si se duerme todas las noches con una cataplasma de barro sobre el vientre. En este caso, el efecto cicatrizante del barro se comprueba por el examen del iris de los ojos del enfermo, constatándose la reconstrucción de los tejidos alterados.

La cataplasma de barro sobre el vientre, al descongestionar el interior, activa la circulación sanguínea en la piel y las extremidades, que se calientan.

Por último, diré que el barro no sólo repara los accidentes y restablece la salud en caso de afecciones agudas o crónicas, sino que hace innecesarias las intervenciones quirúrgicas, y puedo afirmar que si el barro se usara de forma adecuada en los hospitales, sus listas de pacientes se reducirían notablemente.

Tan noble, eficaz y sencilla es la cura por el barro que esta sustancia también la empleó Jesucristo. Dice el Evangelio que, cuando se le presentó un ciego de nacimiento, Jesús tomó tierra, le añadió saliva y aplicó el barro así hecho sobre los ojos del enfermo, con lo que éste recobró la visión. Sin poner en duda este milagro, llamo la atención sobre el elemento empleado por este médico sapientísimo.

MODO DE EMPLEAR EL BARRO

La tierra que se usa es la del lugar que se pisa. Es apropiada siempre que esté libre de basuras, guano o cuerpos extraños.

Extraída la tierra, se pasa por una criba y, una vez colocada en un depósito apropiado, se le agrega el agua necesaria para formar una pasta como la que emplean los albañiles para revocar paredes. Este barro, con un espesor de cuatro a cinco milímetros, se extiende sobre un lienzo y se aplica directamente sobre la piel, forrándola después con diarios y recubriendo todo con una tela de algodón seco, que se prenderá con alfileres para que no se mueva la cataplasma.

En las inflamaciones locales, el barro debe ser más grueso, pasando de una pulgada.

Lo más práctico es colocar sobre la mesa el papel y sobre éste el lienzo al cual se adhiere el barro.

En todo enfermo el barro debe aplicarse localmente sobre el órgano o zona del cuerpo afectado, y, además, sobre el vientre para actuar en el centro de la actividad orgánica que es el aparato digestivo.

En los procesos inflamatorios agudos, el barro se renovará cada hora hasta que desaparezcan los dolores o las molestias. Las envolturas alrededor del vientre y los riñones o la simple cataplasma sobre el vientre se mantendrán mientras estén húmedos y calientes, generalmente toda la noche.

Las personas que no se decidan a aplicar el barro directamente sobre la piel podrán hacerlo, aunque con menos eficacia, entre dos lienzos delgados: así se usa en la cabeza para evitar los inconvenientes que presenta el cabello.

Por fin, diré que la aplicación de barro sobre el vientre puede hacerse en cualquier momento, es decir, mientras se come, justo después de la comida o a la hora que se quiera, porque esta aplicación en todo momento favorece el trabajo digestivo. Es más favorable hacerlo justo después de ocupar el estómago.

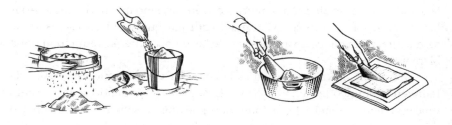

Termino llamando la atención sobre el error común de aplicar el barro desde el ombligo hacia abajo. Esta cataplasma siempre abarcará desde el pecho hasta las ingles, cubriendo también los costados del tronco. Cuanto más amplia sea, tanto mejor.

Las picazones y erupciones en la piel por acción del barro, especialmente en el vientre, en lugar de alarmar deben contemplarse como una benéfica eliminación de materias malsanas.

Si se presentan llagas o postemas, se aplicará fenogreco para activar la eliminación de las materias malsanas.

Finalmente, la tierra que ya ha sido usada puede volver a aplicarse tras dejarla a la intemperie seis u ocho días para que se purifique. Las materias dañinas que el barro absorbe del cuerpo son destruidas por el poder purificador de la tierra, y basta el tiempo señalado para dejarlo nuevamente apto para su empleo.

Capítulo 20

El agua fría es
agente de salud

Antes de considerar el tema de este título, vamos a estudiar la importancia del sistema nervioso y de la piel como los órganos hacia los que mi Doctrina Térmica dirige principalmente su acción.

SISTEMA NERVIOSO

El sistema nervioso no solamente es el órgano de la sensibilidad, sino que también es la fuerza que dirige toda la economía orgánica en los procesos de nutrición y eliminación que constituyen la vida del cuerpo.

Si la sangre es el fluido vital, el sistema nervioso constituye la energía que mantiene el normal funcionamiento de la maquinaria humana.

El papel que el sistema nervioso desempeña en el cuerpo puede compararse al de un buen padre de familia en el hogar. Está pendiente de todas las necesidades, todo lo sabe, todo lo previene, todo lo ve, ordena, repara y siempre está listo para la defensa contra los enemigos de la salud y de la vida orgánica.

Así, si al andar se da un mal paso, o se tropieza con un obstáculo, instantáneamente la defensa nerviosa pone en acción los músculos de la otra pierna para evitar la caída del cuerpo. Si existe peligro de lesión, el sistema nervioso instintivamente lo advierte y presenta la defensa adecuada. Si el proceso digestivo degenera en putrefacción intestinal, la defensa nerviosa expulsa lo malsano mediante diarreas. Si algún cuerpo extraño penetra por la boca o nariz, los nervios correspondientes se excitan para expulsarlo, produciendo tos, estornudos o vómitos. Si la sangre se carga de materias malsanas o humores corrompidos, la defensa nerviosa procura su expulsión mediante erupciones en la piel, llagas supurantes, postemas o chancros. Del mismo modo, los catarros bronquiales, los flujos nasales y vaginales y la supuración purulenta por la uretra revelan una buena defensa orgánica mediante una actividad nerviosa que procura la purificación del cuerpo. Finalmente, el dolor es otra forma de defensa que debemos atender, buscando su causa sin sofocarlo con venenos que deprimen la energía nerviosa donde se halla la defensa del cuerpo.

Desde la actividad de la célula orgánica hasta el maravilloso funcionamiento de los aparatos respiratorio, digestivo y circulatorio, así como las funciones del cerebro, piel, hígado, riñones y bazo, todo es obra del sistema nervioso, atento cada segundo a satisfacer las necesidades de la economía

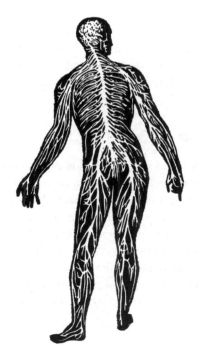

orgánica para mantener la salud y la vida del cuerpo. Este agente vital depende de la sangre, que lo nutre y vivifica. Una sangre pura mantiene unos nervios sanos; una sangre impura debilita la vitalidad y energía nerviosa; finalmente, una sangre tóxica entorpece la actividad de los nervios, conduciendo a la parálisis y a la muerte del cuerpo. Y, desde luego, éste es el peligro que ofrecen las vacunas, los sueros, las inyecciones, los antibióticos y las drogas milagrosas, cuya única finalidad es producir la parálisis de las defensas naturales.

Sabemos que la sangre se elabora en el aparato digestivo y se purifica en los pulmones, a través de la piel y de los riñones. También el hígado y el bazo filtran la sangre, y es notable como este último órgano revela a través del iris de los ojos la enojosa presencia de drogas, sueros y vacunas que se inyectan en el fluido vital con incalificable inconsciencia, consiguiéndose con ello debilitar, y hasta paralizar, la salvadora actividad del sistema nervioso.

Ésta es la explicación de la acción calmante de los medicamentos inyectados a través de la piel.

Proteger la vitalidad de nuestro sistema nervioso es un medio seguro para mantener la salud y alcanzar una larga vida. Esto puede alcanzarse manteniendo permanentes buenas digestiones, respirando aire puro en todo momento y activando cada día la eliminación cutánea con mi Lavado de la Sangre al vapor o al sol, una vez pasados los cuarenta años.

También se evitará toda clase de tóxicos como el tabaco, el alcohol industrial y los alimentos inadecuados. Es importante que, bajo ningún pretexto, se inoculen en nuestro cuerpo vacunas, sueros, inyecciones, medicamentos u otros productos de laboratorio, porque el organismo carece de defensa una vez su sangre ha sido envenenada, lo cual lo lleva al aletargamiento de la salvadora actividad nerviosa.

Y de paso condeno la diabólica punción lumbar, tan de moda. Mientras con ella se roba el tesoro vital, tan cuidadosamente defendido por la Naturaleza en el estuche de la espina dorsal, se inocula en el cuerpo mortíferos venenos.

Protejamos, pues, nuestra energía nerviosa, que es una maravilla de la creación, manteniendo cada día la pureza de nuestra sangre, mediante la normalidad funcional de nuestro organismo, que es resultado del equilibrio térmico de nuestro cuerpo. Que por ningún motivo o pretexto se inocule en nuestro fluido vital vacunas, sueros, inyecciones, vitaminas, antibióticos y productos de farmacia. Pensemos siempre en eliminar las materias ajenas a nuestro cuerpo.

LA PIEL

Denominamos piel al tejido o membrana que cubre todo el cuerpo del animal. La piel humana posee millones de orificios, llamados poros, que sirven para absorber las materias externas que ofrece la atmósfera, y que contribuyen a la nutrición del organismo. También esta función puede ser causa de intoxicación de la sangre, si la piel está en contacto con gases o líquidos venenosos.

La función absorbente de la piel le permite actuar como segundo pulmón, introduciendo en el organismo gran parte del oxígeno que necesita para su vida. De ahí la necesidad de mantener permanentemente ventilada la superficie del cuerpo en todo momento y en toda época del año. Son perjudiciales, pues, las camisetas y otras prendas adheridas a la piel porque sofocan la actividad absorbente de los poros. Los abrigos deben ir por fuera; la clásica manta chilena es la protección más saludable contra el frío.

Además de absorber, los poros también se encargan de eliminar, lo cual permite a la piel ser, al mismo tiempo, tercer pulmón y tercer riñón. Para que esta doble actividad sea normal, es preciso que la piel esté permanentemente en contacto con la atmósfera, pues está destinada a vivir en el aire lo mismo que para el pez es vital el agua. De ahí la importancia de los baños de aire, de luz y de sol.

La circulación activa de la sangre en la piel es una condición indispensable para que ésta desempeñe adecuadamente sus vitales funciones de nutrición y eliminación. Este órgano posee una doble red, de capilares sanguíneos y de terminaciones nerviosas, que están en conexión con una organización similar de las mucosas que cubren las cavidades interiores del cuerpo, como vías respiratoria y digestiva.

En el iris de los ojos la piel se refleja en la periferia del disco iridal, y las mucosas del estómago se ubican alrededor de la pupila de cada ojo. Según esto, el cuerpo humano tiene dos superficies: la externa, constituida por la piel, y la interna, por las mucosas. Tanto éstas como aquélla, poseen una doble red de vasos sanguíneos y nervios que mantienen su actividad funcional. Para que la circulación de la sangre sea normal en todo el cuerpo, es necesario el equilibrio térmico tanto sobre la piel como en las mucosas de las entrañas.

Como la circulación sanguínea es accionada por el sistema nervioso, para que sea equilibrada en el cuerpo, es preciso que tanto los nervios de la piel como los de las mucosas y del aparato digestivo estén igualmente activos y sometidos a estímulos análogos. Los alimentos indigestos, que excitan prolongadamente los nervios de la mucosa intestinal, provocan congestión sanguínea en las entrañas, con aumento de la temperatura, es decir, fiebre interna. Este mayor aflujo de sangre hacia el interior del cuerpo debilita el riego sanguíneo en la superficie, es decir, en la piel y las extremidades, bajando la temperatura externa. Por el contrario, si aumenta la actividad nerviosa de la piel, afluye hacia ésta un mayor riego sanguíneo, lo cual se traduce en fiebre externa y refrescamiento de las entrañas, por descongestión de las mucosas. Puedo, pues, decir que donde hay más sangre hay también mayor calor, porque toda plétora sanguínea es resultado de una mayor actividad nerviosa, y ésta es causa de una mayor temperatura porque aumenta la combustión orgánica.

Como se explica en mi obra *El iris de tu ojos revela tu salud*, el disco iridal de todo enfermo siempre demuestra congestión variable en la zona digestiva de su cuerpo, y deficiente circulación sanguínea en su superficie y extremidades.

De ahí que sea el desequilibrio térmico el que origina y mantiene toda dolencia por desarreglo funcional, cualquiera que sea su nombre o manifestación, de donde se deduce que mantener la salud o recuperarla es cuestión de temperatura, como señala mi Doctrina Térmica, que enseña a mantener o recuperar la salud mediante el equilibrio térmico del cuerpo.

Con lo expuesto, el lector se dará cuenta de la importancia que tiene para la vida el órgano que llamamos piel. Además de sus importantísimas funciones de tercer pulmón y tercer riñón, mediante su actividad podemos actuar sobre toda la economía del organismo, porque su red nerviosa está en conexión directa o indirecta con todos y cada uno de los órganos internos del cuerpo.

Así, una congestión pulmonar o bronquial desaparecerá congestionando la superficie y extremidades del cuerpo. Lo mismo puede decirse de la inflamación del aparato digestivo, riñones, hígado, cerebro, órganos del bajo vientre, etc. Congestionando la piel, no solamente se descongestionarán los citados órganos, sino que también se permitirá purificar la sangre mediante la simple exhalación o transpiración cutánea.

No es, pues, exagerado decir que la salud del hombre está en la actividad funcional de la piel, pudiendo actuar en lo más profundo del cuerpo a través de este órgano, sin necesidad de recurrir a la cirugía, a la radiología o a los medicamentos. Con razón, el sabio Priessnitz decía: «Las enfermedades se curan mejor por fuera que por dentro del cuerpo». También el éxito que ha inmortalizado los nombres de Kneipp, Rikli, Just y el padre Tadeo, entre nosotros, se debe a sus sistemas destinados a activar el trabajo de la piel, siempre debilitada en grado variable en todo enfermo, como lo revela el iris de sus ojos observados con mi criterio térmico.

Con lo expuesto se comprende también la razón del éxito de mi Doctrina Térmica, que siempre se dirige a provocar fiebre curativa en la piel del enfermo, para sacar a la superficie del cuerpo la fiebre destructiva de las entrañas, consiguiendo así el equilibrio térmico indispensable para la normalidad funcional del organismo, que es la salud integral.

CÓMO OBTENER EQUILIBRIO TÉRMICO

Observado el iris de los ojos de cualquier enfermo, se revela en él una congestión variable en sus entrañas y anemia, es decir, una deficiente circulación sanguínea, en la superficie de su cuerpo, extremidades y cerebro.

De esta forma se comprueba la fiebre gastrointestinal y un deficiente calor en la piel y las extremidades del sujeto.

Para equilibrar las temperaturas del cuerpo es preciso provocar una reacción nerviosa y circulatoria en su exterior y descongestionar su interior, lo que se obtendrá con las aplicaciones que vienen a continuación.

Para afiebrar la piel tenemos la reacción que produce el frío del aire, y mejor del agua, en forma de frotaciones, chorros, envolturas y compresas. La irritación nerviosa provocada con las ortigaduras con esta planta fresca despierta una reacción más enérgica. Finalmente, mi Lavado de la Sangre, con el choque de calor y frío sobre la piel, alternativamente atrae y rechaza la sangre del interior a la superficie del cuerpo y viceversa.

Para descongestionar directamente las entrañas del cuerpo, además de las aplicaciones anotadas que llevan la sangre a la piel y las extremidades, tenemos los baños genitales, de tronco, de asiento y de tina Just. Y, especialmente para los enfermos incapacitados para actuar, disponemos de las envolturas y cataplasmas de barro, siempre cuidando la reacción de la piel y manteniendo los pies calientes.

Finalmente, la dieta cruda de frutas, semillas de árboles y ensaladas también es refrescante.

Obtenido el equilibrio térmico, el organismo normaliza sus funciones de nutrición y eliminación, es decir, recupera su salud integral, por propia acción o fuerza vital, que es la ley de la vida.

TRANSPIRACIÓN Y REACCIÓN

Como hemos visto, la condición indispensable para que la piel realice adecuadamente sus funciones vitales de nutrición y eliminación es que en ella la sangre circule activa y normalmente.

A continuación, analizaré otro aspecto de la actividad funcional de la piel, que se manifiesta mediante transpiración o reacción térmica. Ambos fenómenos representan actividad nerviosa, y son determinantes para la circulación de la sangre en la piel.

La transpiración es el líquido secretado por las glándulas sudoríparas como consecuencia del estímulo del calor o de la impresión nerviosa.

La reacción térmica es el resultado de la actividad nerviosa y circulatoria provocada por el conflicto térmico del calor o el frío sobre la piel.

La transpiración enfría la piel como consecuencia de la evaporación; en cambio, la reacción térmica, obtenida por el conflicto con el frío, la calienta.

Si bien la transpiración puede ser beneficiosa para el organismo, porque se eliminan materias extrañas a la economía orgánica cuando es producida con la piel congestionada y con activo riego sanguíneo, generalmente es perjudicial, pues enfría la piel alejando de ella, por vasoconstricción de capilares, el torrente circulatorio. Así se produce el fenómeno de desequilibrio térmico, ya que la sangre que lleva el calor se dirige a congestionar las entrañas, dejando la piel anémica y originando y manteniendo «la fiebre destructiva», según enseña mi Doctrina Térmica.

En cambio, la reacción de calor producida por el conflicto térmico del frío del agua o del aire sobre la piel favorece la exhalación cutánea de las impurezas contenidas en la sangre, mediante el trabajo de los poros como consecuencia de una piel caliente y congestionada. La reacción atrae, pues, la sangre a la superficie del cuerpo por vasodilatación.

La piel pálida y fría está incapacitada para purificar la sangre, como tercer riñón que es, por su deficiente circulación a través de los poros, que son las vías de eliminación cutánea.

En cambio, la congestión de la piel, característica de la reacción, por simple exhalación favorece la expulsión a través de los poros de las impurezas que la sangre contiene.

Mientras la transpiración es efecto del calor, la reacción térmica favorable se obtiene mediante la acción del frío del aire o del agua, adecuadamente aplicados sobre la piel.

Al atacar la piel con frío, la obligamos a defenderse con el calor de las entrañas, que extraen la sangre para llevarla a la superficie del cuerpo por reacción nerviosa y circulatoria. Este aumento de la temperatura del cuerpo, efecto del mayor riego sanguíneo, la denomino «fiebre curativa», porque favorece la circulación y purificación del fluido vital.

El calor sobre la piel produce una reacción fría en cuanto deja de actuar este agente. De ahí que los baños calientes debiliten el calor de la piel y eleven la temperatura interior del cuerpo, dando lugar a la «fiebre destructiva», común a todo enfermo en grado variable, como lo revela el iris de los ojos.

Los enfermos crónicos, como los llamados artríticos, tuberculosos, nefríticos, asmáticos, etc., se caracterizan por una piel fría y, aun cuando transpiran abundantemente, no se ven libres de sus dolencias.

Los baños calientes o de vapor son debilitantes por la reacción fría que les sigue, y favorecen el aumento de la temperatura interior del cuerpo dando lugar a la fiebre interna. Para evitar estos inconvenientes recomiendo mi Lavado de la Sangre, en que el calor del vapor o del sol va combinado con frecuentes abluciones de agua fría para provocar alternativamente vaso-constricción y vasodilatación en la red de capilares sanguíneos de la piel. Así se favorece la circulación de la sangre y su purificación a través de los poros.

Este bombeo del fluido vital del interior a la superficie y de fuera aden-tro del cuerpo es el medio más eficaz para favorecer la circulación y purifi-cación de la sangre por la piel. Para ello basta la reacción después de cada ablución fría, aunque no se transpire.

Para conservar la reacción después de una aplicación fría es preciso evitar la transpiración porque el sudor, al enfriar la piel, la descongestiona y así pone fin a su benéfica actividad circulatoria y purificadora de la sangre.

De ahí que, para asegurar una buena reacción después de una ablución o chorro de agua fría, lo mismo que después de una envoltura húmeda o un baño del bajo vientre, debe hacerse ejercicio físico moderado para evitar la transpiración que destruiría los beneficios que se persiguen con la reacción.

Para evitar el enfriamiento de la piel y su perjudicial resultado, reco-miendo que, cuando se transpire, se proceda a lavar el sudor pasando rápi-damente sobre todo el cuerpo una toalla mojada en agua fría, para después vestirse sin secarse o volver a la cama si se está en ella.

Tengamos, pues, siempre presente que no es el enfriamiento de la piel el objetivo que se persigue con las aplicaciones de agua fría, sino que es el calor que le sigue, es decir, la reacción, lo que beneficia a la salud: la fiebre curativa de la que hablo en este libro.

EL AGUA FRÍA

Después del aire, el agua fría es el mejor alimento y «medicamento». El hombre puede vivir sin comer cuarenta días o más, pero no puede resistir mucho tiempo sin beber. Nuestro cuerpo en más de sus dos terceras partes es agua y cuando este elemento se renueva en él, se favorece también la renovación orgánica.

Del mismo modo que no todo el aire es favorable para nuestro orga-nismo, tampoco lo es cualquier agua. El agua de mar, cargada de sustancias minerales corrosivas, intoxica, lo mismo que el agua detenida de un pantano, que hemos calificado de «agua muerta», en contraposición al «agua viva», la de vertiente, arroyo o río y especialmente aquella que, tras nacer en la montaña, se despeña golpeándose en su camino. Ésta es la mejor agua para mantener la salud, pues lleva aire, energías magnéticas, solares y eléctricas. Estos elementos energéticos del agua son absorbidos por el organismo principalmente a través de la boca, y por este motivo debemos beberla a pequeños sorbos, como mascándola, nunca de golpe porque puede producir trastornos en los pulmones y en el estómago por reacción nerviosa y térmica. La piel, por su propiedad absorbente, aprovecha también, además de los elementos químicos del agua, sus energías en disolución, de ahí la importancia de no secar el cuerpo después de su aplicación parcial o total.

El agua más pura y, al mismo tiempo, vitalizada es la contenida en las frutas y verduras crudas. Éste es el motivo por el cual los crudívoros nunca sienten sed.

En este capítulo, trataré las propiedades del agua aplicada exteriormente como medio para mantener y recuperar la salud orgánica.

Como agente externo, el agua fría estimula la fuerza vital porque, al colocar al organismo en conflicto térmico, lo obliga a desarrollar mayor actividad para defenderse del frío. Este esfuerzo, llamado reacción, atrae hacia la piel el calor interior, acelera el cambio orgánico, pone en acción las defensas naturales y favorece las eliminación de materias morbosas. Al ser la propia fuerza vital el agente que realiza la vuelta a la salud, el agua fría sabiamente aplicada estimula al organismo en su tendencia curativa.

El aire, el agua y la tierra son los elementos más a nuestro alcance como agentes vitales, ya que donde ellos faltan el hombre tampoco no puede vivir. Para servirse del agua no se necesita más que un recipiente que la contenga y una toalla, o la mano, para aplicarla sobre la piel. Se trata, por tanto, de la «medicina» más al alcance de los pobres.

Finalmente, el agua debe actuar parcialmente sobre el cuerpo, porque la piel está hecha para estar en permanente contacto con el aire y la luz, no para ahogarse en el agua de la bañera, piscina, río, mar o terma.

Cómo el agua fría conserva y restablece la salud

Vincent Priessnitz, campesino austriaco, es el hombre genial a cuyo espíritu de observación se debe el descubrimiento de las propiedades del agua fría. Para él, todas las maneras de usar el agua se justifican con esta idea directriz: «Cuando se emplea agua fría, no es el frío el que cura, sino al contrario, es el calor producido por la reacción contra el frío; el agente curativo es la misma naturaleza». El mecanismo de la curación se efectúa «eliminando» los residuos y «asimilando» nuevos elementos, es decir, activando el cambio orgánico. Las aplicaciones frías, por su reacción nerviosa y circulatoria, atraen hacia la piel el calor malsano del interior del cuerpo, equilibrando así sus temperaturas. De esta forma se consigue restablecer la normalidad orgánica, para la cual se precisa el equilibrio térmico del cuerpo. Con razón Priessnitz decía: «Las enfermedades se curan mejor por fuera que por dentro».

El agua fría, debidamente aplicada sobre la piel, normaliza, en primer lugar porque despierta la actividad funcional del organismo, en segundo lugar porque mediante la reacción térmica saca a la superficie del cuerpo la congestión de las entrañas, que es fiebre destructiva, y por último porque favorece la expulsión de las impurezas de la sangre a través de los poros.

La ablución general de agua fría, al despertar una reacción nerviosa y circulatoria, produce contracción de la red sanguínea de la piel, vaciando la sangre del interior, para repletarse con mayor cantidad de ella por medio de la reacción de calor que sigue a la acción del frío. Esta reacción térmica supone mayor actividad orgánica y, en consecuencia, mejor circulación de la sangre y distribución del calor en el cuerpo. Activada la piel, las impurezas internas son expulsadas por los poros por simple exhalación o por transpiración.

Puedo decir que la reacción producida por una aplicación fría sobre la piel podría compararse con el efecto de una ventosa que saca al exterior la congestión y las impurezas internas. Las respiraciones profundas después del baño favorecen el cambio orgánico.

El frío del agua sobre la piel tiene un doble efecto: la contracción vascular que descarga la sangre de los capilares al interior y la reacción que descongestiona los órganos del interior y llena los vasos de la piel, hacia donde afluye el exceso de calor interno y las impurezas de la sangre para ser eliminadas a través de los poros.

Se comprende así el peligro que representa el baño frío de inmersión que se hace violentamente y no por partes, pues de esta forma el fenómeno que acabo de explicar se realiza de forma violenta, produciendo una súbita congestión de los órganos internos de efectos perniciosos, especialmente para los pulmones y corazón, razón por la cual es corriente constatar síncopes cardíacos causantes de la muerte repentina de imprudentes bañistas que se lanzan al agua fría de golpe.

Para evitar estos inconvenientes, toda aplicación de agua fría debe hacerse por partes y rápidamente, mojando los pies en primer lugar para ir ascendiendo hasta el cuello, sin llegar a tocar la cabeza, que se deja libre, salvo indicación contraria.

Como el principal efecto que se persigue con la aplicación de agua fría sobre la piel es la reacción de calor, que elimina la fiebre y la suciedad interna, es preciso que el baño sea corto y se busque enseguida la reacción, mediante el abrigo o el ejercicio físico, que favorezca la producción de calor, sin llegar a transpirar, pues esto anularía el buen efecto de la reacción, ya que la transpiración enfría la piel.

Cuanto más calor acumule el cuerpo y más fría sea el agua, más enérgica y duradera será la reacción, lo que equivale a decir que los beneficios obtenidos serán superiores.

Los mejores resultados de una aplicación de agua fría se obtienen reuniendo estas condiciones: que el cuerpo esté con el mayor calor posible — mejor transpirando—, que el agua sea lo más fría que se pueda obtener —la de pozo presenta esta condición—, y que la aplicación sea breve, de uno a cinco minutos como máximo. Naturalmente, en invierno se debe ser más estricto que en verano a la hora de observar estos preceptos.

Las mujeres se abstendrán durante la menstruación de los baños fríos para evitar perturbar este proceso ya de por sí purificador.

Únicamente debe usarse agua fría sobre el cuerpo, porque sólo ésta produce reacción nerviosa, circulatoria y térmica. El agua tibia o caliente no produce reacciones favorables, y es sedativa o calmante. Mientras que el agua fría activa el calor de la piel, llevando a la superficie del cuerpo el calor malsano de su interior, el agua caliente produce reacción fría sobre la piel y aumenta su fiebre interna.

El baño frío fortifica y el baño caliente debilita. El frío aumenta el calor animal despertando la actividad nerviosa y circulatoria. En el baño caliente no se da esta sobreactividad y, en cambio, por irradiación se pierde el calor de la piel. Mientras que el agua fría produce una reacción de calor en la superficie del cuerpo, el agua caliente despierta una sensación de frío.

Las aplicaciones de agua fría no limitan sus efectos a las funciones de la piel, sino que repercuten profundamente, por la reacción nerviosa que despiertan, en todo el cuerpo.

Cualquiera ha podido comprobar el poder estimulante del agua fría, cuando, con sólo unas gotas sobre el rostro de una persona que se ha desmayado, ésta vuelve en sí. La impresión del frío sobre las terminaciones nerviosas de la piel produce una verdadera descarga eléctrica en todo el organismo, la cual, cuando es repetida, acelera las funciones vitales y, en consecuencia, el cambio orgánico. Aunque la vejiga haya sido desocupada recientemente, después de una ablución de agua fría, a los pocos minutos se hace necesario descargarla de nuevo debido a la mayor actividad funcional de los riñones por efecto de la reacción nerviosa y circulatoria.

Al poder estimulante de la circulación de la sangre y de las eliminaciones que produce el agua fría bien aplicada, se añade también un efecto calmante de la sobreexcitación del sistema nervioso y del corazón. Esto se comprueba cuando se tiene un sueño intranquilo: basta una frotación de agua fría por todo el cuerpo para gozar de un reposo agradable y reparador. De ahí que, en los enfermos del corazón, el agua fría bien aplicada sea muy beneficiosa, a la inversa de lo que se cree.

Los benéficos efectos del agua fría aumentan cuando se deja el cuerpo sin secar, salvo los pliegues de la piel, pues el agua que queda sobre ella permite al organismo aprovecharse de los elementos energéticos que posee, como aire en disolución, energías solares, efluvios eléctricos y magnéticos, etc., los cuales son absorbidos por los poros e incrementan nuestra energía vital. Por otra parte, el agua misma, combinación química de hidrógeno y oxígeno, es descompuesta por la reacción eléctrica de la aplicación: el oxígeno que va a aumentar la oxidación orgánica es absorbido y el hidrógeno se combina con los productos del carbono expulsados del cuerpo. Se explica así que la humedad de la piel después del baño frío favorezca la reacción térmica.

Resumiendo lo dicho sobre las propiedades salutíferas del agua fría, tenemos que, con su ayuda, mejoran los enfermos, pues permite eliminar la causa de toda dolencia, que siempre es fiebre e impurificación interna. Sus efectos son tonificantes, derivativos, disolventes, calmantes, purificadores y revitalizantes, y no existe preparado de farmacia que pueda proporcionarnos tales beneficios.

El hielo en el interior del cuerpo o aplicado prolongadamente sobre la piel es siempre nocivo y de efectos malsanos, porque paraliza la circulación sanguínea y nerviosa. Condeno, pues, el uso de bolsas de hielo en el vientre, en la cabeza o en cualquier parte del cuerpo.

REGLAS COMUNES A TODA APLICACIÓN
DE AGUA FRÍA EN EL EXTERIOR DEL CUERPO

Se obtendrá resultados positivos para la salud y se conseguirá equilibrio térmico siempre que se observen las siguientes reglas:

1. El cuerpo debe estar en condiciones de reaccionar con el frío del agua. Para ello, es necesario comprobar antes de la aplicación de agua fría que la piel y los pies del sujeto estén calientes. Si están fríos no puede hacerse dicha aplicación, sin antes calentarnos mediante ejercicio físico, abrigo, ortigaduras, fricciones con un trapo seco de lana, frotación con la mano, en posición al sol o al vapor, o con el uso de una bolsa de agua caliente. Por el contrario, si la piel denuncia fiebre en el termómetro, las aplicaciones de agua fría prescritas en

tales circunstancias serán siempre oportunas. Una sola excepción presenta esta regla: el baño de pies, que puede hacerse con los pies fríos, pero siempre observando las normas indicadas en dicho baño.

2. Debe lograrse que el cuerpo reaccione con calor después de la aplicación de agua fría. Las aplicaciones de agua fría no son para enfriar el cuerpo, sino, por el contrario, para despertar la reacción de calor. Ésta se obtendrá si, además de observar la regla anterior, tenemos cuidado de buscar la reacción con el abrigo adecuado o ejercicios moderados como caminar, barrer, etc. Los enfriamientos y resfriados sólo vendrán como consecuencia de contravenir esta regla.

3. Las aplicaciones de agua fría se harán con el estómago desocupado, es decir, una vez hecha la digestión estomacal, que demora tres horas aproximadamente si se han ingerido alimentos cocinados o en conserva. Si sólo se ha comido fruta, ensalada o semillas, la digestión se hace en un plazo menor; por lo tanto, la aplicación puede hacerse más cerca de la comida. Como única excepción a esta regla, la faja húmeda, o compresa derivativa en el vientre, puede utilizarse, así como la cataplasma de barro, inmediatamente después de comer.

4. Observar fielmente el tiempo indicado para la duración de cada aplicación de agua fría y ejecutar ésta según las modalidades determinadas y detalladas en esta obra.

Observaciones

Las mujeres suspenderán las aplicaciones de agua fría con motivo de la menstruación durante tres días. Sin embargo, durante este período podrán aplicarse el barro en el vientre.

El agua fría puede aplicarse a sanos y enfermos, y desde el momento en que a la criatura se le cae el cordón umbilical, a los pocos días de nacer.

En climas muy cálidos conviene enfriar el agua con un poco de hielo.

FROTACIÓN O BAÑO DE TOALLA

Nunca podrá hacerse nada mejor a un enfermo
que una frotación de agua fría.

Padre Tadeo

Se designa con este nombre, aunque impropiamente, ya que no se restriega la piel, la aplicación de agua fría más sencilla y la más importante, que consiste en mojar rápidamente toda la superficie del cuerpo desde el cuello hasta la planta de los pies, deslizando una toalla más o menos empapada en agua fresca dependiendo de la temperatura del cuerpo. Para este efecto, lo más práctico es usar una tela de hilo o algodón doblada en seis u ocho pliegues, que se van desdoblando en cada pasada a fin de que la parte que se ha calentado y ensuciado en contacto con la piel no vuelva a actuar sobre ella.

Sanos y enfermos deberán darse una frotación de agua fría al despertar, diariamente y durante toda la vida, con la que mantendrán activas sus funciones orgánicas, evitando así los resfriados y las dolencias, o poniéndose en camino de curarlas si se padecen.

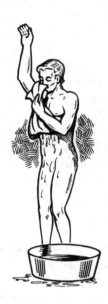

Cuando uno se desvela en la noche o se despierta con alguna molestia, lo mejor es darse una o varias frotaciones de agua fría, con intervalo de una hora más o menos entre una y otra. El mal sueño es un síntoma de anormalidad funcional y la frotación de agua fría, al normalizar la circulación sanguínea y favorecer las eliminaciones morbosas, produce un bienestar general que se manifiesta a los pocos minutos con un sueño tranquilo y profundo.

Esta frotación puede aplicarse de pie, al lado del lecho, colocando en el suelo papeles o un impermeable para no mojar el suelo. No es necesario que el paño chorree agua. El sujeto debe regresar a la cama sin secarse o vestirse rápidamente para hacer ejercicio o dar un paseo. Si el enfermo no puede levantarse, la frotación se le aplicará en su misma cama, con el cuerpo descubierto, pasando la toalla desde el cuello hasta la planta de los pies o a la inversa, abrigándolo enseguida sin secarlo.

Para que la frotación resulte más eficaz conviene seguir el orden que voy a exponer, a fin de evitar problemas al corazón, aun en caso de que sea éste el órgano más enfermo. Se empezará primero por el frente, con una pasada de toalla mojada que irá desde el cuello hasta la punta del pie derecho; otra desde el cuello hasta la punta del pie izquierdo, y una más desde el cuello por el centro hasta la entrepierna. Enseguida seguiremos con los costados, con una pasada desde el cuello por encima y debajo del brazo, costado y pierna derecha hasta el pie de este lado y otra pasada igual al costado izquierdo; y, finalmente, la espalda, pasando de la nuca al talón y planta del pie derecho. Seguidamente, haremos la misma línea hasta la planta del pie izquierdo, y, por último, el centro sobre la espina dorsal hasta la entrepierna, siempre cambiando algún pliegue de la toalla, mojándola nuevamente y escurriendo el exceso de agua para no mojar la cama.

Cuando la frotación se hace de pie, la espalda se moja de una sola pasada, desplegando la toalla y tomándola de las dos extremidades para recorrer el plano posterior de arriba abajo.

Los efectos de una aplicación tan sencilla son los siguientes:

1. Despierta las defensas naturales del organismo, permitiendo a éste luchar ventajosamente con la anormalidad: la fiebre interna en grado variable.
2. Favorece las eliminaciones, activando riñones, pulmones, piel e intestinos.
3. Despierta la fiebre curativa en la superficie del cuerpo y, con ello, disminuye la fiebre destructiva de las entrañas, restableciendo el equilibrio térmico.
4. Calma la excitación nerviosa y tranquiliza la excesiva actividad del corazón, permitiendo que éste descanse y los nervios reposen. Estos beneficios se manifiestan con una mejoría del pulso y un sueño tranquilo y reparador.
5. Normaliza la circulación de la sangre, derivando la congestión interna hacia la piel y las extremidades. Se trata, por tanto, del mejor alivio en pulmonías y congestiones internas.
6. Activa la función digestiva, favoreciendo la nutrición.

Ante estos beneficios de tan sencilla aplicación se comprende que no existe droga, inyección o suero que facilite mejor el camino para recuperar la salud. Tenía razón el padre Tadeo, cuando haciendo ver el engaño que suponen las inyecciones de alcanfor, digitalina, estricnina, adrenalina y de todo lo terminado en «ina», decía: «Nunca podrá hacerse nada más favorable a un enfermo que una frotación de agua fría».

Incluso para morir tranquilo es útil la frotación de agua fría, y con su aplicación se evita una agonía dolorosa, pasando el trance final sin las angustias del intoxicado por las drogas e inyecciones.

En caso de que no sea posible practicar la frotación entera, puede hacerse parcialmente en piernas, brazos, vientre, pecho, espalda, etc., según el efecto que se desee.

Y aquí conviene distinguir entre la frotación y la ablución. La diferencia consiste en que, en esta última, la toalla se aplica chorreando agua en cada pasada, para lo cual el cuerpo debe estar transpirando como en mi Lavado de la Sangre. En la frotación bastará con pasar una sola vez la toalla, cambiando de pliegue en cada pasada.

LAS SEIS FROTACIONES

Una de las prácticas más eficaces para promover la actividad funcional del organismo y favorecer la purificación y circulación de la sangre es la aplicación de las seis frotaciones desde la cama. Se hace una cada hora cuidando la reacción bajo las mantas, sin moverse, y de espaldas para favorecer la circulación sanguínea.

En caso de fiebre muy alta con gran calor en la piel, las frotaciones pueden hacerse más seguidas. Cada media hora, y aun cada cuarto de hora si lo exige el calor febril.

El efecto de las seis frotaciones es fácilmente comprobable por el agua que ha servido para la aplicación, la cual se enturbiará a pesar de haber limpiado anteriormente la piel con un baño de vapor o jabón, lo que nos demuestra que las impurezas del interior han sido expulsadas por los poros, y se ha realizado un verdadero aseo fisiológico o limpieza interna.

Es conveniente insistir en que el aseo favorable para la salud es aquel que se hace barriendo desde el interior hasta el exterior, y que se obtiene principalmente por medio de las reacciones nerviosas de la piel, provocadas por el agua fría. Como el baño tibio o caliente no produce reacciones, no realiza la purificación de la sangre, aun cuando limpia la piel, motivo por el cual no tiene propiedades purificadoras.

El poder eliminador de las seis frotaciones se comprueba también en la diferencia de peso del sujeto antes y después de la aplicación, análogo al que se experimenta tras mi Lavado de la Sangre, por lo que estas dos aplicaciones pueden equipararse por sus efectos purificadores.

Generalmente, después de una segunda o tercera frotación, el cuerpo empieza a transpirar. Si no hay transpiración bastará con reaccionar, recuperando el calor normal después de cada frotación. Para favorecer esta reacción en los enfermos de piel fría y cadavérica, conviene irritar previamente la piel con clavaduras de ortigas.

Las seis frotaciones constituyen, por lo general, el mejor tratamiento para las enfermedades agudas. Cuando éstas se presentan sin necesidad de recurrir al facultativo, nada mejor podrá hacerse que acostar al enfermo y, después de calentarle los pies, empezar con las frotaciones, una cada hora. Si hay mucha fiebre, pueden hacerse con intervalos más cortos de treinta a cuarenta y cinco minutos, como se ha dicho anteriormente.

Si la fiebre no cede con las seis frotaciones, y hay suficiente calor en la piel, podrán hacerse otras tantas en el curso de los días siguientes, incluso por la noche si el enfermo no consigue dormir.

Repitiendo las frotaciones y reduciendo la alimentación a frutas o ensaladas crudas, el enfermo mejorará, y después de la crisis se sentirá mucho mejor que antes.

A los niños, que, por regla general, vienen debilitados al mundo, ya que heredan sangre viciada de sus padres enfermos crónicos por la vida innatural de las ciudades, deben practicárseles diariamente al despertar las frotaciones de agua fría por todo el cuerpo, lo que les permitirá activar el cambio orgánico, eliminar las taras hereditarias y, si son alimentados con leche materna, reconstituir su salud.

La frotación de agua fría debe ser nuestra compañera inseparable de toda la vida, al menos al despertar cada día.

ENVOLTURAS O PAQUETES

Como su nombre indica, la envoltura o paquete consiste en envolver el cuerpo total o parcialmente en un lienzo de hilo o de algodón mojado en agua fría, previamente estrujado.

La envoltura es total cuando comprende todo el cuerpo, desde el cuello hasta la planta de los pies, y se denomina *paquete entero*.

Paquete largo es la envoltura húmeda que cubre desde las axilas a la planta de los pies.

Medio paquete es la envoltura húmeda que cubre desde las axilas hasta las rodillas.

Paquete de piernas es la envoltura húmeda que abarca desde la cintura hasta la planta de los pies.

Paquete de rodillas es la envoltura húmeda que comprende desde encima de las rodillas hasta la planta de los pies.

Paquete de cintura o faja derivativa es la que envuelve vientre y riñones, doblando el lienzo sobre el vientre.

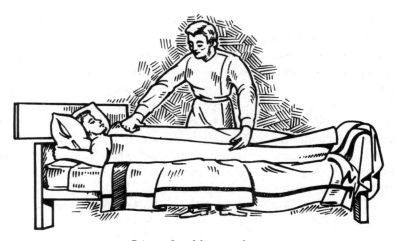

Primera fase del paquete largo

En todo paquete, la parte del cuerpo que es tratada debe tener doble envoltura; primero el lienzo húmedo pegado a la piel y después, encima de éste, un paño seco o manta de lana bien ajustado.

Como en toda aplicación fría, para hacer un paquete hay que calentar previamente los pies si están fríos, haciendo ejercicios y, si esto no es posible, friccionándolos de la rodilla hacia abajo con un paño seco y áspero de lana u ortigando si es posible.

El modo de proceder es el siguiente: la ropa de la cama se echa hacia los pies y sobre la sábana bajera se coloca un hule o plástico que impida que pase la humedad al colchón. Sobre el hule o plástico se extiende una manta

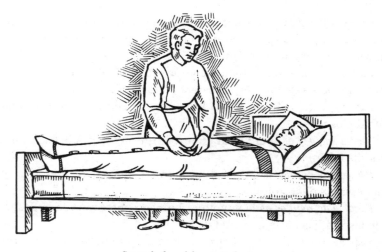

Segunda fase del paquete largo

208

de lana más o menos ancha, según sea el tamaño del paquete, y sobre la manta se despliega el lienzo o sábana mojada de la dimensión necesaria, más o menos húmeda en proporción al grado de calor del cuerpo del enfermo. Éste debe acostarse enseguida sobre el lienzo mojado, el cual se envuelve alrededor de su cuerpo, cubriendo y ajustando encima la manta de lana, que deberá impedir que entre aire, y abrigándose bien con la ropa de la cama.

Si hay fiebre alta, el paquete entero puede hacerse dos o tres días seguidos, pero por regla general no conviene más de una vez por semana,

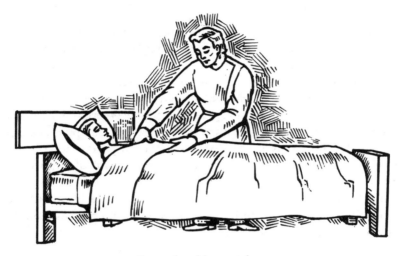

Tercera fase del paquete largo

de once a doce de la mañana. Por la tarde se practicarán de tres a seis frotaciones, una cada hora.

Los otros paquetes pueden hacerse con más frecuencia, sobre todo los más pequeños, pero hay que ser prudente en todo caso para evitar enfriamientos.

El objeto del paquete es llevar hacia la piel las impurezas del interior del cuerpo, haciendo afluir hacia ella la sangre y el calor interno. Cuanto más caliente esté el cuerpo y más frío el lienzo o la sábana húmeda, mejores serán los resultados. El frío del lienzo húmedo despierta la reacción de la piel que se congestiona y produce calor que evapora la humedad, rodeando así el cuerpo de una atmósfera caliente que abre los poros y favorece la expulsión de las impurezas internas, que son absorbidas por la envoltura. Para comprobar este efecto derivativo, no hay más que lavar el lienzo que ha estado en contacto con la piel y se verá que enturbia el agua —esto no ocurre cuando se moja y estruja antes de la aplicación.

El efecto de un paquete es análogo al de una aplicación de vapor, pues en ambos casos el agua obra por su humedad. El paquete entero puede reemplazar al baño de vapor con la ventaja de que, en lugar de ser excitante, es calmante, y por tanto conviene a las personas nerviosas.

En caso de fiebre, los paquetes proporcionan inapreciables beneficios, al refrescar al enfermo y hacer que pierda parte de su malsano calor interno, al mismo tiempo que elimina las materias morbosas causantes de la dolencia. Cuando la fiebre es muy alta puede hacerse la frotación e inmediatamente aplicar el paquete, que por regla general se dejará puesto una hora.

Para quitar un paquete hay que tener cuidado de no enfriar el cuerpo del enfermo, que está con los poros abiertos. Debe retirarse el lienzo húmedo por debajo de las mantas, procurando evitar la entrada del aire frío, y el enfermo deberá quedarse con la envoltura de lana unos veinte minutos más, para retirarla a continuación con las mismas precauciones.

El paquete entero conviene cuando hay fiebre intensa o intoxicación. El paquete largo reemplaza con ventajas al paquete entero por ser más fácil su aplicación. El paquete medio es el más recomendable, pues sus efectos son profundos, ya que descongestiona pulmones, hígado, riñones, corazón y entrañas en general, con lo que se favorece el refrescamiento y purificación interna.

El paquete de piernas tiene por objeto atraer hacia las extremidades inferiores la congestión del pecho y la cabeza, descargando las morbosidades acumuladas en esas regiones.

El paquete de rodillas, además del efecto anterior, obra sobre los órganos del bajo vientre, descongestionándolos y librándolos de las impurezas que los afectaban.

El paquete de cintura o faja derivativa tiene por objeto actuar sobre hígado, riñones, intestinos, bazo, vejiga y órganos genitales, descongestionándolos y purificándolos. Favorece la digestión y asegura un sueño tranquilo si se aplica durante la noche.

El lienzo de hilo o algodón debe lavarse y ponerse al sol para usarlo nuevamente, a fin de librarlo de las impurezas; también conviene dejar al sol la manta de lana empleada en la aplicación.

Dormir con calzoncillos húmedos, cubiertos con un paño seco de lana, es también una buena práctica destinada a descongestionar la cabeza, cuello, pecho y órganos genitourinarios.

COMPRESA

Se trata de un lienzo más o menos húmedo, aplicado con un paño seco de lana sobre una parte del cuerpo.

Hay tantas clases de compresas como partes tiene el cuerpo, pero aquí voy a referirme a las principales.

COMPRESA DORSAL

Un lienzo de dos a cuatro dobleces, dependiendo del calor del cuerpo, previamente mojado y escurrido, se aplica desde la cabeza hasta el extremo de la espina dorsal, abarcando ésta en toda su extensión y en un ancho de quince a veinte centímetros más o menos, abrigado con un paño seco de lana. El sujeto se acostará cada quince o veinte minutos, y la aplicación durará por lo general una hora en total. Conviene que la compresa no se caliente demasiado porque su objeto es refrescar y descongestionar los centros nerviosos.

El efecto de esta aplicación es calmante, ya que descongestiona el cerebro y la espina dorsal, por lo que conviene a personas nerviosas o mentalmente perturbadas. Puede aplicarse dos o tres veces al día, sobre todo antes de la frotación de la mañana y al acostarse, para aplacar la excitación nerviosa y provocar un sueño tranquilo.

COMPRESA ABDOMINAL

Como lo indica su nombre, la compresa abdominal abarca todo el vientre desde el pecho hasta las ingles y costados; puede tener de dos a cuatro dobleces, según el grado de calor del sujeto. Su objeto es refrescar y descongestionar el aparato digestivo, combatiendo su fiebre, lo que la hace muy eficaz para asegurar una buena digestión. Conviene dormir diariamente con ella y aplicarla después de la comida, cuidando de que se mantenga bien caliente con una cubierta seca de lana y asegurándola con una faja de lienzo alrededor de toda la cintura. Recomiendo dormir cada noche con una compresa abdominal para asegurar buenas digestiones, si no se aplica barro, que es más eficaz.

En los golpes, heridas y en general en todo accidente de esta naturaleza, las compresas de agua fría renovadas en cuanto se calientan, por espacio de una o dos horas, descongestionan la parte afectada y favorecen su restablecimiento. Naturalmente, el barro es mejor.

PAQUETE AL SOL

Cuando se quiera producir una activísima eliminación por la piel, en lugar de la transpiración al vapor, se puede transpirar al sol, envuelto desde las axilas a los pies, haciendo una frotación fría después. Es preciso previamente calentar bien el cuerpo al sol y enseguida aplicar la envoltura.

CHORROS O AFUSIONES

De las aplicaciones de agua fría, las más enérgicas son los chorros y, entre éstos, sobresale por su eficacia el chorro fulgurante o de pitón.

En estas aplicaciones es donde se necesita con mayor razón acumular calor antes y después del baño, para asegurar una reacción térmica duradera en la piel, que es la que equilibra las temperaturas del cuerpo.

CHORRO FULGURANTE O DE PITÓN

Como he dicho, éste es el más importante de los chorros que, sacudiendo profundamente el cuerpo, despierta una enérgica y duradera reacción térmica en la piel, regularizando la circulación de la sangre, con lo que se combate la fiebre interna y se descongestionan las entrañas y centros nerviosos, favoreciéndose además una activa eliminación de la suciedad interior. Su efecto estimulante aporta incomparables beneficios en la temporada de calor, y quien lo prueba una vez difícilmente lo olvida.

Se recomienda a toda persona, sana o enferma, y especialmente en caso de anemias y fuerte acumulación de grasas, las cuales poco a poco van desapareciendo bajo su acción, que Kneipp compara con la de una varilla que, azotándola sobre un vestido, hace salir el polvo que contiene.

El chorro fulgurante o de pitón, como lo indica su nombre, debe aplicarse con una manguera que dé salida con fuerza a un hilo delgado de agua, que se proyecta a cinco o seis metros.

En los chorros, tanto de pitón como parciales, se aplica el agua siguiendo más o menos las indicaciones dadas para la frotación. Es conveniente empezar siempre por el talón derecho, subir con el chorro lentamente hasta la parte posterior de la rodilla y de ahí a la cadera, bajando nuevamente al punto de partida. Lo mismo se hará en la pierna izquierda, para repetir la operación en el frente, abarcando las otras partes del cuerpo, según sea la aplicación de que se trate, salvo el chorro de perro, que empieza por la mano derecha, regando los brazos y espalda solamente.

Todos los chorros exigen estar con bastante calor en el cuerpo y mejor transpirando, y su duración será de dos a cuatro minutos a lo sumo.

La técnica del pitón, según la enseña el padre Tadeo, es la siguiente: la duración de este baño será de unos dos o tres minutos. El chorro tiene que ser delgado y, por lo tanto, el orificio del tubo ha de tener un diámetro muy reducido. La distancia a que debe proyectarse el agua será de unos cuatro metros.

Puesto el paciente de espaldas a la manguera, se empieza por mojarle la planta de los pies, primero la derecha y después la izquierda. En seguida se aplica el chorro en forma de herradura y de fuera hacia dentro, con una línea que empieza en el pie derecho y sube hasta la cintura, volviendo a bajar al mismo pie. Se hace lo mismo en la pierna izquierda. Otra vez se pasa al lado derecho y, por el costado derecho, se sube en línea recta hasta el hombro, para bajar por el brazo a la mano derecha. Se vuelve por la misma mano y brazo al hombro derecho, bajando en línea recta a la cintura, donde se desvía para el lado izquierdo, se sube también en línea recta hasta el hombro y de ahí se baja en línea recta a la cintura. Desde este punto, se va subiendo y bajando varias veces por la espalda, hasta recorrerla por entero de un lado a otro en sentido vertical y describiendo del mismo modo otras líneas en forma de S que crucen también la espalda de arriba abajo en sentido transversal, para bajar por la pierna derecha hasta el pie.

Hecho esto, con el paciente frente al chorro, se empieza otra vez desde el pie derecho, siguiendo las mismas líneas que en la parte posterior.

Después se presenta el costado derecho con el brazo bien levantado y se aplica el agua desde el pie, por la pierna, costado y parte inferior del brazo; y al llegar a la mano, se baja el brazo hasta juntarlo con el cuerpo y se sigue aplicando por la parte superior de la mano y brazo hasta el hombro, desde donde se baja en línea recta por todo el costado hasta el pie. Se hace lo mismo en el lado izquierdo y finalmente, vuelto de espaldas el paciente, el que maneja la manguera cierra un poco con el dedo el orificio del tubo y aplica una lluvia menuda en forma de abanico, desde los pies hasta la cabeza; y lo mismo por la parte anterior, desde los pies hasta la cara, con lo cual queda terminado este baño, que si parece complicado por las explicaciones, resulta por demás fácil y sencillo para el que tiene un poco de práctica. Salvo el de pitón, los chorros se aplican con regadera, o con manguera.

CHORRO DE RODILLAS

Este chorro se aplica desde las rodillas hacia abajo por delante y por detrás, y es el único que no necesita empezar por el talón derecho. Su efecto es descongestionante del bajo vientre, cuello y cabeza, y está indicado en los casos en que haya afecciones en los órganos de esas regiones.

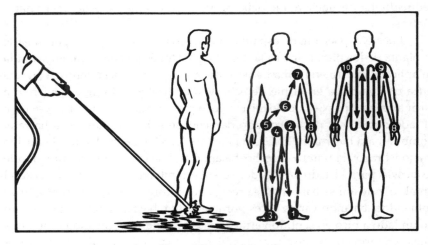

Chorro fulgurante o de pitón

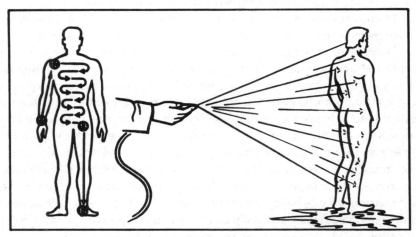

CHORRO DE PIERNAS

Comprende éstas solamente y obra como derivativo del pecho y la cabeza, actuando en forma muy favorable y eficaz sobre estómago, riñones y vejiga.

CHORRO DE ESPALDAS

Esta aplicación implica todo el plano posterior, desde los talones hasta los hombros, y especialmente promueve una enérgica reacción circulatoria.

CHORRO DE PERRO

Para tomar este baño, basta con descubrirse el tronco y colocar las manos en el fondo de una bañera para recibir el agua desde la mano derecha, regando así un brazo y después el otro para seguir derramando el agua sobre la espalda sin mojar la cabeza.

El efecto de este baño es especialmente tónico para los órganos del pecho, pulmones y riñones.

La duración de los chorros parciales variará de uno a cuatro minutos, según la constitución del enfermo.

Por regla general, los chorros parciales deben alternarse entre sí y combinarse con los de pitón o frotación, tomando la aplicación parcial por la mañana y la total por la tarde. La razón de esta advertencia es que, si se repite diariamente un chorro local, puede perturbar la normalidad circulatoria de la sangre atraída de continuo a la región o miembros bañados.

BAÑO DE JUST

El bañista se sienta en el fondo de la bañera, que contendrá solamente diez centímetros de agua fresca, de modo que las nalgas, los talones y los genitales queden casi sumergidas en el agua. En el fondo de la tina sólo tocan las nalgas y los talones porque, al quedar las piernas encogidas, ambas rodillas se encuentran a buena altura por encima del agua.

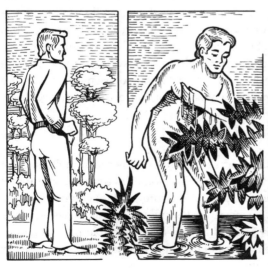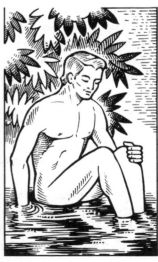

Baño de Just

215

Con el cuerpo en esta postura el cuerpo, usando el hueco de las manos, se atrae el agua hacia el vientre, friccionándolo de modo fuerte y continuo, así como ambos flancos de las caderas, entrepierna, región inguinal y órganos genitales externos, especialmente las mujeres.

La duración de este baño variará hasta un máximo de cinco minutos en tiempo frío, y diez minutos en verano o días de calor.

Practicadas continuamente las fricciones referidas durante el tiempo anotado, para terminar el bañista estirará las piernas, mojándolas rápidamente con las manos, lo mismo que el pecho, espaldas y brazos. Ya fuera de la tina, el sujeto, de pie, friccionará con las manos toda la piel de su cuerpo. Enseguida se vestirá y buscará la reacción sin transpirar, mediante una buena caminata, algún trabajo físico o exponiéndose al sol.

Si no son posibles estas actividades, el sujeto se abrigará con mantas o en el lecho.

Este baño puede tomarse diariamente y aun varias veces al día en caso de estado febril.

Es todavía más saludable tomar este baño natural al aire libre con buen tiempo, en el campo, en cualquier río, curso de agua o en la playa a orillas del mar.

BAÑO FRÍO DE PIES

Consiste en introducir los pies hasta las pantorrillas en el agua contenida en un balde, por espacio de medio minuto a dos, buscando la reacción con un paseo o envolviendo sin enjugar la parte mojada en un paño seco de lana. Sus efectos son descongestionantes de la cabeza, cuello, pecho y vientre, análogos a los del chorro de rodillas. Está indicado en los resfriados, tos, catarros y afecciones de la cabeza, oídos o garganta. Puede tomarse en la cama al acostarse o por la noche si el individuo se desvela, porque favorece el sueño, y se recomienda especialmente a las personas nerviosas y que padecen frío en los pies. Es posible realizarlo con la frecuencia que se desee y mejor alternándolo con el chorro de rodillas.

BAÑO FRÍO DE ASIENTO

Este baño se toma introduciendo en el agua solamente las nalgas. Dura entre uno y cinco minutos, y durante la aplicación es necesario friccionar el bajo vientre con las manos mojadas. Naturalmente, bastará con descubrir la parte del cuerpo que se moja. Su efecto es descongestionante de las entrañas y favorece la función digestiva. Resulta muy recomendable para personas que sufren estreñimiento, las cuales pueden aplicarlo dos, tres o más veces al día, hasta lograr la evacuación.

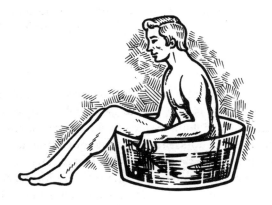

Baño de asiento

BAÑO DE TRONCO

Se toma en la bañera indicada en la figura, que abarca no sólo las caderas, sino buena parte del tronco y espina dorsal. Su duración es de cinco a quince minutos, y se debe friccionar el bajo vientre con la mano o una toalla todo el tiempo que dure el baño para derivar el calor interior.

Esta aplicación tiene un gran efecto derivativo y refrescante de las entrañas. Además, atrae hacia los orificios naturales las materias morbosas acumuladas en todo el cuerpo. Como refrescante del interior del cuerpo, el baño de tronco supera a toda otra aplicación, lo que lo convierte en un recurso salvador en casos de fiebre alta, como el tifus. Podrá repetirse el baño de tronco dos, tres y más veces al día, siempre que el pulso se mantenga por debajo de 100 por minuto. Cuando hay fiebre alta conviene que el agua del baño tenga una temperatura de 28 a 30 grados. Durante la aplicación, que puede prolongarse hasta media hora, se agrega agua fresca continuamente

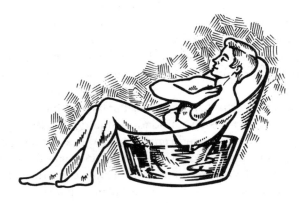

Baño de tronco

sobre el vientre del enfermo, con una jarra en forma de chorro delgado que desparrame la fricción. Al mismo tiempo se va sacando el líquido que se caliente.

BAÑO GENITAL

Este sencillo y eficacísimo baño, ideado por Kuhne, recompone y regulariza la digestión, con lo cual se asegura el restablecimiento integral de la salud de todo enfermo, cualquiera que sea el nombre o manifestación de su dolencia. El éxito de esta aplicación reside en que aumenta la actividad de los intestinos y riñones, sin causar en ellos fatiga alguna. Al mismo tiempo, con este baño se refresca de modo inmediato el interior del cuerpo, en todo enfermo siempre consumido, en grado variable, por el fuego de la fiebre que en el iris de sus ojos se revela por irritación inflamatoria y congestiva de las mucosas y paredes de su estómago e intestinos.

En este baño sólo se refresca la pequeña parte del cuerpo correspondiente a los órganos genitales externos, de aquí que el enfermo no sienta frío con el agua fresca, sino una agradable tibieza en la piel y las extremidades de su cuerpo, debido a la descongestión de sus entrañas, de donde se desaloja la plétora sanguínea, en grado variable común a todo enfermo, es decir, su fiebre destructiva, revelada siempre en el iris de sus ojos, aunque no sea acusada por el termómetro aplicado sobre su piel.

La mujer en este baño debe estar sentada en seco, de manera que su cuerpo no toque el agua. Sentada en los bordes del bidé con agua corriente o en la tabla completamente seca colocada sobre el depósito de agua fría que contenga treinta o cuarenta litros, se lava suavemente las partes genitales externas, empapando en el líquido un paño grueso. Hay que cuidar de lavarse solamente el exterior y no el interior; no hay que frotarse con violencia sino suavemente, con agua abundante. Si la bañista se moja algo más, esto no tiene consecuencias. Estos baños se suspenden tres o cuatro días durante la menstruación. Si se presentan flujos vaginales, erupciones o llagas, son favorables manifestaciones de defensa orgánica.

Cuanto más fría esté el agua de estos baños, más eficaces son. Sin embargo, su temperatura debe permitir que las manos puedan sufrirla cómodamente.

El hombre, para estos baños, emplea también un bidé con agua corriente o un depósito con la misma cantidad de líquido que la mujer. El cuerpo del bañista queda en seco, sentado en una tabla que el agua puede mojar por su cara inferior, quedando seca su superficie, que sirve de asiento. En esta posición el sujeto se lava suavemente bajo el agua el borde extremo o punta del prepucio. Para esto es necesario que el balano o parte extrema del miembro viril quede cubierto con la piel del prepucio. Valiéndose de dos dedos de la mano izquierda, se lava con suavidad y bajo el agua, con un paño de cáñamo o de hilo, la punta extrema o borde del prepucio que cubre el balano o cabeza del miembro. Es preciso que buena parte de éste se halle sumergido en el agua.

Este baño debe durar entre veinte y sesenta minutos en adultos, hombre o mujer, según sean las necesidades reveladas en el iris de los ojos del enfermo.

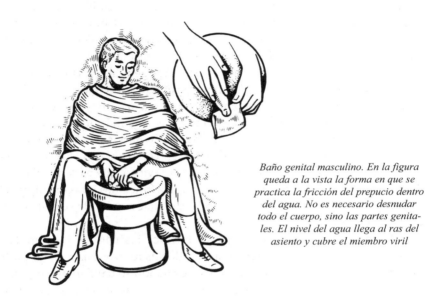

Baño genital masculino. En la figura queda a la vista la forma en que se practica la fricción del prepucio dentro del agua. No es necesario desnudar todo el cuerpo, sino las partes genitales. El nivel del agua llega al ras del asiento y cubre el miembro viril

Los niños y jóvenes reemplazarán esta aplicación por frotaciones, baños de asiento, de tronco o baño de Just.

Quienes han suprimido el prepucio debido a la circuncisión no pueden aprovechar los beneficios del baño genital.

Cuando la inflamación o fiebre interna es muy acentuada, con frecuencia desde el primer baño baja rápidamente dicha inflamación, presentándose ésta en la parte donde se hace la fricción o en sus inmediaciones, lo que siempre es buen síntoma que debe estimularnos a proseguir con los baños.

La elección de las partes genitales externas para actuar sobre ellas con agua fría es de doble beneficio para el enfermo, cualquiera que sea el nombre o manifestación de su dolencia. En primer lugar, se refresca el interior del cuerpo, combatiendo así el excesivo calor o fiebre destructiva, característica de la alteración de la salud, como lo revela el examen del iris de los ojos del paciente. Con el refrescamiento interno se produce simultáneamente un calentamiento de la piel y extremidades del cuerpo, con lo que se vence el frío que caracteriza el estado de enfermo crónico. De ahí que la acción del baño genital se dirija a equilibrar las temperaturas alteradas en el cuerpo humano por crónicos desarreglos digestivos, los cuales siempre originan y mantienen toda dolencia, sin distinción de nombre o manifestación. Refrescando las entrañas se desaloja del interior del cuerpo la plétora sanguínea, permitiendo a la sangre su normal circulación en la piel y las extremidades, es decir, se restablece y mantiene así el equilibrio térmico del cuerpo, condición indispensable para su normalidad funcional, que es la salud integral. Este refrescamiento del tubo digestivo detiene la fermentación malsana de su contenido o impide dicha anormalidad.

Además de esta acción térmica, los baños genitales fortifican los nervios, activando así la fuerza vital del cuerpo entero y, por tanto, sus defensas naturales. En el prepucio del hombre y en los labios mayores del órgano genital externo de la mujer, se encuentran las terminaciones nerviosas de todo el organismo humano, especialmente de los nervios de la médula espinal y del nervio simpático, los cuales, por su conexión con el cerebro, dan lugar a que se influya sobre todo el sistema nervioso, que es como el dueño de la casa en el organismo, que dirige todas las funciones que constituyen la vida del cuerpo. Como dice Kuhne, en los genitales es donde se halla la raíz del árbol de la vida.

El refrescamiento de estas partes fortifica los nervios y estimula la actividad vital del cuerpo entero, reavivando sus fuerzas hasta en las partes más pequeñas. Este efecto sólo desaparece cuando se halla interrumpida la conexión de los nervios por la acción de la cirugía, las materias tóxicas heredadas o adquiridas, los venenos de farmacia, los rayos X o las radiaciones.

El éxito de esta aplicación, que ha inmortalizado el nombre de Louis Kuhne, confirma la verdad de la Doctrina Térmica, que enseña y afirma que la salud del hombre depende de su lucha contra el calor malsano del interior del cuerpo.

El momento más apropiado para este baño es en ayunas por la mañana o una hora antes de las comidas, dejando transcurrir al menos veinte minutos para ocupar el estómago.

La frecuencia para tomarlo variará de una a tres veces al día.

BAÑO DE ASEO

Se practica jabonando todo el cuerpo con agua tibia o caliente. Se cree que ésta es la forma de mantener la limpieza del organismo y se considera indispensable para la salud. Sin embargo, esta limpieza es sólo superficial

A la luz de mi Doctrina Térmica, el aseo del cuerpo debe realizarse desde el interior hacia la superficie, refrescando las entrañas y afiebrando la piel, como se obtiene con mi Lavado de la Sangre. La alternancia de frío y calor sobre la piel permite extraer del interior las impurezas y llevarlas a la superficie del cuerpo, sin necesidad de jabón, ya que resulta perjudicial emplearlo en una piel con los poros abiertos. Salvo para las manos, la cara, pies o dobleces de la piel, el jabón no se usa en el aseo del cuerpo, siguiendo mi Doctrina Térmica.

En lo que a los baños calientes se refiere, son siempre perjudiciales porque implican una reacción de frío; y, por tanto, favorecen la fiebre destructiva de las entrañas.

VAPORES

Según mi Doctrina Térmica, el único baño caliente recomendable es el de vapor, pues las desventajas de toda aplicación caliente están compensadas por el efecto purificador del vapor de agua, cuyos beneficios son incomparables en caso de intoxicaciones crónicas producidas por sífilis, diabetes y artritis —puede decirse que los baños de vapor, aplicados según las enseñanzas de mi Lavado de la Sangre, son la salvación de quienes padecen estas enfermedades.

El vapor puede ser total o parcial. Cuando hay gran aceleración del pulso, como en fiebres con más de 120 pulsaciones, es preferible una envoltura húmeda o las seis frotaciones en la cama.

Sin embargo, el inconveniente de un pulso acelerado desaparecerá aplicándose, durante el vapor, frotaciones de agua fría, cada tres o cuatro minutos, como se explica en mi Lavado de la Sangre.

Esta última aplicación por sí sola satisface las necesidades de todo enfermo crónico. En efecto, al congestionar la piel, se descongestionan las mucosas y órganos del interior del cuerpo, equilibrando así sus temperaturas. Además, al activar la eliminación cutánea se purifica la sangre.

En mi Lavado de la Sangre, el agente salutífero no es precisamente el vapor, sino el agua fría. El frío del agua es el estímulo que produce la reacción nerviosa y circulatoria que activa el cambio orgánico. El vapor sólo sirve para favorecer la rápida reacción de calor en la piel y la eliminación de impurezas a través de sus poros.

El vapor total produce una fiebre curativa indispensable para restablecer la salud de organismos enfermos o degenerados por la fiebre destructiva de sus entrañas.

Lavado de la Sangre

Con esta denominación designo la práctica más adecuada para conseguir la purificación del fluido vital, más o menos alterado en todo enfermo crónico.

Mi propia experiencia diaria, durante más de treinta años, y los resultados obtenidos en miles de enfermos incurables me autorizan a denominar esta aplicación «Lavado de la Sangre sistema Lezaeta».

Mi Lavado de la Sangre consiste en una serie de reacciones nerviosas y circulatorias provocadas por frecuentes abluciones de agua fría sobre la piel calentada al vapor, al sol o tratada con ortigadura.

Ésta es la aplicación fundamental de mi sistema de salud, y su práctica cotidiana en los adultos constituye un seguro de bienestar y larga vida. Su acción en el organismo satisface la necesidad de purificar y normalizar la circulación de la sangre, en grado variable alterada en todo enfermo crónico, como lo revela siempre el examen del iris de los ojos.

Mi Lavado de la Sangre poco tiene de común con los conocidos baños de vapor de Kneipp o Kuhne, y menos aún con los baños de transpiración rusos o turcos. En la aplicación que recomiendo es el agua fría la que actúa y no el calor. Éste sólo sirve para favorecer la rápida reacción y puede obtenerse con vapor, con sol o con ortigaduras de la piel del sujeto.

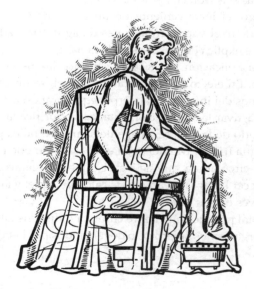

Forma de aplicar vapor para Lavado de la Sangre en el hogar

Todo baño caliente, sea de agua o de vapor, es debilitante y a la larga dañino, porque, como sabemos, produce una reacción fría en la piel y, por tanto, favorece la fiebre interna del vientre. En cambio, en mi Lavado de la Sangre las frecuentes abluciones de agua fría despiertan una actividad nerviosa que acelera el cambio orgánico, el cual favorece la regeneración integral del cuerpo. De ahí que esta aplicación sea fortificante y tónica, y nunca debilite.

Sabemos que el sistema nervioso es el motor que pone y mantiene en acción las funciones de nutrición y eliminación en las que descansa todo el proceso vital. La energía nerviosa depende de la calidad de la sangre. Una sangre pura mantiene unos nervios sanos y vigorosos, es decir, la actividad funcional del cuerpo, que es la salud integral. Una sangre impura debilita la vitalidad nerviosa y, por tanto, deprime la actividad funcional del organismo, originando el estado de enfermo. Finalmente, una sangre intoxicada paraliza la acción del sistema nervioso, esto es, las defensas orgánicas, conduciendo a la muerte.

Al congestionar la piel con el vapor, el calor del sol o la irritación producida por las ortigaduras, los órganos interiores del cuerpo quedan trabajando con un mínimo de sangre, lo que les procura gran alivio y permite, aun a enfermos del corazón, asma y pulmones, aprovechar sus beneficios. Estas mismas ventajas ayudan a conservar la salud al habitante de las ciudades, ya que cada día afeminamos la piel con ropas y abrigos y afiebramos las entrañas con una alimentación indigesta, produciendo así el desequilibrio térmico del cuerpo, característico del desarreglo funcional del organismo, es decir, de la alteración de la salud.

Así pues, mi Lavado de la Sangre produce «fiebre curativa» de la piel y combate la «fiebre destructiva» de las entrañas que, como sabemos, en grado variable es el estado característico de todo enfermo, sin distinción de síntomas.

Al alternar calor y frío sobre la piel se obtienen sucesivas congestiones y anemias en la superficie e interior del cuerpo, con lo que se produce un flujo y reflujo sanguíneo del interior a la superficie y viceversa, permitiendo así realizar un verdadero «Lavado de la Sangre» a través de los millones de poros de la piel. Para ello se necesita aplicar una ablución de agua fría rápidamente, cada tres o cuatro minutos en el transcurso de los cuarenta a sesenta minutos que dura este baño, terminando con chorro de pitón o una ducha fría.

Además de normalizar la circulación del fluido vital, esta aplicación es eminentemente purificadora, ya que expulsa toda clase de impurezas orgánicas a través de los poros de la piel por exhalación o transpiración. Así se libra el cuerpo de venenos como el ácido úrico, sales minerales inorgánicas, medicamentos y toxinas.

Quienes padezcan sífilis, gonorrea, artritis, uremia, diabetes, reuma o enfermedades de los riñones, corazón o sistema nervioso, encontrarán en este baño diario su salvación. Puedo afirmar que sin él es imposible restablecer la salud de enfermos crónicos y desahuciados por la medicina medicamentosa y quirúrgica.

Los adultos, especialmente después de los cuarenta años, tanto hombres como mujeres, pueden tomarlo cada día e indefinidamente, con la seguridad de encontrar en esta aplicación el recurso más seguro para mantener la vitalidad de su organismo, librándolo de las impurezas que originan alteraciones en la composición y circulación del fluido vital, causa única de la presión anormal de la sangre, arteriosclerosis y otras dolencias hoy muy extendidas en las ciudades. Se explica así que las personas obesas adelgacen y los delgados engorden con este baño que diariamente favorece la normalidad funcional del organismo.

Mi Lavado de la Sangre al vapor se toma en un cajón dentro del cual el bañista se sienta dejando fuera la cabeza para respirar aire puro. El resto del cuerpo desnudo recibirá el vapor que sale bajo sus pies, controlándose su intensidad con una llave al alcance de la mano derecha. La temperatura en el interior del cajón será de 40 a 50 grados centígrados. El dibujo que presento me ahorra más detalles.

En cuanto el bañista sienta caliente todo su cuerpo, aunque no transpire, saldrá para aplicarse una abundante ablución de agua fría con una toalla que se empapa antes de realizar cada pasada por la piel, volviendo al cajón

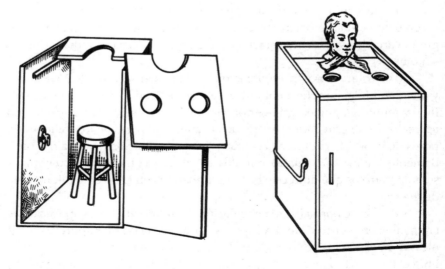

Cajón de vapor para tomar el Lavado de la Sangre

sin secarse para recibir nuevamente el vapor y salir al agua fría de la forma indicada, cada tres o cuatro minutos, hasta completar los cuarenta o sesenta que en total durará el baño. Se pondrá fin a éste con un chorro de pitón o una ducha fría general, tras lo cual el sujeto se vestirá sin secar su cuerpo, sólo su cabeza.

Si no se dispone del cajón, este baño puede tomarse en casa al acostarse. El bañista desnudo deberá sentarse en una silla de junco y cubrir su cuerpo, desde el cuello hasta el suelo, con mantas de lana gruesa que queden como una campana impermeable para retener el vapor sobre su piel. Bajo el asiento se colocará un depósito de agua hirviendo, cuyo vapor se mantendrá activo echando en ella trozos de ladrillos calientes cada vez que el bañista vaya a aplicarse la ablución de agua fría de la forma ya explicada. Al poner fin al baño, después de seis u ocho abluciones de agua fría, el sujeto se abrigará en su cama para ahí reaccionar y comerá sólo frutas o ensaladas crudas.

También el vapor bajo el asiento puede producirse con un hornillo eléctrico, pero en ningún caso se colocará carbón u otro combustible porque los vapores de la combustión son venenosos y se absorben por los poros, por la acción del tercer pulmón que caracteriza a la piel.

Finalmente, el sol reemplazará ventajosamente al vapor, en especial en el campo y en época de primavera o verano. Bastará con que el sujeto exponga a la acción del sol de mediodía su cuerpo desnudo y cubierto —no envuelto— con una o dos mantas de lana, dejando la cabeza a la sombra de una sombrilla o ramas verdes. Las abluciones frías se aplicarán cada vez que el calor moleste, dejando el cuerpo sin secar y volviendo a cubrirlo, para terminar con agua fría, después de seis u ocho abluciones.

En la página 179 de este libro viene el gráfico de este baño al sol. Conviene advertir que el cuerpo debe descansar sobre el suelo, ya sea tierra desnuda o pavimentada, cubierta con mantas para más comodidad. Es necesario que el calor sea uniforme, que ataque al cuerpo desde la atmósfera lo mismo que desde el suelo. Es un error, pues, emplear sillas u otro artefacto.

En caso de pulmonías, parálisis, ataques cardíacos o cerebrales y, en general, cuando el enfermo está incapacitado para moverse del lecho, para hacerlo reaccionar mediante las seis frotaciones de agua fría, su cuerpo se calentará ortigando la piel inmediatamente antes de cada frotación, desde los pies hasta el cuello, por el frente, costados y espalda, abrigando sin secar. Si la piel está muy fría, se reproducirán las ortigaduras en seco hasta obtener el calor necesario para reaccionar con el agua fría de las frotaciones. Estas ortigaduras pueden hacerse cada hora, cada media hora y aun cada quince minutos en casos de difícil reacción.

Para terminar esta materia, recordemos que la persona que no muere de accidente o vejez sólo puede dejar de existir por «intoxicación» intestinal o medicamentosa, un riesgo que se disipa practicando a diario mi Lavado de la Sangre.[1]

VAPORES PARCIALES

Los vapores locales o parciales no tienen objeto si se aplica mi Lavado de la Sangre, que actúa en todo el cuerpo. Tengamos siempre presente que éste constituye un solo órgano.

VAPOR DE BUSTO

Como su nombre indica, el vapor en este caso se dirige a la parte superior del cuerpo, actuando sobre la cara, cuello y pecho, para lo cual el enfermo, sentado en una silla y apoyando los brazos cruzados sobre el respaldo, apoya la frente sobre ellos dirigiendo la mirada hacia el depósito de agua hirviendo que tiene delante y cubriéndose la cabeza con una manta de lana.

Este baño obra como derivativo en las afecciones de cabeza, cuello y pecho, y es recomendable en inflamaciones de garganta, tráquea (crup) y bronquios. Su duración será de quince a veinte minutos, tras los cuales en enfermo se abrigará en la cama. Este vapor también puede tomarse en la cama, colocando sobre las piernas el depósito de vapor con el pecho descubierto. Terminado el baño, se pasará sobre la piel un paño mojado en agua fría para secar la transpiración.

Aparte de las aplicaciones apuntadas, el vapor puede obrar parcialmente en las dolencias que afectan de preferencia un órgano determinado, como los oídos, o en las lesiones externas, especialmente cuando se trata de afecciones de la piel o los huesos, tumores fríos y crónicos. En estos casos el vapor deberá provenir de un cocimiento de limpiaplata, flores de árnica y fenogreco, sustancias que tienen propiedades purificadoras.

ENEMAS O LAVATIVAS

Puesto que toda dolencia está caracterizada por un proceso febril del estómago e intestinos, y como la curación se dirige a refrescar el interior del vientre, los enemas o lavativas constituyen medios adecuados para conseguir este objetivo.

---

1. Algún facultativo ha observado que mi Lavado de la Sangre diario, al descansar el trabajo de los riñones, conduce a la atrofia de éstos por aquello de que «órgano que no trabaja se atrofia». A esto respondo con mi experiencia de más de treinta años tomando diariamente este baño: después de cada ablución se desocupa la vejiga, lo que prueba la actividad general que despierta en el cuerpo esta aplicación.

El procedimiento consiste en introducir en el recto una cánula que, unida a un tubo de caucho, descarga de un depósito el agua natural que contiene. El agua a temperatura natural es la más indicada para refrescar y hacer reaccionar el intestino.

En caso de fiebre rebelde, acompañada de estreñimiento, pueden hacerse dos o más lavativas cada veinticuatro horas.

El efecto de estas lavativas es refrescante, descongestionante y purificador.

La cantidad de agua que se emplea en cada aplicación variará desde una taza para un bebé hasta un litro para un adulto.

Para hacer más estimulante la acción de esta aplicación, podrá agregarse al agua una cucharada de aceite, glicerina o jugo de limón.

El cocimiento de la hierba conocida con el nombre de natri favorece la acción refrescante de los lavados intestinales en caso de fiebre alta.

El enfermo tomará el enema recostado sobre el lado derecho o izquierdo, según se quiera actuar en el intestino más o menos profundamente.

En los casos más rebeldes, lo más eficaz es aplicar en el recto, con una sonda, medio litro de agua natural. Evacuada ésta, inmediatamente se aplica, también con una sonda, un litro más. A esto seguirá una abundante descarga de excrementos, con lo que bajará la fiebre y el enfermo se sentirá más aliviado.

El ayuno o dieta cruda de frutas complementa esta aplicación, que puede repetirse diariamente.

Resumen

Conviene siempre tener presente que, en mi Doctrina Térmica, no existen remedios, de manera que las aplicaciones de agua fría o vapor en combinación con ella carecen de virtudes curativas, porque éstas sólo residen en el sistema nervioso del individuo. La acción de los agentes vitales como aire, agua, luz, tierra y sol solamente sirve para despertar y mantener la actividad defensiva y renovadora del organismo, que se halla en su sistema nervioso. A su vez, los nervios dependen de la calidad de la sangre, que los nutre y purifica. Finalmente, la sangre depende de la digestión, que requiere una temperatura normal en el aparato digestivo.

Debo insistir en que «la Naturaleza cura», esto es, restablece la normalidad funcional del organismo que es la salud integral, siempre que coloquemos al cuerpo enfermo en «equilibrio térmico», es decir, con la misma temperatura en su piel que en el interior de su vientre.

Según esto, mi sistema restablece o conserva la salud de todo individuo, salvo que esté envenenado con drogas, mutilado con cirugía o quemado con radiaciones. Para alcanzar este objetivo, es necesario producir en el cuerpo fiebre curativa en la piel y combatir la fiebre destructiva de las entrañas.

Para producir la fiebre curativa en la piel disponemos de ortigaduras, frotaciones de agua fría, baños de aire frío, envoltura húmeda, chorros de agua fría parciales o totales, especialmente el de pitón, y mi Lavado de la Sangre al vapor o al sol.

Para combatir la fiebre destructiva de las entrañas, tenemos baños genitales, de tronco, envolturas de barro alrededor de la cintura, cataplasma sobre el vientre y dieta cruda de frutas o ensaladas.

Finalmente, los enemas o lavativas con agua natural refrescan también las entrañas y favorecen la evacuación de excrementos.

Capítulo 21

Plantas y frutas salutíferas. Cuajada, miel y purgantes

Conjuntamente con las plantas trato aquí de las frutas, porque ambos productos reúnen cualidades de alimento y «medicamento».

El orden de la Naturaleza ha establecido que el reino mineral sirva al vegetal, y éste al animal. El vegetal es, pues, el intermediario obligado entre el mineral y el animal, elaborando las sustancias que éste necesita para formar sus tejidos y cuerpo. Nuestra estructura orgánica está constituida de tierra y agua (barro), y como la vida es el cambio orgánico, es decir, la renovación constante de nuestra materia, necesariamente debemos apelar a la tierra para mantener nuestra naturaleza material.

La planta es el laboratorio en que se acumulan y vitalizan las sustancias minerales que la tierra posee, esto es, la tierra organizada y vitalizada y, de esta forma, es el alimento obligado del hombre. Los frutos de los árboles, como hemos visto, son además acumuladores de energías magnéticas, eléctricas y solares.

Las plantas las empleamos no como remedio, sino como estimulantes o calmantes de emergencia. La enfermedad tiene una causa interna y sólo puede desaparecer por obra de una fuerza interna también, la reacción orgánica. En este sentido, no hay remedios que posean virtud curativa, pues toda curación es obra de la fuerza vital del enfermo, la cual se robustece mediante una buena nutrición y unas activas eliminaciones de lo malsano, para lo cual es preciso colocar el cuerpo en equilibrio térmico, según mi doctrina.

La virtud benéfica de las plantas, reconocida y apreciada desde que el hombre existe en la Tierra, se debe a sus sustancias estimulantes, calmantes, disolventes, purificadoras o de naturaleza no bien definida, que favorecen las reacciones y la purificación orgánica.

La alopatía, que no puede negar las propiedades benéficas de las plantas, confiesa que se sirve de ellas, pero en forma concentrada, aprovechando sólo sus agentes activos, para lo cual las transforma en el laboratorio.

El resultado de este falso concepto es que la planta desorganizada deja de ser el agente que la Naturaleza ha puesto para bien del hombre, y queda reducida a un producto aislado, más o menos tóxico, perjudicial casi siempre.

A pesar de los progresos de la química y de la fabricación de drogas de toda clase, que se ofrecen al público con activa propaganda y nutrida literatura, la humanidad, con su instinto de conservación, sigue creyendo en el poder benéfico de las plantas y las busca con constante confianza.

El efecto en nuestro organismo de las plantas generalmente es tan misterioso como todos los procesos que mantienen la vida. La acidez del estómago se calma rápidamente mascando hojas de encina o de lechuguilla, los gases son expulsados por el ajenjo y por las semillas del hinojo o del anís, los dolores estomacales desaparecen con la menta o la salvia, las hemorragias se cortan con la limpiaplata y, así, estos modestos agentes naturales están siempre prestando al hombre importantes servicios.

Aunque el estudio de todas las plantas es muy interesante y útil, en este capítulo trataré sólo de algunas de ellas, especialmente eficaces en su uso externo.

Pero hay que insistir en que bastará con las aplicaciones externas de agua fría, compresas, envolturas, ortigaduras y cataplasmas de barro para restablecer el equilibrio térmico del cuerpo, alterado en todo enfermo, indispensable para su normalidad funcional, que es la salud integral.

COLA DE CABALLO O LIMPIAPLATA (*EQUISETUM ARVENSE*)
(purifica la sangre, limpia el estómago, hígado y riñones,
detiene las hemorragias y cura heridas recientes y úlceras malignas)

Trato en primer lugar esta planta porque, sin duda, es la más eficaz y la que tiene más valor. En algunas regiones del país, se la conoce con el nombre de canutillo. Existe otra especie que crece en las orillas de los canales en forma de cabellos ásperos.

Prospera en terrenos arcillosos, pantanos, prados húmedos y a orillas de los ríos, y se puede recoger en cualquier época del año.

Tiene muchísimas aplicaciones y es posible combinarla con casi todas las plantas, aumentando así su eficacia extraordinaria. Puede usarse no solamente el agua en que se ha hervido, sino también el vapor y la planta misma.

Su acción es purificadora en heridas y úlceras, derivativa en compresas y vapores, y cicatrizante de lesiones; además, resulta ser una ayuda valiosísima para aliviar toda clase de dolencias, especialmente las úlceras malignas.

Es asombrosa la facilidad con que cicatrizan las heridas, por antiguas que sean, cuando se lavan con el agua del cocimiento de la limpiaplata, que favorece la formación de tejidos nuevos, a la inversa de los «desinfectantes» que, por matar los microbios, matan las débiles células de los tejidos en formación, eternizando así el proceso curativo.

Dice el padre Tadeo: «Su acción es por demás prodigiosa y sería cuento de nunca acabar el querer traer a colación todas las curaciones, verdaderamente estupendas, efectuadas con solo el auxilio de esta humilde hierbecilla.

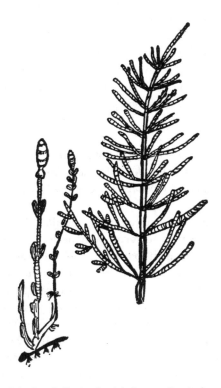

Cola de caballo, hierba del platero o limpiaplata

»Hace ya algún tiempo, un pobre muchacho se cortó el dedo índice de la mano derecha, con una máquina aserradora, pero en tal forma que el dedo quedó colgando por la base con sólo un pedacito de piel. Entonces, quise ver hasta dónde llegaba la eficacia de la limpiaplata. Entablillé el dedo al niño y le fui aplicando únicamente compresas de esta planta. A los pocos días, el dedo estaba perfectamente unido y se podía mover en todas direcciones, sin ningún asomo de dolor.

»Otra vez, arranqué de las garras de la muerte con el vapor de esta planta a una persona que sufría una fuerte hemorragia y estaba desahuciada por los médicos. Y así podría continuar la lista interminable de hechos admirables.

»Para las contusiones, hinchazones, heridas y llagas pútridas o cancerosas, lavarlas con agua de limpiaplata y colocar sobre ellas compresas o cataplasmas de la misma planta, es un remedio excelente.

»En las hemorragias nasales, no hay cosa mejor que aspirar por la nariz el vapor o el agua de esta hierba. Y en todos los trastornos, descomposiciones y vómitos de sangre, como también en los casos de fiebre, la infusión de limpiaplata es muy eficaz.

»Finalmente, para las enfermedades de los riñones, del hígado, bazo y vejiga, para las obstrucciones de las vías urinarias, para los cálculos, arenillas, almorranas, estancamientos de sangre, fetidez del aliento, purificación del estómago, cáncer, lupus y otras enfermedades cutáneas, se obtienen muy buenos efectos con el agua, el vapor o las compresas de la limpiaplata.

»Cuando se prepara esta planta, hay que hacerla hervir durante algunos minutos; la hierba puede servir para dos cocimientos».

FLORES DE HENO O SEMILLAS DE PASTO MIEL
(en compresas calientes alivia los cólicos intestinales, hepáticos y renales, y también los dolores agudos de cualquier tipo)

Las flores de heno o, en su lugar, las semillas de pasto miel, aplicadas como cataplasmas calientes, ofrecen una acción purificadora, calmante, resolutiva y derivativa, atrayendo hacia la piel la congestión localizada en el interior del cuerpo, por lo que es útil en caso de cólico hepático o nefrítico.

La aplicación más común es en forma de cataplasma, que se prepara en un saquito de tela de algodón, del tamaño que se desee, relleno de las semillas, de forma que, extendido, quede de un espesor de tres dedos, más o menos. Una vez cerrada la boca del saquito se hará hervir durante quince minutos y se escurrirá en una silla de junco, comprimiéndolo con una tapa de olla, para no quemarse las manos. Bien escurrido el saquito, se aplica bien caliente, sin llegar a quemar, sobre la parte enferma, haciendo antes

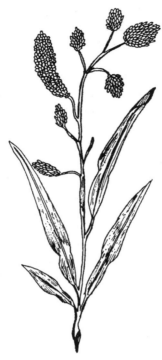

Pasto miel

una frotación local con agua fría, cambiándolo, previa frotación fría, cada veinte minutos, hasta que desaparezcan los dolores.

La aplicación descrita está indicada para dolores agudos de hígado, vejiga, riñones, espalda, etc. La misma semilla puede servir para tres cocimientos.

Las flores de heno, que tanto recomienda Kneipp, se obtienen de los residuos del heno, el poso que queda al retirar el pasto cosechado.

Toda ama de casa previsora debe tener siempre preparados dos o cuatro saquitos de semillas de pasto miel para atender un caso urgente, como cólicos intestinales, hepáticos, nefríticos, dolores reumáticos, etc.

LINAZA

La semilla del lino puede usarse como cataplasma en reemplazo de las semillas de pasto miel. También se emplea en maceración para ingerirla como regulador del intestino.

FENOGRECO (*TRIGONELLA FOENUM GRAECUM*)
(reblandece, madura y extrae el pus y materias corrompidas de tumores,
hinchazones, úlceras y llagas pútridas, tuberculosas y cancerosas)

Se conoce con el nombre de fenogreco la semilla de la alholva, planta anual que crece en clima templado. Sus flores son pequeñas, amarillas y blanquecinas, su tallo algo ramoso y sus hojas trifoliadas. Sus semillas reducidas a polvo sirven para preparar cataplasmas resolutivas. No hay mejor ni más eficaz remedio para reblandecer tumores o hinchazones y madurarlos. En las heridas pútridas, el fenogreco extrae todo el humor corrompido, impidiendo su cicatrización hasta que haya eliminado totalmente la materia malsana. Es así como el fenogreco impide la septicemia o el envenenamiento de la sangre en caso de ántrax, que si se operan pueden llevar a la muerte al paciente.

El pasto miel tiene un efecto análogo, pero como atrae fuertemente la sangre hacia la superficie, no puede ser empleado en llagas o úlceras, porque produciría hemorragias, inconveniente que no ofrece el fenogreco.

Para preparar la cataplasma de este polvo de olor muy particular, se mezcla con agua y se pone al fuego durante dos o tres minutos, revolviendo

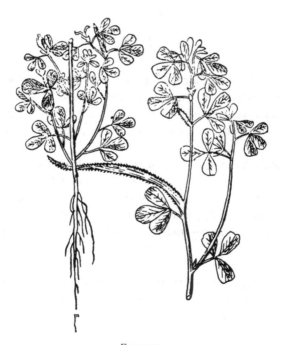

Fenogreco

hasta que adquiera la consistencia de una pomada. En lugar de agua natural para disolver el fenogreco, puede emplearse un poco de vinagre o agua de cocimiento de limpiaplata, con lo que aumenta la eficacia de la cataplasma.

Con este admirable remedio, como lo llama el padre Tadeo, se curan tumores, llagas tuberculosas, postemas cancerosas y gangrenosas. Los gargarismos son también excelentes para irritaciones y ardores de la garganta, para lo cual basta disolver una cucharada pequeña de polvo en una taza de agua. Al hervir el preparado para el gargarismo, se puede añadir un poco de miel de abejas, con lo que aumenta su eficacia.

ORTIGA COMÚN (*URTICA DIOICA*)
(sus picaduras sobre la piel producen una irritación que reemplaza a los vejigatorios y sinapismos, acción derivada que la hace eficaz para combatir congestiones internas, dolores reumáticos y parálisis general o local)

De esta planta existen dos clases: la ortiga mayor o caballuna, que crece en verano y otoño, y la menor, que abunda en invierno y, especialmente, en primavera.

Como dice el padre Tadeo, todos conocen esta humilde hierba que crece abundantemente en todas partes, pero no todos saben hasta dónde llega su virtud curativa, en especial en casos de reumatismo. La picazón característica de esta planta es producida por el jugo cáustico que contienen los pelitos de sus hojas.

El medio más seguro para obtener una buena reacción es ortigar la piel antes de las frotaciones. Esta práctica se recomienda a personas de piel anémica, como ancianos, enfermos de tuberculosis y asma.

En caso de pulmonía o bronconeumonía, la ortigadura de todo el cuerpo seguida de frotaciones de agua fría cada hora es un recurso infalible para descongestionar los órganos respiratorios y restablecer rápidamente la salud de estos enfermos.

También en caso de parálisis y afección cerebral, como la meningitis, la ortigadura de todo el cuerpo del enfermo, cada hora, es un recurso salvador.

Para purificar la sangre, especialmente en primavera, se pueden consumir las hojas de este planta, cocidas o en tortilla, como cualquier otra hortaliza. La infusión de hojas secas de ortiga es buena para disolver mucosidades del pecho y pulmones, y para limpiar el estómago de materias en él retenidas.

Tomada en infusión, también es desinflamante de los bronquios y alivia las bronquitis crónicas.

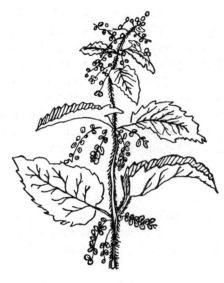

Ortiga mayor

FRUTAS

Aunque algo he dicho ya acerca de las frutas como alimento, expondré aquí sus propiedades para la salud.

En cada lugar y época del año, las frutas crudas constituyen el mejor alimento y medicamento para sanos y enfermos. Una dieta de frutas crudas de la estación está indicada para todo enfermo que guarde cama. A continuación enumero las más conocidas y sus propiedades.

ACEITUNAS. Ayudan a aumentar de peso, combaten el estreñimiento y los cálculos biliosos.

ALBARICOQUES (damascos). Combaten la obesidad y las náuseas.

ALMENDRAS DULCES. Ayudan a formar carnes sanas y neutralizan las acideces de la sangre.

CASTAÑAS. Alimenticias, activan el intestino y alivian los riñones.

CEREZAS. Antiácidas, combaten indigestiones, anemia, gota y reumatismo.

CIRUELAS. Estimulan el hígado y los intestinos.

DÁTILES. Aumentan el calor orgánico y la energía nerviosa.

DURAZNOS. Laxantes, diuréticos y alcalinos.

FRAMBUESAS. Calman la excitación nerviosa y purifican la sangre.

FRESAS. Refrescantes, diuréticas, laxantes y disolventes del ácido úrico.

GUINDAS ÁCIDAS. Alcalinizan la sangre.

GRANADAS. Antidiarreicas.

CHIRIMOYAS. Muy nutritivas.

HIGOS Y BREVAS. Tónicos, laxantes y purificadores del pecho y pulmones.

CAQUIS. Nutritivos y antidiarreicos.

LIMONES. Desinflamantes y purificadores.

MANZANAS. Antiácidas, activan el hígado y disuelven el ácido úrico.

MELONES. Nutritivos y laxantes.

MOSQUETAS. Fruto de las rosas silvestres, tienen propiedades estomacales, diuréticas y purificadoras de la sangre.

NARANJAS. Alcalinizan la sangre, activan el intestino y disuelven el ácido úrico.

NÍSPEROS. Antiácidos, laxantes y anticatarrales.

PALTAS (AGUACATES). Combaten la anemia y el estreñimiento.

PASAS. Activan la combustión orgánica, el cerebro y los riñones.

PLÁTANOS. Nutritivos y laxantes.

PERAS. Diuréticas y purificadoras de la sangre.

SANDÍAS. Refrescantes y diuréticas.

TOMATES. Laxantes y antiartríticos.

UVAS. Gran alimento, laxantes, diuréticas y calmantes.

TUNAS. Refrescantes, laxantes y descongestionantes del hígado.

CUAJADA, MIEL DE ABEJAS Y PURGANTES

La cuajada de leche se prepara cortando la leche con zumo de limón al calor del sol o de la cocina, sin cocerla y separándola del suero, para lo cual basta con colarla con un lienzo.

La cuajada se amasa con una cuchara en un plato o fuente hasta que adquiere la consistencia de una pomada. A continuación se extiende una capa, con espesor de una pulgada, sobre un lienzo. Se aplica fría directamente sobre la piel de la parte inflamada, y se coloca encima otro trapo que absorba el exceso de líquido y mantenga la cuajada en su lugar.

También el quesillo fresco, que se vende en las tiendas, se presta para ser aplicado como cataplasma, amasándolo previamente como se acaba de explicar.

Preparada de este modo la cataplasma, al cabo de un cuarto de hora ha descongestionado la región inflamada y distribuido la sangre en todas direcciones, con lo que cesa el dolor y las punzadas locales. Pocas veces hay necesidad de renovar la cataplasma, cuyo efecto dura de ocho a diez horas.

En todo proceso inflamatorio y congestivo, la cuajada, como el barro, es un recurso seguro. Su eficacia es sorprendente en inflamaciones de los ojos y garganta. Gracias a ella se logra descongestionar los tejidos, algo que con el hielo nunca se obtiene, pues el frío de éste retiene la sangre, paralizando su circulación.

Este ungüento puede aplicarse también en úlceras, quemaduras, abscesos, articulaciones doloridas y, especialmente, en los ojos, en caso de accidente ocular.

Miel de abejas

También la miel es desinflamante y purificadora, y, además, se trata de un alimento energético de gran importancia.

Además de sus propiedades para aliviar las afecciones oculares, es especialmente eficaz en caso de problemas de garganta.

En lugar del azúcar que se vende en las tiendas, un producto artificial y de difícil digestión, debería siempre usarse miel para endulzar bebidas o comidas.

Las personas que no toleran la miel cruda pueden consumirla cocida, a veces más fácil de digerir.

Purgantes

Como el estado de enfermo se caracteriza por un desarreglo funcional del organismo debido a un desequilibrio térmico del cuerpo, el restablecimiento de la salud debe dirigirse siempre a refrescar el interior del vientre y congestionar la piel y las extremidades. Sin embargo, los purgantes y laxantes, que actúan irritando las mucosas del tubo digestivo, las congestionan y afiebran, agravando así el desarreglo funcional del organismo, aun cuando ofrezcan alivio pasajero. Después de tomar un purgante enérgico, cualquiera puede constatar la sed característica de la inflamación interior, es decir, de la fiebre interna. Una vez más, se ve aquí que las curas se realizan mejor por fuera que por dentro.

Como laxante eficaz e inofensivo, recomiendo ingerir en ayunas dos cucharadas de linaza entera, remojada en agua natural desde la noche anterior, junto con cuatro o seis ciruelas frescas o secas remojadas. Se traga el agua con las semillas sin masticarlas y se comen las ciruelas. Las personas estreñidas pueden practicar este remedio sin ningún inconveniente.

Capítulo 22

Indicaciones y advertencias

Según mi Doctrina Térmica, la higiene debe procurar mantener el equilibrio de la temperatura interna y externa del cuerpo. El restablecimiento de dicho equilibrio, siempre alterado en todo enfermo, será el objetivo del tratamiento curativo, es decir, el régimen conducente a restituir la normalidad funcional del organismo, que es la salud integral. Es preciso que el lector se dé cuenta de que, según mi doctrina, no es posible «curar» enfermedades, sino restablecer y mantener la salud. De ahí la diferencia entre la medicina y mi sistema. Aquélla se dirige a la «enfermedad», mientras que mi régimen de salud tiene por finalidad la normalidad funcional del organismo, que sólo puede existir cuando éste se halla en equilibrio térmico.

En mi Doctrina Térmica no existe diagnóstico de enfermedades, no se dan remedios y tampoco se cura: sólo se normalizan las funciones orgánicas mediante el equilibrio térmico del cuerpo, de acuerdo con las revelaciones del iris de los ojos del sujeto.

Más de una vez hemos oído decir a algún facultativo: «También nosotros buscamos en la nutrición adecuada la vuelta a la salud de los enfermos», y les recomiendan un régimen vegetariano. Mi respuesta siempre ha sido: «Pero ¿qué sacan ustedes con prescribir alimentos adecuados si éstos se corrompen en el vientre afiebrado del enfermo?».

Mientras no se quiera comprender que la condición fundamental de una buena digestión depende de la normal temperatura intestinal, existirán dolencias incurables.

El baño frío se prohíbe a enfermos del corazón, porque se ignora la forma adecuada de aplicar el agua fresca sin producir trastornos cardíacos.

El baño de vapor se considera peligroso porque tampoco se conoce su conveniente aplicación, como se recomienda en mi Lavado de la Sangre.

Tomar el vapor de cajón, combinado con abluciones de agua fría cada tres o cuatro minutos, puede decirse que no tiene contraindicaciones. Este baño constituye un verdadero lavado de la sangre y es una aplicación salvadora según la larga experiencia del autor de estas líneas, con la cual ha obtenido los mejores éxitos.

Como se ha dicho, este baño constituye un recurso eficaz para purificar la sangre y activar su circulación. Por tanto, su empleo alivia el corazón, siempre afectado por las materias tóxicas que alteran la normal composición y circulación del fluido vital. Conviene que el lector sepa que la medicina profesional es incapaz de purificar y normalizar la circulación de la sangre, objetivo que sólo se obtiene con mi Doctrina Térmica.

Las frutas crudas, que constituyen el mejor alimento y medicina del hombre, han sido sin embargo consideradas dañinas por las reacciones salvadoras que producen en enfermos crónicos con diarreas que los purifican. Sin embargo, esas diarreas desaparecen con fruta cruda y cataplasmas de barro sobre el vientre. En estos casos, debe preferirse fruta ácida o no demasiado madura.

No basta, pues, con aplicar nuestros principios para obtener un resultado conveniente, sino que es necesario saber aplicarlos e interpretar racionalmente sus efectos.

El enfermo que inicia mi régimen de salud y comienza a ver sus ventajas, con frecuencia se deja llevar por cierto pesimismo porque no obtiene resultados fulminantes, olvidándose de que la Naturaleza nada hace a saltos y quien va lento va seguro.

Un síntoma favorable, generalmente mal interpretado al comienzo de mi tratamiento, es la depresión de fuerzas que se apodera del enfermo. Éste suele sentir ganas de reposar y dormir en todo momento. No falta entonces el observador superficial que habla de «debilitamiento». Según éste, el enfermo está perdiendo sus fuerzas, porque le han quitado los alimentos fortificantes, como se considera a la leche, huevos, carnes y su caldo o jugo, reemplazándolos por frutas y semillas de árboles o vegetales de la estación.

Este decaimiento de fuerzas que suele presentarse en los primeros días del régimen térmico se debe a la ausencia del estímulo que ofrecían los tóxicos que, ahora, abandonan el cuerpo.

El desgaste constante de las reservas vitales que origina el latigazo de los tóxicos, lleva al organismo al reposo para recuperarse del gasto anticipado de sus energías defensivas, una vez dichos tóxicos se han eliminado. Se comprende, entonces, que la crisis que nos ocupa, lejos de calificarse de «debilitamiento», debe designarse con el nombre de «recuperación».

Los enfermos piden tónicos para restaurar sus fuerzas, olvidando que el mejor tónico lo constituye una buena digestión.

Los flujos vaginales y uretrales, las erupciones de la piel, las supuraciones, los catarros, las diarreas, las punzadas, los dolores, las comezones y otros síntomas agudos que aparecen en enfermos crónicos a los pocos días de iniciado mi sistema son manifestaciones favorables que prometen un seguro y completo restablecimiento de la salud.

Mientras que la medicina medicamentosa pretende curar suprimiendo los síntomas agudos que constituyen las defensas de la Naturaleza, la práctica de mi Doctrina Térmica despierta estas defensas, activando los síntomas agudos, único medio que posee el organismo enfermo para librarse de las impurezas que alteran su normal funcionamiento. De ahí que las dolencias crónicas se hagan agudas para, después, desaparecer definitivamente.

Las temibles complicaciones que agravan las enfermedades hasta terminar con la vida de los pacientes son consecuencia del afán de combatir y sofocar los síntomas agudos con medicamentos, radiaciones e intervenciones quirúrgicas, los cuales suprimen las defensas orgánicas que actuaban en el «síntoma». Si, para terminar con los ratones, tapamos sus madrigueras en lugar de atraerlos al exterior, irrumpirán por otras partes, agravando el perjuicio.

Generalmente se cree que mi Doctrina Térmica requiere largo tiempo para obtener curaciones. Esto es un error, ya que es sorprendente la rapidez con que reaccionan los organismos que no han sido sometidos a tratamientos medicamentosos, radiológicos o quirúrgicos. Los enfermos que han acumulado en su sangre inyecciones, sueros, vacunas, drogas o tónicos son los más rebeldes a la hora de sanar, porque la potencia vital, único agente curativo que posee el hombre, está adormecida y debilitada por la mayor o menor intoxicación. También la cirugía generalmente imposibilita el restablecimiento de la salud, porque no es posible normalizar el funcionamiento de un organismo que ha sido mutilado. Lo mismo afirmo respecto a las radiaciones, los rayos X y otros recursos de laboratorio. Tanto el veneno como el bisturí y el fuego son agentes de muerte y no de vida.

Según mi doctrina, debe restablecerse o mantenerse la salud en lugar de combatirse las enfermedades, pues éste es un fenómeno negativo que se pretende presentar positivamente cuando sólo es efecto de un desarreglo funcional del organismo.

241

Repito, mi sistema se dirige a restablecer la normalidad digestiva y eliminadora del cuerpo, con lo cual se normalizará y regenerará el organismo entero. «La medicina quitadolores» es la que, actuando con medicamentos, combate microbios y síntomas, desentendiéndose del funcionamiento orgánico, que es el verdadero fin al que interesa llegar.

Se dice que mi sistema de equilibrio térmico es difícil y exige sacrificios y tiempo. A esto respondo que todo lo que vale algo en la vida requiere esfuerzos y constancia y, por supuesto, la salud no escapa a la ley del esfuerzo.[1]

Los favorables resultados de mi régimen se obtendrán según se trate de afecciones agudas o crónicas. Siempre que el enfermo no haya sido envenenado con productos de farmacia o no le hayan mutilado las entrañas, se restablecerá, por regla general en ocho días, de las dolencias agudas. Con las condiciones indicadas, los enfermos crónicos se verán libres de sus males en cuatro o seis semanas, salvo excepciones. En todo caso, mi «Régimen de Salud» que se encuentra más adelante puede seguirse de forma indefinida, y quien lo practique vivirá permanentemente sano.

Según mi doctrina, la salud no se conquista, sino que se cultiva cada día mediante el equilibrio térmico del cuerpo.

PARA OBTENER ÉXITO

La salud, que es la normalidad funcional del organismo, es el estado habitual de los seres que cumplen con la ley natural. El hombre civilizado encara el problema de la falta de salud como consecuencia de sus propios errores de vida que lo llevan al desequilibrio de la temperatura de su cuerpo. El hombre enfermo, para volver a disfrutar de salud, o vuelve al cumplimiento estricto de la ley natural o bien se vale del adecuado uso de los agentes naturales de vida aplicando el criterio de la Doctrina Térmica Lezaeta; no tiene otro camino.

Todo enfermo debe tener en cuenta que el éxito del tratamiento térmico sólo es posible observando las siguientes condiciones:

1. Que se recurra al tratamiento oportunamente. A los primeros síntomas de desarreglo funcional debe aplicarse el tratamiento integral, sin pérdida de tiempo. Si el enfermo ha incorporado a su sangre medicamentos, drogas, inyecciones o antibióticos, la posibilidad de

---

1. «Ganarás el pan con el sudor de tu frente» es la ley de la vida. Pero el pan no es sólo el alimento del cuerpo, sino también la virtud y la salud.
   Se sacrifica el hombre cada día para enriquecerse, se sacrifica para santificarse y tiene también que sacrificarse diariamente para recuperar o conservar su salud.

restablecimiento será menor cuanto mayor haya sido el volumen y toxicidad de dichos venenos. Así, también las aplicaciones de agentes naturales serán oportunas y efectivas en un cuerpo que conserve su integridad orgánica y física. La extirpación anterior o actual de uno o más órganos aleja toda posibilidad de restablecimiento funcional. Cuanto más vital sea el órgano intervenido o extirpado, más inoportuno es recurrir a la Doctrina Térmica en busca de salud. El uso de la electricidad, rayos X, radiaciones o cualquier otro agente mortífero deja al enfermo definitivamente al margen de la normalidad funcional de su cuerpo.

2. Que la intensidad del tratamiento sea adecuada a cada caso, para lo cual debe tenerse presente la edad, sexo, ocupación, etc. El iris de los ojos y el pulso son los mejores guías para indicar la intensidad de las aplicaciones de los agentes naturales. De ahí que muchos fracasarán al prescindir de la Doctrina Térmica y actuar con criterio curandero.

3. Que las aplicaciones sean bien hechas y que se consiga el objetivo, que siempre es equilibrar las temperaturas del cuerpo. El uso de los agentes naturales es delicado, pues no son específicos, ya que una vez hecha su aplicación no producen necesariamente un determinado efecto, sino que la reacción depende de circunstancias específicas y factores personales. Así, la reacción benéfica de calor que produce una ablución de agua fría depende del estado de calor del cuerpo sobre el cual se aplica y de los cuidados posteriores, como ejercicio o abrigo. Tampoco se conseguirá ningún beneficio si no se logra, como condición previa, el equilibrio térmico que permita la normalidad funcional.

4. Que el tratamiento se practique con constancia, teniendo presente que es un régimen de salud y no un agente para sofocar síntomas o manifestaciones morbosas.

5. Que las reacciones del organismo y los efectos del tratamiento se interpreten racionalmente, sin olvidar que el organismo humano está regido por las leyes naturales y que siempre reacciona en beneficio propio. Debe también tenerse presente que la Naturaleza tiene sus plazos; por eso se debe dejarla actuar, con la certeza de que lo que no hace la Naturaleza no lo hace nadie.

Cómo controlar la curación

Es frecuente que incluso las personas más entusiastas de mi sistema recurran al facultativo para conocer el «diagnóstico», es decir, el nombre del mal que sufren.[2] La gente cree que, para aplicar convenientemente mi régimen de salud, es necesario saber si se trata de pulmonía o de apendicitis. Éste es un error fundado en el criterio médico curandero. Como se ha repetido, según mi doctrina no hay dolencias de naturaleza diversa, sino que sólo existen «enfermos», esto es, organismos faltos de salud en grado variable. De ahí que mi sistema nada tenga que ver con sofocar los síntomas, sino que se dirige a normalizar totalmente el funcionamiento de la maquinaria humana, mediante unas buenas digestiones y una actividad eliminadora a través de la piel del enfermo. Como esta «normalidad funcional» sólo es posible obtenerla mediante el equilibrio de las temperaturas interna y externa del cuerpo, mi «régimen de salud» se dirige a producir «fiebre curativa» en la piel del sujeto y a combatir la «fiebre destructiva» de sus entrañas, revelada siempre por el iris de sus ojos y su pulso. Colocado así el organismo en equilibrio térmico, restablecerá su normalidad funcional, que es salud integral.

Restableciendo la función digestiva cualquier enfermo podrá recobrar su salud, porque, como se ha explicado, «no existe enfermo con buena digestión, ni persona sana con mala digestión».

Como la digestión sana requiere ante todo una temperatura normal en el aparato digestivo, y ésta a su vez va unida a un calor también normal sobre la piel, al restablecer el equilibrio térmico del cuerpo se conseguirá normalizar sus funciones digestivas y eliminadoras. Al investigar cómo se realizan estas funciones, se obtendrá la demostración del camino que sigue la cura, es decir, el restablecimiento de la normalidad funcional del cuerpo alterado en su salud.

Mediante la observación del pulso y las evacuaciones intestinales del enfermo tendremos el control del proceso restaurador.

En un adulto, a medida que las pulsaciones se acercan a 70 por minuto, podemos estar seguros de que la temperatura interior de su cuerpo va camino de normalizarse. La vuelta del calor a la piel y las extremidades revela que baja la fiebre interna, verdadero enemigo que es preciso combatir sin descanso día y noche.

Si el intestino diariamente se descarga con abundancia, mañana y tarde, habremos comprobado la buena eliminación intestinal, medio indispensable para restablecer la salud integral del cuerpo.

Pero como no basta con eliminar bien para tener una buena digestión, pues éste es el único camino que conduce a la salud, también es preciso conseguir una buena elaboración digestiva. Unos excrementos abundantes,

---

2. Esto hace recordar el caso de la fábula de los dos conejos que, en lugar de huir de los perros perseguidores, perdieron la vida por discutir si eran galgos o podencos.

compactos, de color bronce y libres de olor malsano nos demostrarán que el organismo ha aprovechado debidamente los alimentos ingeridos y que la sangre ha incorporado elementos adecuados a su salud integral.

Por el contrario, los excrementos escasos, diarreicos o endurecidos, de color oscuro y olor fétido nos demostrarán la existencia de putrefacciones intestinales, fuente de desnutrición e intoxicación del enfermo, por efecto de su fiebre interna.

Una mayor resistencia al frío con calor en la superficie del cuerpo y sus extremidades, así como facilidad para transpirar, nos revelará que se están normalizando las importantes funciones de la piel, siempre más o menos inactiva en todo enfermo.

Las erupciones cutáneas, los flujos, las fístulas y otros procesos supurativos revelan una activa defensa orgánica y eliminaciones salvadoras.

El aumento de tos, esputos y orina cargada demuestran la expulsión de materias nocivas para el organismo.

La vuelta del hambre significa restablecimiento de la capacidad digestiva, antes debilitada por la fiebre interna, siempre causa de inapetencia.

La pérdida de volumen y de peso durante el tratamiento manifiesta una activa eliminación de materias extrañas a los tejidos vivos del cuerpo. Este síntoma no debe alarmar al enfermo, porque más vale la calidad que el peso y el volumen. No olvidemos que el organismo sólo elimina lo que le perjudica, jamás lo que necesita.

Los dolores, las punzadas, los ardores, las comezones y las molestias análogas, cuando se sigue el Régimen de Salud de este libro, revelan reacción y defensa orgánica que remueve materias morbosas que van a ser expulsadas.

Cualquiera que sea, pues, el nombre o manifestación de las dolencias, el proceso morboso desaparecerá por regeneración de la sangre, mediante buenas digestiones y una activa eliminación cutánea. Para conseguir esta normalidad funcional del organismo, como hemos visto, es preciso restablecer el equilibrio de las temperaturas interna y externa del cuerpo.

Todo lo dicho sólo puede ser dirigido y controlado por la propia persona interesada, sin intervención extraña, salvo excepciones. Tengamos siempre presente que la salud no se obtiene por mano ajena, ni menos con drogas o agentes de laboratorio. De aquí que la voluntad y comprensión del enfermo es el primer agente de su salud.

Por fin, en el curso del tratamiento, la salud tendrá avances y retrocesos que no deben alarmar, porque sólo se llega a la normalidad por etapas. Así ocurre en la Naturaleza: del invierno no se pasa inmediatamente al verano; es preciso soportar antes las variaciones de la primavera.

Termino este capítulo presentando un modelo de tratamiento para el enfermo crónico adulto. Siguiendo este régimen podrá restablecer su salud cualquier persona que la haya perdido. Además, se mantendrá sana mientras lo practique. Todas las aplicaciones que voy a prescribir se dirigen no a curar, sino a normalizar la digestión y las eliminaciones, colocando cada día el cuerpo en equilibrio térmico.

Punto de partida de la curación

La curación del enfermo sólo comienza como consecuencia de la normalización de sus funciones orgánicas, de modo que nuestra única preocupación será obtener en el enfermo la regularización de su digestión y del trabajo de su piel, riñones y pulmones, lo que sólo se consigue equilibrando las temperaturas del cuerpo mediante el tratamiento natural indicado en esta obra.

Además de la información que se puede conseguir a través de la observación del iris de los ojos, las revelaciones seguras del restablecimiento de la salud que todos podemos comprobar son:

1. El pulso. Debe recuperar su ritmo normal, que son 70 pulsaciones por minuto en los adultos y algo más en los niños. Han de desaparecer las irregularidades, como intermitencias, etc.
2. La digestión. El bolo excrementicio debe ser evacuado naturalmente, al menos cada doce horas. Los excrementos tienen que demostrar elaboración de sangre pura, es decir, ser abundantes, compactos, de color bronce y libres de olor malsano.
3. El calor de la piel debe ser uniforme sobre toda su superficie, y los pies y las manos, antes fríos, deben estar calientes.
4. La orina. Se regulariza su producción tomando el color y el olor normal, lo que indica el buen trabajo de los riñones.
5. La respiración. Se acompasa su ritmo y se respira con facilidad.
6. El hambre, sueño y fuerzas. Vuelven paulatinamente.
7. También se recupera la normalidad en la expresión del rostro y se limpia la lengua.

Todos estos progresos se mantendrán y acentuarán, complementándose con la recuperación del peso y la desaparición de los síntomas morbosos, si se persiste con constancia en el Régimen de Salud.

Al presentarse la normalización antes señalada, nunca debe alarmar el aumento de tos, supuración, delgadez, malestar, dolor, fiebre externa, etc., porque son estados transitorios que pasarán como resultado de la normalización funcional.

Régimen de Salud

Los consejos que se indican en este apartado tienen por objeto mantener la salud de la persona que los practique y restablecerla si se ha alterado. Se seguirán cada día, con pequeñas variaciones según sea verano o invierno. Este régimen puede seguirse indefinidamente en cualquier clima, siempre que el sujeto pueda permanecer levantado. Si guarda cama se observarán las instrucciones que se indican en la sección titulada «Primeros auxilios o tratamientos de afecciones agudas», que va en la segunda parte de este texto.

Al despertar, cualquiera que sea la edad del sujeto, se aplicará frotación de agua fría por todo el cuerpo; a continuación se vestirá sin secarse o volverá así a la cama para reaccionar hasta que pase la humedad.

Ha de hacer respiraciones profundas y ejercicio al aire libre, con ascensión de montañas, si es posible.

Antes de mediodía, los adultos de más de cuarenta años tomarán mi Lavado de la Sangre al vapor o al sol, si es posible diariamente. Los niños, en su lugar, se aplicarán un paquete largo, al menos una o dos veces por semana, como método preventivo, y mejor un baño de sol en buen tiempo.

También son recomendables los chorros parciales, alternándolos para equilibrar la circulación sanguínea.

Por la tarde, un chorro de pitón, especialmente agradable en verano para los adultos. Los niños tendrán suficiente con una ablución fría si transpiran o sienten malestar.

El baño genital de quince a treinta minutos está indicado a esta hora para enfermos de ambos sexos, especialmente si sufren malestar en la cabeza o en el vientre.

Por fin, el baño de Just es especialmente refrescante y vitalizador para todos.

Dormir con una cataplasma de barro sobre el vientre si hay estreñimiento, gases, excrementos diarreicos o de mal olor. Como práctica preventiva, o si no es posible el barro, se puede emplear una faja derivativa o compresa abdominal para mantenerla durante el sueño, con piel y pies calientes.

No comer sin hambre. Si no se tiene hambre, sólo podrá comerse crudo; frutas o ensaladas.

Para el desayuno, solamente fruta cruda de la estación o seca si no hay fresca. A falta de ésta, un plato de copos de avena remojados en agua fría durante veinte o más minutos y endulzados con miel o fruta dulce, como pasas, higos o plátanos.

A mediodía, almuerzo libre si hay hambre, prefiriendo ensaladas con aceitunas o huevo duro picado, hortalizas de la época con nueces, tortilla de verdura o revuelto con huevo, quesillo fresco, poco pan, y mejor si es integral o tostado. Evitar embutidos, frituras y aliños como la pimienta o la mostaza.

A la caída del sol, cena: si hay hambre se puede comer como en el almuerzo, pero menos cantidad; generalmente bastará con alguna ensalada o un poco de fruta cruda.

El pan es mejor de trigo completo —integral— o tostado para evitar que estriña.

Comer pausadamente y ensalivar bien. Las comidas apresuradas son indigestas.

Evitar dulces, conservas, leche, queso curado, huevos blandos, y caldo o jugo de carne. No fumar.

Dormir con la ventana abierta o, al menos, el tragaluz, aun en invierno.

De modo especial, a sano o enfermo que esté en pie, se recomienda ejercicio físico diario, moderado y al aire libre. Evitar permanecer en cama durante el día.

A sanos y enfermos les será muy beneficioso dedicar un día a semana para comer sólo fruta cruda, como único alimento, a la hora y en la cantidad que desee, y mejor sin mezclar frutas diferentes.

Si hay estreñimiento, diariamente en ayunas o por la noche se ingerirá una cucharada sopera de linaza entera en infusión desde la noche anterior, junto con cuatro o seis ciruelas. Esto puede practicarse indefinidamente, pues jamás irrita y es buen alimento.

Si no ha habido evacuación durante el día, antes de dormir se aplicará una lavativa o enema con agua fría para descargar el vientre.

No han faltado críticos que dicen: «Lezaeta tiene una "receta" estándar para todos los enfermos, aunque cada organismo tiene necesidades propias». A esto respondo: «La necesidad común a todo enfermo es "restablecer" su salud, vale decir, su normalidad funcional y, como ésta sólo puede existir con equilibrio térmico del cuerpo, este objetivo tiene que ser siempre el que precisa realizar».

Se objeta: «¿Cómo se va a curar un cáncer, tuberculosis, sífilis o expulsar un tumor con "aguita fría"?». Contesto: «Es que no se trata de "curar", sino de "normalizar" la digestión y las eliminaciones mediante una actividad nerviosa y circulatoria despertada por conflicto térmico con el frío del agua».

Mi sistema, pues, procura siempre, en todo enfermo, producir fiebre curativa en la piel y refrescar las entrañas para así restablecer la digestión y activar las eliminaciones. Este equilibrio térmico es siempre el objetivo que hay que realizar, para lo cual los medios son siempre los mismos, variando sólo su intensidad según el caso. De ahí que en este texto sólo se prescriben tres regímenes, uno para la persona que puede estar de pie, en el capítulo 22, otro para enfermos que guardan cama y otro para enfermos inmovilizados, en la segunda parte.

Se me preguntará: ¿cuánto tiempo debe practicarse este Régimen de Salud? Contesto con esta otra pregunta: ¿cuánto tiempo un chófer deberá cuidar de su coche?

Por fin, no olvidemos que sólo se muere de «falta de salud».

Termino esta materia llamando la atención del lector sobre el concepto de Kuhne: «Se curan todas las enfermedades, pero no todos los enfermos».

En efecto, hay enfermos en descomposición orgánica, incapaces ya de reacción salvadora, aun cuando pasajeramente consigan mejoría con mi Régimen de Salud. En estos casos la fuerza vital está adormecida por una intoxicación intestinal muy crónica, generalmente agravada por envenenamientos provocados por inyecciones, sueros, vacunas y, peor aun, con radiaciones o cirugía.

De ahí que mi Régimen de Salud prohíba absolutamente el uso de drogas, sueros, vacunas, antibióticos, inyecciones y todo producto de laboratorio. Menos aún la cirugía, los rayos X, las radiaciones y las transfusiones de sangre.

Inocencia o penitencia

Así como la salud espiritual se posee con inocencia o penitencia, también la salud del cuerpo se poseerá con una vida conforme a la ley natural, especialmente en lo referente a la alimentación, o mediante la penitencia de expulsar a diario las impurezas provenientes del desarreglo funcional del organismo mediante mi Lavado de la Sangre o supuraciones, erupciones y otras molestias. Con la penitencia de tomar diariamente este baño, verdadero purificador del fluido vital, se puede ser más liberal con la alimentación. Si se introducen en el cuerpo materias extrañas que cada día se expulsan a través de los millones de poros de la piel, está claro que la salud nada sufrirá. La piel es un órgano maravilloso que cuanto más trabaja mejor se desempeña, a la inversa de lo que ocurre con todos los demás órganos internos de nuestro cuerpo, a los que el excesivo trabajo congestiona, debilita y degenera.

Suele afirmarse que mi Lavado de la Sangre diario debilita, porque extrae del cuerpo sustancias orgánicas necesarias a su economía. Esto es un error, porque el baño de transpiración alternado con abluciones frías nada extrae. Con él sólo se coloca al organismo en situación de activar sus funciones y expulsar por sí mismo materias extrañas que lo perjudican; en ningún caso pueden expulsarse elementos vivos del cuerpo.

Como se ha dicho, mi sistema constituye un «artificialismo» destinado a combatir el artificialismo de la vida «civilizada». La medicina también es un artificialismo, pero se dirige a la enfermedad, en lugar de procurar la normalidad funcional del organismo, como lo hace mi Doctrina Térmica.

Finalmente, siempre que no haya intoxicación medicamentosa o lesiones quirúrgicas, todo mal pierde su fuerza y deja de ser una amenaza para la vida del individuo que con constancia sigue mi Régimen de Salud.

Termino este capítulo llamando la atención del lector sobre el error que significa pretender restablecer la salud de un enfermo crónico observando sólo un ayuno o régimen de alimentación purificador como el de frutas o ensaladas crudas. No olvidemos que el mejor alimento se corrompe en un aparato digestivo afiebrado. De ahí la necesidad primordial de combatir la fiebre interna común a todo enfermo en grado variable, como sabemos.

En todo enfermo crónico hay dos problemas que resolver: restablecer su digestión, y eliminar todas las impurezas acumuladas en su cuerpo durante años de desarreglos en su nutrición, sin contar con las intoxicaciones medicamentosas tan frecuentes en estos tiempos de reinado de la penicilina, estreptomicina y otras drogas «milagrosas».

Tengamos siempre presente que la salud no se conquista, sino que hay que cultivarla cada día mediante el equilibrio térmico del cuerpo. Porque el hombre afiebra diariamente sus entrañas con la cocina y enfría su piel con abrigos inadecuados.

Capítulo 23

Casos de curación

Como el propósito de este libro es enseñar el camino de la salud sin recurrir a médicos, medicamentos o intervenciones quirúrgicas, en este capítulo se exponen algunas curaciones realizadas mediante la práctica de mi Doctrina Térmica, cuando la medicina facultativa ya había fracasado.

TUMOR CEREBRAL QUE NO EXISTÍA

El niño de siete años E. M., hijo de un hotelero de esta capital, llevaba veintidós días en cama, víctima de terribles dolores de cabeza y supuración del oído derecho.

Atendido por famosos especialistas, soportó infructuosamente punciones, aplicaciones de diatermia, rayo solux, lavados desinfectantes, tónicos e inyecciones.

Una prueba de rayos X, según los facultativos, reveló la existencia de un tumor en el cerebro, con lesión del hueso.

Fracasados los tratamientos ya referidos, como último recurso se resolvió la intervención quirúrgica con apertura del cráneo.

Acordada la operación para un lunes, fue solicitada mi opinión sobre este caso el viernes anterior. Mediante la observación del iris de los ojos del enfermo, comprobé el error de los facultativos, guiados por los rayos X. No existía ni tumor ni lesión del hueso. Había solamente una inflamación local con abundante acumulación de materia purulenta, cuyo origen estaba en el aparato digestivo, en fermentación pútrida.

Siguiendo mis indicaciones se combatió la fiebre del interior del vientre y también la local de la inflamación del oído, con tan buen resultado que, cuando los facultativos se reunieron el domingo, constataron con gran sorpresa la desaparición de los dolores y de la fiebre del niño. «¡No creemos en milagros!» fueron sus palabras a la vista de un cambio tan radical y en tan breve tiempo.

Durante veinte días tuvieron en observación al niño porque no podían comprender que pudiera librarse de la intervención quirúrgica, tratándose de un proceso destructivo del hueso, claramente comprobado por los rayos X.

Sin embargo, el niño no volvió a sufrir su mal, y en la actualidad, veinte años después, es un joven sano y vigoroso.

Hernia descubierta por los rayos X
y desmentida por el iris

Al señor M. G., comerciante español de esta capital, le prescribieron una peligrosa intervención quirúrgica destinada a eliminar una hernia diafragmática que, según los facultativos, había sido revelada mediante repetidas pruebas con rayos X.

Precisada así la lesión del tabique que separa la cavidad torácica de la abdominal, se consideró inevitable la operación correspondiente.

A última hora y por consejo de sus amigos, el enfermo solicitó ser examinado por el autor de estas líneas. El examen del iris de sus ojos no reveló la lesión del diafragma que denunciaban los rayos X, y así lo hice saber al interesado.

Me costó convencerlo para que aceptase mi opinión y adoptase mi tratamiento. Sin embargo, una vez sometido a éste, al cabo de cuatro semanas se vio libre de sus dolencias.

Dos años después, he tenido el agrado de ver gozando de perfecta salud a quien estuvo a punto de someterse a una operación por una supuesta hernia diafragmática señalada por los rayos X.

TUMOR UTERINO

La señora S. R. de A., de S. F., iba a ser operada de un tumor uterino. Solicitada mi opinión, aconsejé a la enferma que evitase la intervención quirúrgica, y le prescribí un tratamiento destinado a descongestionar profundamente el interior de su vientre y a activar la circulación sanguínea en su piel.

A las seis semanas de seguir estas prescripciones, la enferma se sintió con fuertes dolores y malestar general, viéndose obligada a llamar al doctor M.

Este facultativo se disponía a examinar el vientre de la enferma cuando, con gran sorpresa, no tuvo más trabajo que recibir en sus manos un tumor duro y del tamaño de la cabeza de un niño recién nacido, que el organismo expulsaba por su propia cuenta.

Pasado un año, he recibido la visita de esta señora, ahora sana, después de librarse de un tumor sin intervención del bisturí.

GRAVES CONSECUENCIAS DE UNA GRIPE DESCUIDADA

N. C. C., de Renca, de veintiocho años de edad, fue víctima de una gripe que descuidó. Pasada una semana, este joven ya no podía moverse en la cama. Una alta fiebre interna produjo un enfriamiento mortal del exterior de su cuerpo. Mientras los pies y las manos se presentaban casi helados, la congestión del interior de su pecho, vientre y cabeza aumentaba por momentos.

Sus pulmones, hígado, riñones, corazón y cerebro fueron víctimas de una grave congestión que progresivamente debilitaba sus funciones. Paralizado el intestino, retenida la orina y perdido el conocimiento, por momentos se esperaba la muerte del enfermo.

En estas circunstancias fue solicitada mi intervención. Observando el pulso rápido y débil y el iris de los ojos del paciente, comprobé el gravísimo desequilibrio térmico y circulatorio de que era víctima.

Para favorecer una reacción salvadora, era preciso descongestionar los órganos internos, incapacitados para funcionar libremente a causa de la plétora sanguínea inmovilizada en pecho, vientre y cabeza.

Como el cuerpo estaba exteriormente frío, era preciso actuar con vapor sobre la piel; pero, como el corazón estaba muy agitado y débil, no se podía aplicar vapor general. Resolví entonces llevar a las extremidades la plétora sanguínea del interior del cuerpo. A este fin, las pantorrillas y pies, así como los antebrazos y manos del enfermo, se envolvieron en saquitos de semillas de pasto miel, calientes y escurridos, haciendo previamente una frotación entera con agua fría.

Con tan sencillas aplicaciones se restableció el equilibrio térmico del cuerpo y, en menos de una hora, el enfermo recuperó el conocimiento y pudo respirar libremente.

Se siguió aplicando frotaciones de agua fría a todo el cuerpo durante el día, cada hora; durante la noche se mantenía una cataplasma de barro sobre el vientre. Además, hizo una dieta cruda de frutas, con todo lo cual se normalizó el funcionamiento orgánico y volvió la salud.

Las operaciones quirúrgicas no son necesarias

El señor R. A., de treinta años, estaba condenado a una inmediata intervención quirúrgica para extraerle un supuesto absceso del bajo vientre que le causaba terribles dolores y lo mantenía postrado en la cama.

Momentos antes de que lo trasladaran al hospital, fui llamado para opinar sobre el caso. Observando su pulso y el iris de sus ojos pude constatar en el paciente una alta fiebre interna y gran inflamación de los tejidos del bajo vientre. Abundantes materias morbosas, provenientes de una mala nutrición y deficientes eliminaciones de la piel, riñones e intestinos, habían ido acumulándose en las proximidades de las salidas del intestino y vías urinarias, presionando la próstata y el recto, hasta el punto de hacer salir de su lugar el ano y dificultar la expulsión de la orina.

El proceso inflamatorio del bajo vientre era tan intenso que los ganglios inguinales se presentaban hinchados y con dolor.

Mi opinión fue que la operación no sólo era innecesaria, sino sumamente peligrosa, porque las materias corrompidas, causantes de la crisis, al no estar aisladas en una bolsa, sino impregnando todos los tejidos próximos al ano, buscarían salida a través de la herida y fácilmente podían invadir el peritoneo y causar la muerte por intoxicación de la sangre.

Aceptado mi criterio, a los dos días de seguir mis instrucciones, al enfermo, tras agudos dolores, se le abrieron dos fístulas en el lado izquierdo del ano, que dieron salida a más de un litro de materia corrompida, con lo que se obtuvo una operación sin sangre, realizada por la sabia Naturaleza. Al cabo de siete días, el paciente abandonó su cama, alegre y animoso, con su cuerpo purificado mediante la supuración local, las abundantes transpiraciones y la dieta de frutas crudas.

TUBERCULOSIS PULMONAR DESCUBIERTA POR LOS RAYOS X Y DESMENTIDA POR EL IRIS

Se me presentó una enferma de cincuenta años que caminaba trabajosamente. Era maestra y había tenido que abandonar sus ocupaciones por considerar que su enfermedad era incurable y contagiosa. Estaba enferma desde hacía seis años y acababa de salir del hospital del Salvador, donde, después de sufrir una operación, fue declarada incurable por tuberculosis cerrada, según la expresión de los facultativos. Repetidos exámenes de los pulmones con rayos X denunciaban lesiones pulmonares incurables, según la opinión médica.

Por mi parte, desentendiéndome del diagnóstico de los doctores, examiné el iris de los ojos de esta enferma y encontré totalmente sanos los tejidos pulmonares, aun cuando se notaba su impurificación a causa de un estreñimiento crónico. El pulso, con más de 100 latidos por minuto, revelaba una fiebre interna próxima a los 39 grados centígrados. Con este calor en el interior del vientre, los excrementos ahí retenidos estaban en constante putrefacción y los gases, que se desprendían continuamente, subían hacia el pecho y la cabeza, dificultando la función pulmonar e irritando los bronquios, los cuales, con persistente tos, expulsaban abundantes mucosidades provenientes del intestino.

Sometida a mi tratamiento, esta enferma normalizó su digestión. En dos meses quedó curada de sus males y pudo volver a sus ocupaciones.

Una vez más, el iris, victoriosamente, desmentía al laboratorio.

ENFERMEDADES DE LA INFANCIA

Me trajeron una criatura de siete meses que, después de cuatro de hospital, había sido desahuciada.

Su vientre estaba tan abultado como flaco su cuerpo, los ojos ya no se abrían por falta de fuerzas, y una respiración fatigada y anhelante denunciaba la fiebre que consumía sus entrañas y anunciaba su muerte. Además, el intestino y la vejiga estaban sueltos, relajados sus músculos por la inflamación, dando continua salida a materias fétidas y acuosas.

En este caso, como siempre, el origen de todo el trastorno orgánico estaba en el aparato digestivo, afiebrado por los esfuerzos que realizaba para procesar alimentos inadecuados. En efecto, puesto que la madre estaba enferma, sólo pudo amamantar al niño durante tres meses y, siguiendo los consejos de los médicos, le daba diariamente alimentos de fábrica y leche de vaca, los cuales mantenían crónicamente irritadas las mucosas del aparato digestivo, convirtiendo el estómago e intestinos en un laboratorio de venenos, que estaba a punto de terminar con la vida de la criatura.

El tratamiento salvador debía combatir la fiebre interna, refrescando el interior del vientre y activando el calor en la piel y extremidades. Además, era preciso llevar al estómago alimentos frescos y vivos, que evitaran las putrefacciones. Todo esto se obtuvo al cabo de pocas semanas, manteniendo al niño con las piernas al sol durante largas horas y el resto del cuerpo a la luz, y aplicándole una cataplasma de barro que envolvía todo el tronco, día y noche, que se cambiaba cada cuatro horas a lo largo del día. Se le dio leche de almendras dulces, sin azúcar, cada vez que tenía hambre, y, más adelante, fruta cruda de la temporada. Después de un año, una vez restablecida su digestión mediante el equilibrio térmico del cuerpo, este niño es un ejemplo de salud.

LA MATERNIDAD NEGADA POR LA CIENCIA ES OBTENIDA MEDIANTE EQUILIBRIO TÉRMICO

La señora de García, española, de veintisiete años, en tres años de matrimonio había tenido dos embarazos que, a pesar de haber llegado a su término normal, en ambas ocasiones obligaron al facultativo a practicar la horrorosa operación de cesárea, para extraer del vientre materno, destrozadas, las criaturas, que no consiguieron nacer normalmente.

La ciencia facultativa negó a esta desgraciada señora la posibilidad de ser madre, porque estaba comprobado que las dimensiones de su pelvis eran anormalmente reducidas y sus criaturas se presentaban extraordinariamente grandes, lo que hacía necesario extraer despedazado el fruto de sus entrañas maternales.

Ésta fue la triste historia que vino a exponerme el joven matrimonio, buscando un posible consuelo.

Para dar mi opinión procedí a examinar el iris de los ojos de la esposa, descubriendo en ella una grave impurificación de su sangre a causa de un estreñimiento crónico. También comprobé por el iris que los tejidos de su vientre estaban crónicamente inflamados por acumulación de materias malsanas que no encontraban salida por el intestino.

A pesar de tratarse de una persona de cuerpo delicado y menudo, cuyas reducidas formas inclinaban a confirmar la referida opinión de los facultativos, mi juicio fue optimista. Afirmé que la sabia Naturaleza no podía caer en el error de dar a la madre un hijo desproporcionado a sus formas, como se comprueba observando a las gallinas, en las cuales el tamaño del huevo está en relación con las dimensiones de su cuerpo.

Felizmente, el iris de los ojos de la joven esposa revelaba el misterio de su desgracia. El grave estreñimiento crónico cargaba de venenos la sangre de esta enferma. Estas sustancias tóxicas, irritando los tejidos del feto, progresivamente hinchaban su cuerpo, que se presentaba extraordinariamente agrandado al término del embarazo. Por otra parte, las materias excrementicias que no eran eliminadas por el intestino, se iban acumulando entre los tejidos del bajo vientre, produciendo su inflamación y, con ello, reduciendo la luz del conducto de salida del feto.

Con un feto hinchado y una pelvis con tejidos inflamados, cuya abertura se reducía por la hinchazón de sus bordes, el parto era imposible. El remedio era claro: purificando la sangre de la enferma mediante una alimentación adecuada y activando sus eliminaciones a través de la piel, los riñones y los intestinos, se evitaría la acción irritante de la sangre en los tejidos del feto, con lo que desaparecería la forma hinchada y abultada de éste. Además, una vez descongestionados los órganos del bajo vientre materno, se ensancharía la salida, permitiendo el libre paso del feto.

Aceptado mi punto de vista, la enferma se sometió a un régimen alimenticio a base de frutas crudas y ensaladas con nueces y almendras dulces. Además, diariamente se activaba la piel mediante frotación de agua fría al despertar y transpiraciones al sol, y descongestionaba y activaba el vientre con dos baños genitales de veinte minutos cada uno.

Siguiendo este régimen hasta el último día del nuevo embarazo, que se presentó sin vómitos ni molestias, se obtuvo un parto tan normal que no sólo se realizó sin auxilio extraño, sino que se presentó casi sin dolores.

Esta señora me hizo una visita de agradecimiento, trayéndome un hermoso niño nutrido con sana y abundante leche de una madre que, al haber colocado su cuerpo en equilibrio térmico, había encontrado la salud y la felicidad que le negaba la ciencia facultativa.

Veinte años después es madre de catorce hijos sanos.

ATAQUE CEREBRAL

La señora de Ch., con parálisis del lado izquierdo desde hacía varios años, sufrió un ataque cerebral que, después de algunos tratamientos con inyecciones y drogas, fue considerado incurable. Llamado por la familia, me percaté de la gravedad del caso, observando que la enferma, ya sin conocimiento, tenía alterada la circulación de la sangre, sufría una fuerte congestión en la cabeza y anemia en las extremidades, especialmente en los pies. Había, pues, que normalizar la circulación, llevando la sangre a las extremidades y descargando la cabeza, lo que se consiguió al cabo de algunas horas, durante las cuales se le envolvieron las piernas desde las rodillas hacia abajo y los brazos, desde los codos hasta la punta de los dedos, con saquitos calientes de semillas de pasto miel, manteniendo, al mismo tiempo, envuelta la cabeza con una cataplasma fría de cuajada de leche.

Con este sencillo tratamiento, a las cuatro horas la enferma estaba salvada. Recuperó el sentido y pudo sentarse en la cama para conversar sobre su enfermedad.

Fractura abierta de una pierna

El obrero Vicente Rojas, al caer de un andamio, se fracturó la pierna izquierda, cerca del tobillo, rompiéndose la piel, por donde salieron los huesos, cuyas extremidades tocaron el suelo.

Fue llevado al hospital de San Juan de Dios, donde lo internaron en la sala del Santísimo Sacramento, en la que, después de veinte días de martirio, los médicos le notificaron que se veían obligados a amputarle el miembro enfermo.

Fui llamado y, aun cuando comprendí la gravedad del caso, ya que había un proceso de descomposición gangrenosa en las heridas, denunciado por un olor nauseabundo, aconsejé al enfermo que se trasladara inmediatamente a su casa para hacerle mi tratamiento purificador. A primera vista, parecía criminal sacar a un paciente en gravísimo estado de la limpia cama del hospital para trasladarlo a la miserable cama del habitante de una casa humilde. Sin embargo, a pesar de todos estos inconvenientes, el enfermo a los veinte días pudo levantarse con ayuda de unas muletas y apoyar el pie en el suelo. En menos de dos meses, pudo volver a caminar ayudado sólo de un bastón.

Lo primero que se hizo fue colocar los huesos en su lugar; esta operación fue realizada por un inteligente compositor de huesos. Como el enfermo no podía moverse de la cama, se le hacía una frotación de agua fría tres o cuatro veces al día. Al despertar y antes de dormirse, se le curaban las heridas con diez o quince minutos de vapor de limpiaplata y flores de árnica. Luego, con una tetera, recibía un chorro de esta agua sobre la parte enferma, y se le aplicaban enseguida las mismas hierbas del cocimiento y una cataplasma de fenogreco en la parte afectada.

Con las frotaciones de agua fría, del cuello a los pies, se despertaba la actividad vital y las defensas orgánicas entraban en acción. El vapor purificaba la herida, introduciéndose hasta los huesos y despertando la actividad de la sangre. El lavado con el cocimiento de hierbas desprendía los tejidos muertos y favorecía la eliminación de materias extrañas. Las hierbas favorecían la cicatrización y el fenogreco expulsaba el pus impidiendo que pasara a la sangre. Una dieta exclusiva de frutas de la estación, nueces y ensaladas procuraba al organismo materiales sanos de reconstrucción, lo que, añadido a la puerta abierta día y noche, que le permitía respirar aire puro, lo colocó en condiciones favorables para lograr la curación.

Una vez cicatrizadas las heridas, comenzó a sentir fuertes dolores en el talón que le impedían andar. Con la aplicación de vapores locales y fenogreco, en pocos días se consiguió hacer salir una astilla de hueso negro, que el organismo expulsó sin necesidad de ayuda, normalizándose todo definitivamente.

TUBERCULOSIS DE LA PIEL

El niño Carlos González, de trece años de edad, sufría desde hacía nueve un proceso tuberculoso que le abarcaba la piel de la cara hasta el cuello. Desde la edad de cuatro años puede decirse que vivió en los hospitales y dispensarios de Santiago, en los que fue sometido, en distintas épocas, a operaciones quirúrgicas, incluso con raspaje del hueso. Fueron cinco las intervenciones, aparte de otras con luz ultravioleta y otros procedimientos «científicos», todos con resultados negativos. Sometido a mi tratamiento, en cuatro meses cicatrizó definitivamente la rebelde lesión que causaba el sufrimiento de este enfermo.

La curación se obtuvo actuando sobre todo el organismo, con frotaciones y chorros de agua fría, y envolturas húmedas alternadas con baños de sol con sudación, recursos que permitían, además de estimular las defensas naturales, favorecer las eliminaciones morbosas. Por otra parte, con aire puro día y noche y alimentación vegetariana, a base de frutas, semillas y ensaladas, se proporcionó al organismo materiales sanos de reconstrucción. Localmente, la herida se curaba mañana y tarde, aplicándole vapor de limpiaplata y flores de árnica, durante diez minutos, lavando luego la herida con la misma agua del cocimiento y aplicando las hierbas sobre la parte enferma, y, sobre ellas, cataplasmas de fenogreco, que absorbían continuamente las emanaciones pútridas.

SÍFILIS

Después de siete meses en manos de un famoso especialista, el señor E. V. P., de treinta años de edad, postrado en cama, no podía valerse por sí mismo, hasta el extremo de no poder comer sin ayuda. Los facultativos estaban empeñados en hacer desaparecer un eczema rebelde que volvía a presentarse en todo el cuerpo poco después de haber sido borrado con aplicaciones de neosalvarsán, cianuros y yoduros de mercurio. El enfermo estaba sumido en un abatimiento moral que lo mantenía en profundo desequilibrio nervioso, y pasaba largas horas en llanto, que cesaba cuando en él despertaba un malhumor que rayaba la locura. El sueño no se presentaba ni de día ni de noche, y el apetito había desaparecido totalmente; es más, sentía repulsión por todo alimento.

Cuando los médicos pensaban «ensayar» nuevos medicamentos para contrarrestar el mal, fui llamado por la familia del joven, y pude sin gran trabajo comprobar que el tratamiento medicamentoso era el principal causante de aquel triste cuadro. En efecto, la activa reacción de la Naturaleza procuraba expulsar por la piel la ponzoña sifilítica, de donde resultaba el eczema, erupción que era combatida con arsénico y mercurio. El organismo, imposibilitado así para defenderse, debía tolerar en su interior las inmundicias que invadían hasta los centros nerviosos, los cuales, además estaban afectados por las drogas que adormecían la actividad nerviosa, hasta producir parálisis.

Procedí, pues, a suprimir por completo el tratamiento existente, y prescribí en su lugar otro que favoreciese las eliminaciones morbosas.

Ante todo era preciso restablecer la digestión arruinada, para cuyo efecto el enfermo ayunó un día entero; no tomó sino agua natural. Durante tres días sólo se le permitió ingerir zumo de uvas, zanahoria, manzana y horchata de almendras. En adelante, la dieta fue estrictamente vegetariana, a base de frutas crudas, semillas y ensaladas.

Como el enfermo no podía moverse, ya que su piel era una sola costra que se quebraba con agudos dolores, mientras estuvo en cama se le envolvió totalmente el cuerpo en barro, día y noche. Cuando ya pudo salir de la cama, se le aplicó una frotación al despertar, tres baños genitales diarios de veinte a treinta minutos cada uno y, como era verano, se le hicieron enterramientos en la tierra húmeda del jardín, por espacio de veinte a cuarenta minutos, dejando al aire sólo la cabeza y lavando inmediatamente después el cuerpo con agua fría.

A los ocho días de este tratamiento, el enfermo dormía regularmente y había recuperado el apetito. El cuerpo se llenó de erupciones, desde la cabeza hasta la planta de los pies, y aparecieron verdaderos tumores en la región del bazo, hígado, ingles, cuello y axilas, que reventaron con aplicaciones de vapor y saquitos calientes de pasto miel, eliminación que se mantuvo hasta agotarla con cataplasmas de fenogreco. Como la erupción del cuerpo era tan completa que sólo dejaba libre los ojos, por la la noche se le envolvía el tronco, los brazos y las piernas con paños mojados en cocimiento de fenogreco y limpiaplata.

Después de tres semanas en este estado agudo, durante el cual eliminó más de litro y medio de materia corrompida, empezó la fase seca, con cicatrización de los abscesos y reconstrucción de la piel, que mudó totalmente, hasta la planta de los pies, sin que escapase a esta renovación el cuero cabelludo, que comenzó a reconstruirse.

A las cuatro semanas, el enfermo se sentía bien, aunque estaba tan delgado que resultaba irreconocible. A las seis semanas pudo salir a la calle y, poco después, volvió a sus actividades en una casa comercial, donde no sólo fue capaz de realizar su labor anterior, sino que también pudo encargarse de difíciles trabajos extraordinarios, los cuales actualmente desempeña con aptitudes que no habría creído posible antes de esta crisis.

Nuestro enfermo hoy rezuma salud, está lleno de alegría y optimismo, y ha contraído matrimonio recientemente.

Se ve, pues, que favoreciendo la obra curativa de la Naturaleza se llega a la curación verdadera, aun de dolencias tan rebeldes como la llamada sífilis, que la medicina facultativa no sólo no cura, sino que agrava con la acción de venenos, como mercurio, arsénico, penicilina, estreptomicina y otras drogas calificadas de infalibles por la propaganda.

Envenenamiento por dióxido de carbono

En el diario *La Nación*, de esta capital, con fecha 3 de julio de 1928, se publicó el artículo «Extraordinaria curación por medio de métodos naturales».

«El pasado lunes 18 se publicó en la prensa el hecho de haber sido encontrados moribundos, el administrador de mi fábrica y su esposa en su dormitorio, donde habían dejado la noche anterior un brasero con carbón para atemperar el ambiente frío.

»Al matrimonio accidentado se le condujo a la Asistencia Pública, donde, constatada la gravedad de su estado, se atendió de preferencia a la mujer, que ofrecía mayores probabilidades de reacción debido a su juventud, pues sólo contaba 22 años. Su marido, 6 años mayor que ella, casi no daba señales de vida y quedó en observación.

»Según los facultativos, el dióxido de carbono penetra por los pulmones y afecta directamente a la sangre; se adhiere a la hemoglobina del fluido vital y, combinándose con ella, ocasiona la muerte de los glóbulos rojos. Para esta alteración química de la sangre no existe otro remedio que su reemplazo por sangre sana mediante la transfusión. Una vez encontrado un sujeto que ofreció generosamente su sangre para la transfusión, ésta se practicó con toda normalidad, consiguiéndose una reacción positiva en la enferma. Desgraciadamente, y a pesar de todas las atenciones de que fue objeto en la Asistencia, la enferma se agravó enseguida, para expirar a las dos horas.

»Tratándose de uno de mis empleados más útiles y merecedores, debía agotar todos los medios para salvar su vida, en vista de lo cual solicité a don Manuel Lezaeta Acharán que visitara al enfermo.

»Aceptada mi solicitud, el enfermo inmediatamente fue trasladado a su domicilio, donde fue sometido al tratamiento prescrito por el señor Lezaeta, con tan buen resultado que a las pocas horas se produjo una reacción que a cada momento se volvió más positiva, hasta llegar a ser definitiva antes de cinco días, al cabo de los cuales, el enfermo pudo levantarse para volver a sus tareas ordinarias.

»Testigo de esta curación casi milagrosa, realizada al margen de los prejuicios que existen contra todo lo que no venga del médico cirujano, me veo obligado a exponerla al público, para que pueda aprovecharse de los beneficios de la cura natural y, al mismo tiempo, señalar a los lectores la obra humanitaria en que está empeñado don Manuel Lezaeta Acharán, a quien públicamente doy mis agradecimientos, junto con mi entusiasta felicitación. [Firmado:] Domingo Arteaga Infante.

TUMOR TUBERCULOSO EN UN TOBILLO

El niño Julio Orrego, de catorce años de edad, recibió tratamiento médico hospitalario, durante tres años, a causa de un tumor tuberculoso de muy mal aspecto en el tobillo de su pierna derecha.

La inflamación de los tejidos era extraordinaria y comprometía la piel, los músculos y también el hueso. A la altura de la articulación se habían abierto tres bocas, que constantemente expulsaban materia putrefacta, y que se trataron de cicatrizar en el hospital con aplicaciones cáusticas, rayos X y ultravioleta, además del raspado del hueso, que también se ensayó sin resultado.

Al tratarse de una dolencia rebelde a los tratamientos practicados durante las prolongadas permanencias en los hospitales del sur, este niño fue condenado por varios facultativos a sufrir la amputación de la pierna enferma.

Como último recurso, su padre lo trajo a la capital y, por consejo de un conocido, me lo trajo.

Una vez hube examinado el iris de los ojos, comprobé una grave impurificación de la sangre a consecuencia de su estreñimiento crónico. La deficiente eliminación del intestino retenía en el vientre materias corrompidas que, absorbidas por la sangre, se acumulaban en la parte afectada por el tumor.

El tumor y sus secreciones no constituían en sí algo malo y perjudicial, sino una defensa orgánica que no debía sofocarse, como había hecho la medicina hospitalaria.

El tratamiento curativo se redujo a normalizar la digestión, tanto tiempo perturbada, y a activar las eliminaciones por el intestino, la piel y los riñones. También se favoreció la salida de la materia corrompida por las bocas del tumor y, con un régimen alimenticio de frutas, se evitó la producción de nuevas impurezas.

Al cabo de ocho meses, el enfermo había recuperado su salud completa, y se tornó alegre y animoso. El tumor desapareció, se cerraron definitivamente las fístulas y la pierna quedó tan sana como la otra.

Lo más interesante en esta curación fue la «operación quirúrgica» que realizó la Naturaleza.

El largo tiempo que la articulación del tobillo estuvo en contacto con las materias corrompidas que se depositaban entre sus tejidos pudrió el hueso, que se convirtió en una masa esponjosa y supurante. Con el tratamiento, cada ocho o diez días, aparecía periódicamente un cuerpo extraño que, como una espina, se levantaba por alguna boca del tumor y salía, de un día para otro, adherida al fenogreco, que en todo momento se mantenía sobre las lesiones. Conservo en mi poder once astillas de hueso carcomido por la putrefacción, que el tumor expulsó por sí solo, durante la referida curación.

Una vez más, vemos en este caso que las operaciones quirúrgicas son innecesarias y aun perjudiciales.

Cuántas señoras se dejan abrir el vientre para que el cirujano extraiga tumores formados por sangre mala, derivada del estreñimiento crónico, sin eliminar la causa.

En el caso que acabo de exponer está comprobado lo irracional y maligno de estos procedimientos quirúrgicos innecesarios, pues, así como la Naturaleza por sí sola puede expulsar un hueso podrido y rehacerlo sano, más fácilmente deshace los tumores de carne o líquido.

El niño Julio Orrego, desde el campo, agradecía al poco tiempo a la enfermera, en esta forma:

«Señora Mercedes Calderón (Santiago).

»Recordada señora:

»[...] Le diré que estoy sano de mi pierna y no me ha salido ningún otro hueso de ella; las heridas ya se cerraron y la pierna ha quedado igual a la otra, pudiendo andar y correr perfectamente bien como si nunca hubiera tenido nada.

»Reciba muchos saludos de su agradecido servidor. [Firmado:] Julio Orrego R.»

ENVENENAMIENTO POR OXICIANURO DE MERCURIO

La señora N. N., de esta capital, calle General Velásquez, de poco menos de treinta años, ingirió dos pastillas de oxicianuro de mercurio. Los facultativos le propinaron contravenenos, le practicaron un lavado de estómago, de intestinos y de riñones, y le aplicaron sueros antitóxicos y numerosas inyecciones para paliar los diversos síntomas que se iban presentando en la enferma. Desgraciadamente, después de una semana de todo tipo de esfuerzos, la enferma se hallaba entre la vida y la muerte, sin esperanzas de salvación.

En estas condiciones fui solicitado para «salvar» a la señora y accedí a practicar mi tratamiento, como último recurso.

Vi un cuerpo insensible, sin calor y que respiraba débil y trabajosamente; el pulso era rapidísimo y casi imperceptible. A pesar de todos los esfuerzos de los médicos, la enferma no había conseguido transpirar, ni orinar, ni evacuar, en siete días.

Comprendí que la acción corrosiva del veneno ingerido, en el tubo digestivo, riñones y vejiga, había desarrollado gran irritación, con inflamación de las mucosas y de los tejidos de estos órganos. Éstos permanecían inactivos, porque estaban inundados de sangre, que impedía su funcionamiento.

Esta fuerte irritación de los órganos internos había llevado al interior del cuerpo un exceso de sangre que ahora faltaba en la piel y extremidades, impidiendo sus funciones salvadoras, con lo que, junto con la paralización de la defensa de la piel por falta de riego sanguíneo, los órganos internos se mantenían inactivos por congestión.

Para que el organismo pudiese salir del estado de impotencia defensiva en que se consumía, era preciso normalizar la circulación de la sangre, descongestionando los órganos internos y congestionando la piel y las extremidades, es decir, colocando el cuerpo en equilibrio térmico.

Con envolturas calientes de semillas de pasto miel en piernas y brazos, se consiguió, en menos de media hora, hacer transpirar a la enferma, proceso que se mantuvo por espacio de cinco horas, produciendo abundante eliminación de venenos, con lo que la enferma recobró el uso de sus sentidos.

La desintoxicación producida por esta abundante transpiración levantó las defensas naturales, y se presentó la fiebre externa, lo que permitió practicarle seis frotaciones de agua fría, una cada hora, con lo que se estimuló la actividad general del organismo y se activaron las eliminaciones por la piel y los riñones.

Durante la noche durmió con una envoltura de barro frío alrededor de todo el tronco, con la cual se le desinflamaron los riñones y órganos del vientre, y consiguió eliminar más de un litro de orina. Se produjo también una abundante evacuación intestinal y, lo que es más sorprendente, la expulsión de un feto descompuesto, que llevaba más de siete días muerto en el vientre.

Durante este tratamiento la enferma guardó ayuno absoluto, ingiriendo sólo repetidos sorbos de agua fría.

Equilibrando las temperaturas del cuerpo, en ocho días pudo levantarse de la cama. Después de dos años, he tenido el gusto de recibir su visita, acompañada de su esposo y de un hermoso niño.

TUBERCULOSIS ÓSEA

El niño Darío Sierra, de seis años de edad, que padecía de tuberculosis ósea desde hacía tres años, recorrió los hospitales de Santiago, sin conseguir sanar, a pesar de que soportó dos operaciones quirúrgicas.

Mi distinguido amigo don Manuel Salas Rodríguez, entonces administrador del hospital Huemul, me habló de este caso, que acababa de ser dado de alta en el establecimiento a su cargo, por incurable y contagioso.

Por mi parte, deseando ver hasta dónde podía llegar la eficacia de mi sistema de salud, pedí al señor Salas que me facilitase conocer al enfermo, lo que conseguí sin dificultad. Se me presentó un niño cubierto de llagas de muy mal aspecto, en rostro, manos y piernas, aunque lo que llamaba especialmente la atención era el codo del brazo derecho, que presentaba un tumor supurante del tamaño de la cabeza del enfermo, con siete fístulas por donde manaba continuamente un humor fétido. Además, en el pecho, el costado, las piernas y la espalda, tenía otras llagas del mismo carácter.

Ante la extrañeza de las personas que conocían el caso, resolví tomar por mi cuenta al niño, asegurando que sanaría. Mi atrevimiento fue mal mirado en el hospital y se levantó una protesta, sobre todo por parte de los cirujanos, que llegó hasta el administrador, quien para evitar mayores inconvenientes arrendó una casa de la población de Huemul, donde se albergó a Darío Sierra junto a su enfermera naturista, María Rodríguez.

Transcurridos dos meses de tratamiento, se produjo una crisis aguda con fiebre alta y erupción general por todo el cuerpo, que llevó a la cama al enfermo. Tras veinte días de dieta de frutas, aplicaciones locales de fenogreco, envolturas húmedas, frotaciones y vapores, se levantó, pero su delgadez impresionaba. Se continuó con el régimen prescrito, pero ya más atenuado, hasta que pudo volver a su casa, donde, después de ocho meses, se restableció totalmente. Cicatrizaron todas las lesiones y, lo que es más admirable, desapareció el tumor del codo, del cual sólo quedaron las cicatrices de sus siete bocas.

Desde entonces, han transcurrido treinta y dos años, y aquel miserable despojo es hoy padre de hijos sanos y un hombre útil a la sociedad.

Esta extraordinaria curación por medios naturales está certificada por los doctores Carlos A. Illanes Beytía, poco después director general de Sanidad, y Alberto Santander, redactor del *Boletín Sanitario*, por entonces médicos del hospital Huemul. Estos certificados dicen así:

«Certifico que al niño Darío Sierra, de seis años de edad, de antecedentes hereditarios escrofulosos, lo observé en el hospital Huemul a mediados del año 1924 y presentaba entonces una serie de fístulas de origen osteoperiostitis, al parecer de carácter tuberculoso; en la región del codo, al lado derecho, se presentaba una osteoartritis de la misma índole.

»El diagnóstico, tanto el formulado por el infrascrito, como, según creo, por los demás colegas y compañeros del hospital, fue desfavorable con respecto a la conservación del brazo derecho.

»Me percaté asimismo de que, en dicho hospital, el niño enfermo fue sometido a un tratamiento especial por los agentes físicos y a una alimentación seleccionada y sustancial. Hoy he tenido el agrado de ver a Darío Sierra y comprobar su total curación.

»Doy el presente certificado a petición del señor don Manuel Lezaeta Acharán, quien tuvo a su cuidado, en el mismo Hospital Huemul, al enfermo mencionado.

»Santiago, 25 de noviembre de 1925. [Firmado:] Dr. Carlos A. Llanes B.»

Del doctor Alberto Santander:

«Santiago, 25 de noviembre de 1925.

»El médico que suscribe ha sido testigo de la curación del niño Darío Sierra, que ha sufrido unas lesiones tuberculosas óseas múltiples y que, después de recorrer los hospitales de la capital, fue atendido en el Hospital Huemul. En este establecimiento, fue entregado al señor Manuel Lezaeta, quien deseaba ensayar en el niño Sierra un tratamiento que él denominaba «naturista». El resultado no ha podido ser más satisfactorio, pues se encuentran cicatrizadas las lesiones supurativas óseas que presentaba este desgraciado enfermo.

«Al terminar no puedo menos que dar mis felicitaciones al señor Lezaeta. [Firmado:] Dr. Alberto Santander, médico del hospital Huemul.»

En el curso de la Segunda Parte de este libro se presentan numerosos casos de restablecimiento de la salud de desahuciados de diferentes dolencias clasificadas por la patología.

Capítulo 24

Vivimos la época de los grandes errores de la medicina

¡Oh, salud, cuántos crímenes se cometen en tu nombre!...

Manuel Lezaeta

La misma ley que prohíbe matar también prohíbe envenenar y mutilar.

Padre Tadeo

La enfermedad, que es alteración variable de la salud, implica la ignorancia de sus víctimas, la oscuridad de criterio y un error de vida. La falsa ciencia que vive y prospera a su fatídica sombra, en lugar de corregir dicha ignorancia, se beneficia con ella, complicando el problema de la salud que los seres irracionales dominan únicamente con su instinto.

La medicina profesional observa con interés las mil anormalidades del enfermo, no así la normalidad del sano, que no le interesa.[1]

Todas las modernas conquistas de que se enorgullece la medicina son éxitos de la física, química, electricidad y hasta de la mecánica, medios inadecuados para mejorar la salud pública y la del individuo, porque no buscan la normalidad funcional orgánica, que sólo es posible obtener mediante el equilibrio de las temperaturas interna y externa del cuerpo.

La medicina medicamentosa no atiende a la función, no procura restablecer la normalidad digestiva y la actividad eliminatoria de la piel del paciente, sino que se dirige a combatir el síntoma, obra defensiva de la

---

1. Helsby ha dicho: «Cuando por la calle veo una chapa de médico-cirujano, pienso que este profesional conoce muchas maneras de amputarme un brazo, una pierna o mutilar mis entrañas, pero ignora los medios de conservarme sanos dichos órganos».

267

Naturaleza, algo siempre bueno ya que, al estar nuestro organismo regido por leyes inmutables, no puede actuar en propio perjuicio.

Esta medicina represiva de las defensas naturales se ejerce por medio del tóxico inyectado o ingerido y mediante la intervención del bisturí, rayos X o radiaciones, con lo cual, sin eliminar la causa del desarreglo orgánico se producen nuevas alteraciones en las funciones vitales. Combatiendo los síntomas se sofocan las defensas orgánicas, imposibilitando la obra curativa de la Naturaleza, con lo que las dolencias agudas y curables se convierten en crónicas e incurables.

No hay medio de demostrar que la vida y la salud puedan beneficiarse de agentes destructivos, como el veneno de drogas, sueros, inyecciones o vacunas, bisturí del cirujano, fuego de electricidad o emanaciones radioactivas.[2]

Por otra parte, se ignora la causa de las dolencias, que se atribuyen a agentes invisibles como el microbio, lo que no representa un gran adelanto con respecto a la ciencia de los salvajes que atribuyen sus males al demonio. El misterio siempre es fuente de especulaciones.

Lejos de procurarse la normalidad funcional del cuerpo enfermo, es decir, su salud, se persigue al microbio y, por matar a éste, se mata la vitalidad del organismo en que él se asila.

La teoría microbiana como causa de la alteración orgánica está hoy abandonada por los verdaderos sabios, pues carece de base filosófica y, por tanto, no es científica. Sin embargo, la medicina facultativa se basa en la teoría de la infección microbiana, y su terapia se reduce a cazar microbios dentro del cuerpo enfermo.

Lo lógico sería procurar la normalidad funcional del cuerpo, esto es, obtener unas buenas digestiones y una activa eliminación cutánea, normalidad que sólo puede existir con una temperatura uniforme en todo el organismo, es decir, equilibrio térmico.

Se «diagnostican» o se catalogan síntomas de falta de salud, sin procurar obtener ésta, que es la «normalidad» funcional del organismo, como sabemos.

Los médicos viejos mueren decepcionados de su «ciencia» y arrepentidos de sus errores y, tal vez, del daño que hicieron generalmente de buena fe, pero el ídolo que representa la ciencia médica quirúrgica continúa erguido y desafiante sobre sus pies de barro, porque cada año sale de las escuelas de la facultad una tropa de jóvenes engañados que se encargan de apuntalar una vez más al coloso que está condenado a caer por el peso de sus errores.

---

2. «Los promedios de mortalidad en los EE. UU. durante 1944 fueron los más bajos que jamás se hayan registrado, a pesar de la escasez de personal médico y la falta de hospitales, causados por la guerra».

La salud individual y colectiva debe ser obra de personas que comprendan que la salud es el tesoro más valioso de la Tierra y que su cuidado corresponde exclusivamente a cada individuo. Son las nuevas generaciones las encargadas de imponer la libertad fisiológica, es decir, el sagrado derecho a vivir sano, a ser cada uno dueño de su destino, algo constantemente amenazado por nuestra actual organización sanitaria, que impone vacunas y médicos técnicos en toxicología y cirugía.

La época de los errores de la medicina tiene que pasar, so pena de que nuestra raza se vea avasallada por pueblos más sanos donde se reconozca al individuo el derecho a cuidar su salud en la forma que mejor crea que le conviene, cosa que niega nuestra actual legislación sanitaria.

LA IGNORANCIA DEL PÚBLICO PERMITE QUE PROSPERE LA FALSA MEDICINA

*La Medicina es una vieja comedia que, de tiempo en tiempo,
vuelve al escenario con vestiduras apropiadas a la época.*

Doctor Semmola

La medicina es hija de intereses creados alrededor de la falta de salud. Prospera con las dolencias de la humanidad y se arruina con la salud de ésta.

La defensa de la salud por obra de intereses comerciales que se benefician con su ausencia se dirige a convertir en enfermos crónicos a individuos cuya naturaleza reacciona con una crisis aguda curativa, la cual se sofoca so pretexto de normalizar el proceso vital. Helsby ha dicho: «La crisis económica de la medicina profesional sólo tiene alguna de estas dos soluciones: o se disminuye en número de médicos o se aumenta el de enfermos».

Tenemos así al individuo, a la familia y a los pueblos encadenados a una crónica falta de salud y esclavizados al facultativo, que no puede darla sofocando las reacciones salvadoras de la Naturaleza manifestadas en el síntoma.

El médico es incapaz de dar o restablecer la salud ajena, pues la normalidad funcional del organismo es resultado de nuestros propios actos de cada día y depende exclusivamente del tipo de vida que llevemos.

Como dice Kuhne, la prueba más elocuente y evidente del fracaso que supone el afán de combatir los síntomas de alteración de la salud sin normalizar ésta se encuentra en el número cada vez más elevado e insuficiente de hospitales, clínicas, psiquiátricos, asilos de incapacitados, etc., que vemos desgraciadamente por todas partes, como un progreso de la ciencia que vive de los enfermos. Cualquier hombre clarividente en todo eso sólo verá una triste decadencia y una deplorable incapacidad en cuanto a salud se refiere, con aumento de prisiones de enfermos. Si la medicina difundiese la salud, deberían disminuir estas instituciones que tan caras resultan al tesoro nacional.

Al concepto de «infección» como causa de alteración de la salud, opongo el de «desarreglo funcional» del organismo como origen y naturaleza de todos los males del hombre.

El doctor Frederick Treves, médico del difunto rey Eduardo de Inglaterra, en una conferencia que dio en la Asociación Filosófica de Edimburgo, dijo: «Las bases o cimientos de cualquier sistema de medicina es poseer una exacta y razonable apreciación de lo que es la enfermedad. Y me aventuro a declarar que la base de la medicina de moda, de sueros, inyecciones y vacunas, no está de acuerdo con los hechos, pues, si un individuo estaba enfermo, la enfermedad era reprimida o sofocada; si tenía tos, se le combatía la tos; si no tenía ganas de comer, se combatía la inapetencia con excitantes para hacerle comer, y así en todo lo demás.

»En una herida o golpe, lo primero que se manifiesta es la inflamación, la cual es un proceso de curación de la Naturaleza que no debe ser combatida.

»El catarro, con sus persistentes estornudos, es prácticamente el medio que la Naturaleza usa para despejar las fosas nasales; y la tos remueve y arroja las impurezas alojadas en la laringe.

»Las manifestaciones de la tuberculosis son un esfuerzo desesperado del cuerpo para oponerse a la descomposición de los tejidos».

Agregaré por mi parte que, considerados los síntomas como enfermedad, la salud perfecta sería la del cadáver, porque en él no hay dolores, erupciones, ni crisis alguna.

Termino esta breve crítica con dos juicios de hombres célebres. Dice el genial Bernard Shaw: «Si a una princesa de la casa real le da una ligera carraspera y el médico le aplica paños mojados en la garganta, despertará sana y nadie se enterará de la curación. Pero si el médico la tiene un par de semanas entre la vida y la muerte con algún maldito suero, los telegramas darán cuenta a todo el mundo de la curación hecha por la Naturaleza a pesar de todo, y para el médico sonreirán la fama y la fortuna».

El célebre médico de Bismarck, doctor Schwenninger, profesor de la Universidad de Berlín, ha afirmado: «La práctica médica es una farsa: el noventa por ciento de los médicos son charlatanes y solamente un diez por ciento es apto para practicar la medicina. Los médicos ocultan su ignorancia con el nombre de "ciencia"; sus curaciones son puro curanderismo. Lo que ellos llaman "ciencia" no merece llamarse tal cosa; verdaderamente son disparates».

Este mismo famoso médico alemán, en una conferencia dictada en Berlín a sus colegas de profesión, les decía: «El prestigio de la todopoderosa receta se halla ya muy decaído: hoy somos pocos los que creemos en las variadas virtudes de nuestros medicamentos multicolores. Es preciso confesarlo: ya no podemos engañarnos más. Con todo, seguimos, sin embargo, ensalzando ante los legos aquello mismo que entre colegas ridiculizamos. Donde antes nos equivocábamos de buena fe, persiste hoy el solemne engaño».[3]

Finalmente, la permanente y variada propaganda que poderosos intereses de fabricantes y comerciantes de fármacos, instrumentales de cirugía, aparatos de laboratorio, de ortopedia, etc., mantienen cada día en la prensa, radio, conferencias, congresos y asociaciones médicas impiden al individuo pensar por sí mismo en cuanto a salud se refiere y se queda indefenso en manos extrañas y mercenarias. Se explica así el progreso de la medicina, la cual vive de los enfermos.

Con razón Adolf Hitler ha dicho: «Cuanto más grande es la mentira, mayor es su credulidad, porque las cándidas masas populares son más fáciles víctimas de las grandes mentiras que de las pequeñas».

UNA MEDICINA QUE REEMPLAZA A LA RELIGIÓN DEL ESTADO

Los estados contemporáneos han dejado de tener una religión, pero han adoptado una medicina.

Parece lógico que si el Estado no tiene un alma que salvar, tampoco practique una religión determinada; de donde, por analogía, se desprende entonces que, al no tener un organismo fisiológico expuesto a dolores, el Estado tampoco debería adoptar una medicina. La medicina como función del Estado es una institución absurda, porque invade el campo de las más íntimas actividades del individuo, las funciones de nutrición y eliminación.

La medicina oficial era desconocida en civilizaciones que aún hoy admiramos. Así, en la antigua y próspera Babilonia no existía el médico con título del Estado. Las personas que habían sufrido una dolencia y habían sanado estaban obligadas, durante cierto tiempo, a presentarse en un lugar público determinado para dar a conocer, a instancias de los enfermos que buscaban alivio a sus males, los medios de que se habían valido para recuperar su salud.

---

3. Leicutand, médico de la Corte de Francia, respondió al sacerdote que al morir le preguntaba si creía en Dios: «Creo en todo, menos en la medicina».

¿POR QUÉ SE COMPLICAN LAS ENFERMEDADES?

Nuestra ciencia es muy pobre.

Doctor Manuel Calvo Mackenna

Sabemos que toda dolencia aguda constituye una crisis curativa que, mediante la reacción defensiva del organismo enfermo, procura establecer su normalidad funcional, que es la salud integral.

Interpretados los síntomas como defensa orgánica, debe procurarse satisfacer las necesidades de la Naturaleza favoreciendo los procesos digestivos y eliminadores, mediante el restablecimiento del equilibrio térmico del cuerpo. Así desaparecerán los síntomas o manifestaciones de anormalidad.

En cambio, la medicina quirúrgica, confundiendo el síntoma con el mal mismo, lo combate con tóxicos, cirugía, electricidad o radiaciones, sofocando así las defensas naturales del enfermo, lo que obliga a su organismo a reaccionar en sentido diferente con las llamadas complicaciones.

En los casos que paso a exponer, el lector verá cómo la acción de los medicamentos, sin restablecer las funciones orgánicas alteradas en el enfermo, agravan esa perturbación hasta paralizar la vida misma.

La niñita H. R. A., de catorce meses de edad, cayó en cama con un «resfriado», y su fiebre externa desapareció con drogas. A los pocos días de esta aparente «curación», se presentó la tos que, calificada de «convulsiva», en poco tiempo se sofocó mediante inyecciones y sueros. Nuevamente la pequeña se vio obligada a guardar cama porque se había presentado una «bronconeumonía». Una vez combatida ésta con inyecciones y vacunas, se presentaron abundantes «diarreas», las cuales, sofocadas en igual forma, dieron lugar a la «gangrena» de los pies de la enferma. Se decretó entonces la amputación de las piernas y la desgraciada víctima murió.

Otro caso: don R. L., de Valparaíso, me dice: «Mi hermano Teodoro, de cuarenta y cinco años de edad, fue víctima de reumatismo agudo. Yo le recomendé que practicase diariamente el Lavado de la Sangre del sistema Lezaeta, pero él prefirió ir al «médico». El facultativo le recetó, cada día, salófeno, aspirina y otros «quitadolores». Después de tres meses de este tratamiento con «calmantes», mi hermano sufrió una parálisis en sus extremidades y lengua. Finalmente, cuando ya no soportábamos verlo sufrir más, una bronconeumonía terminó para siempre con sus dolores». Tanto remedio-calmante lo llevó a la paralización de toda actividad nerviosa, vale decir, a la calma de la muerte. El cadáver no tiene dolores.

MEDICINA DE GUERRA EN TIEMPO DE PAZ

Se publica el éxito de la intervención quirúrgica,
pero se callan sus resultados posteriores.

Padre Tadeo

La Gran Guerra ha colocado a la medicina facultativa en condiciones privilegiadas porque sus servicios fueron imprescindibles para los gobiernos. Uno de los portavoces de nuestra facultad médica ha dicho que «sin los maravillosos adelantos de la medicina quirúrgica, aquella sangrienta crisis no hubiera durado un año». Ante esto sólo cabe observar que si la medicina quirúrgica ha ganado prestigio por haber contribuido a prolongar la tragedia más dolorosa que ha conocido la humanidad, es preciso convenir que no es la más adecuada para velar por la salud de los pueblos.

Han sido innumerables los desgraciados que, después de soportar en carne viva los horrores del campo de batalla, fueron víctimas de procedimientos inhumanos en los hospitales militares donde los heridos sufrían torturas y mutilaciones innecesarias.

Para auxiliar a una persona sana que es víctima de accidente, tal vez sea tolerable la intervención quirúrgica que desprende tejidos destrozados y liga los vasos abiertos de una herida. También puede aceptarse la inyección de veneno calmante para suprimir dolores y aun la inoculación de tóxicos estimulantes para poner de pie al desfallecido.

Estos procedimientos de emergencia, que sólo contemplan las necesidades apremiantes del momento sin considerar sus consecuencias, se explican en caso de accidentes de guerra o cataclismos.

Los ejércitos, expuestos a los accidentes propios de su misión, requieren los servicios del médico-cirujano. Se explica así que el Estado forme estos profesionales en sus escuelas y ampare sus títulos.

Pero estos procedimientos que el soldado sano y vigoroso puede soportar sin que su vida corra un peligro inmediato son inadecuados y hasta fatales cuando se aplican al enfermo de hospital, que no posee un organismo accidentado, sino debilitado y degenerado por desnutrición e intoxicación en grado variable.

Los métodos del hospital militar aplicados al enfermo que agota su vida, víctima de graves desarreglos digestivos y de las deficientes eliminaciones de su piel, riñones e intestinos, están condenados a fracasar, porque no contemplan las necesidades del organismo enfermo. Llegará el día en que el Instituto de Salud reemplace al hospital, que bien podría llamarse «venenatorio» y «mutilatorio», porque sus «beneficios» se reducen al veneno y al bisturí.

ENFERMOS INCURABLES

Líbreme Dios de la Medicina, que de las enfermedades me libro yo.

Alfred Helsby

El concepto de «enfermedad incurable» es la última razón que el facultativo invoca para explicar el fracaso de procedimientos en pugna con las necesidades del cuerpo enfermo.

Si han fracasado los conocimientos adquiridos en los libros, no queda más recurso que calificar de «incurable» el mal. Pero al enfermo no se le auxilia con «conocimientos» convencionales, sino con «ciencia» adquirida por propia observación y propia experiencia en el campo vivo de la Naturaleza.

Si al médico le han enseñado que para «curar» la apendicitis es preciso extirpar el apéndice, ¿cómo exigirle que, pensando por sí mismo, procure algún medio de desinflamar el órgano afectado, sin mutilar las entrañas del enfermo?

Mi larga experiencia me ha convencido de que sólo existen dos categorías de «enfermos incurables». Éstos son los de nacimiento y aquellos que están envenenados con inyecciones o cuyos órganos vitales han sido mutilados. En esta categoría de «incurables» entran también las víctimas de las radiaciones, rayos X o lesiones graves por la electricidad.

No olvidemos que todas las dolencias son curables, aunque no todos los enfermos lo son. De aquí que es forzoso reconocer la gran verdad del concepto de mi maestro, el padre Tadeo: «Feliz el enfermo que, por su pobreza, no ha podido pagar a su "médico" y se ve obligado a recurrir a los agentes naturales para restablecer su salud».

¿POR QUÉ FRACASA LA MEDICINA?

No hay una Doctrina de la Medicina.
Sólo hay conocimientos innumerables, pero no relacionados.

Doctor Pierre Winter

1. Por su incapacidad para «purificar» la sangre, alterada en grado variable en todo enfermo, como lo revela el iris de los ojos. Al introducir en el cuerpo vacunas, sueros, inyecciones y drogas, precisamente se impurifica el fluido vital del individuo. Las intervenciones

quirúrgicas, las transfusiones y las aplicaciones de rayos X o las radiaciones son también incapaces de purificar la sangre.

2. Porque con dichos recursos la medicina también es incapaz de normalizar la «circulación» sanguínea, que siempre se presenta más o menos alterada en todo enfermo, como lo revela el iris de los ojos, con congestión en las entrañas y deficiente circulación en la piel y las extremidades.

3. Porque la medicina habla el idioma de la «enfermedad», cuando el enfermó busca su «salud», la cual excluye intervenciones extrañas y sólo es posible con un régimen de vida dirigido a mantener buenas digestiones y una activa eliminación cutánea.

4. Porque la medicina carece de medios para restablecer la «digestión» del enfermo, único camino para recuperar la salud. El proceso digestivo es cuestión de temperatura y ésta se halla alterada en todo enfermo porque, como lo revela el iris de los ojos, siempre hay irritación congestiva e inflamatoria, en grado variable, en la zona digestiva, es decir, calor febril que sólo puede desaparecer refrescando sus entrañas.

5. Porque la medicina ignora la naturaleza de la «fiebre», a la cual controla con un termómetro, que sólo descubre el «calor» del cuerpo donde se aplica, pero es impotente para señalar el proceso inflamatorio y congestivo, que constituye el fenómeno febril, que el iris siempre denuncia, existente en las paredes del estómago e intestinos de todo enfermo en grado variable.

6. Porque la medicina carece de medios para controlar las temperaturas del cuerpo humano y, para combatir la fiebre, ataca la actividad nerviosa que es efecto de ella, empleando venenos que paralizan dicha energía, que es una defensa orgánica.

7. Porque la medicina ignora el arte de «normalizar» las funciones de nutrición y eliminación del cuerpo humano, que es cuestión de «temperatura» y no de química, cirugía, rayos X o radiaciones.

Finalmente, mi Doctrina Térmica soluciona los vacíos apuntados porque enseña: «No cura; normaliza, colocando el cuerpo en equilibrio térmico».

CÓMO LA AUTORIDAD MÉDICA DEFIENDE LA SALUD PÚBLICA

La luz ofusca al que vive en las tinieblas.

San Pablo

El lector se percatará a continuación de las medidas adoptadas por la Dirección de Sanidad con el objeto de impedir que el público conozca las enseñanzas de este libro.

Mientras que se prohíbe la difusión de esta obra, que enseña al hombre a cuidar y controlar por sí mismo su propia salud y la de su familia, la autoridad encargada de velar por la salud pública permite la desenfrenada propaganda que recomienda y ofrece venenos quitadolores destructivos de la vida orgánica.

Después de conocer el contenido de este libro, el lector se dará cuenta de las poderosas razones de moral médica que han intervenido para prohibir su circulación.

Reproduzco la sentencia de los tribunales de Justicia que dejó sin efecto la prohibición acordada por la Dirección General de Sanidad de Chile. Dicha sentencia es la siguiente:

«Santiago, 27 de septiembre de 1932. Vistos: a fs. 2, don Manuel Lezaeta Acharán, abogado, Santo Domingo, nº 2361, expresa: Que ha sido notificado de la resolución nº 2567, que acompaña, por la cual el director general de Sanidad lo apercibe con aplicarle una sanción si dentro del plazo de sesenta días no retira de la venta al público los cuatro libros de que es autor, titulados: *La medicina natural al alcance de todos, La salud sin botica ni cirugía, Sífilis y gonorrea* y *El iris de tus ojos revela tu salud.* Se funda el apercibimiento en el artículo 77 del Código Sanitario, aprobado por el Decreto con fuerza de ley nº 226, del Ministerio de Bienestar Social.

Agrega que, aunque el director general de Sanidad aplique el criterio más estricto, «no podrá jamás considerar las obras expresadas comprendidas dentro de la disposición citada, y no podría hacerlo, aun en el caso de que no existiera el artículo 78 del mismo Código, que viene a determinar en forma precisa y terminante el alcance de la reproducida disposición, pues, aunque se rebusque en sus libros con la mayor minuciosidad y con la intención decidida de encontrar en ellos algo que permita aplicarles la prescripción legal en que se funda el apercibimiento, no se podrá encontrar.

»Que sus libros no sólo no contienen ideas que vayan contra los principios de higiene, sino que tratan de propagar la más minuciosa y estricta, y tienden a colocar al individuo, por medio de una vida físicamente sana, en una forma que la curación la realice el organismo afectado, fundado en el principio de Hipócrates de que sólo la Naturaleza cura».

Expresa, por último, «que sus libros no tienden en forma alguna a perjudicar la salud colectiva o individual, sino que tienden a predicar la mantención de la normalidad funcional del organismo, característica de la salud, sin intervenciones extrañas y por medio de una vida sana e higiénica.

»Que, en consecuencia, el apercibimiento del señor director de Sanidad no sólo es violatorio de las prescripciones citadas del Código Sanitario, sino que es de principios elementales establecidos en la Constitución Política del Estado, como son los que garantizan la libertad de expresar el pensamiento de palabra y por escrito y la inviolabilidad de la propiedad sin distinción».

Como fundamento legal de su reclamación, cita las disposiciones de los artículos 261 del Código Sanitario y 10 de la Constitución Política y concluye pidiendo que se tenga por interpuesta esta reclamación y, en definitiva, se acoja, declarándose que no puede hacerse efectivo el apercibimiento decretado en su contra.

Citadas las partes a comparecencia, ésta se efectuó con asistencia sólo del reclamante, quien pidió que, en rebeldía de la Dirección de Sanidad, se acogiera su reclamación en todas sus partes y que, tratándose de un asunto que debía fallarse breve y sumariamente, se acogiera dejando sin efecto el apercibimiento decretado en su contra.

«Considerando:

»La causa se encuentra en estado de fallarse.

»1. Que el oficio de la Dirección General de Sanidad a don Manuel Lezaeta Acharán, corriente a fs. 1 debe considerarse como una sentencia expedida por el director general de Sanidad, que impone al autor de los libros que en ella se menciona la sanción de retirarlos de la venta en el plazo de sesenta días, bajo apercibimiento de las demás sanciones correspondientes.

»2. Que el Código Sanitario establece que procede la reclamación judicial en contra de las sentencias expedidas por el director general de Sanidad, por parte de los afectados por ella.

»3. Que el artículo 77 del Código Sanitario prohíbe «cualquiera forma de publicaciones o propaganda referente a higiene, medicina preventiva o curativa y demás semejantes, que a juicio de la Dirección General de Sanidad tienda a engañar al público o perjudicar la salud colectiva o individual».

»4. Que el artículo 78 del mismo cuerpo de leyes determina los casos en que se engaña al público y se perjudican los intereses de la población, manifestando que esto ocurre cuando por medio de publicaciones, avisos, rótulos, letreros o por cualquier otro sistema de propaganda escrita u oral, se ofrecen los servicios de curanderos, flebótomos, practicantes, hipnotizadores u otras personas que no poseen títulos profesionales legalmente reconocidos para prevenir o tratar las enfermedades.

»5. Que los libros de que es autor el señor Lezaeta y que han motivado la sanción de retiro de su venta y que se han tenido a la vista no pueden catalogarse entre las publicaciones que indica el mencionado artículo 78, por cuanto el señor Lezaeta no ofrece sus servicios como curandero, flebótomo, practicante, etc., sino que ellos dan normas de higiene que necesariamente previenen y curan las diferentes enfermedades por medio de una vida físicamente sana, a fin de que la curación la realice la Naturaleza.

»6. Que las doctrinas que dichos libros contemplan sean contrarias a las convicciones que sobre enfermedades y su modo de curarlas tengan los profesionales titulados por la Universidad de Chile no quiere decir que aquéllas sean dañinas para la salud, sino que siguen distinto camino para llegar a un mismo resultado, que es la salud física individual y colectiva.

»7. Que el artículo 10 de la Constitución Política del Estado garantiza la libertad de expresar el pensamiento humano, sea de palabra o por escrito y como lo dice muy bien el informe del Consejo de Defensa Fiscal acompañado a fs, 2, que éste es un derecho garantizado por la Constitución del Estado, universalmente reconocido.

»Por estas consideraciones y disposiciones citadas, se declara: que ha lugar, en todas sus partes, el reclamo de fs. 12.

»Anótese y reemplácese el papel. Osvaldo Herrera. Dictada por el juez titular don Osvaldo Herrera M., Arturo Puelma, secretario».

Contra esta sentencia el director general de Sanidad interpuso recurso de apelación.

En la Corte se hizo valer un extenso informe de la Inspección de Profesiones Médicas sobre este libro. Después de reproducir capítulos enteros de él, dicho informe llega a la conclusión de que esta obra revela un gran esfuerzo en el autor, un talento batallador, personal, perseverante, irreductible y unilateral. Y termina el juicio de los médicos peritos:

«Como espíritu tendencioso lo consideramos perjudicial para la salud pública:

»1. Porque está fundado en doctrinas inaceptables por los métodos científicos, único medio de conocer la verdad.

»2. Porque inducen a prácticas contrarias a la salud pública supervigilada por la Dirección General de Sanidad con su Código Sanitario, que es ley de la República. [Firmado] Dr. Luis Fuenzalida; Dr. Ricardo Puelma».

Pues bien, con fecha 28 de noviembre de 1932 la Iltma. Corte de Apelaciones, desestimando el informe anterior, confirmó en todas sus partes la sentencia de primera instancia. Firman esta sentencia definitiva los ministros señores Carvajal Arrieta, D. del Real y Arcadio Erbetta.

TRASCENDENCIA DE ESTE FALLO

Las dictaduras, que por largo tiempo han usurpado el poder público en Chile, para mantenerse, servían los intereses que podían ampararlas.

Dichas dictaduras por simple decreto-ley impusieron el Código Sanitario que nos rige. Es obra de la Asociación Médica Internacional, su autoridad está viciada por la fuerza, y su verdadero fin es servir y defender los intereses del gremio.

Con el pretexto de salvaguardar la salud pública, mediante dicho Código en Chile se estableció la tiranía médica, más absurda y de peores consecuencias que la tiranía religiosa y, al igual que ésta, fundada también en la ignorancia y el fanatismo, no sólo del pueblo sino de la clase dirigente.

El criterio dominante en esta original ley sanitaria es que «sólo el médico cirujano está capacitado para pensar y actuar en todo cuanto se refiere a la salud individual o colectiva». Además en ella queda establecido que «sólo el médico puede fiscalizar al médico».

Según esto, toda actividad relacionada con el arte de curar o de prevenir las enfermedades por derecho propio exclusivamente pertenece a los titulados de la Facultad de Ciencias Médicas. Son los sacerdotes de esta ciencia impenetrable y vedada para los profanos los encargados de definir y enseñar la verdad en cuanto a salud se refiere. Para los intrusos que se atrevan a pensar o actuar en el campo de la salud, actividad controlada sólo por la autoridad médico-sanitaria, se contemplan penas y castigos inexorables.

Pues bien, esta absurda tiranía ha sido derribada por la sentencia que se acaba de leer. Según este fallo salvador, se reconoce el derecho del individuo a pensar y enseñar ideas propias sobre la salud o enfermedad, y, aun cuando esas ideas sean contrarias a las convicciones que sobre la materia tengan los profesionales médicos de la Universidad de Chile, no quiere decir que sean dañinas para la salud individual y colectiva.

El Poder Judicial ha salvado, pues, el ejercicio del derecho más sagrado del hombre, que es permitir que el individuo pueda ser el guardián de su propia salud y la de su familia.

EL USO DE LOS AGENTES NATURALES
NO ESTÁ SUJETO A LA TUICIÓN MÉDICA

La Iltma. Corte de Apelaciones de Santiago, por sentencia con fecha 30 de agosto de 1937, acogió la reclamación del autor de este libro, que había sido multado en 6000 pesos por «ejercicio ilegal de la medicina», y sentó la siguiente jurisprudencia:

«El hecho de que algunas personas consulten a un propagandista de los regímenes llamados naturistas no comporta, por parte de tal propagandista, actos que signifiquen ejercicio ilegal de la profesión médica, por cuanto esos sistemas están situados al margen de la medicina clásica u oficial.

»5. Que la prueba testimonial rendida por el reclamante en las ciudades de Santiago y Concepción, que está compuesta por las declaraciones de los testigos señores Alfredo Cañas, Joselín de la Maza, Luis Valencia, Alfonso Aguirre A., Carlos A. Novoa, Samuel Álvarez, José Schwer, Carlos Vergara y Alfredo Lavarichy, establece que han consultado en varias ocasiones a Lezaeta, que se han impuesto de los libros que ha publicado, han seguido sus consejos y han llegado al convencimiento de que no se vale en sus métodos curativos de productos medicinales, ni de inyecciones o intervenciones quirúrgicas, es adversario de la medicina facultativa, porque sus doctrinas y métodos de curación no se avienen con los medios que aquélla emplea y mal puede entonces profesarla, prescribir sus medios curativos y aplicar los principios que esa ciencia señala. Las prescripciones de Lezaeta se refieren al método de vida conforme con la Naturaleza, aconseja medios naturales de curación, baños de vapor, fricciones de agua fría, emplastos de barro, baños de sol, alimentación adecuada, abstención de alcohol, no fumar, es decir, la vida higiénica y sobria, usando los agentes naturales, sol, agua, tierra y aire para obtener así la salud y curación de las enfermedades.

»6. Que es esencia de un documento de esta índole (receta médica) que en ella se prescriban medicamentos, es decir, productos medicinales elaborados que se destinen al tratamiento, inmunización o prevención de las enfermedades del hombre; que estos productos medicinales sólo pueden prepararse en las farmacias, droguerías, laboratorios y fábricas, y su venta al público sólo puede hacerse en las mismas farmacias y droguerías, y a éstas únicamente corresponde el despacho de recetas.

»7. Que, como se desprende de los documentos que se dicen recetas dadas por el reclamante, ellas no hacen la prescripción de ningún producto medicinal elaborado, de naturaleza artificial y destinado a los fines de la medicina...; que, de consiguiente, no pueden conceptuarse dentro del concepto jurídico en que las encuadra el Código de Sanidad, como recetas médicas, las que ha otorgado el reclamante Lezaeta, porque como se ha dicho, sólo se estampan en ellas prevenciones para la vida y el uso de los elementos naturales que no están sujetos a la tuición médica.

»8. Que por sentencia de este Tribunal de 12 de noviembre de 1935, se dejó establecido que los sistemas naturistas, más que un sistema curativo, importan un régimen de vida.»

De acuerdo con las disposiciones legales que se citan, la Iltma. Corte acogió en todas sus partes la reclamación del autor de este libro y ordenó devolver los 6000 pesos ya depositados como multas de la Dirección General de Sanidad.

Firman esta sentencia los señores ministros Moisés Bernales Z., Arcadio Erbetta y José L. López.

Como ve el lector, la jurisprudencia sentada por este fallo deja establecido que el ejercicio de la medicina supone el empleo de drogas o preparados artificiales de laboratorio e intervenciones quirúrgicas. Para esto sí que se requiere título universitario.

La sabiduría de esta sentencia es notoria, porque reconoce al hombre un derecho inalienable, común a todo ser viviente: aprovechar los beneficios de los agentes naturales sin intervenciones extrañas de titulados.

TÉCNICA MÉDICA

Los médicos no admiten que nadie entre en su huerto.
Todo lo que los rodea es «técnico».
Comienzan por tildar de ignorante al que pretende opinar
y lo confirman cuando uno opina en sentido contrario
a lo que ellos piensan, en nombre y representación de la «técnica».

A. Tinsly

Los estudios de la Escuela de Medicina forman «técnicos» en anatomía, cirugía, bacteriología, parasitología, microscopia, radiología, toxicología, ortopedia, actividades de laboratorio, patología y terapéutica.

Ahora bien, todos estos conocimientos no tienen ninguna relación con la salud individual y colectiva, que es resultado de la normalidad funcional del organismo, que precisa equilibrio térmico.

Para asegurar la salud de un pueblo, en lugar de «técnicos en medicina» se necesitan maestros capacitados para difundir conocimientos de salud, empezando por el niño en las escuelas elementales. Que desde su infancia el hombre aprenda a escoger sus alimentos, masticar, ensalivar, digerir, respirar, activar su piel en conflicto con el frío del aire o del agua, usar ropas adecuadas, practicar ejercicio físico diario y moderado y, en resumen, saber vivir manteniendo cada día la normalidad funcional de su organismo, por equilibrio térmico.

Así tendremos solucionado el problema de la salubridad sin médicos, presupuestos ni hospitales, éstos que Kuhne llama «cárceles de enfermos».

Goethe ha escrito: «Actualmente, en la ciencia se considera verdad sólo aquello que se enseña en las universidades. Y si alguien se atreve a indicar una novedad que contradice o amenaza destruir las creencias respetadas durante tantos años, todas las pasiones se rebelan y se esfuerzan en aniquilar al osado. Se habla de las nuevas ideas, como si no merecieran una investigación. Por eso una verdad tarda muchísimo en resultar ventajosa o útil. Los peores enemigos de la ciencia son sus especialistas. Y en las profesiones hay una confabulación con todo lo que hay de más vulgar, burdo y egoísta, comercialmente hablando».

HOMEOPATÍA

La homeopatía tampoco es ciencia, porque el principio en que se apoya es absurdo y porque incurre en los mismos errores y contradicciones de la alopatía al pretender «curar», borrando síntomas sin ir a la causa de todo mal físico que, como sabemos, está en el desarreglo variable de las funciones digestiva y eliminadora de la piel. Con píldoras es imposible normalizar la digestión de un enfermo, que es cuestión de temperatura, y ya sabemos que esta normalidad es una condición indispensable para la salud.

El principio *simula similibus curantur*, en que se fundamenta la homeopatía, es absurdo porque no hay forma de probar con lógica que los males del cuerpo puedan sacarse con el empleo de venenos que producen iguales males.

Si algún crédito o simpatía tiene la homeopatía en el público, es porque ofrece «remedios» fáciles y no carga al organismo con fuertes medicinas venenosas. Si algún éxito se anota este tratamiento, es porque las dosis homeopáticas siempre van unidas a una dieta parca y vegetal, combinada con otras prácticas sacadas del campo naturista, como baños derivativos, de vapor, cataplasmas de barro, etc.

También esta escuela pretende conocer las necesidades que precisa satisfacer el enfermo, investigando en el iris de sus ojos, pero nada conseguirá con este examen ya que el espejo iridal sólo revela la impureza orgánica, congestiones y anemias, anormalidades que no se pueden eliminar con pildoritas de colores.

No olvidemos que la salud es cuestión de temperatura y no de química.

Otros sistemas

El asuerismo consiste en aplicaciones de termo-cauterio al sistema nervioso, de preferencia al trigémino. Sus éxitos son pasajeros porque sólo consigue estimular sin normalizar las funciones orgánicas.

La osteopatía atribuye las manifestaciones morbosas a la defectuosa circulación de la sangre, debido al parcial desplazamiento de uno o varios huesos del cuerpo que ejercen presión sobre los vecinos vasos sanguíneos, impidiendo o dificultando la circulación. De ahí, las manipulaciones en las estructuras óseas, músculos, nervios y centros nerviosos.

La quiropráctica hace depender los desarreglos orgánicos del desplazamiento de una o más vértebras de la espina dorsal, que al ejercer presión sobre los nervios les restan vitalidad. El remedio que preconiza se reduce al reajuste de las vértebras, con la respectiva manipulación local.

La espandiloterapia consiste en estimular uno o más centros nerviosos de la espina dorsal por medio de suaves percusiones, profunda presión o acción eléctrica, a fin de originar reflejos nerviosos que actúen en la parte afectada.

La neuropatía recurre a manipulaciones y aplicaciones térmicas que tienden a normalizar la circulación sanguínea y nerviosa en la espina dorsal para así actuar sobre los órganos o partes anormales.

Estos métodos, así como otros sistemas y procedimientos curativos, son inadecuados para obtener la salud integral del organismo, porque actúan sobre el efecto, dejando intacta la causa de la alteración de la salud, que es desarreglo funcional por desequilibrio térmico del cuerpo, como lo revela en grado variable el examen del iris de los ojos de todo enfermo.

LA DOCTRINA TÉRMICA ES FUENTE DE SALUD

Como higiene y medicina, esta doctrina mantiene y restablece la salud humana sin más intervención que la del propio interesado y por las siguientes razones:

1. Porque la Doctrina Térmica es el único método adecuado para satisfacer las necesidades que se revelan en el iris de los ojos de todo enfermo, que siempre presenta impurificación general, variable congestión crónica de la zona digestiva y deficiente circulación de la sangre en la piel, extremidades y cerebro. Se impone, pues, la necesidad de normalizar, refrescando el interior de su cuerpo y afiebrando su superficie. Así se deshace la anormalidad funcional que se revela en la dolencia, cualquiera que sea su nombre o manifestación. Es así como la Doctrina Térmica se desentiende de borrar síntomas de alteración de la salud y procura siempre el restablecimiento integral de ésta mediante el equilibrio térmico del cuerpo.

2. Porque esta doctrina ofrece el único método que existe para purificar y normalizar la composición y circulación de la sangre, siempre alterada en estos dos aspectos en todo enfermo, en grado variable, como lo revela el examen del iris de los ojos. Agreguemos que la medicina oficial es absolutamente impotente para obtener estos beneficios, porque precisamente actúa en sentido opuesto, impurificando el fluido vital con vacunas, sueros, inyecciones, medicamentos químicos, transfusiones de sangre conservada, vitaminas de laboratorio, etc.

3. Porque la sangre se purifica respirando aire puro y mediante buenas digestiones, las cuales sólo son posibles con una temperatura normal en el aparato digestivo. Esto es lo que enseña la Doctrina Térmica con sus prácticas destinadas a refrescar las entrañas afiebradas del cuerpo enfermo.

4. Porque también se purifica y normaliza la circulación de la sangre mediante la actividad de la piel, provocando en ella fiebre curativa a través de reacciones nerviosas y circulatorias que favorecen la eliminación de lo malsano, lo cual es imposible obtener con remedios y se consigue con las prácticas que enseña esta doctrina.

Por lo expuesto, el lector comprenderá que la Doctrina Térmica es fuente de salud, al margen de la medicina.

Parte práctica

Tratamiento de las dolencias

La medicina habla el idioma de la enfermedad.
Mi Doctrina Térmica habla el idioma de la salud.
No cures; normaliza, colocando el cuerpo en equilibrio térmico.

Manuel Lezaeta

INTRODUCCIÓN[1]

Como se ha dicho, por primera vez en la historia, mi Doctrina Térmica saca el problema de la salud del hombre del trillado campo de la patología y terapéutica, en el que hasta la fecha se ha debatido, y lo coloca en el terreno de las temperaturas, de acuerdo con las revelaciones del iris de los ojos de millares de individuos observados en el curso de cuarenta años.

Según este original criterio térmico, no se diagnostican enfermedades, no se dan remedios y tampoco se «cura». La acción salvadora se dirige a normalizar la digestión del enfermo y activar la función eliminadora de su piel, todo lo cual se conseguirá colocando al cuerpo en equilibrio térmico. Según esto, en lugar de ponerle nombre a la dolencia, se determina el carácter

---

1. En esta segunda parte inserto gráficos del iris de los ojos con las revelaciones del desarreglo funcional propio de las dolencias más comunes. Así cualquier persona podrá comprobar por sí misma la verdad de la doctrina expuesta en esta obra, que atribuye toda dolencia a fiebre gastrointestinal de intensidad variable. Es esta fiebre la que se revela por un esponjamiento del tejido iridal alrededor de la pupila de cada ojo y, de ahí se proyecta al órgano enfermo. Del estómago parte siempre la ofensiva que enferma al órgano afectado.

de la anormalidad funcional que debe ponerse en orden, de acuerdo con las revelaciones del iris de los ojos del sujeto, interpretadas según mi Doctrina Térmica. También el pulso nos auxiliará para constatar la fiebre interna que debemos combatir en todo enfermo, a fin de obtener su normalidad digestiva, único camino para llegar al restablecimiento de su salud integral.

El lector debe darse cuenta, una vez más, de que mi Doctrina Térmica, cuya aplicación se enseña en esta parte, está al margen de toda escuela médica, ya que se desentiende de la anatomía, porque considera al cuerpo como un solo órgano; nada tiene que ver con la fisiología, porque el organismo tiene una sola función, que es la vida. La patología también queda de lado, porque no hay enfermedades sino enfermos; y, finalmente, rechaza la terapéutica porque es la Naturaleza la que cura, es decir, restablece su normalidad funcional colocando al cuerpo en equilibrio térmico.

Ni aun el enfermo aproxima la escuela médica a mi Doctrina Térmica porque, mientras que para la medicina el enfermo es un «paciente» sometido a la autoridad del médico, para la Doctrina Térmica es un «sujeto» a quien se instruye para que por sí mismo actúe procurando la normalidad funcional de su organismo.

Con lo expuesto se comprende que en este plan nada tienen que ver los «microbios», siempre incapaces de perturbar la normalidad funcional orgánica, la cual se mantiene o recupera con una temperatura equilibrada de la superficie e interior del cuerpo.

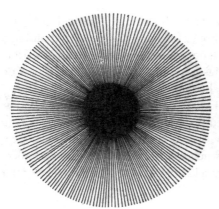 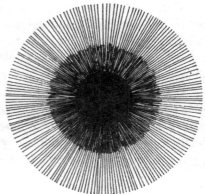

Iris que revela salud por la normal constitución
y funcionamiento del organismo que lo presenta

Iris que revela constitución inferior y
anormal funcionamiento por la fiebre
gastrointestinal que se inicia

Insisto, el verbo «curar» no se conjuga en mi Doctrina Térmica porque ese concepto supone la intención de interferir en actividades defensivas de la Naturaleza, manifestadas en el síntoma, olvidando que a ella sólo se la vence sometiéndose a sus leyes inmutables. En lugar, pues, de curar, debemos siempre y en todo caso pensar en normalizar las funciones orgánicas del enfermo, colocando su cuerpo en equilibrio térmico, de acuerdo con las necesidades que se revelan en el iris de los ojos, como lo explico en mi libro sobre esta materia.

Según esto, toda dolencia, ya se llame viruela, tifus, cáncer, sífilis, asma, diabetes, tuberculosis, tumor, etc., desaparecerá con buenas digestiones y activas eliminaciones de la piel del enfermo, porque no existe enfermo con buena digestión, ni persona sana con mala digestión. Como todo individuo falto de salud tiene mayor calor en su interior que en su piel, siempre es preciso provocar fiebre curativa en la superficie de su cuerpo y combatir la fiebre destructiva de sus entrañas.

Naturalmente, los medios son siempre los mismos y sólo varían las aplicaciones y su intensidad dependiendo de cada caso.

Los principios son absolutos, pero su aplicación es relativa en cada sujeto. Así, una frotación de agua fría es benéfica en un cuerpo que ofrece calor para la reacción y, en cambio, perjudicial en una piel fría que no reacciona con calor.

Tampoco pueden ser las mismas aplicaciones igualmente adecuadas para sujetos diferentes. Un niño precisa aplicaciones muy suaves, a un hombre robusto le irán mejor unas enérgicas, y un inválido requerirá un tratamiento adecuado a su estado, y siempre habrá que actuar con prudencia y buen criterio, según el caso.

No olvidemos que la propia naturaleza del enfermo es la que realiza la curación, es decir, la vuelta a la salud. Para que ello sea posible, repito, es necesario colocar el cuerpo en equilibrio térmico.

Sin embargo, para amoldarme al concepto vulgar de «enfermedad» y facilitar, en un momento dado, la consulta de las indicaciones y consejos expuestos en el texto de esta obra, voy a clasificar con los nombres corrientes los distintos síntomas o manifestaciones de «falta de salud», es decir, del desarreglo funcional, única dolencia en definitiva. Porque es necesario siempre tener presente que lo que se llama enfermedad no es un nombre, sino que constituye un fenómeno de anormalidad funcional que es preciso poner en orden.

Hay personas que creen que para aplicar mi Doctrina Térmica se necesita consultar al médico para saber de qué enfermedad se trata. Esto es un error porque, como se ha dicho, en esta doctrina no se diagnostican enfermedades, no se dan remedios, ni se «cura». Sólo se normaliza la digestión del enfermo y se activan sus eliminaciones, colocando el cuerpo en equilibrio térmico.

Al enfermo no le interesa su enfermedad, sino su salud, que es lo que ha perdido. De nada le servirá conocer el nombre de su dolencia, su presión arterial, la composición química de su sangre, orina, jugo gástrico, esputos, excrementos, revelaciones de rayos X, etc. En cambio, necesita saber cómo restablecer su digestión, sueño, capacidad de trabajo y alegría de vivir, lo que sólo es posible normalizando el funcionamiento de la máquina humana, porque lo que da la salud cura la enfermedad.

Como la finalidad siempre es colocar al cuerpo en equilibrio térmico para que la Naturaleza normalice sus funciones, en esta parte sólo se enseñan dos regímenes: uno para afecciones agudas, especialmente adecuado para la infancia, y otro para enfermos crónicos, más indicado para adultos.

En la primera parte hemos estudiado los agentes de vida y la forma de aplicar el aire, la luz, el sol, el agua, la tierra, etc. Al tratar cada dolencia en esta parte, indico sólo las aplicaciones más sencillas, al alcance del más desvalido, a fin de hacer más fácil el tratamiento, sin perjuicio de que las personas que quieran aprovechar el beneficio de otras aplicaciones expuestas anteriormente lo hagan siguiendo las indicaciones dadas.

Por fin, el lector se percatará, por los gráficos del iris que presento más adelante, que toda dolencia arranca de la zona digestiva. De ahí que las llamadas enfermedades sean efectos de malas digestiones. Se revela también que el desarreglo digestivo es de naturaleza inflamatoria, es decir, febril.

Curar y sanar

La salud es el estado de normalidad funcional del organismo. La enfermedad es la alteración de la salud con diversas manifestaciones del desarreglo funcional. Finalmente, la muerte es la paralización de la actividad orgánica. De ahí que sólo se muere de «falta de salud».

Con lo expuesto se comprende que, para evitar enfermarse y alejar la muerte, el único medio que tiene el hombre es encargarse cada día de cuidar la normalidad de sus funciones de nutrición y eliminación, que constituyen la vida. Esta doble actividad se realiza simultáneamente en el aparato digestivo, los pulmones y la piel, introduciendo por estas vías las sustancias necesarias para el organismo y expulsando materias excrementicias y perjudiciales.

Conviene distinguir entre «curar» y «sanar». La idea de «curar» tiene que ver con aplicar remedios al enfermo para librarlo de sus dolencias. Así, con calmantes tóxicos se combaten los dolores de cabeza, hígado, corazón, vientre, articulaciones y otros malestares. También los antibióticos, vacunas, sueros, inyecciones, rayos X, radiaciones y hasta la cirugía dirigen su acción a paralizar la actividad orgánica manifestada en el síntoma, sin preocuparse por poner orden en el funcionamiento de la maquinaria humana. Con estas extrañas actividades, el enfermo pasa a ser un «paciente», sometido a la autoridad del médico y sus colaboradores, con lo que le se incapacita para actuar personalmente en defensa de su propia salud, es decir, de la normalidad funcional de su organismo.

Por el contrario, la idea de «sanar» corresponde al concepto de restablecer la salud alterada o perdida, normalizando la digestión del enfermo y activando sus eliminaciones, mediante la propia acción del interesado. En lugar de convertir a éste en un «paciente» sometido a la extraña autoridad del médico, se le considera un sujeto a quien se instruye para que por sí mismo actúe procurando normalizar cada día las funciones digestivas y eliminadoras de su cuerpo. Es el propio interesado el que debe actuar mediante actividades muy personales, que no admiten intervención extraña, como puede ser comer, evacuar diariamente su vientre, activar su piel, hacer ejercicio físico adecuado, dormir, vestirse, etc.

Según esto, «curar» es sinónimo de aliviar, reparar provisoriamente, procurando bienestar pasajero y artificial. En cambio «sanar» equivale a restablecer la salud integral del individuo, rectificando sus errores de vida que lo pusieron al margen de su salud.

El concepto de «curar» lleva al curanderismo de botica, clínicas, laboratorios y hospitales. De ahí que haya personas que tienen su médico como también tienen su sastre o zapatero, perdiendo así toda dirección personal en la importante administración de su salud.

Este error se evita con el concepto de «sanar», que supone la acción personal del interesado para poner orden en el funcionamiento de su organismo, cuidando cada día de tener buenas digestiones y actividad en su piel, mediante el equilibrio térmico de su cuerpo.

Frente a «curanderismo» opongo «funcionismo», es decir, la idea de buscar constantemente la salud en el normal funcionamiento de nuestro cuerpo. Así, el mejor remedio será una buena salud.

Por fin, el concepto de «curar» conviene a la acción ajena que debe prestar auxilio al individuo víctima de algún accidente que lo imposibilite para actuar por sí mismo. «Sanar» sólo puede ser obra del propio interesado, que pone orden en el funcionamiento de su cuerpo, del mismo modo que el dueño de una casa ordena la economía de su hogar.

Si enfermedad y muerte son los resultados de una falta de salud, el único «remedio» contra estos males lo constituye el cultivo diario de la normalidad funcional de nuestro organismo mediante nuestros propios actos de cada día.

Por ignorar estas sencillas verdades, puede decirse que hoy el hombre no muere, sino que interrumpe su vida.

FIEBRE Y TEMPERATURA

Estos términos son usados indistintamente para designar el estado patológico de «calentura» o calor malsano que caracteriza en grado variable al estado de enfermo.

Se habla de fiebre o temperatura cuando el termómetro, aplicado en la axila, ingle, boca o ano del paciente, ha subido de 37 grados centígrados. Sin embargo, para la Doctrina Térmica que enseño, en el sujeto puede existir fiebre aun cuando no sea acusada por el termómetro. Es decir, puede existir fiebre sin temperatura termométrica.

En efecto, el termómetro puede acusar 36 grados y el enfermo consumirse con una temperatura de 40 grados en sus entrañas. Esta fiebre interna es acusada por el pulso aun cuando los nervios han escapado a la acción enervante y depresiva de su actividad, que causa la intoxicación intestinal o medicamentosa. En todo caso, es revelada por el iris de los ojos del enfermo, como se explica en mi obra sobre esta materia.

Se ve, pues, la oscuridad en que se debate la medicina guiada por el termómetro para descubrir la fiebre interna del cuerpo, que siempre es punto de partida y base de toda dolencia en el ser humano, cualquiera que sea su nombre o manifestación, porque no existe enfermo sin fiebre, en grado variable.

Con razón el eminente profesor de la Facultad de Medicina y exrector de la Universidad de Chile, el doctor Charlin Correa, en su trabajo *La medicina está enferma*, ha dicho: «Aún no tenemos una explicación aceptable de lo que es la fiebre».

Frente a esta ignorancia, mi Doctrina Térmica define: «La fiebre es un fenómeno de naturaleza inflamatoria y congestiva. Se origina por reacción nerviosa y circulatoria cuando los nervios son irritados o sometidos a un trabajo mayor que el normal».

Explico: un martillazo, clavadura o quemadura en un dedo de la mano, por reacción nerviosa y circulatoria, produce hinchazón, inflamación congestiva de los tejidos afectados, con alza de la temperatura local, porque los nervios han sido irritados. Esta reacción nerviosa y circulatoria alza la temperatura normal y constituye lo que se llama fiebre.

Ahora bien, en el proceso apuntado tenemos dos fenómenos: congestión y calor. Una cosa es la inflamación congestiva y otra es el aumento de la temperatura, como consecuencia de la mayor actividad nerviosa y circulatoria. El calor, pues, es efecto de la inflamación, y ésta a su vez es resultado de la reacción nerviosa y circulatoria en los tejidos afectados por el accidente.

Esta alza de la temperatura se puede comprobar mediante el termómetro, pero la intensidad del proceso inflamatorio y congestivo escapa a la revelación de este instrumento.

En el caso del dedo accidentado tenemos que la inflamación y el calor van unidos, pero cuando el proceso inflamatorio y congestivo se origina y mantiene en el aparato digestivo del enfermo, su piel se presenta fría, especialmente en casos crónicos. Eso se debe a que en la misma medida que la sangre se encharca en las entrañas del enfermo, falta en su piel y extremidades. Éste es el desequilibrio térmico que altera la normalidad funcional del organismo, es decir, la salud.

Además de la fiebre «local» a que acabo de referirme en el caso del dedo accidentado, mi Doctrina Térmica distingue la fiebre «curativa», que sale a la superficie del cuerpo, y la «destructiva», que se asila en sus entrañas, dejando frías la piel y extremidades del enfermo. Esta última escapa al termómetro y es revelada por el iris de los ojos, observado según mis enseñanzas.

La fiebre «curativa» es característica de las dolencias agudas, mientras que los estados crónicos se mantienen con la fiebre «destructiva». De ahí que, para restablecer la salud de todo enfermo crónico, es necesario producir en su cuerpo fiebre curativa, haciendo reaccionar su piel con calor y refrescando sus entrañas.

Según mi Doctrina Térmica, no existe enfermo sin fiebre y, aun cuando ésta escape al termómetro, siempre existe como inflamación de la mucosa digestiva y así es revelada por el iris de los ojos del paciente.

Esta fiebre interna se genera por reacción nerviosa y circulatoria a medida que el estómago e intestinos son sometidos a un trabajo forzado y prolongado para procesar alimentos inadecuados o indigestos.

Si comemos una manzana, su digestión se realiza sin esfuerzo en una hora. En cambio, los alimentos conservados, aliñados, de origen cadavérico y cocinados obligan al aparato digestivo a un trabajo forzado y prolongado, con reacción nerviosa y circulatoria que congestiona sus mucosas y alza la temperatura interna del cuerpo a expensas de su calor externo.

A lo dicho hay que añadir que las ropas y los abrigos inadecuados, al impedir el conflicto térmico en la piel que la atmósfera ofrece, debilitan su actividad nerviosa y circulatoria, y por tanto su temperatura, acentuando así el desequilibrio térmico del cuerpo, que altera su normalidad funcional, es decir, su salud. Y no olvidemos que la enfermedad es una alteración de la salud en grado variable.

Para que el lector comprenda la importancia salvadora que tiene el criterio de mi Doctrina Térmica, tomemos como ejemplo la pulmonía, que es una inflamación de los pulmones. La medicina, al actuar sobre la temperatura termométrica, procura bajar ésta con medicamentos tóxicos que poseen la triste virtud de adormecer la actividad nerviosa que caracteriza al estado febril, pero, aunque consiga este objetivo, el proceso inflamatorio de los pulmones continuará intacto, porque la congestión de estos órganos sólo desaparecerá descongestionando sus tejidos. En cambio, aplicando mi criterio térmico, se procurará descongestionar las entrañas del enfermo, llevando a la superficie de su cuerpo la plétora sanguínea de su interior. Se provocará fiebre «curativa» en su piel, para lo cual se despierta en ella una reacción nerviosa y circulatoria con repetidas ortigaduras y frotaciones de agua fría que atraerán la sangre a la superficie del cuerpo, descongestionando su interior. Además, la fiebre «destructiva» desaparecerá con baños genitales, lavativas, dieta cruda de frutas y aplicaciones de barro sobre el vientre, como se explica en este libro.

Esto que afirmo sobre la pulmonía es aplicable a toda dolencia interna del cuerpo, desde la simple indigestión hasta los procesos crónicos, como apendicitis, nefritis, tuberculosis, afecciones del hígado, cerebro, órganos sexuales, sistema nervioso, corazón, etc. Porque el iris de los ojos de todo enfermo revela que de la zona digestiva siempre parte la ofensiva, digamos inflamatoria, que enferma a cualquier órgano o zona del cuerpo afectado por cualquier dolencia.

Como la inflamación es fiebre, no existe enfermo sin fiebre gastrointestinal, aun cuando no la revele el termómetro. La salud, pues, es cuestión de temperatura y sólo puede mantenerse o recuperarse mediante el equilibrio térmico del cuerpo.

De lo dicho se deduce que el arte de curar es el arte de «desinflamar», siempre refrescando las entrañas del enfermo y afiebrando su piel, cualquiera que sea el nombre o manifestación de la dolencia.

Lo expuesto demuestra que la medicina medicamentosa conoce el modo de bajar la temperatura termométrica del paciente, pero ignora cómo librarlo de su fiebre, y no olvidemos que, salvo accidente, sólo se muere de fiebre gastrointestinal.

Insisto: al combatir con drogas la temperatura peligrosa, no se consigue hacer desaparecer la fiebre, que es un fenómeno inflamatorio y el origen del calor malsano.

Según mi Doctrina Térmica, salvo accidente, sólo se muere de fiebre gastrointestinal, fenómeno inflamatorio y congestivo que escapa al termómetro y que desconoce la llamada «ciencia» médica, como ha afirmado uno de sus pontífices, el doctor Chalín Correa.

LA CAMA

Hoy en día, la «cura de reposo y sobrealimentación» está de moda. A los enfermos se los mantiene inmovilizados en la cama y se los obliga a comer abundantes alimentos intoxicantes a base de caldos, carnes, leche, huevos, etc. Como veremos, éste es el camino opuesto a favorecer las necesidades del organismo falto de salud.

Mi Régimen de Salud es enemigo de la cama.

La inactividad del lecho dificulta y debilita los procesos vitales de nutrición y eliminación del cuerpo, es decir, su salud. En efecto, en la cama, la respiración se hace incompleta, se dificulta la digestión, la circulación de la sangre se entorpece y el trabajo de la piel se debilita, sofocada por la ropa y los abrigos.

Por el contrario, si el enfermo está de pie, activará dichos procesos, porque la vida es acción y movimiento.

Para la medicina medicamentosa y quirúrgica, el «enfermo» pasa a ser el «objeto» de sus actividades. Se trata de un paciente que debe guardar cama, donde recibirá el falso beneficio de las inyecciones, los sueros, las vacuna y los tóxicos, y también de las intervenciones quirúrgicas, los rayos X o las radiaciones.

En cambio, mi Régimen de Salud considera al enfermo un «sujeto» a quien se instruye para que por sí mismo actúe por voluntad propia en el restablecimiento o mantenimiento de la normalidad funcional de su organismo, que es la salud integral.

Mientras que la medicina facultativa paraliza con calmantes la actividad defensiva del organismo, manifestada a través del síntoma, e imposibilita toda reacción salvadora con la inactividad del lecho, mi Régimen de Salud mantiene en pie al enfermo, enseñándole prácticas destinadas a activar su proceso vital de nutrición y eliminación.

El error más perjudicial para la vida del individuo y de la familia es la creencia de que la salud puede ser resultado de actividades ajenas. Como se ha dicho, conozco una sola enfermedad: la «ignorancia de la salud».

Así pues, si el hombre pierde su salud por propia ignorancia, lógicamente sólo el conocimiento de los medios adecuados para mantener su cuerpo en normalidad funcional, que es la salud integral, puede alejarlo de sus dolencias.

Aun con fiebre alta, evito que el enfermo se postre en cama, salvo si no puede tenerse en pie.

Toda persona de cualquier edad y dolencia que se vea obligada a guardar cama procurará mantener la actividad funcional de su organismo mediante frotaciones de agua fría cada hora o más distanciadas, de tres a seis cada día.

La única dieta adecuada al enfermo que guarda cama, cualquiera que sea su edad pasado el primer año de vida, es la de fruta cruda o ensaladas de la época. Deberá comer poco cada vez, pero con mayor frecuencia, según sus deseos. Nada de zumos, porque no los ofrece la Naturaleza, salvo para la sed.

Hay que vigilar que el vientre del enfermo en cama se desocupe al menos una vez cada día. Si esto no ocurre, se aplicará una lavativa o enema con agua natural.

Durante la noche dormirá con una cataplasma de barro sobre el vientre para evitar las fermentaciones pútridas del aparato digestivo y combatir la fiebre interna. En su lugar, se puede emplear una faja derivativa, aunque resulta menos eficaz.

Se cuidará de que la habitación esté ventilada y tenga aire puro en todo momento y en toda época, sin perjuicio de la calefacción.

PRIMEROS AUXILIOS O TRATAMIENTOS DE AFECCIONES AGUDAS

Cuando una persona se sienta mal, sin importar el diagnóstico o nombre de su dolencia, ante todo ha de procurar desocupar bien su intestino y activar el calor de su piel y extremidades.

Si el vientre no se ha desocupado durante el día, la primera aplicación será un enema o lavativa con agua natural. Para los adultos bastará con un litro más o menos, y si no hay efecto en seis horas se repetirá hasta obtener la evacuación.

Si el cuerpo pide reposo, el enfermo ha de guardar cama y, una vez calientes sus pies, se procederá a aplicarle frotaciones de agua fría por todo el cuerpo, desde el cuello hasta los pies, una cada hora, abrigando sin secar.

Estas frotaciones, una cada hora, serán de cuatro a seis en el día para niños y ancianos y de seis a ocho para adultos, cuidando siempre la reacción de calor. Si esta reacción es débil, se aumentarán las frotaciones, haciéndolas cada hora y media.

Si hay mucha fiebre, cada frotación irá seguida de una compresa húmeda sobre el vientre o una faja derivativa.

Si la normalidad no se restablece el primer día, en los siguientes se hará un paquete largo de diez a once de la mañana y frotaciones por la tarde.

Durante la noche, el enfermo —niño, anciano o adulto— dormirá con una cataplasma de barro sobre el vientre, cuidando la reacción, esto es, que el barro se caliente con el calor que extrae del interior del cuerpo. Para evitar el enfriamiento, esta aplicación será de cuatro a cinco milímetros de espesor.

Si la fiebre es muy alta, la cataplasma se aplicará sobre el vientre y los riñones, colocando primero ésta y enseguida la del vientre.

La dieta de todo enfermo que guarde cama será exclusivamente cruda, a base de frutas o ensaladas, comiendo poco cada vez y de acuerdo con sus deseos. Los niños tomarán, además, almendras dulces, nueces, avellanas o cacahuetes. Si no pueden masticar se le dará leche de almendras o zumo de frutas. A falta de frutas, se recomiendan los copos de avena crudos, remojados previamente en agua fría durante una o más horas y endulzados con miel. También se puede agregar frutas dulces, como pasas, higos o plátanos.

Si se transpira mucho con las frotaciones, la sed se apagará con limonadas o naranjadas sin azúcar. También se recomiendan los zumos de frutas al natural, aunque es preferible tomar la fruta entera.

El intestino debe desocuparse cada día aunque nada se coma, pues por esta vía no sólo se expulsan los residuos de la digestión, sino también la bilis, veneno que secreta el hígado y que no debe retenerse en el cuerpo.

El aire puro, de día y de noche, es indispensable para restablecer la salud del enfermo, cualquiera que sea su gravedad.

Por lo expuesto hay que dejar de lado la idea de «curar» sofocando los síntomas y dirigir toda acción a «normalizar» la digestión del enfermo y activar las eliminaciones de su piel con transpiración o simple reacción de calor, fiebre curativa.

Cuando el pulso haya bajado a 80 por minuto en los niños y ancianos, o a 70 en los adultos, ya habremos dominado la fiebre interna, que es el enemigo que debemos combatir en todo enfermo, cualquiera que sea el nombre de su dolencia.

Hay casos en que la piel del paciente está fría y no tolera las frotaciones de agua natural. En estos casos, antes de la aplicación fría, se procurará calentarla con fricciones secas con la mano o con un trapo seco de lana y, mejor aún, ortigando todo el cuerpo, como se explica en la apartado «Pulmonía».

Si hay dolores, deben seguirse las instrucciones del apartado «Dolor».

Si se trata de golpes quemaduras, dislocaciones, etc., deben seguirse las instrucciones que se explican en sus lugares correspondientes. Igualmente se hará en el caso de hemorragias.

Finalmente, el tratamiento aquí expuesto se repetirá diariamente hasta obtener el restablecimiento de la salud del enfermo, lo que, por regla general, se conseguirá antes de ocho días, salvo procesos febriles más crónicos.

Restablecida la normalidad del pulso —80 en niños y ancianos y 70 en los adultos—, normalizada la digestión, recuperados el apetito y el ánimo, el enfermo abandonará la cama, cuidando siempre su digestión y evitando que se le enfríen los pies, y observando las prácticas de salud que se indican en el decálogo de la ley natural, expuestas al principio de esta obra.

En adelante, los adultos seguirán el Régimen de Salud expuesto en el capítulo 22 para mantener la normalidad funcional de su cuerpo.

ENFERMO INMOVILIZADO

Si se trata de un herido inmovilizado, de un paralítico o caso semejante, debe ante todo mantenerse normalizado el vientre del enfermo, recurriendo a una lavativa de agua natural, si es necesario cada día. Además, día y noche, se mantendrá una cataplasma de barro sobre el vientre para refrescar sus entrañas y, mejor todavía, una envoltura de esta sustancia alrededor de todo el tronco, si hay mucha fiebre.

Esta aplicación se renovará cada seis horas, dejando en descanso el cuerpo, al menos una hora, después de hacer una frotación total de agua fría en la misma cama, cuidando la reacción. Si ésta es difícil, conviene ortigar previamente en seco todo el cuerpo, desde la planta de los pies. También se mantendrá barro sobre su parte afectada.

La dieta de todo enfermo que guarda cama debe ser exclusivamente cruda, de frutas o ensaladas con semillas de árboles o quesillo fresco, si se desea. Además, aire puro día y noche, porque éste es el primer agente de energía vital del cuerpo.

RESFRIADO O ENFRIAMIENTO E INDIGESTIÓN

Para tratar el tema de las llamadas «enfermedades», es decir, las diversas manifestaciones o fisonomías que el estado de «enfermo» ofrece como males distintos, he creído conveniente comenzar por las formas más vulgares en que se presentan los desarreglos orgánicos.

Tanto el resfriado como la indigestión, estas dolencias constituyen el punto de partida y la base de todas las calamidades del ser humano. Estas anormalidades son inseparables, ya que no puede existir una sin la otra. Ambos estados constituyen fenómenos iniciales de los más graves trastornos orgánicos.

Si a un facultativo preguntamos qué es o en qué consiste el «resfriado», nos dará explicaciones tan extrañas que nos dejarán en la misma o mayor ignorancia que al principio. Lo mismo podemos decir en lo referente a la «indigestión».

La verdad es que la medicina microbiana ignora absolutamente en qué consiste la naturaleza del vulgar «resfriado» y de la popular «indigestión». La teoría microbiana fracasa en el estudio e investigación de estos fenómenos, porque son una simple cuestión de temperatura, como lo revela el examen del iris de los ojos y la actividad del pulso de sus víctimas.

Mi Doctrina Térmica explica claramente la verdadera naturaleza de «resfriado» e «indigestión». Según ella, ambos fenómenos son resultado de un agudo desequilibrio térmico del organismo. Mientras el frío domina la piel, la fiebre sube en el interior del cuerpo. Así se explican los escalofríos precursores del aumento de temperatura de las víctimas de resfriado o indigestión. Cuando se enfría la superficie del cuerpo, se eleva su temperatura interna. Al mismo tiempo que se debilita la circulación sanguínea en la piel, se congestionan las mucosas del interior del pecho y vientre. De ahí los catarros de las vías respiratorias y las putrefacciones intestinales, fuente de venenos que intoxican el organismo y producen malestar general, dolores de cabeza y espalda, además de inapetencia, insomnio, irritabilidad e incapacidad general.

Como se ve, a la luz de mi Doctrina Térmica, tenemos la explicación de cómo un simple enfriamiento es el punto de partida de toda clase de achaques y afecciones graves, como pulmonías, bronquitis, fiebres agudas, nefritis, y afecciones cardíacas, hepáticas, nerviosas, renales y cerebrales.

Todos los males del hombre tienen su puerta de entrada por la piel, vía digestiva o aparato respiratorio. Puesto que la normalidad funcional de los órganos internos requiere equilibrio térmico, es decir, calor normal en la piel, al estar este órgano afeminado y degenerado por la vida civilizada, toda dolencia es efecto de una piel fría, anémica e inactiva. De ahí que las enfermedades se curen mejor por fuera que por dentro del cuerpo, siempre activando los nervios de la piel en conflicto con el frío, es decir, provocando fiebre curativa.

Las madres olvidan que el hombre nace desnudo, porque necesita tener libre exhalación cutánea y su piel precisa estar en continuo contacto con el aire, la luz, el sol, las energías magnéticas y eléctricas de la atmósfera. De ahí el error de las ropas adheridas a la piel, pues ésta debe mantener una continua ventilación.

El conflicto del frío sobre la piel es indispensable para activar en ella la circulación sanguínea, es decir, para desarrollar y mantener en la superficie del cuerpo el calor necesario para el equilibrio térmico, es decir, para el normal funcionamiento del organismo, que es la salud integral.

Los abrigos exagerados, impermeables o adheridos a la piel, sofocan las funciones de nutrición y eliminación de ésta, debilitando su circulación sanguínea y, como consecuencia, aumentando el calor interno del cuerpo, fuente de indigestiones.

No olvidemos que la piel con un activo riego sanguíneo y, por tanto, calor natural, impide las putrefacciones intestinales, que son efecto de un excesivo calor en el aparato digestivo, fiebre destructiva.

Es sabido que los indios de los canales de Tierra del Fuego viven desnudos desde que nacen, soportando temperaturas hasta de 10 grados bajo cero. Y aun cuando su alimentación es indigesta, gozan de salud porque su piel está endurecida y presenta un activo riego sanguíneo, lo cual evita la congestión interna. Pues bien, estos indios, cuando son alejados de su medio natural y llevados a vivir en la ciudad, mueren todos. Los vestidos y el abrigo bajo techo debilitan el calor natural de su piel, aumentando la temperatura de sus entrañas, lo que origina putrefacciones intestinales que los enferman y matan por intoxicación.

Con lo expuesto, vemos una vez más que la salud del aparato digestivo, es decir, de todo nuestro organismo, depende de la piel, y ésta necesita de un constante conflicto con el frío para estar sana.

El frío del aire o del agua tonifica la piel, la endurece y la obliga a desarrollar calor y trabajar activamente. Por el contrario, el calor artificial sobre ella la afemina, degenera e incapacita para sus salvadoras funciones de tercer pulmón y tercer riñón.

Las mucosas que tapizan los aparatos digestivos y respiratorio se mantendrán sanas con una activa circulación sanguínea, siempre que la piel posea calor propio.

En cambio, la piel fría y anémica muestra una escasa circulación sanguínea entre sus tejidos, obligando a la sangre a encharcarse en el interior del pecho y vientre. La crónica congestión de estas mucosas debilita, afiebra y degenera sus funciones. Así se explican los estados catarrales, dispepsias y estreñimiento, afecciones que siempre van unidas a un frío crónico en la piel y las extremidades.

Según lo visto, para curar resfriados e indigestiones, hay que congestionar la piel y descongestionar las mucosas del interior, es decir, restablecer el equilibrio térmico del cuerpo.

Para congestionar la piel, tenemos las seis frotaciones, mejor precedidas de ortigaduras, los paquetes, los chorros y los baños de aire frío y de sol. Mi Lavado de la Sangre diario está indicado para adultos y enfermos crónicos que puedan estar de pie, cualquiera que sea el nombre de su dolencia.

Para descongestionar las mucosas, disponemos de la fruta cruda o la ensalada como alimentos, los baños genitales, de asiento y de tronco y las cataplasmas de barro sobre el vientre.

Tratamiento

Síganse las instrucciones dadas en «Primeros auxilios o tratamiento de afecciones agudas».

ABSCESOS, POSTEMAS Y TUMORES

Con estos nombres se designan las acumulaciones de materias extrañas en un punto determinado del cuerpo, que se presenta con hinchazón de tejidos. La inflamación aguda con dolor y fiebre se llama absceso caliente, y si es crónico, absceso frío. Pueden ser superficiales, como un forúnculo, y profundos, como sucede en la apendicitis. Los primeros conviene madurarlos para que la materia morbosa sea expulsada, pero los segundos, al abrirse, pueden provocar complicaciones graves —por ejemplo, la apendicitis puede causar peritonitis—. Por eso, en lugar de madurar los abscesos internos, debe procurarse que el organismo los reabsorba poco a poco, a fin de que la materia morbosa que contienen sea expulsada por los órganos eliminadores.

Tratamiento

Puesto que todo absceso, postema o tumor es una manifestación de impurificación general del organismo, para que desaparezcan, los adultos deben estimular las eliminaciones con mi Lavado de la Sangre diario al vapor o al sol; en los niños se hará mediante paquetes. Además, conviene realizar dos o tres baños genitales de veinte a treinta minutos cada día, si se trata de adultos, y dormir con una cataplasma de barro sobre el vientre y la parte afectada.

En los abscesos superficiales, si son fríos, la maduración puede activarse con el vapor de saquitos calientes de semillas de pasto miel, aplicándolos dos o tres veces al día, por espacio de una hora cada vez. Si los abscesos son calientes, se mantendrá barro sobre ellos. Si se abren, se aplicará fenogreco permanentemente hasta agotar la supuración.

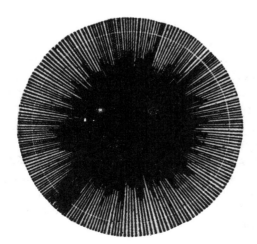

En este iris del ojo derecho vemos inflamación; tumor del ovario de este lado. Como lo revela la lámina, esta inflamación se deriva de la congestión crónica de la zona digestiva, fiebre interna producida por las materias extrañas que se acumulan en el ovario por mala eliminación intestinal

Además de activar la piel, hay que normalizar la digestión con un régimen vegetariano y en lo posible crudo, con frutas, semillas de árboles y ensaladas.

En general, en los casos agudos y febriles, el tratamiento de «Primeros auxilios o tratamiento de afecciones agudas» puede servir de ejemplo. En enfermos crónicos, recomiendo mi Régimen de Salud del capítulo 22.

Caso: don R. F. A., de dieciocho años, que vive en la calle 5, Luis de Francia, nº 2002, Santiago, había sido operado de un tumor en la cadera. Al cabo de un año, esta afección apareció nuevamente en el muslo derecho, con gran inflamación y dolores que le impedían dormir. Los facultativos determinaron una rápida intervención quirúrgica con amputación de la pierna como única salvación; debía operarse antes de veinticuatro horas, porque el caso podía ser fatal después. En ese momento se pidió mi consejo, que fue contrario a la operación. El enfermo aceptó mi punto de vista y, sin pérdida de tiempo, tomó mi Lavado de la Sangre, repitiéndolo diariamente, y además tres baños genitales con un intervalo de dos o tres horas cada día. Durante la noche, se le aplicó barro sobre el vientre y el muslo afectado. Siguió una dieta exclusiva de frutas o ensaladas, con aire puro en todo momento. A los cinco días de seguir este tratamiento, el enfermo abandonó sus muletas después de que el tumor hubiera reventado y expulsado más de un litro de pus. Con esto, el señor R. F. A. sanó y, observando siempre mi Régimen de Salud, no ha vuelto a sentir achaque alguno.

Esta curación fue presenciada por los asiduos asistentes que siguen mi sistema en los Baños de Santiago, despertando mucha admiración.

Otro: don J. D. Y., conocido abogado y tribuno, de cincuenta y cinco años de edad, estaba desahuciado por una junta de siete facultativos famosos. Se trataba de un tumor maligno en el recto, que se presentaba inoperable. Después de tres meses de cama, víctima de atroces dolores que ya no obedecían ni a la morfina y que no le permitían descansar en ninguna postura, ni de día ni de noche, le hice una visita. Su amigo y colega don A. C. vino a mi casa a pedirme que lo acompañara a ver si era posible hacer algo por este enfermo desahuciado. Observado el caso, fui de la opinión de que éste se vería rápidamente libre de sus achaques si seguía mi Régimen de Salud. Le prescribí un lavado intestinal diario, con agua natural para descargar el vientre. Mientras permanecía inmóvil en la cama, debía mantener una cataplasma de barro sobre el vientre y la cintura, día y noche, y cambiarla cada cuatro o cinco horas. En cuanto pudo levantarse, diariamente tenía que aplicarse mi Lavado de la Sangre por la mañana. También tres baños genitales de treinta minutos más o menos, y siempre el barro durante la noche. La alimentación fue exclusivamente de frutas crudas o ensaladas. Siguiendo con constancia mis instrucciones, a los tres meses, este enfermo previamente desahuciado pudo asistir a un banquete que se me ofreció, en el que hizo públicos los hechos aquí apuntados. Diez años después goza de perfecta salud.

Otro: La señora de C., de cincuenta años, sufrió la extirpación de un seno. Al cabo de un año, iba a ser nuevamente operada de un tumor en la matriz. Se sometió entonces al Régimen de Salud expuesto en el capítulo 22 de este libro, sintiéndose mejor cada día. A los cuatro meses de seguir dichas instrucciones, fue nuevamente a ver al profesor que había resuelto operarla. Después de un minucioso examen, le dijo: «¡Pero qué es esto, aquí no hay nada! ¡Yo no he podido equivocarme, esto es extraordinario!...». El tumor de la matriz había desaparecido practicando mi Régimen de Salud durante cuatro meses.

Otro: la señora Beatriz R. de Alonso, de la Habana, Cuba, iba a ser sometida a una intervención quirúrgica para extraerle un tumor del útero. La enferma se resistía a la operación porque, en dos casos análogos con su madre y su hermana mayor, la intervención del cirujano había tenido fatales consecuencias. En una carta que conservo, esta señora me manifiesta su reconocimiento por haberse librado de la operación siguiendo el Régimen de Salud que recomiendo en las páginas de este libro que, como ella dice, «providencialmente» llegó a sus manos. Siguiendo un régimen alimenticio a base de frutas y ensaladas crudas, un Lavado de la Sangre al vapor o al sol diariamente, tres baños genitales diarios de veinte a treinta minutos y una cataplasma de barro sobre el vientre todas las noches, a las seis semanas, tras una crisis dolorosa con hemorragia, la enferma expulsó de su vientre un tumor uterino del tamaño de la cabeza de una criatura. Su salud se restableció totalmente, lo que me manifestó mediante repetidas cartas desde el año 1937, teniendo la gentileza de renovarme sus agradecimientos con ocasión de las fiestas de Pascua y Año Nuevo.

Otro: la señora de Hernández, fabricante de cigarros puros, residente en la avenida O'Higgins, al igual que en el caso anterior y con un régimen similar, en cuatro semanas expulsó un quiste del ovario derecho. El certificado que me dejó esta señora cayó en manos de los inspectores de Sanidad durante un allanamiento a mi casa. Para constatar la verdad del hecho fueron a entrevistarse con este matrimonio y, según supe después, recibieron con desagrado la confirmación expuesta.

Otro: la señora Hilda de Huerta, de Rengo. En agosto de 1944 me consultó porque debía ser operada de un «mioma», tumor en la matriz, incurable. Así opinaron los doctores de Ramón, Aquiles Rivero y Domingo Paredes, de Santiago. Lo mismo hizo el doctor Santiago Cornejo, de Rengo. La señora sufría hemorragias vaginales que la debilitaban progresivamente. Siguiendo mi Régimen de Salud expuesto en el capítulo 22, con tres o cuatro baños genitales diarios de veinte a treinta minutos cada uno, a los veinte días la enferma expulsó el tumor con dolores de parto y abundante hemorragia, con lo que su salud quedó restablecida al día siguiente, como lo comprobó el mismo doctor Rivero. Éste es testimonio de la enferma.

Cinco años después recibí la visita del marido de esta señora, quien me recordó el caso y me dijo que actualmente gozaba de completa salud.

Otro: don Honorio Morales A., de cuarenta y cinco años, residente de la calle Bascuñán Guerrero nº 1294, Santiago, iba a ser operado del brazo izquierdo a causa de un flemón próximo a la articulación del hombro, que comprometía toda la extremidad hasta los dedos. Cuando vi este caso, el enfermo sufría dolores que le impedían el más mínimo movimiento del brazo, que estaba hinchado, y hacía ya varias noches que le era imposible dormir. Los facultativos habían hablado de abrirle todo el brazo, desde el hombro hasta el dedo central de la mano, y afirmaban que posiblemente sería preciso amputar el brazo para evitar el envenenamiento de la sangre por derrame de la materia malsana acumulada. A partir de la primera cataplasma de barro, disminuyeron los dolores y pudo dormir. Al día siguiente, con mi Lavado de la Sangre, volvieron los movimientos y, siguiendo diariamente con estas aplicaciones y dos baños genitales diarios, en tres días el enfermo estaba totalmente restablecido.

Otro: el exdiputado por Santiago H. G. C., de cuarenta y cuatro años de edad, iba a sufrir la amputación de su mano derecha, en cuya muñeca se había desarrollado un tumor duro de mal aspecto. Lo convencí de que siguiera mi sistema para evitar la intervención quirúrgica y, al cabo de dos meses, la dolencia había desaparecido. Un año después he tenido el agrado de verlo sin rastro de aquel tumor. Este éxito se obtuvo con aplicaciones locales de fenogreco y el tratamiento general que aparece en el Régimen de Salud del capítulo 22 de este libro.

ÁCIDO ÚRICO

Esta sustancia tóxica se acumula en el organismo de los adultos, por exceso de albúminas, provenientes por lo general de carnes, pescado, queso, huevos, legumbres secas, setas, cacao, etc. El alcohol en exceso, lo mismo que el té y el café, conduce a la acumulación de ácido úrico. Este elemento produce arterioesclerosis, angina de pecho, apoplejía, enfermedades de los riñones, hígado, vejiga —formando cálculos en estos órganos—, dolores de cabeza, reumatismo y gota.

También este ácido es causa de artritismo, mal crónico y hoy endémico en las ciudades. La alimentación vegetariana es la mejor forma de prevenir esta dolencia.

Con mi Lavado de la Sangre diario no hay artritismo, aunque se abuse de la buena mesa.

Se recomienda un desayuno de frutas ácidas, especialmente naranjas, fresas y limón. En todo caso, se aconseja seguir con constancia e indefinidamente mi Régimen de Salud del capítulo 22.

ALERGIA

Con este nombre se designa la reacción del organismo ante algunas sustancias extrañas. Esta reacción nunca es perjudicial porque revela una activa defensa orgánica, y es mejor aún si se traduce en erupciones de la piel, que permitirán purificar la sangre si se favorece la eliminación cutánea.

Tratamiento
El indicado para afecciones agudas o Régimen de Salud del capítulo 22, según el caso sea agudo o crónico.

ALIMENTACIÓN INNATURAL

La obligación más sagrada de una madre es la de amamantar a su hijo exclusivamente con su leche hasta que aparezcan los primeros dientes.

Los alimentos industriales, la leche de vaca, las harinas, los huevos, el caldo y el jugo de carne constituyen alimentos inadecuados para ser procesados por el débil estómago de la criatura en su primer año de vida. El esfuerzo digestivo que exigen estas sustancias irrita, congestiona y afiebra progresivamente el débil estómago e intestino del niño, ocasionando y manteniendo putrefacciones intestinales con excrementos de olor malsano y tan ácidos e irritantes que son causa de las llamadas «irritaciones de pañal» de los bebés. Esta afección tan común en las criaturas no debe sofocarse con pomadas ni polvos, sino mejorando el proceso digestivo con leche materna o de nodriza y combatiendo la fiebre interna del vientre con cataplasmas de barro.

Si no hay posibilidad de leche materna, se buscará una nodriza y, en último caso, se suplirá ésta con yogur, leche de almendras dulces o de nueces, sin azúcar, con miel de abejas algo aguada o zumos de frutas de la estación.

La madre que carezca de la leche que necesita su hijo debe procurar normalizar su digestión, comiendo frutas crudas y ensaladas con huevo duro picado, nueces o avellanas. Además, ha de combatir la fiebre interna de su cuerpo con baños genitales, frotación de agua fría diaria al despertar y cataplasma de barro en el vientre por la noche.

Las irritaciones desaparecerán con emplastos de barro natural.

ALIMENTO PARA NIÑOS

El único alimento del niño durante su primer año de vida será el pecho materno o de una nodriza. También la leche de cabra recién extraída es una solución. Si esto no es posible, el sustituto menos malo es la leche de almendras dulces sin azúcar. Una vez peladas las almendras, se machacan, agregándole algo de agua natural. Dependiendo del poder digestivo de la criatura se colarán para hacer la mezcla más o menos espesa. El yogur reemplaza ventajosamente a la leche de vaca porque es un alimento fresco y antipútrido debido a que ha realizado ya la fermentación láctea, que en el estómago se hace tóxica por exceso de calor. También la papilla de copos de avena endulzada con miel de abejas puede salvar la falta de leche humana.

Cuando el niño tiene dientes y muelas y deja el pecho materno, los alimentos más indicados son las frutas frescas o secas y las semillas de árboles, como nueces y almendras. También las ensaladas y los purés de patatas y hortalizas con queso fresco o huevo duro picado son excelentes alimentos para los niños. Nada de leche de vaca, que envenena con el ácido láctico que se desarrolla en la fermentación intestinal del niño y del adulto.

Finalmente, los cereales, la miel de abejas y el pan integral de trigo no deben faltar en la alimentación de los niños.

Puedo asegurar que todas las enfermedades que afectan a los niños son consecuencia de malas digestiones derivadas de una alimentación inconveniente. Más aún, el niño que no ha conocido la leche materna o de una buena nodriza no conocerá la salud y correrá el riesgo de ser víctima de la llamada «peste blanca» o tuberculosis.

Jamás se obligará a un niño a comer, pues la inapetencia es una defensa orgánica que revela fiebre interna. Si no tiene hambre sólo podrá comer fruta cruda, y deberá dormir con una compresa abdominal, o mejor una cataplasma de barro sobre el vientre hasta que recupere la normalidad digestiva.

Tratamiento

Para evitar la putrefacción intestinal en caso de alimentación artificial, debe mantenerse la criatura día y noche e indefinidamente con una envoltura de barro alrededor del tronco, renovando esta aplicación cada seis horas más o menos. Retirada la envoltura, se le aplicará una frotación de agua fría por todo el cuerpo, cuidando la reacción y dejándolo descansar una hora al menos, antes de volver a ponerle el barro nuevamente.

ALMORRANAS O HEMORROIDES

Con estos nombres se designan la inflamación y dilatación de las venas que terminan en el recto y en el ano. La dilatación permanente de las venas se llama variz y las almorranas son varices del término del intestino recto.

Las venas se dilatan por debilidad de los tejidos de sus paredes, a causa de la acumulación de materias extrañas a través de la trama celular, y también por obstáculos a la circulación de la sangre, como fajas, ligas, cinturones, zapatos apretados o embarazo anormal. Igualmente los tumores y las inflamaciones del útero o matriz, que cambian la posición de este órgano, son causa de almorranas. Esta dolencia sólo puede existir con malas digestiones crónicas y, especialmente, como efecto del estreñimiento.

Con frecuencia se expulsa sangre y otros humores por las almorranas, y, en ocasiones, la pérdida de sangre llega a producir debilitamiento general. Sin embargo, es peligroso suprimir artificialmente estos procesos, pues a través de ellos el organismo descarga materias malsanas, las cuales, si no son expulsadas, pueden atacar a otros órganos vitales del cuerpo.

La operación o extirpación de las almorranas no restablece la salud del enfermo, porque el bisturí no purifica la sangre. La dolencia cambiará de síntomas solamente y las materias morbosas que buscaban su salida por abajo subirán hasta la cabeza, afectando al cerebro. Creyéndose curado el enfermo, seguirá su vida de errores, que le acarreará mayores males y tal vez una muerte repentina.

Tratamiento

Hay que purificar la sangre normalizando la digestión con un régimen vegetal a base de frutas y ensaladas crudas. Además, es preciso derivar la fiebre interna que mantiene la inflamación, lo que se conseguirá con baños de tronco o genitales —de estos últimos, dos o tres al día, de veinte a cuarenta minutos cada uno—. Este mismo objetivo se conseguirá congestionando la piel con mi Lavado de la Sangre cada día. Si se guarda cama, con un paquete de axilas a pies se obtendrá un resultado similar.

Durante la noche es eficaz la faja derivativa sobre el vientre y los riñones en T, pasando también por entre las piernas y, mejor aún, el barro sobre el vientre, incluso cubriendo las entrepiernas y la parte dolorida.

Como regla general, en los casos agudos pueden seguirse las indicaciones de la sección «Primeros Auxilios o tratamientos de afecciones agudas». Los enfermos crónicos seguirán con constancia el Régimen de Salud del capítulo 22.

Caso: don Luis M. Arenas desde su juventud fue víctima constante de las molestas almorranas. Después de treinta años de sufrimientos, iba a ser operado. Siguiendo mi Régimen de Salud y durmiendo todas las noches con compresas de barro que le cubrían el ano y el vientre, en seis meses se vio definitivamente libre de este problema.

Otro: de San Antonio me escribe don N. N.: «Mi dolencia hemorroidal me tenía desesperado hasta que resolví seguir su consejo de inyectarme en el recto el jugo de dos limones, dejándolo retenido durante la noche. Esta aplicación me causó un agudo dolor, que sólo desapareció al venir el día, cuando sentí un agradable alivio. Tres noches más repetí la operación, cada vez con menor molestia, hasta desaparecer ésta por completo hace ya ocho años».

Esta aplicación local fue complementaria del Régimen de Salud que practico cada día con feliz resultado.

AMÍGDALAS: SUS DOLENCIAS

Las amígdalas son dos glándulas situadas a ambos lados de la garganta, que desempeñan el papel de guardianes que defienden al organismo de las sustancias extrañas que circulan en la sangre. No sólo destruyen materias impuras que vienen del exterior, sino también las que circulan en el fluido vital. De ahí que su inflamación denuncie sangre maleada y la necesidad de purificarla con buenas digestiones y activa eliminación de la piel, riñones e intestinos.

Sin embargo, el criterio médico cree que al extirpar las amígdalas hinchadas hace desaparecer al enemigo, por lo que el cirujano procede a la operación correspondiente, con la que, sin eliminar la causa del mal, se priva al organismo de una de sus defensas naturales más fieles.

El resultado de un procedimiento tan absurdo es que, suprimida esta defensa orgánica tan importante, los órganos defensores del interior deben hacer más trabajo y, como el apéndice tiene una misión análoga a la de las amígdalas, desaparecidas éstas, se fuerza la actividad de aquél, motivo por el cual se congestiona y produce la inflamación de este órgano, tan conocida con el nombre de apendicitis, que a su vez es extirpado porque no se sabe curarlo. También el hígado se ve forzado a un trabajo extraordinario en ausencia de las amígdalas o del apéndice, dando lugar a nuevas complicaciones.

Tratamiento

Durante la crisis aguda con fiebre, conviene abstenerse de ingerir alimentos, especialmente los sólidos. Es conveniente beber limonadas repetidas veces y en pequeñas cantidades, alternándolas con zumos de uvas, naranjas, manzanas o zanahorias. Una o dos veces al día se puede hacer gárgaras con infusión de limpiaplata, flores de árnica y un poco de fenogreco. En general, debe seguirse lo prescrito en «Primeros auxilios o tratamientos de afecciones agudas».

Como aplicación local, se mantendrá día y noche una cataplasma de leche cuajada muy fría o bien de barro. También barro sobre el vientre.

En los casos crónicos, los adultos seguirán mi Régimen de Salud del capítulo 22. Los niños deberán hacerlo algo más suave.

ANEMIA

Con este nombre se designa una debilidad vital como consecuencia de una desnutrición e intoxicación crónica por malas digestiones y deficiente actividad de la piel.

Esta dolencia es corriente en las ciudades, especialmente entre las niñas que están en período de desarrollo. La causa común no es la falta de sangre, sino la mala composición de ésta por desarreglos digestivos crónicos y régimen alimenticio inadecuado, con carencia de frutas crudas, que contienen las verdaderas vitaminas. También la propicia la vida innatural con poco ejercicio y falta de aire puro. Esto último es la causa de que las personas que viven en malas condiciones higiénicas, como mineros, operarios de fábricas mal ventiladas y habitantes de habitaciones sin luz y aire, sufran de este mal.

La anemia puede producirse también por pérdida de sangre en una hemorragia, pero en este caso, generalmente, la afección será pasajera, porque el organismo en buen estado repone rápidamente las pérdidas del líquido vital.

Hay muchas sustancias extrañas que, introducidas en el cuerpo, destruyen elementos importantes de la sangre, provocando anemia. Así, el mercurio, plomo, arsénico o zinc producen este resultado, lo que demuestra el error de la medicina facultativa al usar estas drogas con la idea de curar enfermedades, pues con ellas se empeora la calidad de la sangre, olvidando que para obtener curaciones es necesario tener una sangre pura que permita una eficaz defensa del organismo.

Los síntomas principales de la anemia son: color pálido o amarillento, el interior de los párpados faltos de color rojo, lo mismo que los labios y la mucosa de la boca, frialdad en pies y manos, debilidad general, pereza, falta de apetito, frecuentes dolores de cabeza, pérdida de la memoria, falta de voluntad, desmayos, perturbaciones de la vista, etc.

Tratamiento

Hay que regularizar la digestión, gravemente alterada en estos enfermos, para lo cual es preciso restablecer la temperatura normal del intestino, refrescando el interior del vientre. Además, es necesario emplear una dieta revitalizante y purificadora con ensaladas, frutas sin pelar y semillas, como nueces, avellanas o almendras. El pan blanco debe ser sustituido por pan integral y los caldos de carne por caldo de cereales, para lo cual se hace hervir, en un litro de agua, una cucharada de trigo, otra de maíz, otra de cebada y otra de avena hasta reducir el contenido a la mitad. En este caldo se preparan sopas espesas de pan integral, copos de avena, trigo machacado o verduras.

Como la nutrición a la vez que estomacal es pulmonar y cutánea, se cuidará de respirar aire puro a toda hora, durmiendo con la ventana abierta aunque el tiempo esté frío, respirando profundamente al aire libre y subiendo montañas, cuidando de evitar el agotamiento. Los baños de aire frío por la mañana y antes de acostarse constituyen un tónico insustituible.

Diariamente, al despertar, se tomará un baño de aire frío o se hará una frotación de agua fría por todo el cuerpo, para volver a la cama, sin secarse, durante una hora. Antes de la frotación conviene ortigar la piel para obtener una mejor reacción. Antes del almuerzo se tomará, en verano, un baño de sol, cubierto el cuerpo con una manta blanca de lana, empezando por las piernas y con sólo la cabeza a la sombra. El chorro de pitón diario, por la tarde, calentando el cuerpo con ejercicio antes y después de la aplicación, es uno de los estimulantes más benéficos para los anémicos. En su lugar podrá tomarse uno o dos baños genitales de quince a veinte minutos.

Mi Lavado de la Sangre diario, o al menos cada día y medio, reemplaza al sol y, al purificar la sangre, tonifica el organismo entero.

Antes de terminar diré que, en vista de que en la anemia hace falta hierro en la sangre, los médicos alópatas prescriben «tónicos ferruginosos» a base de preparados minerales inorgánicos, que, lejos de favorecer al enfermo, lo perjudican introduciendo en su sangre un producto inservible, ya que los minerales sólo los aprovecha el organismo vitalizados por el vegetal. Por eso decía Kneipp: «Hay más hierro asimilable en una hoja de espinaca que en el mejor preparado ferruginoso de botica». Todos los vegetales crudos contienen hierro y éste abunda especialmente en espinacas, lechugas, alcachofas, tallos, manzanas, fresas y frutas de la época en general.

ANEMIA TROPICAL

Esta dolencia, que va agotando a ciertas personas hasta la muerte, es producida por un parásito intestinal. Son gusanos que se multiplican enormemente en el vientre de personas víctimas de fiebre interna. Combatiendo ésta, desaparecerá el parásito.

Recomiendo mi Régimen de Salud del capítulo 22 y especialmente una alimentación cruda, baños genitales y barro sobre el vientre del enfermo durante la noche.

ANGINAS

Se da este nombre a toda clase de inflamaciones o catarros de la garganta. Su tratamiento será el indicado en «Primeros Auxilios o tratamientos de afecciones agudas». Los enfermos crónicos seguirán con constancia mi Régimen de Salud del capítulo 22.

ANO: SUS DOLENCIAS

ENFERMEDADES DEL ANO

El ano es el orificio en que termina el tubo digestivo y que da salida a los excrementos. Las dolencias más comunes del ano son: prolapso del recto, inflamación del ano, tumores, fisuras y fístulas. Todos estos achaques demuestran una defensa orgánica y no deben ser suprimidos directamente, sino en su causa, que está en malas digestiones crónicas.

Veamos cada uno de estos males.

PROLAPSO DEL RECTO

Generalmente ocurre en niños y mujeres, y consiste en la salida del recto al defecar. Su causa más común es el estreñimiento, que debilita los músculos correspondientes.

Tratamiento

Normalizar la digestión refrescando el interior del vientre con una cataplasma de barro durante el sueño y observar un régimen vegetariano con mucha fruta. Fortificar los órganos del bajo vientre con ejercicios gimnásticos, especialmente flexiones, y derivar las materias morbosas por medio de baños genitales o de asiento diarios , en los niños. Con compresas o cataplasmas calientes se facilitará la introducción del intestino.

Recomiendo mi Régimen de Salud del capítulo 22 para los adultos. Los niños tendrán suficiente con una dieta cruda de frutas, nueces, queso fresco, etc., así como barro en el vientre durante la noche.

INFLAMACIÓN DEL ANO

Las diarreas, heridas, tumores, afecciones de los órganos genitales o introducción de cuerpos extraños pueden provocar este mal y su tratamiento será análogo al anterior.

Tratamiento

Si el enfermo guarda cama, seguirá las indicaciones de «Primeros auxilios o tratamientos de afecciones agudas». Los enfermos crónicos aplicarán el Régimen de Salud del capítulo 22. Como aplicación local, una cataplasma de barro o de cuajada de leche cruda, ambas desinflamantes.

TUMORES DEL ANO

Esta afección es consecuencia de una acumulación de materias extrañas debido a desarreglos digestivos crónicos; el estreñimiento es su causa más frecuente.

Tratamiento

Como régimen se impone una dieta exclusivamente cruda de frutas de la estación y el tratamiento de «Primeros Auxilios o tratamientos de afecciones agudas» si se guarda cama. Si la persona puede levantarse, debe seguir con constancia mi Régimen de Salud del capítulo 22, aplicando la envoltura de barro alrededor de vientre y riñones, y también entre las piernas con un lienzo delgado.

Caso: don Armando Barría Bilbao, residente en la calle Pedro León Ugalde, nº 1543, Santiago, declara a la revista *Mi salud*: «En mayo de 1950 caí en cama víctima de un tumor en el recto con dolores de gran intensidad que me impedían estar de pie y caminar. Fracasado el tratamiento con calmantes y cuando ya se había decidido la intervención quirúrgica con un especialista de Estados Unidos de América, recurrí como último recurso a don Manuel Lezaeta Acharán, quien se opuso a dicha intervención y me recomendó que siguiera con constancia el Régimen de Salud del capítulo 22 de su obra. A los dos meses de tratamiento reventó el tumor del recto y también otro que se me presentó en la garganta como efecto de una antigua afección muchos años antes sofocada con drogas. Restablecida así mi salud, sigo practicando el régimen del señor Lezaeta para conservarme sano».

FISURAS O GRIETAS DEL ANO

Son úlceras estrechas y alargadas que duelen mucho durante o después de evacuar. Se originan y mantienen por crónicos desarreglos digestivos.

Tratamiento

Es el mismo que el indicado para el prolapso del recto, aunque resulta especialmente eficaz, al acostarse, la cataplasma de barro sobre el vientre toda la noche en combinación con otra en la parte afectada. Para adultos, mi Régimen de Salud ya referido. Los niños, dieta cruda, paquetes y barro.

FÍSTULAS DEL ANO

La fístula es un canal que el organismo abre para dejar pasar sustancias extrañas de abscesos o tumores y, lógicamente, no debe cerrarse, porque se impedirá la obra defensiva del organismo, sofocando en el interior la materia corrompida y produciendo con ella mayores males.

La causa de esta dolencia es una acumulación de impurezas a consecuencia de putrefacciones intestinales, por fiebre interna y mal régimen alimenticio.

TRATAMIENTO

El remedio está en normalizar la digestión, refrescando las entrañas con una cataplasma de barro sobre el vientre durante la noche y, además, favoreciendo las eliminaciones morbosas mediante un Lavado de la Sangre diario por la mañana y uno o dos baños genitales por la tarde, de veinte a cuarenta minutos. También vapor de silla al acostarse. Dormir con una faja derivativa sobre vientre y riñones, en T, si no se ha preferido el barro, que es más eficaz. Sobre la boca de la fístula se mantendrá constantemente emplasto de fenogreco, que se cambiará cada ocho o diez horas.

En lo demás, sígase con constancia mi Régimen de Salud del capítulo 22.

Caso: el señor González, de San Antonio, de sesenta años, expone: «Desde hacía dos años sufría de almorranas. Los dolores y las hemorragias me tenían imposibilitado para trabajar. Tras leer la obra del señor Lezaeta, me decidí a seguir sus consejos y, además del régimen general, resolví aplicarme localmente zumo de limón. Una noche, al acostarme, me inyecté en el recto el zumo de dos limones. Creí morirme del dolor producido en parte tan sensible, pero soporté la aplicación. Al día siguiente me encontré muy aliviado y resolví continuar con el limón. A los ocho días de este tratamiento estaba libre de mis achaques, y así me mantengo hasta la fecha, cuando ha transcurrido más de un año».

Otro: la señora N. de Vargas, de treinta y cinco años y residente en Santiago. Dos veces fue operada de una fístula del ano. Cuando se creía libre de este achaque, volvió a presentarse con gran dolor, a raíz de ciertos desarreglos digestivos ocasionados por comer carne de cerdo. Siguiendo los consejos de esta obra, durante la noche durmió con una cataplasma de barro sobre el vientre, aplicándose previamente dentro del recto barro líquido inyectado con una perilla de caucho por el ano. El efecto fue sorprendente, ya que a los tres días la enferma se vio libre de sus achaques, que no han vuelto a reaparecer en los meses transcurridos.

ANURIA. SUPRESIÓN DE ORINA

No hay que confundir lo que se llama anuria, que es supresión de secreción de orina por una grave inflamación de los riñones, con la retención de orina que es producida en estos órganos, pero queda retenida en la vejiga por inflamación del canal de salida o de la próstata, glándula que rodea el cuello de la vejiga.

Tratamiento

En ambos casos el tratamiento estará orientado a descongestionar las entrañas. Ante todo se hace necesario regular el vientre, aplicando una lavativa, si es necesario cada día, incluso mañana y noche. Para desinflamar los riñones se aplica una envoltura de barro sobre el vientre y los riñones, día y noche, hasta que pase la crisis. Además, si se guarda cama, cada día se deberá aplicar un paquete largo por la mañana y seis frotaciones por la tarde. Mi Lavado de la Sangre podrá tomarse diariamente y aun dos veces cada día, si el enfermo está levantado. La dieta deberá ser exclusivamente cruda, de fruta o ensaladas, sin sal. En lo demás, sígase mi Régimen de Salud del capítulo 22.

ÁNTRAX

Con este nombre se designa la reunión de varios forúnculos que se forman en el espesor de la piel. Su presencia revela impurificación de la sangre y defensa orgánica que debe favorecerse con la eliminación de la materia corrompida.

Tratamiento

Localmente se aplicará fenogreco hasta que se expulse lo malsano. No debe operarse ni estrujarse con los dedos. Como tratamiento general, hay que seguir el Régimen de Salud del capítulo 22, con constancia, y mejor indefinidamente para conservarse sano.

FALTA DE APETITO

El apetito es una advertencia del organismo cuando desea comer, que más propiamente debe llamarse hambre. El concepto «hambre» corresponde a la necesidad fisiológica y «apetito», al falso concepto de esa necesidad.

La inapetencia siempre revela fiebre interna y, mediante la repulsión de los alimentos, el organismo procura evitar comidas que, en lugar de nutrir, serían causa de putrefacciones intestinales que intoxican. Si no existe hambre, sólo podrá comerse frutas o ensaladas crudas.

Tratamiento

Combatiendo la fiebre interna y activando la piel, se restablecerá el apetito, para lo cual es indispensable aplicar barro en el vientre, cuando menos durante la noche. Esta aplicación es el mejor aperitivo para los niños.

Siguiendo mi Régimen de Salud del capítulo 22, los adultos se librarán de la inapetencia, porque evitarán la fiebre gastrointestinal.

ARTERIAS: SUS DOLENCIAS

Se llama arterias a unos vasos muy resistentes, encargados de llevar la sangre desde el corazón a todos los órganos del cuerpo. Sus paredes en estado normal son elásticas y se contraen o dilatan siguiendo los movimientos del corazón, lo que ayuda a la circulación de la sangre y constituye el pulso. Las alteraciones del pulso denuncian anomalías del corazón o de las arterias; su frecuencia está en relación con la temperatura interna del cuerpo.

Las arterias sólo pueden enfermarse por efecto de una sangre viciada por desarreglos digestivos crónicos y graves y una deficiente actividad eliminadora de la piel. También las inyecciones, los sueros y las vacunas son causa de degeneración del sistema circulatorio.

Tratamiento

Hay que procurar regenerar la sangre mediante buenas digestiones y una actividad eliminadora de la piel. Así se elaborará sangre pura y se expulsará de ella lo inútil y perjudicial a la economía del organismo. Esta doble finalidad se conseguirá refrescando cada día las entrañas y afiebrando la superficie del cuerpo, mediante el Régimen de Salud del capítulo 22.

AORTA: SUS DOLENCIAS

Con este nombre se designa la gran arteria que sale del corazón. La dilatación de la aorta es consecuencia de una grave y crónica impurificación de la sangre por unos prolongados desarreglos digestivos y una deficiente actividad de la piel del enfermo. El tratamiento medicamentoso también produce y agrava esta dolencia.

Tratamiento

Mi «Régimen de Salud» del capítulo 22, seguido con constancia, restablece la normalidad en esta afección, incurable con drogas e inyecciones.

Caso: don Luis M. Rodríguez, abogado, residente en la calle Rosas, Santiago, fue desahuciado por dilatación de la aorta. Sentía fuertes dolores en el pecho, ahogos, dificultad para caminar y para hacer cualquier esfuerzo. Tras ser tratado durante mes y medio con medicación yodada no obtuvo mejoría. El 8 de octubre de 1935, se inició en mi sistema con un Lavado de la Sangre diario y demás prescripciones de este régimen de salud. Al décimo día de seguir este tratamiento, desaparecieron los síntomas de su afección. Actualmente, diecisiete años después, goza de bienestar, ya que no ha abandonado el Régimen de Salud del capítulo 22.

ARTERIOESCLEROSIS

Con este nombre se designa la dolencia más común de las arterias. Esta afección consiste en el endurecimiento y engrosamiento de sus paredes a consecuencia de la acumulación de materias extrañas en sus tejidos. Así pierden su elasticidad y resistencia, con lo que se dificulta la circulación de la sangre y la buena nutrición de los órganos, que por esta causa tienden a la degeneración.

Las circunstancias que favorecen el desarrollo de esta afección son: alimentación innatural y excesiva, falta de ejercicio físico, deficiente actividad cutánea, exceso de trabajo intelectual y, especialmente, abusos sexuales. Todo desgaste físico, intelectual, moral o sexual acumula en la sangre impurezas provenientes del consumo de energías y sustancias orgánicas. Sin lugar a duda, es el debilitamiento de la piel y una alimentación refinada y excesiva la causa principal de este mal crónico hoy tan extendido en las ciudades, especialmente entre gente acomodada.

Tratamiento

Hay que purificar la sangre respirando aire puro en todo momento y manteniendo buenas digestiones a base de frutas, preferiblemente naranjas, uvas, fresas y tomates.

Además, es necesario activar la eliminación cutánea con mi Lavado de la Sangre diario al sol o vapor. Los baños genitales son indispensables, así como los derivativos, y se pueden tomar dos cada día, de veinte a cuarenta minutos cada uno. Siguiendo con constancia mi Régimen de Salud del capítulo 22, se alivia esta grave dolencia.

ARTRITIS

Así se denomina el estado inflamatorio de las articulaciones. Puede ser aguda o crónica. Su causa es la impurificación de la sangre y la acumulación de materias extrañas. Estas materias pueden ser líquidas, como agua o como pus, aunque también existe la forma seca, que se manifiesta con un crujido de los huesos al moverse. Todas estas formas pueden producir anquilosis, es decir, inmovilidad de las articulaciones atacadas, si se tratan con medicamentos o cirugía.

Tratamiento

Se hace preciso seguir un régimen purificador de frutas o ensaladas crudas mientras subsista la afección. Si la región dolorida está fría, se aplicará sobre ella saquitos calientes de semillas de pasto miel en la forma que se indica en la sección «Dolor». Si la parte afectada está caliente, se aplicará barro fresco. Si el enfermo guarda cama, se aplicará seis u ocho frotaciones de agua fría por todo el cuerpo cada día, ortigando previamente las partes

LA MEDICINA NATURAL AL ALCANCE DE TODOS

afectadas. Por la noche, barro sobre el vientre y la parte dolorida si ésta se presenta caliente.

El enfermo en pie seguirá mi Régimen de Salud del capítulo 22. En todo caso, es indispensable practicar mi Lavado de la Sangre diario indefinidamente.

Caso: don G. y. M., que vive en la calle Bandera nº 172, de treinta años de edad, llevaba quince días postrado en cama, víctima de terribles dolores en las piernas, sin soportar ni las sábanas sobre las rodillas hinchadas. Le diagnosticaron «artritis gonocócica» y fue sometido a un tratamiento de inyecciones y sueros, recursos que fracasaron a la hora de curar esta afección que los facultativos atribuían a la acción de los gonococos provenientes de una blenorragia sofocada con lavados uretrales. Como último recurso para sus terribles dolores, los médicos habían resuelto cortar los nervios sensitivos de las rodillas, advirtiendo que con esto lo más probable sería que quedara paralítico para el resto de su vida. En estas condiciones, ordené que le aplicasen localmente saquitos calientes de semilla de pasto miel, con lo que desde el primer momento se sintió aliviado, y pudo abandonar la cama a los seis días, apoyado en bastones. A las cuatro semanas, el 18 de septiembre de 1935, pudo bailar cueca. Es de advertir que, con mi Régimen de Salud, reapareció la purgación que antes había sido sofocada con inyecciones, aunque este achaque se desvaneció por agotamiento de la materia malsana acumulada.

ASMA

Con este nombre se designa la afección de los órganos respiratorios que se manifiesta con una respiración dificultosa y más o menos sonora. Si se presenta sólo por períodos, se puede considerar un mal funcionamiento accidental de estos órganos, y resulta fácil de curar rápidamente.

Propiamente, el asma es una dolencia crónica que afecta a los pulmones y el corazón. Sus raíces están en un mal funcionamiento de los intestinos, debido a fiebre interna y anemia de la piel del enfermo. Se procurará mantener suelto el cuello y respirar aire puro en todo momento. Por lo general, a pesar de sus apariencias, el asma no es una enfermedad peligrosa. Solamente cuando los ataques son muy frecuentes se debilita el corazón y se nota un gran decaimiento en las fuerzas corporales.

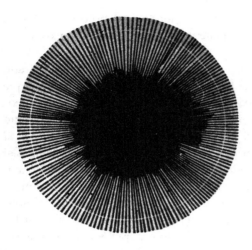

*Iris del ojo izquierdo, que revela
congestión crónica del interior del
cuerpo. La inflamación de la zona
digestiva ha abarcado la zona bronquial y también la cardíaca*

Tratamiento

El tratamiento del asma se dirigirá a congestionar la piel del enfermo y a normalizar su digestión, refrescando el interior de su vientre con baños genitales y una cataplasma de barro durante la noche. Además, se observará una dieta sin carnes, aliños, ni excitantes, y mejor solamente frutas crudas o ensaladas. En casos agudos, deberá seguirse el tratamiento referido en «Primeros auxilios o tratamientos de afecciones agudas». Conviene ortigar todo el cuerpo antes de cada frotación de agua fría para así descongestionar los bronquios.

Como bebida, el padre Tadeo recomendaba un té de limpiaplata, liquen islándico y tusílago.

El asma puede ser una dolencia más peligrosa cuando compromete el corazón. En ese caso, el enfermo vigilará la digestión y guardará reposo en cama con la cabeza y el pecho levantados, cuidando de mantener calientes los pies y las manos con ortigaduras por todo el cuerpo antes de cada frotación.

Los ejercicios respiratorios al aire libre son eficaces para combatir el asma, pues fortalecen los órganos respiratorios.

Si el enfermo puede levantarse, deberá seguir mi Régimen de Salud del capítulo 22 indefinidamente.

Caso: el doctor V. R. R., de setenta años, acaudalado vecino de Los Ángeles, solicitó mis consejos para aliviarse de un asma que lo atormentaba desde hacía muchos años y que se resistía a todo tratamiento médico. Le aconsejé que siguiera con constancia el Régimen de Salud que aparece en este libro. A los dos meses de practicarlo declaraba estar libre de problema y que estaba obteniendo espléndidos resultados aplicando mi sistema entre su clientela, en enfermos crónicos, como diabéticos y sifilíticos.

Otro: de México se me ha remitido el siguiente comunicado: «Ramón Tirado J. R., del estado de Sinaloa, República Mexicana: hago constar que después de siete años de padecer asma, enfermedad que los médicos alópatas han considerado incurable, me he aplicado el tratamiento que para el caso indica el libro denominado *La medicina natural al alcance de todos*, cuyo autor es el distinguido sabio naturista Manuel Lezaeta Acharán, haciendo la declaración de que, después de haber consultado, en el curso de los siete años de mi enfermedad, como a unos diez médicos alópatas, todos me desahuciaron después de aplicarme infinidad de medicamentos en tomas e inyecciones, con las cuales se agravó mi dolencia hasta la desesperación. Al cabo de un mes y medio de aplicarme cada día el tratamiento del sabio naturista mencionado, ahora me encuentro en perfectas condiciones de salud. Esta constancia la expido sin que me la haya solicitado el autor del libro, pero lo hago como una propaganda para su obra, que considero maravillosa, en la ciudad, estado y república antes mencionados, a los once días del mes de octubre de mil novecientos cuarenta y cinco. [Firmado:] Ramón Tirado J. R.».

Otro: la señora Rebeca de Arechavala, de veintiséis años, de Santiago, víctima de asma, llegó a padecer un estado tan calamitoso que no podía dar paso alguno sin sentir que se ahogaba. Consultó cinco médicos de la capital sin conseguir alivio, empeorando cada vez más. Su marido había conseguido verse libre de un reumatismo crónico practicando los consejos que para el caso recomiendo en este mismo libro. Con esta experiencia aplicó a su esposa el régimen que prescribo para tratar el asma. Desde el primer Lavado de la Sangre, pudo caminar hasta su casa, a más de ocho cuadras. A los ocho días de seguir el Régimen de Salud del capítulo 22, la antes asmática había recuperado totalmente su salud, que en la actualidad conserva sin haber abandonado el sistema.

Otro: don Domingo Román, de la calle Patronato nº 474, Recoleta, me escribe: «Mi único hijo, desde los cinco años y por espacio de catorce, padeció asma rebelde a todo tratamiento médico, a pesar de haber recurrido a profesores especialistas. Oyendo referencias de una persona que aún no conozco, y como último recurso, lo consulté con usted y, siguiendo sus sabios consejos, en el corto espacio de veintiocho días desaparecieron definitivamente los terribles ataques que lo martirizaban cada noche, dejándome a mí y demás familiares en tal desesperación que casi nos habíamos resignado a la pronta y eterna despedida de mi querido hijo».

Han transcurrido más de seis años y el joven Román, en la actualidad, hace largas excursiones, sube montañas y juega a la pelota sin que haya vuelto su antiguo problema.

ATAQUES CONVULSIVOS

Estos ataques siempre revelan reacciones orgánicas que denuncian graves trastornos nerviosos por impurificación y mala circulación de la sangre de la víctima. Cuando esta impurificación no es heredada, que es lo más frecuente en niños y jóvenes, es efecto de una intoxicación medicamentosa intestinal y, generalmente, por estreñimiento. La piel de estos enfermos siempre se presenta anémica e inactiva debido a un crónico desequilibrio térmico del cuerpo, con fiebre gastrointestinal.

Tratamiento

En los casos agudos deberá seguirse el régimen señalado en «Primeros auxilios o tratamientos de afecciones agudas». Los enfermos crónicos, seguirán mi Régimen de Salud del capítulo 22.

El mejor calmante en estos casos es el barro sobre el vientre y también en la cabeza. Una lavativa para mantener libre el intestino es, por regla general, una aplicación indispensable que da buen resultado desde el primer momento.

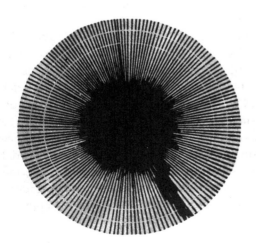

Iris del ojo izquierdo en que aparece crónicamente congestionado el bazo. Como se ve, esta afección se deriva de la inflamación que aparece afectando la zona digestiva. También se ve manchada la región del bazo como efecto de una intoxicación con inyecciones de antibióticos

BAZO

Este órgano glandular está situado en el lado izquierdo del vientre y es uno de los encargados de la defensa del organismo, ya que destruye sustancias extrañas y tóxicas, motivo por el cual se irrita e inflama cuando se presenta impurificación de la sangre de origen intestinal y especialmente medicamentoso. El iris de los ojos siempre revela en el bazo la intoxicación medicamentosa; en la zona iridal correspondiente a este órgano aparecen manchas o inflamaciones producidas por los venenos de botica. Las enfermedades del bazo son, pues, una consecuencia de la impurificación de la sangre, y su tratamiento, además de una dieta vegetariana para mejorar la digestión, debe favorecer las eliminaciones a través de la piel.

Tratamiento

En casos agudos deberán seguirse las instrucciones de «Primeros auxilios o tratamientos de afecciones agudas». Si el enfermo está de pie, deberá practicar mi Régimen de Salud del capítulo 22.

BRONQUIOS: SUS DOLENCIAS

Los bronquios son los conductos que, de la tráquea, entran en el pulmón correspondiente, dividiéndose en ramificaciones cada vez más pequeñas, hasta terminar en tubos finísimos, y, por fin, en vesículas cuyas paredes permiten el intercambio del aire con la sangre.

La función de los bronquios es llevar aire puro del exterior a todas las partes de los pulmones y expulsar el mismo aire después de ser utilizado, junto con otros desechos orgánicos.

Las dolencias de los bronquios son resultado de un aire viciado y del afeminamiento de la piel, que obliga a las impurezas a buscar salida al exterior por las mucosas. Como siempre, cuando estas materias extrañas no vienen de fuera, se elaboran en el intestino con las fermentaciones pútridas originadas por la fiebre interna. La inactividad de la piel dificulta la expulsión a través de los poros de estas materias dañinas, las cuales entonces se dirigen al interior irritando las mucosas, donde producen inflamaciones agudas o crónicas, conocidas con el nombre de catarro. Las impurezas del aire, como el polvo, los gases tóxicos o el humo del tabaco, también afectan a estos órganos, cuyas dolencias se denominan bronquitis aguda o catarro de los bronquios, bronquitis crónica, bronconeumonía, asma bronquial y coqueluche o tosferina.

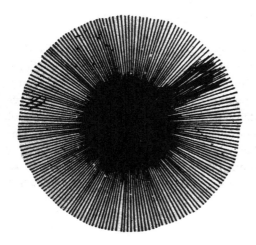

Iris izquierdo que revela inflama-
ción crónica de los bronquios de
ese lado del pecho. Como se ve, la
inflamación bronquial arranca de
la zona digestiva afiebrada, donde
se elaboran las materias morbosas
causantes de la afección

La naturaleza de todos estos estados es la misma: congestión de las mucosas y anemia de la piel del enfermo. De ahí que su tratamiento sea uniforme: refrescar las entrañas y afiebrar la superficie del cuerpo.

Tratamiento

Para que desaparezcan las afecciones de los bronquios hay que empezar por normalizar la digestión, combatiendo la fiebre interna del vientre, para lo cual es necesario seguir un régimen alimenticio a base de frutas crudas y ensaladas. Además, hay que activar la piel, recurriendo a frecuentes ortigaduras generales, seguidas de frotaciones frías, en casos graves.

También es preciso respirar aire puro en todo momento, procurando hacer respiraciones profundas con frecuencia.

En casos agudos se seguirán las instrucciones dadas en el apartado «Primeros auxilios o tratamientos de afecciones agudas».

Si el enfermo está de pie y en los casos crónicos, se realizará mi Régimen de Salud del capítulo 22.

Una tisana de limpiaplata, líquen islándico, ortigas, tusílago, altea y un poco de fenogreco es eficaz como disolvente de las mucosidades del pecho, y puede tomarse una cucharada cada hora.

Caso: don L. González, de Oficina María Elena, de cuarenta y un años. Pasó quince días en cama tratado de bronquitis con inyecciones y drogas. Cada día se sentía peor, hasta que resolvió dejar la medicina y someterse al régimen de este libro. Bastó con que una noche se aplicase vapor de piernas durante quince minutos, haciendo antes un chorro de agua fría de un minuto, para que al siguiente día pudiera levantarse libre de su achaque, que no ha vuelto a presentarse en el transcurso de diez años.

Otro: don Francisco Simón, antiguo empleado del Banco de Chile, fue desahuciado por bronconeumonía. Es de advertir que este caballero, según los médicos, había perdido hacía dieciocho año un pulmón a consecuencia de una tuberculosis. Pues bien, a pesar de este antecedente se salvó con seis frotaciones de agua fría, previa ortigadura del cuerpo cada día, una cada hora. A los ochenta y un años subía diariamente al cerro San Cristóbal, sin sentir cansancio.

Diez años después murió atropellado por un microbús, cuando se jactaba de un gran bienestar y seguía cada día mi Régimen de Salud del capítulo 22.

BUBÓN

Con este nombre se designa la inflamación de algún ganglio, generalmente de las ingles. El bubón es efecto de una impurificación aguda de la sangre, que irrita estos órganos encargados de retener las materias dañinas que en ella circulan. Generalmente aparece después de una llaga o chancro en los órganos genitales. Si se abre y supura, revela una defensa orgánica benéfica.

Tratamiento

Hay que purificar el fluido vital practicando mi Lavado de la Sangre a diario. A los niños se les hará un paquete en su lugar o el tratamiento señalado en «Primeros auxilios o tratamientos de afecciones agudas». Durante la crisis, se llevará una dieta exclusiva de frutas crudas o ensaladas. Sobre las llagas se mantendrá fenogreco hasta agotar la expulsión de materia corrompida.

Los adultos, además, seguirán mi Régimen de Salud del capítulo 22.

CÁLCULOS O PIEDRAS

Los cálculos son acumulaciones de impurezas endurecidas, que pueden formarse en diferentes partes del cuerpo, especialmente en la vesícula biliar y en los riñones. La causa de estas materias extrañas en el cuerpo siempre está relacionada con desarreglos digestivos crónicos y un mal funcionamiento de la piel, todo a consecuencia de un grave desequilibrio térmico del cuerpo.

Tratamiento
Seguir con constancia e indefinidamente el Régimen de Salud del capítulo 22.

Caso: don Francisco Ibieta, de cuarenta años, padeció varios cólicos nefríticos en el riñón derecho. Cuando barajaba la idea de la intervención quirúrgica, me consultó. Lo convencí de que siguiera con constancia mi Régimen de Salud del capítulo 22, y en un año expulsó diez cálculos, algunos del tamaño de un guisante, además de abundante arena. Para ello bastó con un Lavado de la Sangre y tres baños genitales al día, así como una dieta de naranjas y frutas de la época.

CIÁTICA

Con este nombre se designan los dolores del nervio ciático que toman el muslo y la pierna. Denuncian siempre un forzado trabajo de los riñones para eliminar un exceso de impurezas provenientes de desarreglos digestivos crónicos y una deficiente actividad eliminadora de la piel.

Tratamiento
En casos agudos se seguirán las instrucciones dadas en «Primeros auxilios o tratamientos de afecciones agudas». Como aplicación local, y si la piel está caliente, recomiendo una cataplasma de patata cruda rallada o barro. Si la piel se presenta fría, hay que aplicar cataplasmas calientes, como se explica en la sección «Dolor».
Mi Régimen de Salud del capítulo 22 está indicado para los adultos en pie y los enfermos crónicos.

CÓLICOS

Por cólico se entiende el dolor producido por un espasmo o contracción violenta de cualquiera de los tubos que conducen una u otra sustancia en el organismo, como son los intestinos, cuya contracción dolorosa y violenta se llama «cólico intestinal»; el colédoco, canal que conduce la bilis del hígado al intestino y cuya contracción es también muy dolorosa, «cólico hepático»; y el uréter, que conduce la orina del riñón a la vejiga y cuya contracción se llama «cólico nefrítico».

Tratamiento

Para eliminar los dolores de los cólicos, es preciso descongestionar las entrañas, congestionando la piel. Para ello necesitamos un paquete largo por la mañana y seis frotaciones por la tarde cada día. Durante la noche, una cataplasma o envoltura de barro alrededor del vientre y los riñones. A nivel local, conviene aplicar saquitos calientes de semillas de pasto miel según las instrucciones que se dan en la sección «Dolor». Las cataplasmas de linaza producen un efecto similar. El frío también es calmante y, en este sentido, el barro es más eficaz cuando la parte afectada está caliente o afiebrada. En este caso, también la cuajada de leche o la cataplasma de patata cruda rallada obra como desinflamante.

Los saquitos de pasto miel se renovarán cada veinte minutos, para lo cual se tendrán dos listos, haciendo siempre la frotación fría local y prolongando las aplicaciones hasta que desaparezca el dolor.

El ayuno o el régimen estricto de frutas o ensaladas crudas sin sal es indispensable en estos casos.

Sin perjuicio de lo dicho, en estos casos agudos, deberá seguirse lo expuesto en «Primeros auxilios o tratamientos de afecciones agudas».

El enfermo crónico seguirá el Régimen de Salud del capítulo 22, con constancia e indefinidamente.

CORAZÓN: SUS DOLENCIAS

(dilatación, hipertrofia, lesiones valvulares, taquicardia, endocarditis, miocarditis, infarto, pericarditis, neuritis, angina péctoris)

Nadie muere del corazón: mueren por sangre mala.

Padre Tadeo

Se llama corazón al órgano central de la circulación de la sangre. Este órgano entra en función al iniciarse la vida y es también el último que nos abandona. La sangre, para circular por todo el cuerpo y a través de los tejidos, necesita ser impulsada continuamente por una fuerza que al mismo tiempo que la lleva a las extremidades la retire de allí, para nuevamente enviarla al interior. Este maravilloso trabajo lo hace el corazón, que tiene el mecanismo de una bomba aspirante e impelente, en combinación con los pulmones. Como es tan importante la función que desempeña este órgano en el cuerpo, ha sido dotado de una resistencia a toda prueba, y no existen enfermedades propias de esta víscera, sino que sus alteraciones se deben a la mala calidad de la sangre que debe movilizar. Así como una bomba de

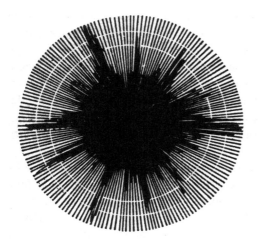

Iris del ojo izquierdo que revela desarreglos digestivos crónicos por inflamación crónica del estómago y los intestinos, fiebre interna. Las malas digestiones crónicas han producido una impurificación general que se manifiesta por anillos nerviosos, congestión del corazón, bazo, riñón y otros. La piel y extremidades están frías y anémicas

buena construcción no se altera con el uso cuando trabaja con agua pura y tiene una duración indefinida, esto no sucede cuando el agua está cargada de sustancias extrañas. De modo que el corazón que trabaja con una sangre libre de impurezas nunca enferma. Podemos decir que nadie enferma ni muere del corazón, sino por sangre mala, heredada o proveniente de desarreglos digestivos crónicos y una eliminación deficiente a través de la piel. También los sueros, las inyecciones y las vacunas malean el fluido vital.

Las dolencias del corazón no tienen «remedio», porque todas ellas en grado variable son una consecuencia de la impurificación de la sangre, y ésta no puede purificarse con recursos farmacéuticos, ni con cirugía.

De ahí que todas las dolencias del corazón desaparecen purificando la sangre mediante aire puro, buenas digestiones y una activa eliminación a través de la piel.

Lo que más fatiga al corazón es la fiebre interna. Ésta se manifiesta por agitación del pulso. Este aumento de trabajo debilita el músculo cardíaco, congestionándolo progresivamente.

También esta agitación circulatoria congestiona los pulmones disminuyendo su capacidad respiratoria, con lo que el corazón queda doblemente afligido: por un lado, exceso de trabajo y, por el otro, falta de cooperación de la función respiratoria de la cual depende la normal circulación de la sangre en todo el cuerpo.

Es sabido que las respiraciones profundas alivian al corazón. Las emociones, sustos, penas, esfuerzo físico violento, etc., exigen un suspiro o respiración profunda para que el individuo sienta una sensación de alivio. Estas respiraciones profundas deben practicarse a menudo durante el día y mejor al aire libre.

A medida que el corazón acelera su ritmo, se hace más corta la onda sanguínea en el cuerpo. Con 70 pulsaciones en un adulto, la sangre se moviliza fácilmente desde el cuero cabelludo hasta la planta de los pies del sujeto. Entre 120 y 140 pulsaciones, la sangre se encharca en el pecho y el vientre, y apenas llega a la piel y las extremidades. De ahí que una piel cadavérica, el frío en las extremidades y la hinchazón de piernas y pies se consideren síntomas de problemas del corazón.

El excesivo trabajo de este órgano como efecto de la fiebre interna congestiona sus paredes y aumenta su volumen, degenerando su vitalidad.

Las emociones repentinas o prolongadas, comer y beber demasiado, respirar aire viciado, el abuso en los deportes, los excesos sexuales y la falta de reposo nocturno son causa de debilitamiento del corazón. Los medicamentos en general y especialmente las vacunas, los sueros y las inyecciones obran como venenos en este órgano. El abuso del tabaco, alcohol, café, té y todo excitante tiene un efecto similar. La sangre impura también irrita las mucosas del corazón y congestiona sus tejidos.

La obesidad, al cubrir de grasa el músculo cardíaco, obliga al corazón a un mayor esfuerzo, que lo debilita y atrofia. Un efecto análogo se produce cuando hay falta de elasticidad en las arterias y venas, endurecidas y esclerosadas a causa de la acumulación de materias extrañas en sus tejidos.

Los desarreglos digestivos, y de un modo más grave el estreñimiento, repercuten siempre en el corazón. La presión de los gases estomacales sofocan la actividad cardíaca y llegan a producir alteraciones en el pulso. De ahí que estos enfermos deban ser metódicos, sobrios y prudentes en sus comidas.

En cambio, como se ha dicho, las respiraciones profundas como hondos suspiros dan descanso al corazón porque favorecen la circulación de la sangre. Es un error creer que esta circulación es obra exclusiva del corazón. En realidad, son los pulmones los que mantienen el flujo y reflujo de la onda sanguínea a través del cuerpo, mientras que el corazón desempeña el papel de regulador de este proceso.

Como la sangre maleada es la causa de toda dolencia del corazón, es necesario purificar el fluido vital para restablecer la salud de este órgano. Para ello es preciso normalizar la digestión del enfermo y activar sus eliminaciones a través de la piel, riñones e intestino. Para obtener este resultado, se colocará el cuerpo en equilibrio térmico, refrescando el interior de su vientre y congestionando su superficie y extremidades.

Tratamiento

Si el enfermo guarda cama, seguirá las indicaciones de «Primeros auxilios o tratamientos de afecciones agudas».

En caso de crisis o ataque, conviene derivar la sangre a la piel, y especialmente a las extremidades, con una ortigadura general seguida de una frotación de agua fría o envolturas húmedas.

Para las intermitencias y ahogos, se recomienda aplicar localmente una cataplasma de cuajada de leche sobre la región cardíaca, renovando ésta cada vez que se caliente. Su efecto es descongestionante.

Si se está de pie se seguirá con constancia el «Régimen de Salud» del capítulo 22. También está especialmente recomendado mi Lavado de la Sangre, cada día.

Una taza diaria de infusión de maíz de hualtata con limpiaplata, en tres porciones al despertar, al mediodía y antes de ir a dormir, alivia las afecciones del sistema circulatorio.

Caso: don A. H., de cuarenta y dos años, jefe del Depto. de la Caja de EE. PP., durante cuatro años sufrió del corazón, llegando a experimentar dos ataques que lo tuvieron a las puertas de la muerte. Su estado llegó a ser tan lamentable que no podía salir a la calle porque se ahogaba al andar pocos pasos. Los facultativos lo desahuciaron por tratarse de lesiones en las arterias coronarias, que son las que nutren al músculo cardíaco.

Vio alejarse sus achaques a los pocos días de iniciar el Régimen de Salud que le prescribí junto a mi Lavado de la Sangre, dos baños genitales de treinta minutos cada día, barro sobre el vientre durante la noche y alimentación cruda en el desayuno y comida. Sin cansancio, hacía el viaje a pie desde su casa, situada en Bellavista, frente al puente del Arzobispo, hasta la Plaza de Armas de la capital, más de veinte cuadras.

Tres años después, sigue practicando el Régimen de Salud prescrito y su grave dolencia no ha vuelto a aparecer .

Otro: don E. N., industrial de Cisterna, de cincuenta y cinco años, sufrió, en el transcurso de doce días, ocho ataques de angina de pecho, que fueron tratados, cada uno, activando la piel con ortigadura por todo el cuerpo, seguida de frotaciones de agua fría cada hora. Durante la noche se mantenía una cataplasma de barro sobre el vientre y, a veces, cuajada de leche sobre el corazón. El vientre se mantenía regulado con una lavativa de agua fría. Como alimentos, ingirió solamente fruta cruda en pequeñas cantidades y con frecuencia. Al séptimo ataque, parecía que el cuerpo ya no obedecía al tratamiento practicado. Entonces, se le hicieron aplicaciones calientes de almohadillas de semillas de pasto miel, desde los codos hasta las manos y desde las rodillas hasta los pies, combinadas con frotaciones precedidas de ortigaduras cada vez que se cambiaban las almohadillas, es decir, cada media hora. Así se salvó este enfermo, después de siete ataques, cuando con inyecciones los pacientes se van al segundo o tercer ataque de angina de pecho.

El pulso irregular y débil del principio, de 110 pulsaciones por minuto, a los tres días del último ataque se había normalizado y era de 72 por minuto.

Este mismo enfermo, dos años antes, había sido víctima de una parálisis en todo el lado izquierdo de su cuerpo, aunque se restableció totalmente de esta dolencia con mi Régimen de Salud.

Otro: de Santa Fe, don Carlos Bunster, acaudalado agricultor de esa zona, escribe a un amigo lo siguiente: «A pesar de que no he seguido al pie de la letra el Régimen de Salud que Lezaeta me prescribió para mi mal del corazón, estoy sano como un chiquillo de veinticinco años [tiene sesenta y cinco]. Un tal señor Pedro Chibeau, dueño de una curtiduría en Los Ángeles, que estaba definitivamente desahuciado del corazón, siguió mis consejos sobre el sistema Lezaeta y se salvó: hoy es otro hombre».

PRESIÓN Y DEPRESIÓN ARTERIAL

La presión alta de la sangre es hoy una dolencia de moda entre la gente acomodada. La sangre, al cargarse de materias extrañas, se impurifica, pierde su fluidez y se vuelve viscosa. Para movilizar esta sangre espesa, el corazón y las arterias deben forzar su trabajo, de donde resulta el aumento de la presión arterial. Un fenómeno análogo ocurre a simple vista: se necesita mayor presión para movilizar alquitrán por una cañería que para movilizar agua pura.

Este fenómeno constituye, pues, una defensa orgánica cuya causa, la impurificación y la deficiente actividad eliminadora de la piel, debemos atender.

La baja presión arterial revela una débil defensa orgánica por debilitamiento del sistema nervioso, más o menos intoxicado.

Podemos decir que la presión alta revela un estado agudo de impurificación del fluido vital y la presión baja denuncia un estado crónico.

En ambos casos, el tratamiento se dirigirá a normalizar la composición de la sangre, respirando aire puro, mediante buenas digestiones y activa eliminación a través de la piel, los riñones y los intestinos.

Tratamiento

Las crisis agudas se tratarán como se indica en la sección de «Primeros auxilios o tratamientos de afecciones agudas». Si el enfermo está en pie, deberá seguir con constancia mi Régimen de Salud del capítulo 22.

Puedo afirmar que si el enfermo restablece su digestión con una dieta cruda de frutas o ensaladas sin sal, dos o tres baños genitales y un Lavado de la Sangre diario, en pocos días desaparece la alta presión arterial.

DIABETES

Se conoce con este nombre la alteración de la nutrición que imposibilita al organismo para asimilar y aprovechar el azúcar de los alimentos, por lo que el cuerpo se ve obligado a expulsar por la orina esta sustancia que, al quedar en su interior, le perjudicaría como cualquier materia extraña.

Regida nuestra Naturaleza por leyes inmutables que la llevan a mantener su vida, no puede obrar en su perjuicio, de ahí que si expulsa el azúcar de los alimentos es porque, al no estar en aptitud de aprovechar este producto, su permanencia en el organismo sería causa de perturbación, y, por tanto, de mayor perjuicio.

La acidificación de la sangre por fermentaciones pútridas del intestino hace necesario expulsar el azúcar destinado a aumentar el proceso de fermentación ácida originado por la fiebre interna. Así, pues, la eliminación de azúcar es favorable y no debe suprimirse con drogas como insulina, sino atender la causa del desarreglo, que está en la digestión, refrescando el tubo digestivo.

Las víctimas de esta dolencia suelen ser personas que abusan de la buena mesa y privan a su cuerpo de ejercicio físico, aire puro y actividad eliminadora de su piel. Por el contrario, es desconocida entre los campesinos, que transpiran en su trabajo diario al aire libre y se alimentan frugalmente.

La orina del diabético es abundante, llegando a tres o más litros diarios. Esta pérdida de líquido provoca una sed insaciable. Además de estos síntomas, pueden sufrir insomnio, dolor de cabeza, picazón de la piel, trastornos en la vista y debilidad general. Suele haber gran apetito, pero a pesar de que el enfermo come mucho, va perdiendo peso porque el organismo no puede aprovechar debidamente los alimentos, que se corrompen por la fiebre interna, siempre existente en estos enfermos.

Es sabido que en el diabético cualquier herida se transforma en úlcera supurante. Esos procesos son resultado de la tendencia curativa del organismo, que de esa forma procura deshacerse de las impurezas de su sangre,

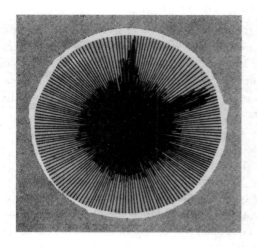

Este iris del ojo derecho revela la gran inflamación del aparato digestivo característica del diabético, y que afecta también al hígado y riñón correspondiente. Esta inflamación crónica, fiebre interna, va unida a una anemia de la piel, extremidades y cerebro que se manifiesta por una nube lechosa en la periferia del iris

elaboradas mediante malas digestiones crónicas propias de estos enfermos. Las heridas supuran y no cierran porque por ellas el cuerpo descarga materias perjudiciales para su funcionamiento.

La medicina se empeña en hacer desaparecer el azúcar de la orina por medio de medicamentos y un régimen de alimentación antinatural, como suprimir alimentos que pueden producir azúcar, sustituyéndolos por carnes y otros productos concentrados. Con esto sólo se consigue que el enfermo se intoxique todavía más, ya que aumenta la acumulación de sustancias extrañas en su cuerpo y los órganos de la digestión se ven obligados a realizar un trabajo excesivo, con lo que el paciente, a pesar de la sobrealimentación, cada día pierde más sus fuerzas. No es de extrañar, pues, que al tratar la diabetes de una forma tan antinatural, sea una enfermedad incurable.

Para verse libre de esta dolencia, es preciso adoptar un régimen alimenticio a base de frutas crudas, ensaladas y semillas, como nueces, sin importar que se ingiera o no azúcar natural, porque no es esto lo que va a solucionar el problema; sólo importa restablecer la normalidad digestiva, de donde resultará la formación de una sangre pura.

El diabético está desnutrido e intoxicado a causa de las putrefacciones intestinales, originadas por la fiebre interna y la inactividad de su piel. La temperatura alta favorece la fermentación pútrida y crea sangre ácida y tóxica, característica de la acidosis común a estos enfermos.

Los alimentos crudos son los que más convienen al diabético —aguacates, manzanas, fresas, naranjas, nísperos, cerezas, nueces, almendras, avellanas, aceitunas sin sal o aceite—; también algunos cocidos —pan integral (poco), sopas de copos de avena o verduras, espárragos, alcachofas, setas, repollos, coles, coliflor, ensaladas de apio, lechugas y espinacas— o al vapor —alubias tiernos, guisantes tiernos (pocos), acelgas, habas tiernas, pencas, tallos crudos, cebolla, achicoria, tomates, pepinos, rábanos, etc. A continuación expongo un ejemplo de menú para diabéticos:

Al despertar: un vaso de agua pura o con zumo de limón.

Desayuno: manzanas o naranjas (de una a tres). En general, fruta cruda de la época.

Almuerzo: una ensalada abundante, especialmente con lechuga, una tortilla de verduras con huevos y un poco de queso fresco, si se desea. De postre, una manzana asada o almendras.

Cena: una ensalada abundante, una taza de caldo de cereales (trigo, maíz, cebada y avena hervidos), o de verduras con una yema de huevo o sin ella y un poco de pan integral con nueces o requesón.

Tratamiento

Los llamados diabéticos son víctimas de un gran debilitamiento de la piel, que se presenta seca y fría. De ahí que el tratamiento de estos enfermos deba procurar endurecer este órgano y activar sus funciones. Recomiendo una frotación de agua fría al despertar, ortigando previamente todo el cuerpo, además de baños genitales de veinte a treinta minutos, de dos o tres al día. También es indispensable aplicar mi Lavado de la Sangre diariamente, así como una cataplasma de barro por la noche sobre el vientre para combatir la fiebre del aparato digestivo y evitar las putrefacciones intestinales.

Se llevará una vida al aire libre con ejercicio moderado y abrigo que permita la circulación de aire en la piel. Es necesario favorecer siempre la normalidad funcional del aparato digestivo y la actividad cutánea mediante un equilibrio de las temperaturas interna y externa del cuerpo.

La hoja de la morera, en infusión, alivia al diabético. Por regla general, hay que seguir con constancia el Régimen de Salud del capítulo 22.

Caso: en los Baños Santiago, don V. T., de cincuenta años. Tras tres años tratado de diabetes con insulina y un régimen alimenticio a base de carne, perdía fuerzas cada día, y había gastado más de 50 000 pesos en médicos, laboratorios y farmacias.

Cuando me consultó tenía 55 gramos de glucosa por 1000 de orina. Al año de practicar mi Régimen de Salud, su azúcar había bajado a 12 por 1000, a pesar de habérsele permitido una alimentación libre, con abundancia de frutas, miel de abejas, patatas, porotos, fideos, arroz, pan, etc., todos ellos antes prohibidos por ser productores del azúcar que se combatía.

Suprimida toda droga, el enfermo se aplicó cada día una frotación de agua fría por todo el cuerpo al despertar, Lavado de la Sangre diario, un baño genital por la tarde y barro en el vientre durante la noche. Con estas prácticas normalizó su digestión y activó la eliminación de impurezas de su cuerpo.

El antiguo diabético se declara hoy un hombre sano que persevera en la práctica del régimen que le ha devuelto la salud y del cual es un entusiasta propagandista.

DIENTES

Los dientes y las muelas desempeñan un papel relevante en nuestra economía orgánica, ya que resultan indispensable para una buena digestión y, en consecuencia, para formar sangre pura.

El individuo que se alimenta de frutas, semillas y ensaladas crudas no sufre de caries ni suciedad en la dentadura, pero el hombre civilizado, con la alimentación cocinada, ensucia sus dientes y los destruye por efecto de las putrefacciones intestinales, que desarrollan ácidos corrosivos. A fin de evitar estos inconvenientes, es necesario asear diariamente la dentadura, usando un cepillo adecuado y empleando agua con cenizas de romero. Las pastas dentífricas son perjudiciales porque casi todas contienen piedra pómez o creta, que gastan el esmalte de los dientes y suben las encías. Las caries denuncian malas digestiones y a su vez son causa de perturbaciones digestivas y de intoxicación de la sangre, que llega a afectar la normalidad del hígado, riñones y corazón. Hay, pues, que examinar todos los años la dentadura, empastando las caries y extrayendo todo lo que no admita arreglo.

Con frecuencia, la medicina profesional atribuye dolores reumáticos y artríticos a las afecciones dentales. Guiada por esta falsa idea, prescribe la extracción de toda la dentadura a individuos que aún la conservan sana. Por supuesto que, con este atentado contra la integridad del organismo, nada se remedia, sino que se agravan los desarreglos digestivos que sólo pueden evitarse con una buena y completa masticación de los alimentos para así elaborar sangre pura, remedio único e insustituible para toda dolencia.

Los dolores de muelas se alivian con cataplasmas de barro renovadas en cuanto se calientan. También el paquete de pantorrillas y el chorro de rodillas, que descargan la congestión de la cabeza, alivian dicha dolencia.

La piorrea es una afección en que supuran las encías y se aflojan los dientes. Su causa está en las putrefacciones intestinales por fiebre crónica de las entrañas.

Tratamiento

Si se sueltan los dientes, se recomienda frecuentes tragos de la siguiente infusión: a partes iguales, hervir durante diez minutos limpiaplata, raíz de tormentilla, raíz de genciana, flores de árnica y sal de cocina. La cataplasma de barro sobre la parte correspondiente de la cara es inmejorable también para afirmar los dientes atacados de piorrea. Se aplicará diariamente al menos por la noche.

Mi Régimen de Salud del capítulo 22 puede seguirse de forma indefinida; con él desaparece definitivamente la llamada piorrea, afección incurable para la medicina oficial.

Caso: don A. F. iba a sufrir la extracción de los dientes y muelas del lado derecho de su mandíbula superior. Las radiografías revelaban que dichos dientes tenían las raíces nadando en pus. A las cuatro semanas de practicar puntualmente mi Régimen de Salud y de aplicarse barro en la cara durante la noche, había desaparecido la piorrea y los dientes estaban firmemente en su lugar.

Otro: don L. M.. R., de setenta años, residente en Santiago, fue tratado inútilmente de «piorrea». En cincuenta días se vio libre de esta dolencia siguiendo cada día mi Régimen de Salud del capítulo 22 y con aplicaciones locales externas de barro durante la noche.

Otro: don Carlos Weber, de cincuenta años, que sufría la misma dolencia, en treinta días se libró de que le extrajeran todos sus dientes, aplicándose barro en la cara y siguiendo el régimen indicado.

DIFTERIA Y CRUP

La llamada difteria es una dolencia caracterizada por la aparición de falsas membranas en la garganta, a causa de una acumulación de sustancias extrañas en el organismo.

Esta crisis se presenta con temperatura más o menos elevada, vómito, delirio, convulsiones, palidez anormal, voz gangosa y dificultad para tragar. La garganta se cubre de membranas blanco-grisáceas, con hinchazón de los ganglios del cuello. Las complicaciones peores que pueden sobrevenir son la bronconeumonía y la propagación de la difteria a la laringe, dolencia que se denomina Crup.

Crup es, pues, la membrana interna con inflamación de la mucosa de la laringe, que hace muy difícil la entrada del aire a los pulmones, lo que causa que se produzca un fuerte ahogo acompañado de un ruido estridente y prolongado, debido a la dificultad del paso del aire al interior; también causa disnea. La sofocación es cada vez más frecuente, hasta que se hace continua: la cara se torna de color azulado y existe peligro de asfixia. Esta dolencia ataca generalmente a los niños hasta los ocho años, y se trata de una enfermedad gravísima. La salvación de la víctima sólo es posible con un tratamiento adecuado, siempre que sus órganos estén sanos.

Por lo común, las víctimas de crup son hijos de padres sobrecargados de materias extrañas a causa de desarreglos digestivos y una deficiente eliminación cutánea.

Tratamiento

Para auxiliar a estos enfermos hay que refrescar el interior del vientre a fin de detener la fermentación de materias extrañas allí acumuladas. Además, es preciso activar la piel y congestionarla para llevar al exterior la fiebre interna y la congestión de los órganos respiratorios.

Con este fin se aplicará al enfermo, por la mañana, un paquete o envoltura húmeda de axilas a pies, alternándolo con otro de cintura a pies. Por la tarde se le harán frotaciones de agua fría cada hora, de cuatro a seis cada día, ortigando previamente todo el cuerpo para la reacción si es necesario.

Durante la noche se mantendrá una cataplasma de barro alrededor del vientre y los riñones. Todavía es mejor si se envuelve todo el tronco en barro.

Alrededor de la garganta y sobre el pecho pueden aplicarse también emplastos de barro o cuajada de leche.

En caso de ataques de ahogo, se aplicarán chorros de agua fría con una regadera desde los pies hasta las rodillas. Luego, se dejará caer el agua por la espalda desde la nuca y, sin demora, el enfermo volverá a la cama. Cada vez que sobrevengan los ataques se repetirá esta aplicación.

Si la fiebre es muy alta, se recomienda el baño de tronco en lugar de frotaciones, y mejor el genital de cinco a diez minutos, en las mujeres.

Éste es el tratamiento más lógico y seguro para combatir estas dolencias. Los sueros sólo cambian los síntomas, produciendo estados crónicos que más tarde afectarán al corazón, riñones, etc., si no sucumbe antes el enfermo.

Como el origen de la fiebre está en el vientre, debe procurarse mantener activas las eliminaciones intestinales, para lo cual se aplicará una lavativa de agua fría natural, si es necesario. Ha de procurarse aire puro día y noche y consumirse sólo zumos de frutas o frutas completas, si se pueden tragar, u horchatas de almendras dulces, como alimento. Se harán gárgaras con zumo de piña fresca o jugo de limón las veces que se pueda.

Se repetirá cada día este tratamiento hasta restablecer la normalidad.

En lo demás, se seguirá el régimen señalado en «Primeros auxilios o tratamientos de afecciones agudas».

DISENTERÍA

Con este nombre se denomina a una inflamación de los intestinos con lesiones predominantes en el intestino grueso, caracterizada por evacuaciones frecuentes con sangre, dolores en el vientre y ano, pujos y deseos continuos de defecar. A causa de la fiebre interna que consume a estos enfermos y de la pérdida continua de líquidos en las evacuaciones, hay generalmente mucha sed, falta de actividad en la eliminación de la orina, anemia y sequedad de la piel.

Tratamiento

Para aliviar esta dolencia, al igual que en las diarreas, es preciso ayunar, bebiendo sólo agua o comiendo fruta ácida o no muy madura, en pequeñas cantidades. Además, hay que refrescar profundamente el vientre congestionando la piel con mi Lavado de la Sangre cada día, los adultos. Los niños deben aplicarse un paquete de axilas a rodillas cada mañana para descongestionar el vientre y favorecer la eliminación cutánea. Por la tarde, una frotación de agua fría por todo el cuerpo, repitiéndola tres o más veces si se guarda cama.

La aplicación de barro fresco sobre el vientre, al menos por la noche, además de desinflamar y desirritar las mucosas del aparato digestivo, cicatriza sus lesiones.

Puedo asegurar que con fruta cruda y barro en el vientre se combate con éxito toda afección del aparato digestivo, siempre que haya constancia en el tratamiento.

Sin perjuicio de lo expuesto, en los casos agudos deberá seguirse el régimen indicado en «Primeros auxilios o tratamientos de afecciones agudas». En los casos crónicos, mi Régimen de Salud del capítulo 22.

Caso: D. N. N., técnico especialmente contratado en Alemania para la fabricación de jabones en la Compañía Industrial de Santiago, durante doce años fue víctima de una rebelde disentería que era atribuida al cambio de clima y régimen alimenticio. La dolencia desaparecía de forma pasajera con drogas, vacunas e inyecciones para reaparecer periódicamente. Sometido a mi Régimen de Salud, en cuatro semanas el enfermo se vio libre de su dolencia. Además del Lavado de la Sangre diario, durante quince días observó una estricta dieta de frutas, de preferencia ácidas y no muy maduras, aplicaciones de barro en todo el vientre para dormir y tres baños genitales cada día, de veinte a treinta minutos de duración.

DOLOR

El dolor es el grito de la naturaleza animal que reclama auxilio y atención, y se debe a la excitación de los nervios sensitivos, que nos avisan de la existencia de un desarreglo funcional, irritación o lesión en la zona donde se localiza. El dolor no es, pues, algo nocivo que deba combatirse con calmantes, sino que se trata de una de las defensas que tiene el organismo para pedir ayuda. Por ello, resulta absurdo atender un dolor de cabeza, neurálgico o reumático con drogas calmantes que, lejos de suprimir la causa del mal, lo agravan, intoxicando la sangre. El aliviol, el mejoral, las aspirinas, las fenalginas, la morfina y todos los agentes medicamentosos calmantes actúan adormeciendo los nervios por intoxicación, deprimiendo así la actividad funcional del organismo entero y paralizando la digestión, con lo que se agrava el mal. Si el dolor fuera enfermedad, la salud completa sería la del cadáver, en el cual no hay reacción ni crisis dolorosa.

Por medio del dolor la defensa orgánica nos señala el peligro de alguna anormalidad que, sin ese aviso, sería descuidada con perjuicio para la salud y la vida. En casos de lesiones o accidentes, el dolor nos impide movernos porque es necesario guardar reposo para reparar la lesión o el daño producido. En las afecciones del tubo digestivo, se presenta el dolor o la inapetencia, porque el estómago necesita reposo para normalizar sus funciones. Así, el dolor es siempre un centinela que está alerta para pedir auxilio en caso de peligro de la salud o la vida y constituye la más eficaz defensa orgánica.

Tratamiento

Todo dolor de las entrañas revela irritación, inflamación y congestión, es decir, fiebre interna que debe derivarse a la superficie del cuerpo con un tratamiento general dirigido a activar la piel. También debe descongestionarse localmente mediante compresas abdominales y, mejor aún, cataplasmas de barro sobre el vientre. Como calmante, cuando la parte afectada se presenta fría, se aplicarán almohadillas calientes de semillas de pasto miel, según las instrucciones dadas al hablar de plantas. También puede emplearse una cataplasma de linaza.

Cuando la parte dolorida se presenta caliente o afiebrada, las compresas de agua fría, de quitar y poner, por espacio de una hora o más, calman también los dolores, lo mismo que el chorro continuo de agua fría en la parte dolorida, durante treinta o más minutos. La cataplasma de patata rallada o, mejor aún, la de barro natural es un buen calmante, ya que quita los dolores antes de veinte minutos de ser aplicada en la parte dolorida.

En caso de dolores del apéndice debe evitarse las aplicaciones calientes; se usará una cuajada de leche fría, barro o compresa abdominal.

Si el dolor no cede ni al frío ni al calor, se actúa con estos dos elementos combinados, como se explica en el caso que va más adelante.

Hay personas que son víctimas del dolor de cabeza y viven tomando aspirinas u otros tóxicos análogos, con lo que arruinan su sistema nervioso, intestinos, riñones y corazón, sin conseguir verse libres de su mal. Estos dolores tienen por causa una impurificación de la sangre, generalmente como consecuencia de putrefacciones intestinales, y el remedio más eficaz para combatirlos es el baño genital de media hora de duración, que puede practicarse diariamente, e incluso cada vez que se presente el dolor.

Todas las drogas «quitadolores» paralizan la actividad del aparato digestivo y, por tanto, originan nuevos dolores por putrefacción intestinal.

Caso: don A. L., de cuarenta años, fue víctima de una grave inflamación de sus testículos, con atroces dolores que no le permitían descansar a ninguna hora. Ya desesperado, me consultó y, siguiendo mis consejos, pudo descansar y dormir tranquilo.

Como no dieron resultado las simples aplicaciones de barro, se recurrió a los saquitos calientes y escurridos de semillas de pasto miel o flores de heno, cambiándolos cada veinte minutos, como se explica al hablar de las plantas, y haciendo una fricción de agua fría en cada cambio. Esta operación se repitió por espacio de cuatro horas cada noche hasta obtener la normalidad definitiva.

EMBARAZO

Es un error creer que durante el embarazo son naturales las molestias, como náuseas, vómitos, repugnancias, antojos, irritabilidad, somnolencias, varices, sofocaciones, etc., pues las mujeres sanas no deben sentir achaque alguno durante este estado, como sucede entre las indígenas que viven observando un régimen más conforme con la Naturaleza. Es un hecho perfectamente comprobado que las embarazadas que durante este período guardan absoluta castidad y siguen un régimen alimenticio vegetariano a base de frutas crudas, semillas, como nueces o avellanas, y ensaladas no sólo están libres de molestias durante el embarazo, sino que el parto se realiza con facilidad y casi siempre sin dolor.

Se recomienda aire puro en todo momento. Diariamente la mujer se aplicará una frotación fría por todo el cuerpo al despertar, y dos baños genitales de veinte a treinta minutos en el curso del día. Además, dormirá con una cataplasma de barro sobre el vientre si padece desarreglos digestivos o molestias en esa región.

Con estas sencillas prácticas el embarazo deja de ser una «enfermedad» y habilita a la mujer para sus ocupaciones ordinarias hasta el momento del parto.

Con las malas digestiones de la madre, los tejidos de la criatura se irritan. Entonces, su cuerpo se presenta hinchado y de dimensiones anormales, lo que dificulta su expulsión. Por otra parte, las impurezas acumuladas en los tejidos del vientre de la mujer irritan y congestionan las paredes de los órganos de salida, reduciendo su luz, con lo que se hace más difícil un alumbramiento normal. Así se explican los partos laboriosos y a veces fatales, con intervenciones quirúrgicas y otros horrores hoy tan comunes.

La criatura cuyos padres tienen buenas digestiones viene al mundo en condiciones normales, y, al haber sido nutrida sanamente, se ve libre de las enfermedades comunes de la infancia.

El estreñimiento de la madre es la causa más frecuente de los achaques de las embarazadas y también de dolencias de sus criaturas. Sin embargo, este tipo de problema desaparecerá con las instrucciones indicadas.

Siguiendo los consejos apuntados, el parto estará libre de peligros y la madre tendrá leche en abundancia hasta que su hijo forme su dentadura para alimentarse por su cuenta.

ALUMBRAMIENTO

En el curso normal de la salud no hay función fisiológica que produzca dolor, y el alumbramiento es una función primitiva sabiamente dirigida por la Naturaleza para ser indolora.

Cuanto más artificial es la vida de un pueblo, más se afirma en él la idea de que el parto es un trance doloroso y peligroso. Desde muy temprano se inculca a las niñas esa opinión equivocada. El miedo que en ellas se despierta y cultiva da lugar a un estado de verdadera tensión, tanto en el espíritu como en el sistema muscular. Así, el miedo hace su alianza con el dolor y estos dos funestos enemigos, fomentados por tradiciones tontas e inhumanas, afectan gravemente lo que podríamos llamar la estructura y el mecanismo del alumbramiento.

El alumbramiento es, pues, una función natural y normal. La recompensa que da es mayor que los sacrificios que demanda. Según las leyes naturales, es la parte culminante que desempeña la mujer en el grandioso plan de perpetuación de la especie. Es el objetivo de las emociones más fuertes y sublimes que es dado sentir a la humana naturaleza. (Conceptos del doctor Granthy Dick Read.)

Tratamiento

El baño genital de veinte a treinta minutos favorece el alumbramiento y puede practicarse varias veces al día hasta el último momento. Una dieta cruda de frutas y ensaladas con queso fresco, huevo duro picado y nueces o almendras ayuda a crear sangre pura y, por lo tanto, buena leche para la criatura. Es necesario mantener regulado el vientre.

Para descongestionar los órganos reproductores y quitar los dolores, hay que aplicar una cataplasma de barro sobre el vientre, al menos durante la noche.

ABORTO

Al término de los nueve meses contados desde la última regla, debe producirse sin mayores trastornos el alumbramiento. Sin embargo, cuando el fruto de la concepción viene dañado, a los achaques de un embarazo anormal con frecuencia se agrega el aborto, es decir, la prematura expulsión del feto.

La sabia Naturaleza, para evitar la degeneración de la especie, produce el aborto, impidiendo que llegue a término la formación del feto enfermo desde la concepción. La sangre más o menos viciada de los padres, derivada de putrefacciones intestinales, deficientes eliminaciones y tratamientos medicamentosos, especialmente con arsénico o mercurio, son causa de aborto.

El aborto, pues, cuando no es provocado por un accidente, como un golpe físico o moral, no tiene otra causa que la sangre mala de los padres, causada no por sífilis, como los facultativos afirman sin explicación satisfactoria, sino por desarreglos digestivos crónicos en el hombre y la mujer. Así, el estreñimiento pertinaz en la madre muchas veces es causa de la muerte del feto, pues los venenos retenidos en el intestino son absorbidos por la sangre, pasando a afectar la vida del embrión. Las inyecciones de mercurio, los yoduros, el neosalvarsán y demás «remedios» contra la supuesta lúes son otras causas de aborto, ya que matan al feto por intoxicación.

También la blenorragia o gonorrea sofocada con medicamentos es causa de aborto, porque la materia corrompida que el organismo procuraba expulsar para purificarse se retiene en el cuerpo, envenenando así la sangre.

Tratamiento

Mejorando la composición del fluido vital mediante buenas digestiones a base de frutas o ensaladas y refrescamiento de las entrañas con baños, se llegará a la purificación orgánica y con ello se evitarán los abortos.

Deberá practicarse mi Régimen de Salud expuesto en el capítulo 22. En este régimen las embarazadas pueden prescindir de mi Lavado de la Sangre al vapor, por ser algo violento para la criatura; y se dará preferencia a los baños genitales y la frotación al despertar cada día.

HEMORRAGIAS

Ya sean vaginales, uretrales, nasales, pulmonares, renales o del aparato digestivo, toda hemorragia es consecuencia de una congestión. La plétora sanguínea acumulada en algún órgano o zona del cuerpo se descarga mediante hemorragias de intensidad variable. Es, pues, un error pensar en la existencia de lesiones como causa de las hemorragias.

Tratamiento
Este fenómeno constituye, pues, una defensa orgánica, lo que significa que es peligroso sofocarlo. Sin embargo, sí se debe eliminar su causa, es decir, descongestionar el órgano o tejidos afectados. Este objeto se conseguirá refrescando. Así, las hemorragias nasales, vaginales, renales, pulmonares y del aparato digestivo o urinario cederán con baños genitales durante el día y barro sobre la parte afectada y también sobre el vientre, al menos durante la noche.

Las ortigaduras son eficaces para descongestionar las entrañas, ya que llevan la sangre a la superficie del cuerpo. Están especialmente indicadas en caso de hemorragias pulmonares y cerebrales.

Se procurará cada día desocupar el intestino y observar un régimen crudívoro de frutas, ensaladas y nueces o almendras.

Sin perjuicio de lo expuesto, deberán seguirse las indicaciones dadas en «Primeros auxilios o tratamientos de afecciones agudas».

ENFERMEDADES DE LA MUJER

Bajo esta denominación se comprenden las dolencias que afectan al útero o matriz, ovarios, trompas, cuello y vagina.

Por regla general, todos los achaques de la mujer tienen por causa una mala digestión, y especialmente el estreñimiento, debido principalmente a un régimen alimenticio innatural, una vida sedentaria y a la sombra, agravada por el uso del corsé, ligas y contravenciones a la ley natural en las relaciones sexuales. También influyen en estas anormalidades la herencia y los medicamentos ingeridos o inyectados y, en forma más grave, la blenorragia y los flujos vaginales que han sido sofocados con medicamentos.

En las mujeres enfermas, existe siempre fiebre gastrointestinal y congestión variable de los órganos del bajo vientre, causa de desarreglos de la digestión, especialmente estreñimiento crónico.

El afeminamiento de la piel favorece también la congestión de las entrañas con putrefacciones intestinales. El organismo procura liberarse de las impurezas acumuladas en su interior por esta causa, produciendo pérdidas de humores conocidas con el nombre de catarro vaginal, flujo o flores blancas. Estas pérdidas son beneficiosas porque liberan al organismo de materias corrompidas, y es un error profundo tratar de suprimirlas con lavados astringentes u otros procedimientos, como lo hace la medicina. Cuando el cuerpo es obligado a retenerlas, se originan en su interior inflamaciones y congestiones que dan lugar a quistes y tumores, cuya causa no elimina la cirugía.

Puesto que toda dolencia interna está constituida por una congestión del bajo vientre, la sangre que se acumula en exceso en esta parte falta en la superficie del cuerpo y extremidades, dando lugar a la inactividad de la piel, y al frío continuo de las extremidades y superficie del vientre.

Tratamiento

Como en toda dolencia aguda o crónica, es preciso restablecer y mantener el equilibrio térmico del cuerpo. Ante todo, hay que normalizar la digestión por medio de un régimen vegetariano, con abundancia de frutas y ensaladas. Si hay estreñimiento, todas las mañanas se ingerirá dos cucharadas de linaza entera en maceración con cuatro o seis ciruelas o miel de abejas; se ingiere todo después de mezclar el contenido.

Se deberá combatir tenazmente la fiebre interna, lo cual se consigue de modo seguro con baños genitales de quince a treinta minutos, dos o tres al día, según sea necesario. Como la piel está anémica e inactiva, se deberá estimular y vigorizar con frotaciones diarias de agua fría al despertar. En invierno se puede volver a la cama durante media hora, sin secarse. Se deberá dormir con una cataplasma de barro sobre el vientre y realizar al menos dos Lavados de la Sangre por semana. También es necesario llevar una vida al aire libre con ejercicio moderado y, si es posible, ascensión de montañas. En casos de dolor en el interior del vientre o de hemorragia, se aplicará una cataplasma de barro sobre esta región, manteniendo siempre la piel y los pies calientes.

El tratamiento indicado es adecuado para todos los desarreglos de los órganos propios de la mujer, como trastornos de la menstruación, hemorragias de la matriz, inflamación de ésta o metritis, gonorrea o blenorragia, flujo blanco, desviación y caída de la matriz o útero, úlcera del cuello de la

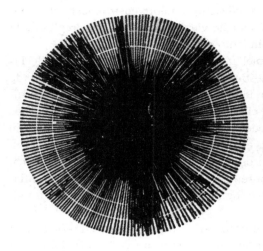

En este iris del ojo derecho de una mujer, se revela una inflamación crónica de la matriz y también del hígado. Además, salta a la vista la impurificación de la sangre por los anillos nerviosos. Se aprecia también congestión del cerebro, oído y pulmón derecho. Observe el lector como todas estas inflamaciones se derivan de la que rodea a la pupila, correspondiente a la zona digestiva

matriz, tumores o cáncer de útero, inflamación de los ovarios u ovaritis, y tumores o quistes del ovario.

Los desarreglos de la menstruación desaparecerán también con el régimen indicado, aunque conviene suspender los baños tres días durante este período. En cambio, la cataplasma de barro sobre el vientre, y mejor alrededor del vientre y los riñones, es un recurso salvador para este tipo de dolencias, aun con menstruación.

Al ignorar la causa y la naturaleza de estas dolencias, la medicina procede a tientas y de forma perjudicial con intervenciones que, lejos de combatir el estado inflamatorio de los órganos afectados, lo mantiene y agrava. Se extirpan quistes y tumores con sangrientas operaciones quirúrgicas, dejando siempre intacta la causa de la afección, que, en todos los casos, son desarreglos digestivos.

Hemos visto que las operaciones quirúrgicas son inadecuadas para restablecer la salud, porque sólo suprimen el efecto de una causa que continúa en acción.

Nada de legrados ni de operar quistes y tumores, cualquiera que sea su ubicación. Normalizando la digestión y favoreciendo la eliminación de las materias extrañas se obtendrá la vuelta a la salud integral del cuerpo.

Volviendo a la menstruación, debemos tener presente que esta eliminación de materias corrompidas constituye una defensa de gran importancia, y su desarreglo o supresión es perjudicial para el organismo. El debilitamiento vital derivado de una grave intoxicación intestinal o medicamentosa paraliza esta defensa orgánica. La menopausia priva a la mujer de esta gran defensa eliminadora, haciéndola víctima de las dolencias de la edad crítica. Estos inconvenientes se evitarán siguiendo mi Régimen de Salud del capítulo 22.

Caso: la señora de Sigmund llevaba un mes en cama víctima de una fiebre intermitente que remitía para volver a aparecer. Cuando la vi, estaba tan debilitada que casi no podía sentarse en la cama. Los dolores de cabeza no le permitían descansar ni de día ni de noche, y no se atrevía a darse baños, porque estaba con la menstruación. Ordené que le envolvieran todo el tronco en barro, desde las axilas hasta las ingles, cambiando la aplicación cuando endurecía o secaba, y que le suministrasen una dieta exclusivamente de fruta ácida: uvas, manzanas y membrillos —era el mes de febrero—. A las dos horas de permanecer con esta envoltura de barro se le presentó un sueño reparador después de tantas noches de insomnio. Cuando despertó, ya había desaparecido el dolor de cabeza que la atormentaba y pudo desocupar el vientre antes paralizado.

Durante tres días seguidos siguió manteniendo la envoltura de barro, con éxito creciente hasta que pasó la menstruación. Continuó entonces con los baños genitales de veinte a treinta minutos, dos o tres cada día, y la frotación al despertar. A los ocho días estaba totalmente restablecida y volvía a sus habituales quehaceres de ama de casa, sin abandonar el sistema que le había salvado.

HEMORRAGIA VAGINAL

Sabemos que toda hemorragia es consecuencia de una congestión o encharcamiento sanguíneo y sólo desaparecerá descongestionando el órgano afectado. Al congestionar la superficie del cuerpo con frecuentes ortigaduras seguidas de frotaciones de agua fría, se atraerá la sangre a la piel y se descongestionarán las entrañas. Durante la noche deberá mantenerse una cataplasma de barro sobre el vientre. La dieta será cruda, de frutas y ensaladas. Si no hay evacuación intestinal, se aplicará una lavativa de agua natural cada día. Si la enferma está de pie, las frotaciones se cambiarán por baños genitales de veinte a cuarenta minutos, repitiéndolos dos o más veces durante el día.

Caso: la señora Carmela de Bustos, de cuarenta años, durante nueve meses sufrió hemorragias vaginales a consecuencia de un aborto. Los facultativos opinaron que si no se le hacía un legrado moriría. Cuando ya apenas podía mantenerse en pie, debido al gran debilitamiento, adoptó mi Régimen de Salud y en tres días desapareció la pérdida de sangre, dolencia que no ha vuelto a presentarse en el espacio de los diez años ya transcurridos.

Atribuyó su salvación a los baños genitales y a las envolturas de barro durante la noche.

Otro: la señora de R. C. durante veintiún días fue víctima de una abundante hemorragia vaginal que la tuvo a las puertas de la muerte.

Tres especialistas agotaron sus conocimientos para cortar las pérdidas de sangre con sueros, inyecciones, lavados y taponajes. Con estos recursos lo único que se consiguió fue retardar las salidas de sangre, la cual después se descargaba con mayor abundancia y ya coagulada. Cuando fue desahuciada, fui llamado para dar mi opinión sobre el caso. La enferma perdía el conocimiento por momentos y casi no tenía pulso.

Expliqué a los familiares que la hemorragia era un fenómeno lógico e inevitable debido a la gran congestión de la matriz y que las pérdidas de sangre sólo desaparecerían descongestionando este órgano.

Inmediatamente le ordené un baño genital de cuarenta minutos. Su efecto fue inmediato: se quedó tranquila, durmió apaciblemente y se vio libre de nuevas pérdidas de sangre.

Como la enferma no podía moverse para hacer este baño, fue necesario levantar su cuerpo con ayuda de la sábana inferior. De ese modo, quedó atravesada en la cama, con las piernas fuera del lecho, apoyadas sobre dos sillas. Con las caderas al borde del colchón, se situó por debajo un depósito de agua fresca que permitió a otra persona de la familia practicarle el baño genital.

Con tres de estos baños al día, una lavativa de agua natural para mantener libre el vientre, una cataplasma de barro sobre éste durante la noche y una alimentación exclusivamente a base de frutas crudas, la enferma pudo volver a sus ocupaciones ordinarias en seis días.

Otro: la señora Clotilde de Y., de la calle Coquimbo nº 655, Santiago. La vi a mediados del año 1939. Llevaba nueve meses con hemorragias vaginales a consecuencia de un legrado. Había visitado a los mejores especialistas de la capital sin resultado favorable. Siguiendo mis instrucciones, en ocho días pudo levantarse de la cama, ya libre de su dolencia. El 21 de julio de 1941 recibí su visita y me manifestó que no había vuelto a sufrir este problema y que seguía con mi Régimen de Salud. Dos o tres baños genitales al día, de veinte a treinta minutos cada uno, una cataplasma de barro sobre el vientre durante la noche y una alimentación exclusivamente cruda durante la crisis fueron los medios adecuados para descongestionar la matriz y los ovarios, siempre inflamados y pletóricos de sangre en las víctimas de hemorragias vaginales. De más está decir que esta descongestión jamás se logrará con legrados, sueros o inyecciones.

Otro: La madre superiora de uno de los externados de señoritas de Santiago iba a operarse de un quiste en la matriz. Sus hemorragias vaginales resultaron incurables mediante drogas, sueros e inyecciones diarias. Cuando la visité hacía tres meses que guardaba cama con reposo absoluto por prescripción médica.

Por mi parte, tras observar el iris de sus ojos y su pulso, declaré que todo su mal era efecto de un crónico desequilibrio térmico en su cuerpo, con fiebre en las entrañas y anemia en la piel y las extremidades. Le ordené que se levantara de la cama y se sometiera a un estricto régimen alimenticio a base de frutas crudas y ensaladas, mi Lavado de la Sangre a diario, tres baños genitales cada día y barro sobre el vientre durante la noche. Siguiendo este régimen, en cuatro semanas estaba recuperada y pudo volver a sus ocupaciones.

FIEBRE PUERPERAL

Como su nombre indica, esta fiebre se presenta después del alumbramiento. Tratada con drogas es muy peligrosa, porque no existe medicamento capaz de refrescar los órganos congestionados.

Tratamiento
El mismo indicado en la sección «Fiebre o calentura».

Caso: la señora Laura de Neumann, residente en Hostos nº 718, Santiago. La vi en octubre de 1937. Estaba desahuciada por fiebre puerperal y ya sin conocimiento. Acababa de nacer su bebé. Su pulso, de 140 por minuto, revelaba una fiebre interna de 41 grados; sin embargo, su piel y extremidades estaban heladas. Había, pues, que restablecer el equilibrio térmico, produciendo fiebre curativa en su piel y refrescando el interior de su vientre. A este fin, prescribí ortigadura de todo el cuerpo cada hora, haciendo en seguida una frotación general de agua fría y abrigando sin secar. Durante la noche, una cataplasma de barro sobre el vientre, renovándola cada cuatro horas. Además, una alimentación exclusiva de naranjas (fruta de la estación), con sus hollejos y una lavativa si no evacuaba cada día. Siguiendo estas instrucciones, a las cuatro semanas la enferma estaba en pie. Un año después vino a mi consulta acompañando a una amiga a quien ha convencido de las bondades de mi régimen.

El 21 de marzo de 1957 me hizo una visita, aprovechando su paso por Santiago, ya que reside en Buenos Aires actualmente.

LECHE DE LA MADRE

Cada vez es más frecuente el caso de la madre cuyos senos están incapacitados para elaborar el alimento insustituible para la vida y salud de su hijo. Examinando el iris de los ojos de estas madres, es fácil descubrir en ellos la grave alteración que sufren sus órganos digestivos. Si la madre está incapacitada para nutrirse ella misma, con mayor razón lo estará para alimentar a otro ser.

El mortífero estreñimiento, principal causa de esta anormalidad, es una dolencia absolutamente incurable con medicamentos.

La madre estreñida bien pronto constata la falta de producción láctea de sus senos. Alarmada, recurre al facultativo, que prescribe tónicos minerales, vitaminas, drogas, inyecciones y regímenes alimenticios a base de leche, huevos, caldo y jugo de carne. Se supone que, para producir leche, la madre no puede hacer nada mejor que ingerir en abundancia esta sustancia producida por la vaca, sin fijarse que ésta, a su vez, extrae del simple pasto los elementos constitutivos de su leche.

Tratamiento

Para que la madre produzca leche, debe tener una buena digestión y para ello, ante todo, ha de combatir la fiebre interna de su vientre y activar el calor de su piel. Se aplicará una frotación de agua fría diaria a todo su cuerpo al levantarse y de uno a tres baños genitales en el curso del día, de veinte a treinta minutos. Además, el desayuno y la cena serán crudos, con fruta de la estación o ensaladas con huevo duro o aceitunas. El almuerzo, libre, si hay hambre.

Aun cuando la leche de la madre o de una buena nodriza es insustituible, en caso de no contarse con ella recomiendo leche de almendras dulces en agua natural y sin azúcar. El yogur, que es leche cruda de vaca, fermentada, es un alimento refrescante, antipútrido y nutritivo, por lo que su uso está indicado si no se dispone de leche materna. También la leche de nueces peladas, la miel de abejas y los zumos de frutas dulces podrán ayudar a la alimentación infantil. Aún tenemos los copos de avena crudos remojados una o más horas en agua natural y colado, con miel de abejas. Para que estos alimentos puedan digerirse es necesario mantener una cataplasma de barro sobre el vientre día y noche.

Las madres primerizas suelen alarmarse por la falta de consistencia de su leche, que juzgan poco alimenticia. No falta una mala consejera que le insinúe la conveniencia de «ayudarse» con alimentos de botica. Hay que evitar caer en semejante error, que puede costar la vida de la criatura. La primera leche tiene esa consistencia porque así la requiere el débil estómago del bebé.

ENFERMEDADES DE LOS NIÑOS

La salud de los niños se controla mediante sus excrementos. Unas evacuaciones intestinales cada ocho horas, abundantes, de color bronce y libres de olor repugnante demuestran una buena digestión, es decir, salud integral. Si estas condiciones se encuentran alteradas y el niño ya tiene dientes, debe adoptarse una dieta cruda de frutas y aplicar barro en el vientre, si es posible, día y noche.

El célebre médico uruguayo doctor Morquis, ha afirmado que el ochenta por ciento de las defunciones infantiles son debidas a cólicos, que en realidad son disenterías y otros tipos de «infecciones». A esta verdad agrego que esos desarreglos digestivos no son obra de microbios, sino efecto de la fiebre gastrointestinal. Ya sabemos que esta fiebre interna se origina por el forzado trabajo que realiza el aparato digestivo para elaborar alimentos inadecuados, que, en el caso del bebé, son todos, salvo el pecho materno, hasta que aparecen los primeros dientes.

Las madres deben controlar diariamente la salud de sus pequeños observando el aspecto de sus excrementos. Si éstos se presentan escasos, diarreicos o de mal olor, el niño está enfermo. Entonces, hay que cuidar la alimentación, que será solamente de leche materna. A falta de ésta, podrá tomar yogur o leche de almendras dulces, y también copos de avena crudos macerados y colados, endulzados con miel, antes de que aparezcan los dientes, o frutas crudas y semillas de árboles si ya puede masticar. Con esta alimentación pesada se le aplicará una cataplasma de barro sobre el vientre, día y noche, renovándola cada seis horas, hasta que se normalicen sus excrementos.

Tratamiento

Como norma general para tratar las dolencias de los niños, diré que el punto de vista que debe guiar la curación es combatir la fiebre que, si no aparece en la superficie del cuerpo acusada por el termómetro, a buen seguro estará refugiada en el interior del vientre.

En uno y otro caso, lo mejor es envolverle toda la cintura, desde la parte alta del estómago hasta las ingles, en barro natural. El barro debe ir en contacto con la piel para que actúe con eficacia, pero si hay algún inconveniente para esto, podrá colocarse entre dos telas delgadas, aunque será menos eficaz. Para que la humedad no pase al colchón, la cataplasma o envoltura de barro se cubre con papeles, asegurando todo con una toalla, que se ajusta con alfileres de gancho. El grueso del barro será de cinco milímetros, más o menos, para evitar el enfriamiento. Se cambiará cada seis horas. Durante la noche bastará con una aplicación que se retirará por la mañana, y a continuación se le hará una frotación de agua fría por todo el cuerpo.

Con la cataplasma de barro sobre el vientre y los riñones se consigue no sólo refrescar las entrañas, sino también hacer sudar al enfermo, pues esta aplicación saca el calor a la superficie y con ello activa la piel.

Durante el día, las seis frotaciones de agua fría por todo el cuerpo, repetidas cada hora o algo más distanciadas, son un excelente tratamiento para toda dolencia con fiebre alta.

Para hacer transpirar a los niños, y especialmente en invierno o cuando se nota falta de calor sobre su piel y extremidades, se aplicarán botellas o bolsas de agua caliente alrededor de éstas, envueltas a su vez en un lienzo húmedo.

El aire puro y las frutas crudas o su zumo, si éstas no se toleran, completan el tratamiento de los niños ya con dientes, cualquiera que sea la dolencia. Si hay dolores locales, sobre la parte afectada se aplicará otra cataplasma de barro.

El tratamiento indicado se repetirá hasta que el enfermo se restablezca. En todo caso, el régimen indicado en «Primeros auxilios o tratamientos de afecciones agudas» servirá de guía.

Caso: en el verano de 1924, mientras nos ausentábamos de vacaciones, vino a cuidar nuestra casa de Santiago el matrimonio formado por Arturo y Marta, y un niño de seis meses recién salido del hospital del Río de esta capital. Esta criatura estaba desahuciada por los facultativos de ese establecimiento: ya no abría los ojos, apenas respiraba, su pulso era débil y rapidísimo, y sus excrementos acuosos y fétidos se escapaban sin control. Sus extremidades eran esqueléticas, mientras que su vientre hinchado recordaba a un globo terráqueo de los que se usan en las escuelas para enseñar geografía.

Los afligidos padres me pidieron que viera el modo de hacer algo por «si acaso», aun cuando estaban conformes con el juicio de los médicos que no daban esperanzas de salvación. Por mi parte, me di cuenta de que el mal que consumía la vida del niño era una gran fiebre gastrointestinal, originada y mantenida por el trabajo excesivo a que se había sometido su débil aparato digestivo para elaborar alimentos inadecuados, como leche de vaca y preparados de laboratorio. Su madre, desde el alumbramiento, era incapaz de formar leche en sus senos debido a su estreñimiento crónico y, por falta de recursos, le fue imposible conseguir una nodriza para su criatura.

Sin pérdida de tiempo, cubrí con barro todo el amplio vientre del niño y expuse sus piernecitas heladas al sol de la mañana, dejando la cabeza a la sombra de un árbol del jardín. Este procedimiento se siguió diariamente, cuidando de evitar el sol fuerte del mediodía. Cada vez que se cambiaba el barro, cada cinco horas más o menos, se le hacía una frotación de agua fría por todo el cuerpo, si éste presentaba calor suficiente para reaccionar. Durante la noche, también dormía con barro alrededor de todo el tronco, y se cuidó de mantener puertas y ventanas abiertas para ofrecerle aire puro. Desde el primer momento preparé el biberón con leche de almendras dulces, en agua natural y sin azúcar. Esta leche, al principio menos consistente y después más, se le daba cada dos horas, alternando con agua natural con miel de abejas y después zumos de frutas dulces. Siguiendo este régimen, el niño antes desahuciado recuperó su vitalidad, gozando con la contemplación del jardín, agitando sus extremidades antes inactivas y sonriendo al disfrutar de sus alimentos.

El barro hizo el milagro de extraer el fuego de las entrañas de la criatura, desinflamando su aparato digestivo y descongestionando su hígado, bazo y riñones. La leche de almendras dulces, alimento completo y antiácido, al igual que los zumos y después las frutas dulces, fueron una fuente de sangre pura que reconstituyó los degenerados tejidos de ese cuerpo casi sin vida. A medida que se deshinchaba el vientre, engordaban las extremidades del cuerpo de este niño, hasta normalizarse todo al cabo de cuatro meses. Hoy es un joven de veintiún años que ayuda a su padre, aun cuando su madre ya dejó prematuramente este mundo, víctima del mortífero estreñimiento.

ESTRECHEZ DE LA URETRA

Esta afección generalmente es consecuencia de una blenorragia sofocada con lavados o instilaciones de medicamentos astringentes o cáusticos, como nitrato de plata. Las cicatrices o inflamaciones formadas en el canal o en el cuello de la vejiga por los medicamentos corrosivos estrechan el paso de la orina, haciendo trabajar excesivamente los músculos de este órgano, que, por esta causa, se va debilitando y dilatando sus paredes, con lo que el mal se hace más grave cada día.

Tratamiento

Para combatir esta afección deberá procurarse descongestionar el interior del vientre, activando la piel. Además, hay que asegurar unas buenas digestiones con alimentación vegetariana, y de preferencia cruda, a base de frutas o ensaladas, y la aplicación de mi Lavado de la Sangre cada día por la mañana. También hay que desinflamar la región afectada por medio de baños genitales, dos o tres al día, de veinte a cuarenta minutos, cada uno. La frotación con agua fría al despertar, ortigando previamente todo el cuerpo, descongestiona las entrañas. Al acostarse, deberá aplicarse vapor de limpiaplata en silla de junco, de quince a veinte minutos, tomando previamente un baño frío de asiento de un minuto, y dormir con una cataplasma de barro sobre el vientre.

En lo demás, deberá seguirse mi Régimen de Salud del capítulo 22.

ENFERMEDADES DE LOS TESTÍCULOS: ORQUITIS

Se llama orquitis a la inflamación aguda o crónica de uno o ambos testículos. Esta dolencia es casi siempre consecuencia de una blenorragia sofocada mediante lavados medicamentosos o drogas. Tratando la blenorragia con mi sistema, no se presenta la orquitis y menos en su forma grave, que conduce a la esterilidad del enfermo.

Tratamiento

Purificar la sangre con buenas digestiones y activas eliminaciones es un medio seguro de llevar la salud a todas las partes del cuerpo. La cataplasma de barro, envolviendo los testículos, actúa como desinflamante local.

Además, deberá seguirse mi Régimen de Salud del capítulo 22, con constancia.

Caso: a D. N. D., de Talca, de treinta años, tratado de blenorragia, que fue sofocada con lavados e inyecciones. A consecuencia de ello se le inflamaron ambos testículos a tal extremo que le llegaban hasta la altura de las rodillas, impidiéndole dar un paso.

Bastaron dos días de dieta de frutas crudas y envoltura de barro alrededor de los órganos inflamados, y sobre el vientre durante la noche, para que desapareciera la dolencia.

Junto con la normalización de los testículos, reapareció la blenorragia, la cual se agotó definitivamente al cabo de seis semanas de seguir
mi Régimen de Salud referido.

ENFERMEDADES DE LA PRÓSTATA

El estreñimiento crónico es causa de esta dolencia pasada la edad juve-
nil. Al igual que en los casos anteriores, generalmente esta afección es consecuencia de un errado tratamiento de la llamada blenorragia. La próstata,
glándula esponjosa que rodea el cuello de la vejiga, se congestiona e hincha,
aumentando de volumen y produciendo espasmos, que causan continuos
deseos de defecar u orinar y un dolor que puede llegar hasta el muslo.
Tratada por los medios corrientes de la medicina, esta afección aguda se
hace crónica, y se convierte en el origen de males mayores, como dolencias
de la vejiga, riñones y retención de orina, que muchas veces llevan a la
muerte. La medicina facultativa, además de combatir la enfermedad de la
próstata con lavados medicamentosos, drogas y autovacunas, emplea los
inmundos masajes a través del ano y sondas dilatadoras de grueso calibre,
con lo que no consigue más que agravar el mal, aumentando la inflamación
y produciendo nuevas complicaciones. Por mi parte, he podido comprobar
casos de prostatitis que, tratados por los médicos sin resultado durante
nueve o diez años, han desaparecido definitivamente en pocos meses
siguiendo mi Régimen de Salud.

Tratamiento

Para que desaparezca la inflamación prostática, es indispensable el
baño genital, de veinte a cuarenta minutos, dos, tres o cuatro veces al día.

La envoltura de barro sobre el vientre y los riñones para dormir, pasando también entre las piernas, es un medio eficaz para desinflamar la próstata.
También puede inyectarse barro claro por el ano, dejándolo toda la noche.

El chorro de agua fría de piernas también produce buenos resultados.

Una tisana de limpiaplata, pichi pichi y menta —tres medias tazas al
día— es eficaz en todas las afecciones genitourinarias.

Sin perjuicio de lo expuesto, deberá seguirse con constancia mi Régimen de Salud del capítulo 22.

Caso: don G. T. C., de sesenta y tres años, exdiputado por Santiago, durante
tres años estuvo sometido a tratamiento médico por una grave afección de la vejiga. Los exámenes de rayos X y los masajes prostáticos,
a juicio de los especialistas consultados, revelaban un tumor en la

próstata y una anomalía orgánica consistente en dos vejigas urinarias. A tal extremo llegó la gravedad de esta dolencia que el enfermo se vio imposibilitado para sentarse y debía recurrir a la sonda para descargar la orina. Cuando me consultó, hacía tres meses que mantenía, constantemente colocada en la uretra, una sonda que, mediante un tubo de caucho, desaguaba la vejiga en un frasco que portaba colgado de la cintura en todo momento. De la sonda emanaban continuamente pus y sangre, naturalmente con atroces dolores y un malestar general que le impedían casi andar. Los facultativos resolvieron que la intervención quirúrgica era la única salvación.

En enero de 1939 observé al enfermo y le aseguré que, si seguía estrictamente mi Régimen de Salud, se vería libre de sus dolencias antes de quince días, aunque antes debía retirar inmediatamente la sonda del canal urinario y abstenerse de todo tratamiento o masaje. Siguiendo mis consejos, el enfermo se sintió aliviado desde el primer día. A los ocho días había descubierto una vida nueva y a las cuatro semanas declaraba estar sano. Un año después, ya no sentía nada que le recordara su anterior dolencia, llegando a montar a caballo cuatro horas seguidas, sin la más leve molestia, cuando antes no podía sentarse ni un momento. Desde entonces han transcurrido ocho años; sigue el régimen que lo salvó y goza de salud integral.

Pero hay más todavía. Este enfermo, que hacía años que había perdido toda capacidad sexual, la recobró en dos meses.

El tratamiento, como siempre, fue dirigido en este caso a normalizar los procesos de nutrición y eliminación colocando al cuerpo en equilibrio térmico. El Lavado de la Sangre diario producía «fiebre curativa» en la piel y descongestionaba las entrañas. Los baños genitales de veinte a treinta minutos al despertar, a media tarde y antes de la cena, combatían la «fiebre destructiva» al refrescar profundamente el interior del vientre. Además, el estímulo nervioso que provocan estos baños activaba las defensas orgánicas y permitía la expulsión de materia corrompida. Durante los primeros días la alimentación fue exclusivamente cruda. Pasados los primeros dolores, se le dejó el almuerzo libre, e incluso la cena, pero en este caso debía dormir con una cataplasma de barro sobre el vientre.

ENFERMEDADES DEL SISTEMA NERVIOSO, DEL CEREBRO, DE LA MÉDULA Y DE LOS NERVIOS

El sistema nervioso es una maravilla de la creación. De su actividad depende el funcionamiento de todo nuestro cuerpo. Una sangre pura mantiene los nervios sanos; una sangre impura debilita el sistema nervioso hasta paralizarlo por intoxicación, produciendo la muerte.

El sistema nervioso es muy conservador: es difícil de vencer por desarreglos orgánicos, y también es de lenta curación. La civilización ha degenerado tanto a la especie humana que la mayoría de los habitantes de las grandes ciudades tienen sus nervios más o menos enfermos, por lo que resultan ser elementos de calidad inferior en todo sentido, ya que el sistema nervioso es el acumulador y distribuidor de la energía vital de todo el organismo.

Las manifestaciones de las anomalías del sistema nervioso son muy variadas y van desde los temperamentos impresionables, románticos y excitables hasta la neurosis y locura. Todos estos estados constituyen aspectos diversos de una sola causa: el debilitamiento de la célula nerviosa por impurificación de la sangre. Toda dolencia de los nervios denuncia, pues, una impurificación del fluido vital a consecuencia de graves desarreglos digestivos e inactividad de la piel del enfermo.

La medicina oficial resulta impotente a la hora de curar las enfermedades nerviosas, porque no se puede purificar la sangre con drogas, sueros, inyecciones o cirugía. Precisamente, la intoxicación medicamentosa conduce a la parálisis y degeneración de los nervios.

Todo enfermo de los nervios es víctima de una sangre maleada por medicamentos, herencia o putrefacciones intestinales derivadas de la fiebre

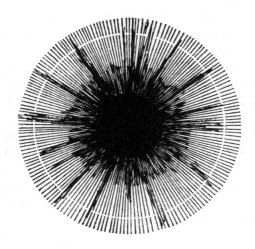

En este iris se descubre inflamación radial del tejido, cuyo centro aparece en la zona digestiva crónicamente afiebrada. Esta fiebre gastrointestinal es un laboratorio de toxinas que, impurificando gravemente la sangre, ha llevado la irritación al sistema nervioso en general y especialmente al cerebro y médula espinal

interna. Esta fiebre es la anormalidad que hay que combatir para restablecer la salud de los nervios y ya sabemos que no se controla con el termómetro.

El doctor Paul Carton ha comprobado que, desde el advenimiento de la terapéutica patogénica, con la teoría de los microbios y el empleo de vacunas, sueros e inyecciones, los males crónicos, en especial la locura, han aumentado en la misma o mayor proporción que han disminuido las dolencias agudas, febriles, eruptivas y catarrales. Este hombre de ciencia explica el fenómeno comprobado de que, con el tratamiento medicamentoso en uso, se imposibilita al organismo para defenderse y expulsar las materias morbosas que lo infectan, las cuales, retenidas en el interior, y en unión con los tóxicos de botica, degeneran o destruyen la célula nerviosa conduciendo, entre otros males, a la locura, parálisis, idiotez y cáncer.

Mi Régimen de Salud, orientado a purificar la sangre, produce magníficos resultados en las afecciones del sistema nervioso y muchas veces cambia el carácter de las personas. Los enfermos irascibles, continuamente disgustados consigo mismos y con los demás, desarrollan un carácter complaciente y agradable cuando siguen mi sistema.

Tratamiento

El tratamiento natural para los enfermos del sistema nervioso debe procurar, ante todo, crear sangre pura mediante buenas digestiones a base de frutas crudas y ensaladas, aire puro día y noche, vida al aire libre, sol y ejercicio físico. Además, deberán estimularse las eliminaciones con mi Lavado de la Sangre a diario. El baño de asiento o de tronco, dos o tres veces al día, calma la excitación nerviosa. Esto mismo se consigue con paquetes, alternando el de axilas a rodillas con el de cintura a pies. La compresa dorsal fría, de cuatro dobleces, desde la cabeza hasta las nalgas, cambiándola cada quince a veinte minutos, también es un excelente calmante, sobre todo si es de barro. Durante la noche estos enfermos dormirán con una envoltura de barro alrededor del vientre y los riñones.

El enterramiento en terreno húmedo y soleado, de quince a sesenta minutos, tiene un efecto purificador y calmante: También el baño de tronco en el fango, de análoga duración, después de transpirar copiosamente al sol, purifica la sangre y calma la excitación nerviosa.

El baño de 38 grados con infusión de romero calma los nervios en las crisis agudas. Después de esta aplicación se hará una frotación de agua fría por todo el cuerpo para activar el calor natural de la piel.

Siempre que sea posible se seguirá mi Régimen de Salud del capítulo 22. Si el enfermo guarda cama, deberán seguirse las indicaciones de la sección «Primeros auxilios o tratamientos de afecciones agudas».

Caso: don M. H. P., de cincuenta y seis años, exsenador de la República, fue víctima de un agotamiento nervioso que llegó a incapacitarlo para todo esfuerzo.

Los distinguidos especialistas consultados opinaron que el caso no tenía remedio por tratarse de una esclerosis cerebral y cardíaca que iría progresivamente en aumento.

Este enfermo, desde su juventud, había extremado sus energías y, gracias a un gran esfuerzo, desde su modesta situación de obrero llegó a convertirse en una personalidad pública de gran prestigio.

Cuando se creía con derecho a disfrutar del bienestar tan trabajosamente adquirido, el señor H. se sintió derrotado por la opinión de la ciencia, que le cortaba sus legítimas ambiciones. Antes de ver su vida desmoronada y su prestigio destruido, resolvió terminar voluntariamente con su existencia. Cuando tenía todo preparado para llevar a cabo su desesperado propósito, vino a consultarme por consejo de un amigo. Siguiendo el Régimen de Salud que le prescribí, en pocas semanas el señor H. recobró la alegría de vivir y su anterior capacidad intelectual y volutiva. Actualmente, representa a la República como embajador en el extranjero.

Este milagro se logró con un Lavado de la Sangre diario, dos baños genitales de veinte a treinta minutos cada día, normalizando la digestión con una dieta cruda de frutas al levantarse y acostarse, y durmiendo también con barro sobre el vientre.

Otro: La señora de D., de Chillán, se encontraba recluida en la clínica privada del doctor X; le habían diagnosticado locura furiosa incurable.

Una dieta exclusiva de frutas crudas y una cataplasma de barro durante la noche alrededor de la cintura fueron suficientes para restablecer su digestión y liberarse de su terrible dolencia.

Otro: la señorita Carmen, de veinte años, llevaba seis meses siendo tratada de locura furiosa. La acción de los calmantes la dejó postrada en la cama. Sus padres habían gastado cerca de 100 000 pesos en su salud, sin obtener ningún resultado. La familia ya no tenía resistencia para soportar tanto sufrimiento, pues la enferma gritaba día y noche. Solicitada mi intervención, me di cuenta de que el mal estaba en el intestino, abrasado por la fiebre. Había, pues, que combatir ésta, para lo cual prescribí una dieta estricta de fruta cruda y cataplasma de barro en el vientre durante la noche. Además de una lavativa para combatir el estreñimiento. Con este régimen recobró la razón a los ocho días. Después, siguiendo las indicaciones del capítulo 22, en cuatro semanas volvía a sus ocupaciones ordinarias.

HEMORRAGIA CEREBRAL (APLOPEJÍA)

La hemorragia cerebral es consecuencia del mal estado de los vasos sanguíneos del sistema circulatorio debido a una sobrecarga de materias extrañas en sus tejidos. Estas impurezas son consecuencia de las malas digestiones crónicas, como hemos visto al hablar de la arterioesclerosis. La llamada apoplejía es un accidente en un estado avanzado de la enfermedad crónica, provocada por una vida desordenada o un tratamiento irracional de otras dolencias. A veces bastará con una mala digestión, la cual, al elevar la temperatura interna, aumenta la presión sanguínea en el cerebro y produce la ruptura de alguno de los vasos ya enfermos y quebradizos.

Producido el ataque, si el enfermo no muere súbitamente, pierde el uso de sus facultades mentales y también los movimientos, quedando con parálisis al lado contrario de donde se ha producido la ruptura del vaso cerebral.

Tratamiento

Debe procurarse descargar el cerebro de la presión sanguínea llevando la congestión a las extremidades, lo que se logrará con un paquete de cintura a pies. Además, se forrará la cabeza con cuajada de leche, que descongestionará el cerebro. Un resultado semejante se obtiene con una cataplasma de barro fresco que se renovará cada hora.

Las bolsas de hielo en la cabeza están prohibidas porque retienen la sangre en lugar de favorecer su circulación.

La cataplasma de barro sobre el vientre no debe faltar al menos durante la noche.

También me han dado muy buen resultado en estos casos las seis frotaciones, precedida cada una de una ortigadura sobre la piel y especialmente en las extremidades. Con esta aplicación se consigue descongestionar la cabeza y órganos interiores del cuerpo, activando la circulación sanguínea en su superficie y extremidades. Puedo calificar de salvador este procedimiento si se aplica desde el primer momento y se repite con constancia hasta obtener el éxito.

El ayuno se impone en estos casos, ya que el origen del mal está en la mala digestión. El enfermo no debe comer hasta que sienta hambre, y deberá beber únicamente agua pura en pequeñas cantidades cada vez, siguiendo posteriormente sólo con frutas para ir, poco a poco, aumentando la dieta cruda de frutas o ensaladas.

Además, se aplicará una lavativa con agua fría diariamente para mantener despejado el intestino. En lo demás, síganse las instrucciones dadas en «Primeros auxilios o tratamientos de afecciones agudas».

PARÁLISIS

Esta dolencia, que se caracteriza por una pérdida total o parcial de los movimientos con diversas manifestaciones, denuncia siempre una misma causa: impurificación de la sangre y su mala circulación en el cerebro, debido a una acumulación de materias morbosas que tienen su origen en las malas digestiones crónicas y la inactividad de la piel del enfermo.

Los medicamentos a base de mercurio y arsénico producen parálisis, al igual que la intoxicación con drogas e inyecciones, como en el caso del niño Zamorano, que se expone más adelante. Existen, pues, tres causas de parálisis: cerebral, de la médula espinal y por intoxicación intestinal o medicamentosa. Esta diferencia sólo puede constatarse por el iris de los ojos del enfermo, como lo he comprobado.

Tratamiento

Para curar los diversos casos de parálisis, hay que comenzar por normalizar la digestión, combatiendo la fiebre interna y activando la piel del enfermo.

Si el paciente está incapacitado para todo movimiento, se le aplicarán en cama, cada día, de tres a seis frotaciones de agua fría, una cada hora, ortigando previamente todo el cuerpo y abrigando después sin secar la piel, así como una cataplasma de barro sobre el vientre durante la noche y una lavativa si no ha evacuado el vientre cada día.

La alimentación será cruda, de frutas o ensaladas, poco cada vez y a voluntad del enfermo. Se intentará respirar aire puro en todo momento y en toda época.

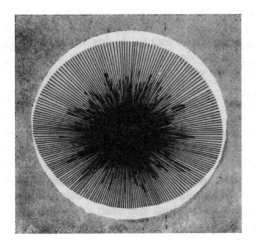

Observe el lector la nube lechosa que aparece en la parte alta de este iris. Revela una pésima circulación sanguínea en el cerebro, afectando a los centros de la memoria y el movimiento. De ahí la parálisis que, si no se ha presentado ya, puede pronosticarse con seguridad. Se observa también claramente el grave desequilibrio circulatorio con fiebre interna y anemia de la piel

357

Sin perjuicio de lo anterior, se seguirán las instrucciones de «Primeros auxilios o tratamientos de afecciones agudas».

Si el enfermo está de pie, seguirá con constancia el Régimen de Salud del capítulo 22 siempre que sea posible.

Caso: don Germán Hepp K., de cincuenta y seis años, residente en la calle Tegualda nº 1420, Santiago, con fecha 3 de diciembre de 1940 me escribe lo siguiente, firmado ante notario: «Tengo el agrado de escribirle la presente para presentarle mi profundo agradecimiento por haber vuelto a la salud después del derrame cerebral que me dejó sin conocimiento, sin habla y paralizado todo el lado derecho de mi cuerpo. Cuando ya me consideraba perdido, mis familiares recurrieron a usted, pidiéndole que me auxiliase en tan tremenda situación. Siguiendo sus instrucciones, hoy, 3 de diciembre, y después de cuarenta días de iniciado su tratamiento, por segunda vez salgo a la calle sin ayuda, tras haber recuperado la memoria, el habla y mis movimientos normales. Repito mis agradecimientos y puede usted hacer uso de este testimonio en la forma que estime conveniente, dejando constancia de que el éxito de su Régimen de Salud excluye toda droga, suero, vacuna, inyecciones, homeopatía o hierbas, y menos aún cirugía, rayos X o radiaciones. [Firmado:] Germán Hepp K.»

Mientras el enfermo estuvo imposibilitado para moverse, diariamente se le ortigaba todo el cuerpo, seis o más veces, cada hora en la cama, y se le hacía enseguida una frotación general de agua fría, abrigándolo a continuación sin secar. Durante la noche, se le aplicaba barro sobre el vientre. Si éste no estaba regulado, cada día, e incluso dos veces diariamente, se le aplicaba una lavativa con agua natural. Además, llevaba un régimen estricto de frutas crudas y ensaladas. Después, cuando el enfermo abandonó la cama, se le prescribió mi Régimen de Salud del capítulo 22, que aún sigue cuando han transcurrido ya catorce años, sin sufrir ninguna recaída de su antigua dolencia.

Otro: el señor Daniel Gurtubay Urquiza, de la calle Echenique nº 498. Lo vi en cama en octubre de 1948, recién llegado de Curicó con parálisis del lado derecho por derrame cerebral, según diagnosticaron los médicos de esa ciudad. Examinado el iris de sus ojos, opiné que no había tal enfermedad del cerebro, sino que la parálisis era consecuencia de una autointoxicación intestinal. Negó el enfermo sufrir de su aparato digestivo, pero finalmente tuvo que reconocer la verdad de mi punto de vista.

Con una lavativa diaria, entre seis y ocho ortigaduras por todo el cuerpo, seguidas de una frotación de agua fría cada día y barro alrededor del vientre y los riñones durante la noche, a los tres días abandonó la cama y pudo tomar diariamente mi Lavado de la Sangre. Tras ocho días con este tratamiento, junto con una dieta cruda de frutas, pudo reanudar sus actividades campestres y volver a montar a caballo.

Otro: don Salvador Celsi A., de cincuenta años, residente en San Bernardo, Covadonga nº 395. Cuando lo vi, por el iris de sus ojos le pronostiqué un ataque de parálisis a corto plazo. No me creyó y desestimó mis consejos. Sin embargo, a los tres días se produjo el ataque pronosticado. Se sometió a mis instrucciones y, haciendo el tratamiento del caso anterior, se restableció totalmente. Desde entonces siempre practica mi Régimen de Salud del capítulo 22.

Otro: don Ramón Beytía, de cuarenta años, que vive en Santiago y sufría una parálisis facial, en seis semanas se normalizó su rostro siguiendo el mismo régimen.

Otro: don Julio Zamorano, de Curicó, me trajo un niño de ocho años, mudo a consecuencia de un envenenamiento con drogas e inyecciones. A las seis semanas de seguir mi régimen de «Primeros auxilios o tratamientos de afecciones agudas», recuperó el habla.

EPILEPSIA

Con este nombre se designa la dolencia caracterizada por ataques que hacen caer al suelo a las víctimas y perder el conocimiento, y en la que se presentan convulsiones con rigidez muscular y violentas sacudidas; en la boca aparece una espuma, a veces teñida de sangre por mordeduras de la lengua. Una vez pasado el ataque, el enfermo queda en estado comatoso, con todos los miembros inertes y la respiración agitada y ruidosa.

Observando el iris de los ojos del epiléptico, siempre se descubre una gran impurificación crónica de su sangre por efecto de putrefacciones intestinales causadas por una gran fiebre interna, debido a la avanzada inflamación de la zona digestiva. Además, la piel de estos enfermos se presenta inactiva, anémica y fría; padecen un desequilibrio térmico crónico .

Según estas revelaciones del iris, las necesidades que precisa satisfacer el epiléptico se reducen a combatir la fiebre gastrointestinal y activar su piel cadavérica. Con lo primero se normalizará su digestión y se formará sangre pura. Con lo segundo se favorecerá la eliminación de los elementos malsanos a través de los millones de poros de la piel. Purificado así el fluido vital, paulatinamente se restablecerá la salud del sistema nervioso.

Con los tratamientos a base de drogas o inyecciones, estos enfermos sólo logran agravar su mal, porque con estos tóxicos se combaten los síntomas sin eliminar la causa, que está en la impurificación de su sangre, como lo revela el iris de sus ojos. Esta afección, que no tiene otro origen que un recargo morboso heredado o adquirido a causa de malas digestiones crónicas, es perfectamente curable con mi sistema, siempre que el organismo del enfermo no haya sido mutilado, ni envenenado con drogas, sueros o inyecciones.

Tratamiento

Hay que purificar la sangre normalizando la digestión mediante el refrescamiento interno del vientre y una alimentación antipútrida a base de frutas y ensaladas crudas. Se respirará aire puro día y noche, haciendo respiraciones profundas al aire libre, y se activará la eliminación con mi Lavado de la Sangre diario y ejercicio físico moderado. Como aplicaciones fortificantes, es conveniente un baño de aire al despertar. En los niños, mi Lavado de la Sangre puede ser reemplazado por paquetes, alternando el paquete medio con el de piernas. Se tomará un baño de asiento de cinco minutos con fricciones del vientre una o dos veces cada día. Caminar desnudo sobre el rocío, la tierra húmeda o piedras mojadas es una práctica muy conveniente para todas las personas nerviosas, aunque sea sólo unos minutos todos los días.

Como en estos enfermos siempre existe una gran fiebre interna, es preciso aplicar con constancia la cataplasma de barro para dormir toda la noche.

Cuando el ataque quiere venir, la faja derivativa o la simple compresa abdominal servirán de calmante.

Cuidar de mantener siempre el vientre regulado, para lo cual se recurrirá a una lavativa diaria como recurso de emergencia.

En verano, un chorro de pitón diario a media tarde es también excelente para estos enfermos.

En general, recomiendo mi Régimen de Salud del capítulo 22 o «Primeros auxilios o tratamientos de afecciones agudas», según sea el caso.

El llamado baile de San Vito se trata de la misma forma.

Caso: el niño Pepe U. L., de catorce años, que reside en Santiago, sufrió durante largo tiempo de terribles ataques epilépticos. Sus padres, acaudalados comerciantes españoles, viajaron a Europa para consultar a especialistas sin conseguir otra cosa que mejorías pasajeras. Fue sometido a mi Régimen de Salud y sólo volvió a sufrir un corto ataque al cabo de un año, tras el cual, hace ya ocho años, las crisis desaparecieron totalmente. El delicado y enfermizo niño de antes es hoy un joven sano y vigoroso que dirige la administración de la empresa de su padre. Aún hoy día sigue mis enseñanzas.

El tratamiento se redujo a combatir la fiebre gastrointestinal, siempre alta en estos enfermos crónicos; y al mismo tiempo era preciso activar el calor de la piel, anémica en los enfermos nerviosos y epilépticos. Para refrescar el aparato digestivo se le aplicaron dos o tres baños de asiento cada día y barro en el vientre durante el sueño nocturno. Para activar la piel, una frotación al despertar y un Lavado de la Sangre diario. Su base alimenticia fueron las frutas crudas y las ensaladas.

Otro: con fecha 10 de octubre de 1948 se me escribe esta carta: «Señor Lezaeta, cumplo con el mayor gusto al pagarle por la presente mi eterna deuda de gratitud por haber sido usted, después de Dios, el que me devolvió la salud tras haberla perdido durante más de veinte años.

»En efecto, el año 1918 me falló el estómago a consecuencia de unas úlceras. Los médicos también decían que tenía el estómago caído y debía operarme. Después, me falló el hígado, que también debía operarse según los médicos. Vinieron las hemorroides, con otra operación, y finalmente otra más para el prolapso rectal. Durante seis meses fui atendido en el hospital del Salvador por los mejores internistas, sin obtener ninguna mejoría.

»Cansado de tantos tratamientos, desesperado y capeando las cinco operaciones, para colmo de mis males, se me presentaron los ataques epilépticos hasta dos veces al día y de tres a cuatro horas de duración cada uno. Ya desahuciado, y cuando mis familiares se preparaban para lo peor, un amigo, afortunadamente, me recomendó su sistema. Fui a verlo y usted textualmente me dijo: "Si hace lo que le recomiendo no necesitará consultarme más, y tampoco lo necesitará si no lo hace". Ante esta alternativa me sometí a su régimen.

»El primer mes creí morirme. Se me reventaron los pies y después la garganta, todo acompañado de alta temperatura. Yo seguía su tratamiento en contra de la opinión de parientes y amigos, que se alejaban de mi casa para no ser cómplices de mi suicidio.

»Ahora me ven sano y salvo, y dicen que se ha producido un milagro, pero yo les digo que ese milagro lo ha hecho la Naturaleza dirigida por su sistema. [Firmado:] F. Zamorano R., J. J. Pérez n° 6095, Quinta Normal, Santiago».

LOCURA Y DEMENCIA

Los trastornos de la razón se conocen con el nombre de locura y demencia. Estas afecciones del cerebro tienen sus raíces en el intestino y se caracterizan por una fiebre más o menos intensa en el interior del vientre. También la piel de estos enfermos es inactiva y fría, lo que demuestra un desequilibrio térmico crónico.

El loco sufre trastornos cerebrales por una fiebre crónica del interior de su vientre, que se propaga al cerebro. Este órgano está constantemente estimulado por materias tóxicas derivadas de graves y permanentes putrefacciones intestinales. Estas materias irritantes, que en forma de vapores suben desde el vientre a través de los tejidos porosos del pecho y cuello, mantienen una excitación constante en el cerebro, que paulatinamente se debilita por irritación y congestión, degenerando su vitalidad hasta hacerse insensible, estado característico de la demencia.

Tratamiento

Combatiendo la fiebre del vientre, se conseguirá calmar y normalizar el cerebro encendido. El tratamiento es análogo al indicado en la epilepsia. En todo caso, es preciso normalizar la digestión refrescando las entrañas del enfermo y con una dieta purificadora a base de frutas o ensaladas crudas.

En todos los casos deberá seguirse el Régimen de Salud del capítulo 22.

Caso: la señorita verónica G., residente en San Alfonso nº 327, Santiago, permaneció dos meses en el psiquiátrico, donde empeoraba cada día. Tras ser retirada de aquel lugar por su cuñado, fue sometida a mi Régimen de Salud en su casa. Tres baños genitales cada día, de quince a veinte minutos cada vez, una frotación de agua fría al despertar y el barro sobre el vientre durante la noche aplacaron la gran fiebre interna que es común a estos enfermos. Durante un mes su alimentación fue exclusivamente a base de frutas crudas y ensaladas. En dos meses su salud se restableció totalmente. Cuatro años después he tenido el agrado de verla completamente normal.

Otro: la señora E. G. de M., de Linares, seis años atrás estuvo internada seis meses, por demencia, en la clínica del doctor F. Fue retirada de ese establecimiento, donde empeoraba día a día, y volvió a su casa. Allí, siguiendo mi Régimen de Salud, sanó en tres meses.

Ahora, he sabido de boca de la señora E. Ch. y de M., su amiga y vecina, que la antigua enferma goza de una perfecta salud y es madre de cuatro hermosos niños: una chica y tres varones.

El tratamiento salvador fue análogo al del caso anterior.

Otro: la señorita Rita M., de Valparaíso, Cerro Cordillera, de cincuenta años. Sufría delirios de suicidio. Siguió durante cuatro años el tratamiento de especialistas del Puerto y de la capital sin conseguir un alivio estable. Se sometió a mi Régimen de Salud expuesto en el capítulo 22 de este libro en 1932, gracias a lo cual se vio libre de su mal en ocho días. El 6 de enero de 1936 tuve el agrado de recibir su visita y constatar que se encuentra completamente sana.

HISTERISMO

Se denomina así una anormalidad nerviosa común en las mujeres, como consecuencia de una sangre maleada por intoxicación intestinal a base de estreñimiento crónico. Como las alteraciones de la sangre se transmiten, el histerismo también es hereditario, o al menos la predisposición a él. Al igual que en todas las afecciones crónicas, la piel de las histéricas es cadavérica e inactiva y su fiebre interna intensa.

El carácter de las histéricas se manifiesta por la viveza de los sentimientos, con cariño, pena o aversión extremos. La enferma es caprichosa, y puede incluso llegar hasta la locura.

Tratamiento

El tratamiento de estas enfermas debe ser prudente, ya que no se debe excitar su débil sistema nervioso. Como la digestión está alterada por una fiebre interna crónica, el baño genital de quince a treinta minutos, dos veces al día, refrescará el interior del vientre, ayudando a restablecer la digestión. En todo lo demás, se pueden seguir las indicaciones dadas al hablar de la epilepsia. Se debe intentar mantener regulado el vientre siguiendo las instrucciones que se dan en la sección «Estreñimiento». El régimen alimenticio es indispensable para curar este mal y será a base de frutas y ensaladas crudas.

Finalmente, deben evitarse las sensaciones fuertes y buscar la vida tranquila.

NEURASTENIA

Con este nombre se designa una afección nerviosa más común en el hombre que en la mujer, debido a que el cansancio intelectual favorece su desarrollo. Pero la causa principal consiste en un organismo ya predispuesto por herencia y unos nervios debilitados por sangre viciada, provocada por malas digestiones y excesos de toda clase. El errado tratamiento medicamentoso de las dolencias, con mercurio, yoduro, cianuros, arsénico, penicilina y otras «drogas milagrosas», favorece también esta afección.

Tratamiento

El tratamiento natural de la llamada neurastenia se dirigirá en primer lugar a normalizar la digestión con un régimen adecuado, análogo al expuesto en los párrafos anteriores. Además, se llevará una vida al aire libre, con trabajos de jardinería si es posible. Se recomienda caminar al rocío o sobre piedras mojadas diariamente por la mañana, durante dos o tres minutos, buscando la reacción enseguida con paseos y, mejor, con la ascensión de montañas y respiraciones profundas. Los baños genitales de veinte a treinta minutos, o los baños de Just, despejarán el cerebro de estos enfermos.

Como en todas las afecciones nerviosas la piel está inactiva y es preciso estimularla, para lo cual resulta especialmente recomendable el pitón al mediodía. Para purificar el fluido vital de estos enfermos es indispensable tomar diariamente mi Lavado de la Sangre al sol o al vapor.

El barro es un gran calmante, aplicado todos los días sobre el vientre para dormir.

En lo demás se seguirá el Régimen de Salud del capítulo 22.

Caso: don L. A. D., de cincuenta años, ministro de Corte, que estaba ya imposibilitado para su trabajo. Siguiendo mi Régimen de Salud del capítulo 22, se restableció totalmente, y en la actualidad es un gran propagandista de mi sistema.

TABES DORSAL (ATAXIA LOCOMOTRIZ)

Se denomina así el característico modo de andar de aquellos enfermos que lanzan las piernas adelante, dejando caer violentamente el talón.

Esta dolencia de la médula espinal se caracteriza por una descoordinación de movimientos y trastornos sensitivos; generalmente es consecuencia de un pernicioso tratamiento con mercurio y salvarsán.

Como observa el profesor doctor Ziliman, médico de Camerún, esta enfermedad es desconocida por los llamados sifilíticos que, por su pobreza u otra causa, no han recibido el tratamiento medicamentoso en uso. Este facultativo afirma que, en los quince años que permaneció en África, no conoció ningún caso de tabes ni parálisis, debido a que los nativos desconocían procedimientos curativos por medio de drogas e inyecciones. Esta sabia opinión concuerda con la del padre Tadeo, que decía: «Feliz el sifilítico que no ha tenido cómo pagar el médico, porque en manos de éste quedará doblemente envenenado: por la retención de sus impurezas y por las drogas».

Tratamiento

El tratamiento general de estos enfermos debe dirigirse a regenerar su sangre normalizando su digestión mediante el refrescamiento del interior del vientre, la activación de la piel, una dieta vegetariana a base de frutas y ensaladas crudas, aire puro día y noche, respiraciones profundas al aire libre y baños de aire diariamente. Antes de levantarse, deberá hacerse una frotación general de agua fría por todo el cuerpo, ortigando previamente toda la piel. Además, de uno a tres baños genitales, de veinte a treinta minutos, cada día. Diariamente se tomará mi Lavado de la Sangre al sol o al vapor. Es necesario guardar absoluta castidad y evitar las emociones. Lo señalado deberá complementarse con el Régimen de Salud del capítulo 22, que está destinado a regenerar el organismo entero, activando el cambio orgánico. De ahí que éste sea el único camino de salvación para estos enfermos, siempre que se practique con constancia.

Parálisis infantil (poliomielitis)

Con este nombre se designa una parálisis de los músculos de una o varias extremidades o del tronco, que se presenta repentinamente, con o sin convulsiones.

Los síntomas más comunes son convulsiones en las extremidades, problemas cerebrales y temperatura elevada. Al cabo de unos días aparece de manera rápida la parálisis de una pierna o de las dos, o también de una pierna y un brazo, aunque esto último es más raro. Según los casos, algunos recobran la movilidad perdida, pero los que al cabo de ocho o nueve meses no lo han logrado, es difícil que lo consigan. Los músculos paralizados se van debilitando cada vez más, hasta atrofiarse.

Esta dolencia reconoce siempre una sola causa: sangre mala heredada de padres intoxicados con inyecciones o adquirida por graves desarreglos digestivos debido a la falta de leche materna y también por impurificación con sueros y vacunas de toda clase, que se han hecho obligatorias desde la primera infancia.

De ahí que esta afección no tenga «remedio», porque no existe droga que pueda purificar el fluido vital. El enfermo mejorará, y aun verá desaparecer su dolencia, purificando y normalizando la circulación de su sangre mediante el restablecimiento de la normalidad digestiva y provocando la actividad eliminadora de la piel.

Por renovación orgánica esta dolencia se cura al principio, pero cuanto más tarde comienza el tratamiento, más difícil será combatirla. Si es de nacimiento es incurable, aunque puede mejorar.

Tratamiento

Se procurará combatir los dolores con aplicaciones de semillas calientes de pasto miel o linaza, combinadas con frotaciones locales de agua fría, alternando estas aplicaciones al menos cada hora, mañana y tarde. En todo caso, debe procurarse refrescar el interior del vientre con una cataplasma de barro, al menos durante la noche, y activar el calor natural de la piel y extremidades enfermas, afiebrándolas mediante reacciones despertadas por frotaciones generales de agua fría después de las aplicaciones locales calientes.

También se realizará mi Lavado de la Sangre cada día al sol o al vapor, si es posible; o como mínimo un paquete largo en cama, ortigando previamente las partes enfermas.

Las ortigaduras por todo el cuerpo y especialmente en los miembros afectados, seguidas de chorros parciales o de frotaciones de agua fría en la cama, producen resultados salvadores en los casos de parálisis. Estas aplicaciones están dirigidas a activar la circulación nerviosa y sanguínea en los miembros enfermos.

Una alimentación cruda, a base de frutas, ensaladas con nueces, huevo duro picado o queso fresco, es refrescante y revitalizadora. Además, es imprescindible mantener regulado el vientre, aplicando una lavativa al acostarse si no ha habido evacuación durante el día.

En esta afección el triunfo depende de la constancia con que se apliquen las instrucciones anteriores.

Como en toda dolencia, el tratamiento se dirigirá a normalizar la digestión del enfermo y activar sus eliminaciones a través de la piel, refrescando las entrañas y afiebrando la superficie del cuerpo y las extremidades.

NEURALGIAS

Se llama así el dolor localizado en el trayecto de un nervio, acompañado de diversos trastornos. Las neuralgias más frecuentes son las del rostro, muslo y pierna (ciática); las del final del espinazo (lumbago), y las del costado (nervios intercostales).

Tratamiento

Además del tratamiento general, orientado a combatir la fiebre interna y afiebrar la piel, se normalizará la digestión del enfermo con una dieta cruda de fruta y ensaladas. Como aplicaciones locales para combatir el dolor, tenemos las cataplasmas de barro o de patata rallada, si está caliente la parte dolorida. Si está fría, se aplicará caliente, como se explica en la sección «Dolor".

Mi Lavado de la Sangre diario, hace desaparecer la ciática, el lumbago y las neuralgias en menos de una semana.

También la ortigadura en las partes doloridas, antes de la frotación de la mañana, es muy eficaz en estas dolencias. En los casos agudos, cuando el enfermo se ve obligado a permanecer en cama, se aplicarán las seis frotaciones, previa ortigadura general de la piel y, especialmente, de las partes doloridas, como se explica en «Primeros auxilios o tratamientos de afecciones agudas».

Sin perjuicio de lo expuesto, si el enfermo está en pie, seguirá con constancia el Régimen de Salud del capítulo 22.

MENINGITIS

Con este nombre se designa la inflamación de las meninges, que son las membranas que envuelven el cerebro y la médula espinal. El desequilibrio térmico se presenta en los enfermos que sufren esta dolencia, que va precedida de violentos escalofríos, dolor de cabeza atroz, agitación y delirio, cabeza rígida, aversión a la luz, pupilas contraídas, ojos inyectados en sangre, convulsiones y vómitos. Cuando los síntomas se agravan, el enfermo pierde el conocimiento y no puede moverse; las contracciones y contorsiones aumentan; los excrementos se escapan espontáneamente cuando no existe estreñimiento, y la muerte puede sobrevenir en uno de estos accidentes convulsivos.

Tratamiento

Esta dolencia siempre tiene su origen en graves desarreglos digestivos crónicos. Se impone un reposo absoluto en cama con el pecho y la cabeza algo elevados.

Hay que combatir la fiebre que, aunque no aparezca en el termómetro, es muy intensa en el intestino y cerebro.

La cabeza del enfermo se mantendrá, día y noche, envuelta en barro. Para que éste no se pegue al pelo, se aplicará entre dos lienzos delgados, cubriendo toda la cabeza y cambiándolo cada vez que se caliente. La cuajada de leche puede reemplazar al barro; también la patata rallada.

Para desplazar la fiebre de las entrañas hacia la superficie del cuerpo, se aplicarán frotaciones de agua fría al despertar todos los días, repitiéndolas cada hora, previa irritación de la piel, y especialmente extremidades, con ortigaduras. Estas frotaciones pueden ser de cinco a ocho a lo largo del día. Durante la noche se mantendrá una envoltura de barro que cubra todo el tronco, de axilas a ingles, cuidando la reacción con los pies calientes.

Como único alimento, zumos o frutas de la estación en pequeñas cantidades.

Es indispensable mantener el vientre regulado, para lo cual se aplicará una lavativa de agua natural si no ha habido evacuación en el curso del día.

El tratamiento se seguirá hasta que desaparezca la fiebre y el pulso se normalice.

Existe también la «meningitis tuberculosa» con síntomas análogos a la aguda, pero de reacción más lenta y difícil, lo que hará necesario un tratamiento más constante e igual al anterior.

Las bolsas de hielo en la cabeza son perjudiciales en la meningitis, porque, lejos de desalojar la congestión sanguínea, la retienen y la agravan.

La punción lumbar, tan de moda hoy en día, se pretende justificar con el fin de disminuir la presión del líquido cefalorraquídeo. Sin embargo, este inconveniente se debe a la expansión de ese líquido por efecto de la alta fiebre localizada en los centros nerviosos; basta con refrescar las partes afectadas para evitarlo.

Los efectos de la punción lumbar son altamente perjudiciales en todo caso, porque extraen el líquido cefalorraquídeo, elemento de vida insustituible.

Este mismo tratamiento se seguirá con constancia en la encefalitis letárgica.

Caso: ante el notario de Chillán, el señor Martín, y con fecha 11 de enero de 1941, don Ismael Vera Cruz ha firmado el siguiente testimonio:

«Estimado señor Lezaeta: Me es grato dejar constancia, por la presente, de su intervención en el restablecimiento de la salud del niño a mi cargo, Guillermo Vera, de ocho años, desahuciado en Concepción por los doctores Granz y Abasolo, en noviembre de 1934. Después de siete días de enfermedad, el enfermo fue declarado incurable por meningitis tuberculosa. Cuando se me aseguró que no sobreviviría a la noche, recurrí a usted, llamándolo por teléfono a su casa de Santiago. Usted acogió mi solicitud para salvar al niño desahuciado y, siguiendo sus consejos telefónicos, el enfermo se vio libre de su dolencia y restableció su salud, que hoy conserva después de seis años. Una vez más doy a usted las gracias y lo autorizo para que haga uso de esta carta en la forma que estime conveniente, firmando ante notario para los fines del caso.

»Lo saludo su afmo. y S. S. [Firmado:] Ismael Vera Cruz, Chillán».

Otro: el joven Martín, de Chillán, cadete de nuestra escuela, hacía ocho días se encontraba en el Hospital Militar de esta capital desahuciado por meningitis tuberculosa. El 18 de septiembre de 1938 intervino su amigo, el comandante de aviación don R. Berríos, para ver el modo de salvarlo con mi sistema. Como me encontraba ausente de Santiago, en Los Ángeles, el señor Berríos recurrió a mi ayudante, don Pedro López, quien aplicó al enfermo el tratamiento que conocía para casos análogos. Es de advertir que el joven desahuciado se encontraba sin conocimiento; se le mantenía una bolsa de hielo en la cabeza y se le aplicaba cada dos horas un suero para «alimentarlo», ya que su estado de inconsciencia y la inmovilidad general de su cuerpo no le permitían recibir alimentos por la boca, que estaba rígida.

Siguiendo los principios de mi Régimen de Salud, el señor López empezó por aplicar al enfermo un lavado intestinal con agua fría, consiguiendo así desocupar el vientre, que llevaba tres días inactivo, cosa que no interesaba a los médicos. Enseguida se le retiró el hielo de la cabeza y, en su lugar, se envolvió ésta en barro natural, el cual era renovado cada hora. Luego, se le aplicaron frotaciones de agua fría por todo el cuerpo, cada hora, ortigando previamente la piel, desde el cuello hasta los pies, y después abrigándolo sin secar. Mientras se le aplicaba la sexta frotación y ortigadura, el joven moribundo recobró el conocimiento y llamó a sus padres, que se encontraban a ambos costados de su cama. De más está decir las lágrimas que rodaron por las mejillas de éstos al presenciar el milagro realizado por la Naturaleza, favorecida y no contrariada con venenos. Se continuó con las ortigaduras seguidas de frotaciones frías cada hora hasta medianoche, momento en que se dejó dormir al enfermo tras aplicarle una envoltura de barro alrededor de todo el tronco. La alimentación se redujo a frutas crudas y después se agregaron ensaladas al mediodía. Así se salvó la vida de un hombre en plena juventud condenado a muerte por la «ciencia». En la legislatura de 1954 es diputado por Chillán al Congreso Nacional.

SÍFILIS Y DEMÁS ENFERMEDADES VENÉREAS
(sífilis o lúes, roseola, chancros, llagas, purgación, gonorrea o blenorragia)

En lugar de estudiar la alimentación y la desintoxicación
del cuerpo humano, hemos estado estudiando los gérmenes...
El mundo está en un camino errado.
Libremos al cuerpo de sus toxinas y alimentémoslo
correctamente, y estará hecho el milagro de la salud.

Doctor Arbuthnot Lane

Los nombres arriba apuntados designan diversas dolencias que afectan de preferencia a los órganos genitales del hombre y de la mujer.

La roseola —especie de sarpullido que aparece sobre todo el cuerpo con gran picazón—, las erupciones en la piel, los chancros o las llagas en los órganos genitales, la inflamación dolorosa de la garganta, las llagas en la lengua y la cavidad bucal, las supuraciones o los flujos uretrales o vaginales, la hinchazón de los ganglios de las axilas y especialmente de las ingles, etc., unido a malestar general, fiebre, dolores de cabeza, inapetencia, insomnio e incapacidad para el trabajo, todo o parte de esto, se designa con el nombre de sífilis o lúes.

Ahora bien, los síntomas apuntados revelan una actividad orgánica que procura expulsar del cuerpo materias dañinas que han entrado en fermentación. De ahí que estas dolencias constituyan una crisis eliminadora realizada por la sabia Naturaleza, en defensa de su salud y de su vida. No olvidemos que nuestro organismo, regido por leyes inmutables, siempre actúa en su propio beneficio y provecho. En consecuencia, estas actividades deben respetarse y, en lugar de sofocarlas, debemos procurar la normalidad digestiva del enfermo y activar sus eliminaciones colocando el cuerpo en equilibrio térmico.

Si favorecemos este esfuerzo de la Naturaleza, lograremos fácilmente la purificación de la sangre y, por tanto, la salud integral del cuerpo.

Por el contrario, si consideramos dañina esta actividad defensiva del organismo y la contrariamos o sofocamos con tóxicos que debilitan y paralizan su vitalidad actuante en el síntoma, imposibilitaremos la obra salvadora de la Naturaleza y caeremos entonces en la enfermedad crónica e incurable. Quedarán retenidas en el cuerpo las morbosidades que se le impidió eliminar, las cuales, junto a los venenos inyectados o ingeridos, mantendrán una sangre tóxica, fuente de males para el individuo y que se transmitirá a su descendencia hasta la cuarta generación, acortando la vida de sus víctimas, degenerando y destruyendo la raza.

Según esto, tenemos dos caminos que elegir: ayudar a las defensas naturales de nuestro cuerpo a expulsar sus morbosidades para restablecer la pureza de la sangre y los tejidos, o sofocar erróneamente esas defensas, manifestadas en síntomas molestos pero salvadores, obligando así al organismo a retener sus mortíferas inmundicias que, unidas a los venenos de drogas, vacunas, sueros e inyecciones, dejarán al sujeto definitivamente al margen de la salud.

Con lo expuesto, el lector se dará cuenta de que la crisis sifilítica requiere la existencia de una gran acumulación de materias morbosas en el organismo afectado. El origen de estas materias extrañas a los tejidos y elementos vivos del cuerpo se halla en la herencia, una vida desordenada, desarreglos digestivos crónicos o una deficiente actividad en la piel del enfermo.

Al final de esta sección se expone el caso de un enfermo que en el transcurso de tres años, a través de roseolas, chancros, postemas, llagas y erupciones de todo género, expulsó de su cuerpo litros de pus y humores corrompidos, obteniendo así la vuelta de la salud. Sería imposible probar que tanta inmundicia se hubiera introducido en el cuerpo por simple contacto

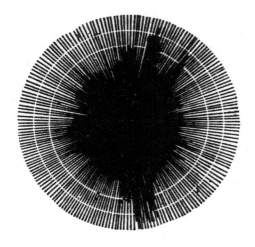

Iris del ojo izquierdo en que aparece crónicamente inflamada la zona genitourinaria y círculos nerviosos por impurificación de la sangre. Estas anomalías se derivan de la inflamación de la zona digestiva. Es así como las afecciones venéreas sólo pueden curarse normalizando la digestión del enfermo

sexual. A la vista está que esta crisis eliminadora constituye una activa descarga de un terreno impuro, acumulado paulatinamente con mucha anticipación a la crisis venérea. Este caso, una vez más, demuestra elocuentemente la verdad de mi doctrina: las enfermedades vienen de dentro de nuestro cuerpo y no del exterior, como ocurre con los accidentes.

Las dolencias venéreas, reconociendo sangre impura, transmiten por herencia dicha impurificación. También por simple contacto sexual o de otro género, la persona que tenga en su cuerpo una acumulación de materias extrañas a sus tejidos vivos —terreno adecuado para la vida y desarrollo de los distintos microbios que sirven de vehículo a las fermentaciones que dan carácter propio a cada una de estas dolencias— puede ser víctima de ellos. Pero este contacto sólo ha llevado la levadura que pone en fermentación la masa infesta que existía con anterioridad.

Tanto la espiroqueta, que se cree causante de la sífilis, como el gonococus, que se considera culpable de la blenorragia, son efectos secundarios del estado general de enfermo crónico, existente con mayor o menor anterioridad al estallido de la crisis venérea. Antes, pues, de que apareciera el bacilo existía ya el terreno impuro que propicia su proliferación.

Una persona cuyo cuerpo está libre de materias extrañas y que, por tanto, su sangre es pura, está libre de ser víctima de las afecciones venéreas porque no ofrece al microbio el terreno apropiado para su vida y desarrollo.

Es corriente el caso de que, de dos amigos que han trabado relaciones sexuales con una misma mujer sifilítica o gonorreica, uno contraiga la dolencia y el otro quede libre de ella. Si fuese el microbio el causante de la afección, el mal se produciría en ambos casos, ya que la presencia de este supuesto agente ha sido igual para ambos sujetos.

El conocido médico alemán profesor A. Buschke, de Berlín, escribe:

«A pesar de tantos inventos de medicamentos destinados a curar la sífilis, ésta aumenta cada día más y toma un carácter sumamente grave, que antes no se conocía. Estimo que, aparte de otras, la principal causa del aumento y la gravedad de la lúes se debe al mercurio y el salvarsán».

La verdad es que, a pesar de las seguridades que el facultativo procura dar a sus pacientes con respecto a la curación de la sífilis, la conciencia del enfermo nunca se ve libre del espectro del mal que consume su vida.

Para diagnosticar la sífilis, la medicina facultativa emplea la conocida reacción de Wassermann u otras análogas con distinto nombre, a las que el vulgo supone enteramente infalibles, a pesar de que cada día van perdiendo más su prestigio en vista de los errores sin fin a que conduce la confianza en ellas.

Aun cuando no quisiera alargar esta exposición, no me resisto al deseo de arrojar luz sobre esta materia en defensa de la verdad y beneficio de tantos engañados que, por ignorancia, se ven sumidos en el abismo de desgracias irreparables. Y digámoslo de una vez: el diagnóstico de la sífilis por la reacción de Wassermann es un engaño y, generalmente, prueba lo contrario de lo que se pretende establecer. Para demostrar esta afirmación, me bastará dejar la palabra al eminente sifilógrafo el doctor Med. Meier, que se expresa así:

«Entre las muchas bacterias señaladas como responsables de la terrible plaga sifilítica, figura en primer lugar la espiroqueta pálida; pero, últimamente, existe la tendencia a considerar a esta bacteria sólo como un factor accesorio, aparecido después que la lúes se produce. Sería, pues, una manifestación secundaria y tardía del mal, ya en actividad, cuando la espiroqueta entra en escena.

No sólo en la sífilis, sino también en cualquier enfermedad infecciosa, observamos el mismo fenómeno de la aparición de la bacteria, con posterioridad a los estigmas o llagas infecciosas. Así, por ejemplo, en la gonorrea, el gonococus acusado implacablemente de haber provocado el mal no se presenta, sin embargo, sino como un testimonio tardío del hecho perpetrado.

Pero en el caso del gonococus, se ha encontrado, además, después de numerosos ensayos, que en las mucosas de los órganos genitales no son aquéllos los únicos microorganismos que han entrado en acción, sino que hay muchos otros igualmente dignos de ser acusados de provocar la gonorrea. Este caso sucede, tal vez, con las bacterias de la sífilis, cuya variedad puede ser inagotable.

En una palabra, acusar a la espiroqueta como responsable de la sífilis es algo temerario, y basar un reactivo en la supuesta afinidad que existe entre la sangre y los productos de esta bacteria es una aventura peligrosa.

Es por eso que ya comienzan a vacilar los cimientos de la reacción de Wassermann. Otros hechos concurren al mismo descrédito del análisis que estudiamos. El propio profesor doctor von Wassermann se vio forzado a confesar en una entrevista celebrada el 1 de febrero de 1919, en el Ministerio del Interior de Alemania, y a instancias del doctor Breuw, que su invento no es una medida que permita apreciar la curación de la lúes, y que hasta hoy no existe tal medida».

Y, más adelante termina el doctor Mcd. Meier:

«En fin, para concluir este punto, diremos que la reacción de Wassermann es únicamente un indicio del estado de defensa en que un organismo determinado se encuentra en tal o cual momento de su vida, y que si esa reacción es positiva, hay que pregonar un éxito en la movilización con que ese organismo prepara esa defensa contra la sífilis u otra enfermedad infecciosa similar».

Tenemos, entonces, que la reacción de Wassermann, o examen de la sangre en el laboratorio, además de ser un engaño, prueba lo contrario de lo que generalmente se cree, pues la reacción negativa denuncia una debilidad defensiva del organismo y, por tanto, es un antecedente desfavorable, y la reacción positiva demuestra una actividad en las defensas orgánicas y, en consecuencia, un estado satisfactorio de nuestra vitalidad. Esto mismo puede decirse de las otras reacciones en uso con nombres grandilocuentes.[2]

Como se ha visto en la primera parte, el examen de la garganta nos denuncia el estado de la sangre. Puesto que la llamada sífilis se trata de una impurificación profunda del fluido vital, aparece claramente denunciado por el color más o menos cargado de las amígdalas y el velo del paladar.

---

2. Sabido es que la química ha conseguido sus mejores éxitos en el campo «inorgánico», fracasando siempre en el «orgánico». Así, ha sido posible producir salitre sintético, pero no se ha conseguido lo mismo con el caucho, producto vegetal orgánico, aun cuando se han logrado sustitutos. De ahí que las impurezas de la sangre, constituidas por materias orgánicas, pasen inadvertidas en el laboratorio. Por eso la sangre de un cadáver muerto de tifus, es decir, de putrefacciones intestinales, es químicamente igual a la de una persona sana que haya muerto en accidente.

Según afirma la medicina oficial, aunque citaré un caso que la desmiente, la primera manifestación de la sífilis es el chancro, el cual luego compromete los ganglios: los de la región inguinal se vuelven engrosados y nudosos, pero sin dolor. Luego aparecen erupciones en la piel, con manchas rosadas, presentándose por lo general dolor de cabeza y huesos, y además pequeñas llagas en la garganta y mucosa de la lengua y boca. Surgen también unas manchas de color rojo castaño, cubiertas de un exantema blanco brillante, que al caer deja ligeros hoyos en la piel. También puede presentarse un sinnúmero de erupciones papulosas o pustulosas en la piel. A pesar de esto, la abundancia de erupciones de toda clase es un buen síntoma e indicio de defensa orgánica, pues con ello el organismo procura expulsar de su interior la ponzoña, librando así de su acción destructora los órganos nobles del interior del cuerpo.

Desgraciadamente, el falso concepto de enfermedad, que confunde el síntoma con la causa que lo produce, induce a la medicina facultativa no a favorecer la sabia acción del organismo, que trata de llevar al exterior las materias extrañas en descomposición, sino a contrariar esta acción salvadora, paralizando la obra defensiva del cuerpo por medio de venenos que tienen el privilegio de anonadar esas defensas, imposibilitando la verdadera curación, que sólo se consigue sacando la impurificación mediante activas eliminaciones.

El mercurio y el arsénico, los específicos de la alopatía para curar la sífilis, deben su inmerecido prestigio a la propiedad que tienen de suprimir las manifestaciones externas de la lúes, con lo cual sólo se consigue engañar al enfermo, que con ello cree desaparecido su mal, cuando en realidad éste ha sido relegado a las profundidades del organismo, donde va a producir los atroces efectos que no se quisieron presenciar en el exterior, envenenando la sangre, enfermando los órganos más nobles y destruyendo la célula nerviosa, que degenera progresivamente hasta terminar en la parálisis, la idiotez o la locura.

De acuerdo con lo expuesto, dice el doctor Adr. Vander:

«Por último, y cuando aparentemente el enfermo está curado, pueden aparecer enfermedades de los centros nerviosos a causa de localizarse allí la sífilis, de donde es más difícil expulsarla».

Corroborando lo anterior, el ilustre doctor Lahmann, afirma:

«Con cada erupción el enfermo se acerca más a su curación y, si es prudente, podrá expulsar el veneno sifilítico en uno, dos o tres años. Son innumerables los infelices que quedan enfermos por los remedios, sin librarse de la sífilis».

El padre Tadeo, que aquí en Chile durante más de treinta años curó a innumerables enfermos de esta dolencia, a este propósito dice:

«De suerte que bien pudiéramos exclamar: ¡feliz el sifilítico que por su pobreza no puede pagar su curación y se ve obligado a buscar tratamientos naturales!».

Terminaré estas citas con la siguiente conclusión a que llega el doctor Meier en su obra «La verdad acerca de la sífilis»:

«El tratamiento o terapia con mercurio salvarsán suprime las defensas naturales, consistentes en manifestaciones cutáneas y otros síntomas exteriores. El mal, en alianza con los venenos inyectados, penetra entonces más al fondo, invade la frágil y delicada célula nerviosa, maravilla de la creación, y sobrevienen las perturbaciones gravísimas del sistema cerebro-espinal, conocidas con el nombre de tabes y parálisis progresiva».

Después de conocer estas tristes verdades, apena presenciar cómo tales medicinas, con el amparo del Estado y la tolerancia del público ignorante, en hospitales, asilos, gotas de leche, dispensarios, policlínicas y centros de toda clase, no hacen otra cosa que envenenar a la población, imposibilitándola así para librarse de sus males y degenerando progresivamente las maravillosas dotes que el Creador ha concedido a nuestra raza.

A tal punto ha llegado la ignorancia del público en esta materia que no se vacila en calificar de ignorante o fanática a la persona que asegura que la sífilis puede curarse sin venenos ni inyecciones, aplicando sólo los agentes naturales, y que mejor es dejar a la Naturaleza abandonada a sus propias fuerzas, antes de entregarse al tratamiento medicamentoso en uso.

Precisamente, el carácter maligno que hoy distingue a la sífilis era desconocido antes del tratamiento del mercurio, salvarsán y antibióticos, y el horror que despierta este mal se debe a que la sífilis no se cura jamás con la terapéutica medicamentosa.

Al público escéptico le pido que lea estos conceptos del profesor doctor Adr. Vander:

«Apenas sabe nadie que la sífilis puede curarse completamente por tratamiento natural, sin medicamentos, ni específicos de farmacia. En el primer período de la infección, cuando se manifiesta el chancro o la roseola, el organismo se esfuerza en destruir y expulsar la enfermedad. Siempre que las defensas sean bastante poderosas, el cuerpo puede salir victorioso; pero el éxito será más seguro si ayudamos al cuerpo en su trabajo con un tratamiento purificador natural: régimen, baños derivativos, etc. Desgraciadamente, es todavía general la idea de que en la sífilis es indispensable aplicar medicamentos perjudiciales, como mercurio, yoduros, cianuros y las combinaciones de arsénico, salvarsán, 606, etc. Esto proviene de ignorar que el organismo puede curar perfectamente la sífilis con ayuda de la medicina natural. He podido observar casos de curación completa de sífilis por el tratamiento sin medicamentos, efectuados hace muchos años, y los que un día fueron sifilíticos se encuentran hoy en perfecto estado de salud. Aun en casos de segundo y tercer grado he obtenido la curación, a pesar de que el organismo se hallaba en gran medida aniquilado y dañado por repetidos tratamientos con mercurio. Pero, en estos casos, se necesita un tratamiento largo. Al principio de la enfermedad, la curación es tan fácil que asombra a los que, confiados en la alopatía, la consideraban imposible. La circunstancia de que numerosísimos enfermos sufran tales o cuales trastornos por la sífilis mal curada prueba evidentemente el fracaso de los tratamientos con los citados medicamentos. Además, los perjuicios causados por el mercurio y demás venenos son enormes. Sólo mediante la recuperación de la perfecta y normal defensa del organismo y la purificación de la sangre, por una vida natural, será posible que la humanidad se libere de esta terrible enfermedad. La curación natural de la sífilis en el padre establece una defensa natural en los hijos. El tratamiento por los medicamentos debilita el organismo y afecta a los hijos».

A lo anterior debo añadir mi experiencia constatando cómo mi Régimen de Salud ha devuelto totalmente ésta a numerosos enfermos de sífilis, muchos de los cuales hoy son padres de hijos sanos.

Finalmente, puedo asegurar que, siguiendo el tratamiento que sigue a continuación, la mentada sífilis pierde su malignidad y el enfermo queda libre de todo peligro posterior.

Tratamiento

En lugar de pensar en «curar» esta dolencia, debemos procurar restablecer la salud del enfermo, para lo cual nada hay que hacer con los microbios. Es indispensable normalizar su digestión y activar las eliminaciones de la piel, produciendo fiebre curativa en ella y combatiendo la fiebre destructiva de sus entrañas. En otros términos, en lugar de «combatir» o sofocar los síntomas de dolencia, mi sistema se dirige a purificar la sangre del enfermo, mediante buenas digestiones y activas eliminaciones a través de su piel, y especialmente por sus llagas y flujos uretrales o vaginales, si se presentan.

El tratamiento de estos enfermos deberá ser general, formando sangre pura mediante buenas digestiones y eliminando la sangre impura a través de activas transpiraciones y supuraciones. También hay que actuar localmente, activando la expulsión de la materia corrompida a través de las llagas, úlceras y demás manifestaciones de la piel, para lo cual se usarán emplastos de fenogreco, que se mantendrán sobre las erupciones día y noche, hasta agotar la fuente morbosa. Si no se tiene a mano este producto, se aplicarán cataplasmas de barro.

El chancro se tratará con vapor de limpiaplata, lavado de la misma agua y cataplasma de fenogreco día y noche, cambiándola cada ocho o diez horas. El baño genital activa la eliminación por el chancro y su práctica diaria es indispensable .

Como tratamiento purificador, se tomará mi Lavado de la Sangre cada día por la mañana, y dos o tres baños genitales por la tarde. En general se seguirá con constancia mi Régimen de Salud del capítulo 22.

Las aplicaciones de tierra húmeda, enterrando todo el cuerpo del enfermo hasta el cuello, por espacio de quince a sesenta minutos, tiene efectos purificadores y se recomienda en verano en casos agudos con abundantes erupciones de la piel.

La parte esencial del tratamiento está en normalizar la digestión. Se puede asegurar que el enfermo de sífilis que normaliza su digestión tiene asegurado el éxito. Para lograr esto hay que refrescar el interior del vientre, durmiendo con una cataplasma de barro sobre él, y seguir un régimen alimenticio de vegetales, con preferencia de frutas crudas y semillas, como nueces, ensaladas y raíces. También, respirar aire puro día y noche, realizar ejercicio subiendo montañas, hacer respiraciones profundas y tener continencia sexual.

Una tisana de limpiaplata, pichi pichi, sanguinaria, sabinilla, y celdrón favorece la expulsión de los venenos de la sangre.

Sobre las llagas se mantendrá fenogreco en todo momento, como se ha explicado al hablar de las plantas.

Siguiendo con constancia estas instrucciones, he visto en jóvenes desaparecer toda manifestación sifilítica, aun antes de un año. Para ello es necesario que el enfermo haya estado libre de drogas e inyecciones. Sin embargo, suele necesitarse dos y hasta tres años para que el sujeto quede definitivamente libre de todo mal. Naturalmente, cuanto más joven sea el enfermo más rápida y fácil será la vuelta a la salud, siempre que se ayude al organismo a purificar la sangre mediante buenas digestiones y activas eliminaciones a través de la piel.

La cátedra médica dice: «El microbio de la sífilis, introducido en el organismo, no va a salir de él con baños o lavados de sangre. Esto es absurdo. Para eliminarlo es necesario atacarlo con específicos como arsenicales, mercurio, penicilina, bismuto y yodo».

Contesto que mi sistema se dirige a restablecer y mantener la salud del enfermo de sífilis mediante buenas digestiones y activas eliminaciones, sin considerar al «microbio», el cual no puede vivir en un cuerpo sano.

Ya sabemos que para mantener y recuperar la salud, es preciso actuar sobre la temperatura del cuerpo, de manera que los baños no están destinados a combatir los microbios, sino a purificar la sangre del enfermo, único camino para llegar a la salud integral del cuerpo.

Caso: don M. J. L., de Santiago, de cincuenta y siete años, fue víctima de una roseola sifilítica. Todo su cuerpo fue invadido por una activa erupción que le causaba una comezón insoportable que lo obligaba a rascarse constantemente de día y de noche. Casi un año entero duró esta erupción de la piel que, con un Lavado de la Sangre diario, gradualmente fue desapareciendo para dar lugar en diversas partes del cuerpo, y especialmente en la zona del bajo vientre y caderas, a postemas que maduraban con aplicaciones locales de fenogreco, vaciando una abundante materia corrompida. Transcurrido un año de este proceso eruptivo y eliminador, siempre favorecido con un Lavado de la Sangre diario, tres baños genitales de media hora cada día y aplicaciones locales de fenogreco en las llagas, y sin contacto sexual, apareció un chancro duro bajo el prepucio, al lado derecho del miembro. La inflamación de los tejidos afectados adquirió tal proporción que la cabeza del pene se hinchó de forma tan abultada que el prepucio, echado hacia atrás, parecía que iba a estrangular el glande. Felizmente, en el momento más crítico, bastó con mantener durante dos horas una gruesa cataplasma de barro sobre la parte afectada, para obtener la deshinchazón del miembro y permitir deslizar el prepucio sobre el glande para poder así aplicar los salvadores baños genitales. De este modo fue posible tomar tres y más de estos baños cada día, que fueron decisivos en la curación por sus propiedades derivativas y estimulantes de las defensas orgánicas. Ocho meses transcurrieron con el chancro supurando materia corrompida y fétida hasta que los baños genitales diarios, junto a mi Lavado de la Sangre, también diario, agotaron la materia ponzoñosa que había comprometido hasta los ganglios de las ingles. Junto con la desaparición del chancro, los ganglios afectados se deshincharon, volviendo a su estado normal. Durante este segundo año de crisis, la boca y garganta del enfermo se llenaron de llagas tan dolorosas que dificultaban la masticación y deglución de los alimentos. También se presentaron terribles dolores de cabeza que no lo abandonaban ni de día ni de noche. El baño genital, repetido hasta diez veces en el transcurso de diez horas, era el único recurso eficaz para alejar dicho tormento. Al iniciarse el tercer año de crisis, se presentaron nuevas erupciones y postemas, pero ya más débiles, e iban desapareciendo con los baños, cada vez más fácilmente. Por fin, a los dos años y nueve meses de la referida crisis, el enfermo se vio libre de todo achaque, disfrutando de un bienestar antes desconocido y revelando en su rostro y cuerpo una verdadera renovación orgánica. Durante esta prolongada y molesta crisis, este enfermo calcula haber eliminado por sus llagas, erupciones y supuraciones, varios litros de pus. Que el lector diga si cree que es posible que se acumule en el cuerpo tal cantidad de inmundicia por un simple contacto sexual. Y, por fin, ¿será posible favorecer al organismo sofocando los síntomas de la sífilis, que constituyen los medios de que se vale la sabia Naturaleza para expulsar las materias mortíferas? Con la introducción en la sangre del enfermo de venenos a base de arsénico y mercurio, se borran los síntomas porque se adormece y paraliza la actividad nerviosa del cuerpo, que es su arma defensiva, obligando a éste a retener sus inmundicias y esos mismos venenos debilitantes. Así se explica que la sífilis sea incurable para la «ciencia» que emplea tales medios y ahora antibióticos.

Otro: el caballero español, de cincuenta y cinco años, don Z. A., de Santiago, en 1938 fue víctima de una roseola sifilítica que hizo erupción en todo su cuerpo, hasta el cuero cabelludo. Un año antes había sido tratado con neosalvarsán y bismuto, pero se sentía cada más decaído e incapacitado para todo trabajo. Guardaba cama cuando lo visité. Ante todo, le prohibí toda clase de medicamentos e inyecciones, y lo sometí a mi Régimen de Salud con un Lavado de la Sangre diario, tres baños genitales de treinta minutos cada uno, barro sobre el vientre durante la noche y un régimen alimenticio crudo, al menos mañana y tarde, dejando libre el almuerzo. Localmente debía mantener fenogreco sobre las llagas, a fin de favorecer la expulsión de materia corrompida. Bastó un año de este tratamiento para que este enfermo se viera libre de todo achaque. Cuatro años después disfruta de una completa salud. Además, ha recuperado el cabello perdido y también su vista, que había sido afectada.

Otro: el joven H. G., cuando ya había fijado su fecha de matrimonio, que se celebraría al cabo de seis meses, fue víctima de chancros, roseolas y llagas en la boca. El médico le manifestó que no podía casarse sin hacer un tratamiento de inyecciones durante tres años. Siguiendo mi Régimen de Salud y con una alimentación exclusivamente cruda de frutas y ensaladas, se vio libre de sus achaques y pudo contraer matrimonio en la fecha fijada. Hoy es padre de dos hermosos niños que rezuman salud.

CHANCRO BLANDO

El chancro maligno es duro, mientras que el más benigno es blando. En el chancro duro se hinchan los ganglios de las ingles sin dolor ni formación de pus; en el blando hay hinchazón de las ingles con dolor y formación de pus, dando lugar al bubón. En el chancro sifilítico existe una sola úlcera y en el blando suele haber varias al mismo tiempo. La diferencia entre una afección y la otra está en el grado de impurificación de la sangre del sujeto. Para curar esta afección, se procederá como en el caso anterior.

BLENORRAGIA (PURGACIÓN, GONORREA)

Con estos tres nombres se designa una crisis curativa que se manifiesta con supuración de las vías genitourinarias. Las llamadas «flores blancas» y flujos vaginales, comunes y corrientes en el sexo femenino, son fenómenos de la misma naturaleza.

Al igual que las erupciones y llagas llamadas sifilíticas, esta afección constituye en sí misma una defensa orgánica. El cuerpo, mediante supuración purulenta, procura expulsar materias malsanas que han entrado en fermentación. De ahí que esta expulsión de materia corrompida purifique. La dolencia está constituida por una acumulación de materias morbosas provenientes de malas digestiones crónicas y una deficiente eliminación de la piel del sujeto. También la herencia transmite la impurificación de la sangre, que origina blenorragia o purgación en niños y niñas inocentes, como se ve en los casos que se expondrán a continuación.

El gonococus, que vulgarmente se cree causante de este mal, sólo es un agente de fermentación de las sustancias extrañas acumuladas en el bajo vientre del enfermo, las cuales disgrega y, de ese modo, son más fácilmente expulsadas del cuerpo. Esta dolencia aguda es, pues, una crisis curativa que, cuando se favorece su eliminación, purificará el organismo liberándolo del recargo morboso heredado o acumulado durante años de desarreglos digestivos. De ahí el nombre de «purgación» que se ha conservado a través de los siglos y que equivale a «purificación».

La expulsión de materia corrompida por la uretra o vagina no debe ser sofocada, porque así se imposibilita la sabia obra de la Naturaleza, que procura deshacerse de las inmundicias que impurifican el cuerpo. De ahí lo absurdo y anticientífico de los procedimientos usados por la medicina, que mediante lavados uretrales o vaginales, a base de astringentes y cáusticos, imposibilita la obra defensiva del organismo, suprimiendo la expulsión de las inmundicias que lo infestaban. También las inyecciones de las llamadas drogas milagrosas, debilitando las defensas naturales, detienen estas actividades purificadoras. Se engaña al enfermo haciéndole creer que, desaparecida la eliminación uretral, queda libre de su dolencia, cuando sólo se ha convertido el mal agudo en crónico (gota militar o blenorragia crónica), y no tardarán en presentarse complicaciones en las articulaciones y más a menudo en los testículos —orquitis—, en la próstata —prostatitis— o en la vejiga —cistitis—. Estas complicaciones son el resultado lógico de la obra abortiva con medicamentos, como la penicilina, que sofocando las eliminaciones de materias corrompidas, retienen éstas en el interior del cuerpo, comprometiendo los órganos y tejidos vecinos a las vías de eliminación, cuando no se van a la sangre misma, produciendo casi siempre crisis fatales, si no se abandonan los absurdos procedimientos de la alopatía y se adopta la cura natural, siempre única tabla de salvación de los desahuciados.

Conozco casos de enfermos crónicos que, durante diecisiete años, han estado tratándose con alopatía una blenorragia, que con nuevas manifestaciones se presentaba cada primavera u otoño, sin conseguir verse libres del mal que progresivamente agotaba sus fuerzas. Con el tratamiento que recomiendo, estos enfermos ven reaparecer, más o menos pronto, los síntomas agudos de la blenorragia, porque normalizando la nutrición se activan las defensas orgánicas, permitiendo al cuerpo deshacerse de las impurezas que constituyen la alteración de la salud. Siguiendo, pues, con constancia las prácticas que recomiendo, desaparece definitivamente la blenorragia, por antigua que sea, así como sus complicaciones.

Tratamiento

El tratamiento adecuado de esta dolencia impone un régimen de vida conforme con la ley natural: respirar aire puro día y noche, realizar ejercicio físico al aire libre, en lo posible montañismo, practicar la continencia sexual, transpirar y tener una buena digestión por medio de un régimen alimenticio a base de frutas crudas y ensaladas. También es necesario llevar a cabo una frotación diaria de agua fría en todo el cuerpo al despertar y, principalmente, baños genitales, dos a tres veces al día, de quince a treinta minutos cada uno. Estos baños son indispensables en esta afección, porque rebajando la fiebre interna, mejoran la digestión y favorecen la expulsión de sustancias descompuestas. Además, hay que practicar mi Lavado de la Sangre todos los días y, por la noche, dormir con una faja derivativa, pasando también un lienzo húmedo entre las piernas para descongestionar los órganos genitales. La envoltura de barro sobre el vientre, riñones y órganos sexuales es más eficaz.

La blenorragia crónica, vulgarmente conocida como «gota militar», es una dolencia «incurable» para la alopatía, que degenera la raza. Sin embargo, desaparecerá siguiendo con constancia mi Régimen de Salud del capítulo 22.

La blenorragia aguda es muy peligrosa si no se mantiene un escrupuloso aseo, ya que la fermentación morbosa se transmite a los ojos cuando a éstos se llevan los dedos que contienen materia corrompida.

Se recomienda usar un suspensor de los testículos para evitar la inflamación de estos órganos.

Caso: la niñita de D. F. E., de Iquique. A los cuatro años se le presentó el flujo gonorreico. Con lavados vaginales e inyecciones quedó tan mal que no podía caminar. Se salvó siguiendo las instrucciones anteriores.

Otro: un pequeño de dos años de Puerto Montt. Hasta los nueve años se le sometió a un tratamiento médico con lavados uretrales sin resultado. Siguiendo mis indicaciones de dos a tres baños genitales diarios de diez a quince minutos, y un régimen a base de frutas y ensaladas con queso fresco, huevo duro, etc., se restableció en tres meses.

Otro: don Z. Rodríguez, de veinticinco años, residente en Santiago. Tratado de blenorragia con lavados uretrales e inyecciones, el mal se fue a la sangre, produciéndole un reumatismo gonocócico con gran fiebre. Con mi Régimen de Salud del capítulo 22 se restableció definitivamente en tres semanas.

Otro: de Concepción se me escribe con fecha 23 de abril de 1956: «Víctima del mal denominado "gonorrea" fui "curado" por la ciencia médica con millones de unidades de penicilina, resultando peor el remedio que mi enfermedad. En efecto, la acción debilitante de la defensa orgánica, característica de esta "droga milagrosa", como proclama la propaganda médica, sofocó y paralizó la natural eliminación de materia corrompida que salía por el conducto urinario. Retenida ésta en el cuerpo, empezó a hacer destructores efectos en su interior, produciendo dolor en los testículos y picazones como punzadas que se extendían desde el bajo vientre por los muslos hasta las pantorrillas, lo que me dificultaba para andar.

»Hace un año y quince días que tuve la suerte de consultarle acerca de mi caso, y gracias a su régimen, que he seguido al pie de la letra, puedo ahora exclamar lo maravilloso que es su sistema de la Doctrina Térmica, pues, justamente a los cuatro días de ponerlo en práctica, apareció nuevamente el flujo purulento por la uretra, con más fuerza y dolor que antes. Junto con esto, desapareció en mí el estado depresivo que me había dejado la penicilina con su acción enervante.

»Ahora, diez meses después de haber comenzado su Régimen de Salud, me encuentro totalmente libre de mi antigua dolencia. Todo esto ha sido una gran experiencia que me he propuesto divulgar a todo aquel que lo necesite.

»Expresándole mi eterna gratitud, su atento servidor. A. B. C.»

Otro: N. N. a los veinticuatro años fue víctima de una blenorragia. Sin pérdida de tiempo se puso en tratamiento médico con los clásicos lavados de permanganato, instilaciones de nitrato de plata y otros «desinfectantes» destinados a exterminar al gonococus, supuesto agente de la dolencia. A los tres meses de seguir este tratamiento, desapareció la supuración uretral y fue declarado sano.

A la primavera siguiente, sin causa a que atribuir contagio, reapareció la blenorragia, la cual, tratada como la vez anterior, fue sofocada en pocos meses. A pesar del éxito aparente de esta nueva «curación», N. N. se sentía sin salud. Se encontraba nervioso, pesimista, sin ánimo ni energía para trabajar, dormía mal, tenía molestias en la cabeza, en la vista, dolores de cintura y reumáticos y dificultad para orinar. Se presentó entonces la «gota militar», es decir, la gota de pus por las mañanas al apretar la uretra. Nuevamente acudió al especialista, que constató «prostatitis» y estrechez de la uretra. Esto hizo necesario los masajes diarios en la próstata y las dilataciones uretrales, ambas prácticas dolorosas y que en nada mejoraban el estado general del enfermo.

Así, con tratamientos periódicos que duraban meses, transcurrieron nueve años. La salud anterior ya estaba perdida, a pesar de la confianza que el médico daba a su paciente de que, al examinar los «filamentos» de su orina, ya no existían los microbios del mal .

A los treinta y tres años este sujeto estaba a las puertas del manicomio. Neurasténico, huía de la sociedad y de su propia familia sin encontrar paz ni tranquilidad en parte alguna. Según ha confesado, más de una vez pensó en suicidarse.

En ese estado desesperado, se sometió al Régimen de Salud del capítulo 22 de este libro y, siguiendo estrictamente sus prácticas, en ocho días comenzó a descubrir una vida nueva de bienestar y optimismo, que parecía contradicha por la «blenorragia» que nuevamente se presentó en forma aguda y dolorosa. Junto con la abundante supuración uretral, aparecieron erupciones y llagas en la piel y hasta en la garganta, con todo lo cual el organismo demostraba su actividad «curativa», empeñado en expulsar la ponzoña sifilítica que la «ciencia» había sofocado y echado a la sangre con su tratamiento abortivo. Un año entero N. N. estuvo expulsando materia corrompida por la uretra y por las llagas y erupciones de su piel, hasta que su cuerpo definitivamente se vio libre de todos sus males.

Cuatro años después, es padre de un hermoso niño.

ESTERILIDAD E IMPOTENCIA

Se llama esterilidad a la imposibilidad de tener hijos. Puede ser congénita, a causa de repetidos matrimonios entre parientes próximos, o adquirida a consecuencia de afecciones que destruyen los órganos reproductores o los imposibilitan para su normal funcionamiento por congestión crónica. También la cirugía de dichos órganos inutiliza o dificulta su normalidad funcional.

En el hombre es absoluta la esterilidad cuando los testículos han sido extirpados o cuando estos órganos han quedado inutilizados por dolencias mal curadas con medicamentos, como en las llamadas blenorragias, sífilis o tuberculosis.

En la mujer se produce la esterilidad por extirpación o enfermedad de los ovarios y también por obstrucción o extirpación de las trompas, conductos que llevan los óvulos de los ovarios a la matriz. Asimismo, son causa de esterilidad la extirpación de la matriz o útero, su mala posición o catarros e inflamación de este órgano, afecciones casi siempre originadas por estreñimiento. Otras causas de esterilidad son las intoxicaciones nerviosas, las afecciones de la médula, el alcoholismo crónico y la gordura excesiva, que obstruye las funciones normales de todos los órganos.

La impotencia, tanto en el hombre como en la mujer, es causada por un debilitamiento de la energía vital a consecuencia de una intoxicación crónica por putrefacciones intestinales en los vientres estreñidos y también por los sueros, las vacunas, las drogas o las inyecciones, todo esto agravado por una deficiente eliminación de la piel.

Tratamiento

Salvo destrucción o eliminación de los órganos reproductores, tanto la esterilidad como la impotencia desaparecen purificando la sangre mediante buenas digestiones y activas eliminaciones de la piel. Para ello, es preciso observar un régimen alimenticio a base de frutas y ensaladas crudas, además de mi diario Lavado de la Sangre al sol o vapor y dos o tres baños genitales cada día. La frotación diaria con agua fría, al levantarse, completará el tratamiento, que será más fuerte en verano y más suave en invierno.

La cataplasma de barro sobre el vientre, durante la noche, es un medio seguro para restablecer el trabajo del aparato digestivo y, por tanto, para mejorar la composición de la sangre, restableciendo la energía vital. En general se practicará mi Régimen de Salud del capítulo 22.

Caso: don G. T. C., exalcalde de Santiago, de sesenta y tres años, hacía seis meses que tenía problemas de impotencia. Al año de practicar diariamente mi Lavado de la Sangre, dos o tres baños genitales de veinte a treinta minutos cada día, y de adoptar una alimentación cruda en el desayuno y en la cena, comenzó a jactarse públicamente de haber recuperado su capacidad, que creyó perdida para siempre.

LEPRA

Con este nombre se designa una dolencia que se manifiesta por manchas o nódulos en la piel, sobreviniendo gangrena en el extremo de los dedos, que pueden desprenderse, dejando las manos completamente desfiguradas. La piel se ulcera, presentando entonces el enfermo un aspecto repugnante. Estos procesos degenerativos avanzan hasta postrar al individuo y ocasionarle la muerte después de un curso más o menos lento.

Además de la piel, esta dolencia ataca también las mucosas del interior del cuerpo y los sistemas glandular y nervioso. El debilitamiento de la energía nerviosa hace difícil el tratamiento del leproso, que pierde su voluntad y se entrega al fatalismo.

La lepra es una manifestación de la gran impurificación de la sangre y los humores de sus víctimas. De ahí que se transmita a la descendencia y sea absolutamente invencible con drogas, vacunas, inyecciones y cirugía. En cambio, su curación es posible purificando el fluido vital mediante buenas digestiones y activas eliminaciones, para lo cual hay que provocar fiebre curativa en la piel del sujeto y combatir la fiebre destructiva de sus entrañas. Actuando de esta manera, los leprosos que aún posean sus órganos vitales en buen estado, y también los hijos de estos enfermos, se verán libres de esta dolencia.

Tratamiento

El tratamiento de la lepra es el mismo que he indicado para la sífilis, insistiendo en la aplicación diaria de mi Lavado de la Sangre al sol o vapor. Los niños reemplazarán esta aplicación por paquetes o envolturas húmedas. En todo caso, es necesario vigilar la digestión y normalizarla mediante una dieta cruda de frutas o ensaladas y cataplasmas de barro sobre el vientre, al menos durante la noche. También el barro se usará como aplicación local en las llagas.

ESTÓMAGO: SU FUNCIÓN Y DOLENCIAS

Toda anormalidad orgánica, cualquiera que sea su nombre o manifestación, se inicia y mantiene por malas digestiones, y éstas siempre son efecto de un calor anormal en el estómago y los intestinos, es decir, fiebre interna producida por la irritación y congestión de las mucosas de estos órganos. Lo dicho se prueba gráficamente mediante las revelaciones del iris de los ojos de todo enfermo. Cualquiera que sea el órgano afectado del cuerpo, la ofensiva siempre arranca de la zona digestiva. De ahí que todo enfermo debe normalizar su digestión como base indispensable del restablecimiento integral de la salud.

Hemos visto que una nutrición adecuada es la base de la salud y que toda dolencia supone un mayor o menor desarreglo nutricional. El cuerpo se nutre por tres vías: pulmonar, estomacal y cutánea. La nutrición pulmonar tiene por objeto absorber oxígeno y otros elementos de la atmósfera. Para que sea suficiente y normal, se requiere respirar siempre aire puro y, además, realizar la respiración a pleno pulmón, lo que se efectúa naturalmente cuando se hace ejercicio físico y, sobre todo, si se ascienden montañas.

La nutrición a través de la piel se logra exponiendo ésta desnuda a la acción del aire libre, para lo cual deben practicarse diariamente baños de aire frío, de luz y de sol. De este modo el organismo absorbe por los poros los elementos vitales de la atmósfera. En todo caso, los vestidos deben permitir siempre la libre ventilación de la piel, para lo cual no deben ajustarse al cuerpo las prendas interiores, como sucede con los tejidos de punto, ni cerrar la entrada del cuello, brazos y piernas.

El estómago y los intestinos realizan la nutrición por medio de la digestión. En ésta intervienen principalmente cinco órganos: la boca, el estómago, los intestinos, el hígado y el páncreas. Veamos ahora el papel del estómago en la digestión. La primera fase del proceso digestivo se desarrolla en la boca por medio de la masticación, triturando y reduciendo a papilla los sólidos, ensalivándolos para transformar las féculas y almidones, por acción química de la saliva, en azúcar o glucosa. Es de tal importancia el proceso que se desarrolla en la boca que puede decirse que la mitad de la digestión tiene lugar en ella. Buena parte de las afecciones del aparato digestivo tienen su origen en una masticación e insalivación precipitada e incompleta.

Una vez que los alimentos debidamente preparados en la boca llegan al estómago, sufren aquí su segunda elaboración por medio del jugo gástrico,

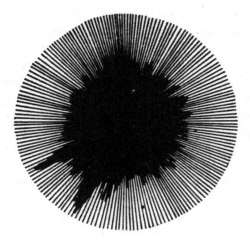

Iris del ojo derecho de un enfermo del aparato digestivo. Obsérvese en el tejido iridal alrededor de la pupila, congestión del estómago, fiebre interna que favorece putrefacciones intestinales, fuente de venenos que a su vez irritan y congestionan el hígado y el ovario de ese lado

el cual es segregado por innumerables glándulas de la mucosa estomacal y su producción se favorece con la masticación reposada. Es un error pensar que la digestión se realiza principalmente en el estómago, pues la parte principal se efectúa en el intestino delgado. Como la función digestiva es armónica, no puede haber un fallo en este proceso sin comprometer la suerte de todo él, de donde resulta equivocado creer que es posible tener el estómago enfermo y el intestino sano, pues unos alimentos mal preparados en el estómago forzosamente afectan la normalidad del intestino.

A pesar de que el estómago y los intestinos son órganos muy resistentes, están más o menos enfermos en el noventa por ciento de los habitantes de las ciudades, debido al régimen antinatural de alimentación y al afeminamiento de la piel. Especialmente en el sexo femenino, es una excepción la persona que disfruta de una digestión normal. El falso concepto de enfermedad, que confunde ésta con el síntoma, hace creer a mucha gente que se tiene el estómago sano porque no se sienten trastornos digestivos aunque se coman los alimentos más indigestos. Sin embargo, estos estados de enfermedad indolora muchas veces son más peligrosos que cuando hay manifestaciones agudas, pues esto último es indicio de una mayor sensibilidad nerviosa. «Dime lo que comes y te diré cómo está tu estómago», pues sólo una alimentación normal asegura el normal funcionamiento digestivo, mientras que la intolerancia a frutas y ensaladas crudas es un indicio seguro de afección del estómago.

He dicho que la nutrición normal es la base de la salud y de ahí que toda dolencia tiene como causa una mala nutrición, la cual implica siempre una afección más o menos grave del estómago e intestinos. Como la digestión elabora la sangre y ésta realiza el cambio orgánico, reemplazando lo gastado por material nuevo y sano, no es posible obtener ninguna curación verdadera sin mejorar y normalizar previamente la digestión. De ahí resulta que el enfermo que normalice su digestión sanará, y aquel que previamente no logre normalizarla no recuperará su salud. Se comprende así que la alimentación natural, a base de frutas crudas, semillas de árboles y ensaladas, constituya por sí sola la terapia más racional, ya que normalizando la digestión se purifica la sangre, enriqueciéndola con elementos vitalizados que realizarán el cambio orgánico con expulsión de humores y tejidos enfermos, que serán reemplazados por material sano.

La regeneración de la raza pasa por educar a los niños en los sanos principios de la alimentación racional y, felizmente, esta tarea es fácil de realizar puesto que su naturaleza no está degenerada por los vicios de la alimentación.

Las dolencias del estómago son tan variadas que pueden ir desde los simples y pequeños problemas hasta la degeneración y destrucción de los tejidos. Aparte de la predisposición, la causa de todos los males del estómago tiene un origen común: la vida desordenada y, en especial, los enormes errores en la alimentación desde que se deja el pecho materno. Generalmente, los primeros disturbios del estómago son los más molestos, aunque los menos graves también, pues mucho tiempo antes de que el enfermo se dé cuenta, pueden existir la llamada diabetes, los cálculos biliares o renales, las úlceras y los tumores.

Como lo revela el iris de los ojos, toda afección estomacal es de naturaleza inflamatoria y congestiva, es decir, febril. De ahí que el tratamiento de las dolencias del estómago sea uniforme: descongestionar las entrañas. Para ello es preciso el equilibrio térmico, refrescando el interior del vientre y afiebrando la piel. Un régimen alimenticio a base de frutas y ensaladas crudas, junto con prácticas orientadas a refrescar el aparato digestivo, purifican y vitalizan la sangre.

Las hierbas como el ajenjo, la infusión de toronjil cuyano, la salvia, la menta, etc., estimulan o calman los síntomas de los desarreglos estomacales. Pero no olvidemos que la salud es cuestión de temperaturas y no de remedios.

Estudiemos por separado las principales dolencias del estómago.

DILATACIÓN DEL ESTÓMAGO

Esta afección se produce por congestión e inflamación crónica de los tejidos y paredes de este órgano. Siempre está constituida por fiebre interna y desaparecerá congestionando la piel de todo el cuerpo y refrescando el interior del vientre del enfermo.

Tratamiento

El desayuno, tentempié y cena serán solamente de fruta o ensaladas crudas. Estas últimas pueden acompañarse con algo de pan tostado, si se desea. La comida de mediodía será libre, si hay hambre, cuidando la completa insalivación y la calmada deglución de los alimentos.

Además de la frotación fría de todos los días al despertar, diariamente se tomarán dos baños genitales y mi Lavado de la Sangre al vapor o al sol. La cataplasma de barro sobre el vientre se aplicará diariamente durante toda la noche y aun después del almuerzo, al menos durante una hora. Hay que comer con calma, masticando bien los alimentos y reposadamente.

En general, deberá seguirse con constancia el Régimen de Salud del capítulo 22.

CATARRO AGUDO DEL ESTÓMAGO (GASTRITIS, INDIGESTIÓN, EMPACHO)

Como lo revela el iris, esta afección es de naturaleza inflamatoria y congestiva, es decir, febril. La plétora sanguínea del interior del vientre produce una deficiente circulación de la sangre en la piel y las extremidades del sujeto.

La causa más frecuente del catarro agudo del estómago, llamado vulgarmente indigestión, empacho, etc., es la irritación de la mucosa de este órgano por alimentos indigestos como carnes, pescado, quesos curados, alcohol, café, vinagre, aliños, dulces y alimentos alterados. Las drogas pueden también ocasionar catarro al estómago, al igual que los alimentos mal masticados y comidos deprisa. Igualmente peligrosos son los helados o manjares muy calientes.

Esta dolencia se caracteriza por falta de apetito, mal olor del aliento, pesadez o dolor en el estómago, vómitos, cólicos, mareos, diarrea, excrementos fétidos, dolor de cabeza, etc. Siempre hay fiebre, debido a la inflamación de las entrañas, aunque no aparezca en el termómetro.

Tratamiento

Ante todo hay que refrescar los tejidos inflamados del interior del vientre, para lo cual la cataplasma de barro es un recurso incomparable. Además, es preciso liberar al organismo de las impurezas producidas por las putrefacciones intestinales, practicando durante un día un ayuno a base de agua pura que se tomará continuamente y en pequeñas cantidades. También ayudan a limpiar el estómago de mucosidades las infusiones de ajenjo, salvia, menta y manzanilla.

Mientras haya inapetencia se evitará introducir alimentos en el estómago, y cuando el hambre se presente, al principio sólo se comerán frutas crudas bien masticadas o ensaladas. Las hortalizas tiernas, las zanahorias, y coliflores, etc., convienen a los que también padecen estreñimiento.

En los adultos, para derivar las materias morbosas y combatir la fiebre interna, conviene el baño genital dos o tres veces en el día, de veinte a treinta minutos cada uno. Los niños deberán tomar baños de asiento. Por la noche, se dormirá con una cataplasma o envoltura de barro sobre el vientre y los riñones. Mi Lavado de la Sangre para los adultos, si es posible diariamente, descongestiona el aparato digestivo y lo regenera.

Sin perjuicio de lo expuesto, deberá seguirse el Régimen de Salud del capítulo 22 con constancia.

CATARRO CRÓNICO DEL ESTÓMAGO

Los continuos desarreglos digestivos conducen a esta dolencia tan generalizada y cuyas causas son análogas a las del catarro agudo, con la diferencia de que actúan de forma permanente.

Las personas que sufren de catarro crónico del estómago tienen la piel inactiva y las extremidades frías; además de lengua sucia, eructos, gases, mal aliento, sensación de pesadez en el estómago y falta de apetito alternando con hambre exagerada. Debido a la consiguiente impurificación de la sangre, los nervios están irritados y excitados. Hay gases, dolores de cabeza, debilidad, etc., y, si no se presta atención al mal, con el tiempo aparecen nuevas complicaciones.

Tratamiento

El tratamiento racional de esta afección impone equilibrar las temperaturas del cuerpo descongestionando sus entrañas con baños genitales y barro, y afiebrando la piel con mi Lavado de la Sangre cada día. Se evitarán las bebidas heladas y las comidas muy calientes, observando una dieta vegetariana con frutas y ensaladas, todo muy bien masticado y ensalivado. Una hora antes del desayuno es muy conveniente tomar el zumo de un limón, de ocho a diez días cada mes.

Ejemplo de menú:

Desayuno: alguna fruta de la estación, prefiriendo las ácidas, como uvas, manzanas, naranjas, guindas, cerezas, nísperos, etc. Si vuelve a presentarse el hambre, se repetirá la misma fruta.

Comida: ensalada de lechuga, sopa de verduras o cereales y hortalizas tiernas con queso fresco si se desea. No mezclar patatas con pan o granos. Poco pan, y mejor tostado o integral.

Cena: ensaladas con nueces o aceitunas y poco pan; mejor sólo fruta cruda.

Se dormirá diariamente con una cataplasma de barro sobre el vientre hasta que desaparezca todo malestar.
En lo demás, se seguirá indefinidamente el Régimen de Salud del capítulo 22.

ACIDEZ DE ESTÓMAGO (HIPERCLORHIDRIDA, DISPEPSIA ÁCIDA, ACEDÍA)
La acidez de estómago no es efecto de una excesiva secreción ácida de la mucosa estomacal, como lo afirma la medicina, sino que es la acidificación de los alimentos por fermentaciones malsanas derivadas de un excesivo calor del tubo digestivo, debido a la irritación y congestión de sus paredes. La piel fría e inactiva es común en estos enfermos, revelándose así el desequilibrio térmico de su cuerpo.

Como lo indica su nombre, esta dolencia se caracteriza por una excesiva acidez que se siente en el estómago y que produce una sensación de ardor muy desagradable. Generalmente es indicio de úlcera estomacal, a la cual están siempre expuestos estos enfermos. Para distinguir la úlcera de estómago de la acidez simple, conviene saber, que en este caso, los dolores desaparecen comiendo, mientras que en la úlcera aumentan más.

La causa general de todas las afecciones del estómago está en una alimentación innatural que exige forzados y prolongados esfuerzos digestivos que congestionan las mucosas y las paredes del estómago e intestino, produciendo fiebre interna. A esta causa se le agregan el exceso de trabajo intelectual, el desgaste sexual, la falta de aire puro y de ejercicio físico.

Tratamiento
Es necesario suprimir las causas apuntadas adoptando una vida higiénica y tranquila. Activando la piel se descongestionan las entrañas, de ahí que las afecciones del aparato digestivo se curen mejor por fuera que por dentro del cuerpo.

Las frutas crudas, las ensaladas y las almendras dulces son los alimentos más indicados para estos enfermos. Hay estómagos tan degenerados que no toleran esta dieta, por lo que pueden entonces empezar con fruta cocida para ir poco a poco consumiéndola cruda.

Como aplicación local es indispensable una cataplasma de barro a diario sobre el vientre para dormir con ella, e incluso durante el día. Puedo asegurar que la acidez de estómago desaparece antes de veinte minutos con esta aplicación.

Deberá seguirse con constancia el Régimen de Salud del capítulo 22 para mantener la normalidad digestiva.

ÚLCERAS DE ESTÓMAGO

La mucosa del estómago se ulcera por irritación y congestión crónica de sus tejidos. Esta congestión interna del cuerpo sólo puede mantenerse si existe una deficiente circulación sanguínea en la piel, es decir, con un grave y crónico desequilibrio térmico del organismo afectado.

Así se explica que esta dolencia sea muy rara entre los niños, ya que se presenta generalmente después de los treinta años. Las úlceras estomacales pueden ser pequeñas y leves, como también grandes y graves, pudiendo comprometer sólo a la parte superficial de la pared del estómago o destruir ésta más profundamente. Como se ha dicho, sólo pueden existir en mucosas congestionadas y con una piel afeminada e inactiva. No se trata de una herida local, sino del efecto de la inflamación generalizada del órgano afectado.

La acidez frecuente del estómago es la causa más general de las úlceras, y esta circunstancia es la que más dificulta su curación. El uso abundante de carnes conduce a la acidez estomacal, y ésta a la úlcera. Hay otras causas que favorecen el desarrollo de úlceras en el estómago: constitución débil de este órgano por herencia, afeminamiento de la piel, comidas demasiado calientes, consumo de helados, mala masticación, comer en exceso, uso continuo de medicamentos, alcohol, café y, en general, mal régimen alimenticio.

Como indicio casi seguro de la existencia de úlcera de estómago, tenemos los dolores en esa región después de comer; vómitos, especialmente si contienen sangre; pérdida de sangre por la boca o por el intestino de color café, y acidez de estómago. Los dolores suelen presentarse cerca de una hora o dos después de comer. Sin embargo, la úlcera de estómago puede existir sin producir molestias al paciente y aun curarse por sí sola, sin que se dé cuenta el enfermo, cuando el estado general de éste es bueno.

Puesto que las mencionadas pérdidas de sangre son un indicio seguro de úlcera, conviene saber distinguir si una hemorragia es del estómago, de los pulmones o de los intestinos. El color de la sangre nos indicará su origen: si es del estómago, es más o menos oscura y generalmente coagulada y mezclada con restos de alimentos; si es del pulmón, será de color rojo vivo y espumosa. La sangre de color café que aparece en las evacuaciones es un indicio de que la hemorragia es del intestino. También suele presentarse sangre de color natural al evacuar el vientre. En este caso es una descarga de la congestión de las venas hemorroidales y no es peligrosa, siempre que se procure la normalidad digestiva.

Tratamiento

Mi Régimen de Salud por equilibrio térmico del cuerpo sana fácilmente las úlceras de estómago sin dejar consecuencias perjudiciales como la estrechez del píloro o caída del estómago, que es el resultado corriente obtenido por medios artificiales.

Debe tratarse todo el cuerpo, para mantenerlo permanentemente en equilibrio térmico, congestionando su piel y descongestionando sus entrañas. Mediante un régimen alimenticio refrescante y alcalino se evitará la acidez de estómago y la irritación de la úlcera. La alimentación será a base de frutas crudas, almendras dulces y ensaladas, éstas muy bien masticadas y mejor sin sal.

Una vez producida una hemorragia, es indispensable el reposo absoluto en la cama. Para disminuir la presión de la sangre en el estómago se mantendrá sobre éste, día y noche, una cataplasma de barro que se renovará cada cuatro horas más o menos. También la cataplasma de cuajada de leche, renovada cada ocho horas, es un poderoso descongestionante. Los dos primeros días conviene abstenerse de todo alimento y únicamente beber con frecuencia pequeños sorbos de agua fresca, alternando con una tisana de limpiaplata y flores de árnica. Si hay estreñimiento, se aplicará una lavativa de agua fría natural, pero esto no debe hacerse sino tres días después de haberse producido la hemorragia, para evitar remover la herida si ésta es intestinal. El tercer día, el enfermo ya podrá tomar zumos de lechuga rallada o de manzanas, leche de almendras dulces machacadas, zumo de uvas, de zanahoria, etc., siempre a temperatura natural. Durante diez días la alimentación será líquida, en pequeñas cantidades y cada dos horas, pudiendo agregarse a lo anterior leche de nueces peladas y machacadas o de avellanas, siempre coladas. Una o dos cucharadas de aceite puro de oliva, tomadas diariamente por la mañana, sirven para suavizar las paredes del estómago. Más adelante se podrá comer queso fresco o yogur, una o dos veces diarias y, poco a poco, el paciente podrá comer fruta blanda pelada y, si lo desea, alguna sopa a mediodía, de copos de avena colados o de verduras, también de la misma forma, para ir paulatinamente consumiendo, de forma más natural y siempre peladas, las frutas. Después de un mes con este régimen, ya se puede seguir otro menos estricto, más o menos dentro de las siguientes indicaciones:

Desayuno: fruta fresca madura, sin piel, repitiéndola si se desea.
Comida: hortaliza tierna bien masticada (lechugas), patatas cocidas con piel y un pedazo de queso fresco del día. Poco pan, mejor tostado, si no se ha comido patatas.
Cena: frutas como en el desayuno. Almendras o nueces muy bien masticadas podrán acompañar a la fruta ácida.

En caso de afección aguda de la úlcera, no se debe comer ensaladas ni pan integral. En su lugar, purés de patatas o de verduras.

La leche está absolutamente prohibida en estas dolencias del estómago, porque se avinagra, produciendo el perjudicial ácido láctico.

Más adelante, cuando ya no haya dolores ni molestias, se irá variando la alimentación al gusto del enfermo, pero siempre exclusivamente a base de vegetales, frutas y ensaladas muy bien masticados; también podrá comerse aceitunas. El queso fresco del día es un alimento muy refrescante y desinflamante, que ayuda a la cicatrización de las úlceras.

Como tratamiento, tenemos indicado ya el de los quince primeros días. Siempre hay que dormir con una cataplasma de barro sobre el vientre, hasta que desaparezcan las molestias del estómago. Si el enfermo está en pie, se aplicará una frotación de agua fría a todo el cuerpo al despertar; además de dos baños genitales de veinte a treinta minutos, con el estómago desocupado. Aun cuando el enfermo se sienta restablecido, deberá seguir un régimen juicioso de vida, y especialmente una alimentación a base de vegetales con mucha fruta, ensaladas y semillas, a fin de evitar nuevos trastornos estomacales.

Mi Régimen de Salud del capítulo 22 se seguirá indefinidamente, sin abandonar el barro sobre el vientre durante la noche.

La leche de arcilla ingerida es purificadora, descongestionante y cicatrizante. Como se ha dicho, se prepara disolviendo una cucharada colmada de arcilla o dos en un vaso de agua natural; una vez bien revuelto se bebe el contenido. Es recomendable la tisana de hojas de toronjil cuyano, dondiego de noche y matico. También la de cola de caballo, alternando esta con la de tramatico, salvia y dondiego de noche.

Caso: don Ramón Losano Luna, residente en Santiago, en la calle Manzano nº 350 B., con fecha 10 de diciembre de 1940, me ha escrito: «Sufrí del estómago durante cinco años, hasta llegar a la úlcera del píloro, según diagnóstico médico. En el transcurso de mi enfermedad me intervinieron médicos de la Universidad de París, Londres, Madrid y Santiago de Chile, en total más de quince facultativos. Esta intervención de la «ciencia» me ha costado más de 40 000 pesos chilenos.

»Hace dos meses, en la clínica Santa María, me hicieron análisis de sangre, jugo gástrico, radiografías y radioscopias, llegando los señores médicos a la conclusión de la necesidad inmediata de una intervención quirúrgica.

»Cuando ya no podía ingerir alimento, porque los devolvía con atroces dolores, me decidí, aunque un tanto incrédulo, a visitarlo a usted. Practicando sus consejos de salud, a los seis días dejé de sentir dolores. A los nueve, podía comer haciendo una perfecta digestión, y a los veinte, comía jamón, porotos, embutidos y todo lo comestible. Respecto a las bebidas alcohólicas, no las probaba desde hacía cinco años y hoy, con gran satisfacción por parte mía, bebo coñac, whisky, champán y vino de toda clase, sin sentir la menor molestia.

»Excuso decirle, querido Maestro, que me he convertido en el más ardiente defensor de sus consejos y Doctrina de Salud, ya que a los veintinueve años, siguiendo las prescripciones facultativas, me había convertido en un cadáver insepulto.

»Con respeto, admiración y cariño, queda a sus órdenes, eternamente agradecido su afmo. y S. S. [Firmado:] Ramón Losano Luna».

Otro: don Andrés Zuloaga, que vive en la calle Bandera nº 140, Santiago. En un año sufrió tres hemorragias de estómago. Iba a ser operado en julio de 1934 de úlcera duodenal y adherencias en el hígado. En esta situación se sometió a mi Régimen de Salud con un Lavado de la Sangre diario, tres baños genitales diarios de veinte a treinta minutos cada uno, una cataplasma de barro sobre el vientre durante la noche, y régimen crudo de frutas y, más adelante, ensaladas. Con este sistema, en seis semanas restableció totalmente su salud, desapareciendo la delgadez que le caracterizaba. Ahora, diez años después, rezuma salud y es un activo propagandista del sistema que lo salvó.

CÁNCER

El cáncer es la vergüenza de la Medicina y cuando
el médico pronuncia esta palabra, debe ruborizarse.

Doctor Blanchard

El diagnóstico del cáncer como causa
de muerte es generalmente falso.

Dr. William W. Sanford

Esta fatídica palabra está en labios de la medicina cuando ha llegado al fracaso de sus recursos innaturales con drogas, inyecciones, cirugía y radiaciones.

Al hablar de «cáncer» debería más propiamente hablarse de «cancerosis», porque no se trata de una afección local, sino de un estado general de descomposición y degeneración orgánica por una sangre gravemente maleada a consecuencia de desarreglos digestivos crónicos y una deficiente actividad eliminadora de la piel del enfermo. Se explica así que la predisposición al cáncer sea hereditaria, ya que los hijos heredan la calidad de la sangre de sus padres. También así se explica que los hijos cancerosos puedan librarse de su maligna herencia si regeneran su propia sangre mediante buenas digestiones y una permanente actividad eliminadora a través de la piel.

Como afirma el doctor William W. Sanford, el diagnóstico de cáncer, como causa de muerte, es generalmente falso. Por mi parte, puedo asegurar que todo enfermo muere de malas digestiones debido a la fiebre destructiva de sus entrañas. Esto se revela en el iris de los ojos del sujeto, cualquiera que sea el nombre o manifestación de su dolencia.

El canceroso muere de malas digestiones y deficiente eliminación de su piel, riñones e intestinos. Y todo esto como resultado de un crónico desequilibrio térmico de su cuerpo por fiebre gastrointestinal. Si el enfermo normaliza su digestión, se salva. Esto sólo será posible combatiendo la fiebre interna y afiebrando la piel.

La muerte del canceroso no es producida por el tumor, sino cuando éste impide las funciones de nutrición o eliminación de su organismo.

El tumor no es la «enfermedad», es decir, el enemigo de la salud que debemos extirpar con la cirugía o destruir con radiaciones. En todo caso, constituye una defensa orgánica, revelando que la Naturaleza deposita en él materias extrañas a su economía, siempre derivadas de la herencia, de graves y crónicos desarreglos digestivos y de una deficiente eliminación a través de la piel del enfermo. Con esta defensa, el organismo evita que materias mortíferas circulen libremente por el cuerpo, destruyendo la vitalidad debido a su acción corrosiva en órganos nobles, como el sistema nervioso, corazón, pulmones, hígado, riñones y cerebro.

Los tumores son benignos o malignos según sea el estado de defensa orgánica del sujeto. Cuando el aparato digestivo y la piel del enfermo funcionan bien, no puede presentarse la forma maligna de los tumores o abscesos, porque la fuerza vital mantenida por la normalidad funcional de su organismo producirá la supuración con abundante expulsión de pus o los reabsorberá para eliminar por la piel, riñones e intestinos la materia corrompida que contienen. La ausencia de esta actividad defensiva del cuerpo afectado hace que se presenten los tumores malignos, duros y que no reaccionan naturalmente. Su extirpación sólo es un éxito pasajero, porque no se va a la causa, que está en la sangre maleada del enfermo.

Todo tumor denuncia un estado de desarreglo funcional crónico muy antiguo; una sobrecarga de sustancias extrañas acumuladas por una vida innatural y, especialmente, por un régimen alimenticio inadecuado.

El tumor maligno siempre tiende a crecer porque, de ese modo, el organismo procura su defensa del proceso morboso.

El tumor se inicia con la acumulación de materias mórbidas entre los tejidos. La Naturaleza procura aislar estas materias extrañas cuando se ve incapacitada para eliminarlas. Los tejidos nuevos que se forman para enquistar dichas materias son también víctimas de la acción irritante de una sangre gravemente maleada. De ahí la inflamación creciente de los tejidos y su muerte por intoxicación.

La medicina facultativa no consigue evitar el mentado cáncer, puesto que se desentiende de cuidar la normalidad funcional del cuerpo humano y sólo se dirige a combatir el efecto del desarreglo funcional. Esta medicina tampoco puede curar esta dolencia, porque ignora los recursos naturales y sus aplicaciones para purificar la sangre mediante buenas digestiones y activas eliminaciones, único medio para auxiliar al organismo enfermo y permitirle reaccionar contra este gravísimo mal.

Sir W. Arbuthnot Lane, autoridad mundial en medicina, en un estudio sobre el cáncer, ha escrito: «En lugar de estudiar la alimentación y la desintoxicación del cuerpo humano, hemos estado estudiando los gérmenes... El mundo está en un camino errado. Libremos al cuerpo de sus toxinas y alimentémonos correctamente, y estará hecho el milagro de la salud».

En un estudio, fruto de largos años de experiencia en Berlín y París, el médico germano von Brahmer, señala a la Academia de Medicina que la sangre impura produce el cáncer.

Puesto que la medicina facultativa se ve impotente para curar el cáncer, por su incapacidad para purificar la sangre, practica la cirugía extirpando el tumor canceroso, con lo que generalmente sólo se consigue martirizar al enfermo y esparcir más la materia corrompida por todo su cuerpo.

A propósito de esto, el padre Tadeo afirma: «Puedo decir que toda operación de cáncer, si no es nociva, es por lo menos inútil y superflua. La razón está en que el cáncer es una enfermedad general de la sangre y, por tanto, debe también ser combatida mediante un tratamiento general de todo el cuerpo, siendo secundario el tratamiento local».

¿Y qué diré de los rayos X y las radiaciones?

El doctor Ekuard, técnico sueco que aquí, en Chile, aplicaba los rayos X para «curar» tumores cancerosos, murió por degeneración orgánica después de haber soportado la amputación de dedos, manos y brazos, gangrenados por dichos rayos.

Más peligroso aun y destructivo de la vida orgánica es el radio. Sus víctimas son cada día más numerosas, no sólo entre los pacientes, sino también entre los médicos que lo usan como agente curativo.

El prominente radiólogo francés y director del hospital Lariboisiere, el doctor Félix Dobligeois, en quince años fue sometido a cinco amputaciones, en las que perdió ambos brazos.

El horroroso proceso de muerte lenta causada por el radio ha sido demostrado con el fallecimiento del famoso radiólogo parisiense Charles Vaillant, uno de sus primeros técnicos. Después de haber sido sometido a catorce operaciones en veinte años de trabajo, perdiendo en las sucesivas intervenciones quirúrgicas falange tras falange, dedo tras dedo, miembro tras miembro, sus dos brazos y parte de una pierna, debido al cáncer producido por el radio, lo que quedó de él sucumbió a principios de diciembre de 1939.[3]

Finalmente, otro de los «remedios» que estuvo de moda para hacer desaparecer el cáncer fue la inyección de ponzoña de serpiente cobra. ¿Habrá forma de probar con lógica, es decir, científicamente, la posibilidad de purificar la sangre de un enfermo intoxicándola con un mortífero veneno?... Con razón el cáncer es incurable para la medicina que usa tales recursos... En cambio, mi Doctrina Térmica no «cura» el cáncer, pero restablece la salud del canceroso, siempre que no haya sido envenenado, mutilado o quemado por rayos X o radiaciones.

Tratamiento

Tanto si el tumor se presenta en el tubo digestivo como en el aparato respiratorio, hígado, riñones o pecho; tanto si la dolencia es visible exteriormente como si se halla en el interior del cuerpo, siempre debemos tener presente que éste es un todo indivisible, regado por un solo fluido vital, su sangre, y accionado por una sola energía, su actividad nerviosa. Esta unidad orgánica no permite que el organismo se enferme parcialmente, de ahí que no pueda hablarse de enfermedad local, sino de enfermo integral con diversas manifestaciones localizadas, según las condiciones del individuo afectado.

El médico, en lugar de empeñarse en «curar el cáncer», debe pensar sólo en restablecer la salud integral del canceroso, es decir, la normalidad funcional de su organismo, la cual sólo puede existir mediante el equilibrio térmico de su cuerpo. No se trata de curar, sino de normalizar refrescando las entrañas del enfermo y afiebrando su piel y extremidades.

---

3. Los esposos Curie, descubridores del radio, fueron sus primeras víctimas. Mucho antes de su muerte, causada por un accidente, Paul Curie sufría de una enfermedad de los huesos que se desarrolló en el curso de sus investigaciones sobre esta sustancia. Marie Curie murió de una dolencia que el doctor Tobé diagnosticó como «anemia perniciosa aplástica», debido a que la médula de los huesos estaba lesionada por las irradiaciones de radio. Sir Leonard Hill, fisiólogo de gran fama y distinción, ha dicho: «Si el radio que Inglaterra tiene sepultado en hoyos profundos por temor a bombardeos se quedará ahí, el mundo estaría en mejores condiciones». Los diarios de Santiago, con fecha 9 de febrero de 1944, publicaron la siguiente noticia: «Londres, 8. (U. P.). Scotland Yard busca actualmente una cantidad de radio valorada en 2000 dólares, perdida a una firma comercial londinense. Los expertos en las propiedades de este mineral señalan que toda la superficie de la ciudad sería inhabitable en caso de que el estallido de una bomba causase el lanzamiento al espacio de una sola partícula de radio, cuyos efectos cancerígenos durarían generaciones».

El iris de los ojos de estos enfermos siempre revela una grave impurificación de la sangre y tejidos de su organismo, destacándose en el espejo iridal un color sucio, más o menos oscuro, además de una gran congestión de su aparato digestivo, es decir, fiebre interna, y también una deficiente circulación sanguínea en la piel, extremidades y cerebro.

Estas revelaciones indican claramente que el tratamiento para normalizar la salud del enfermo de cáncer debe dirigirse a purificar su sangre refrescando las entrañas a fin de obtener buenas digestiones, y afiebrar su piel para activar la eliminación de lo malsano a través de los poros. Regenerando así el fluido vital, estos enfermos alejarán de su cuerpo su dolencia, porque lo que da la salud cura la enfermedad.

Tengamos siempre presente que el enfermo que normaliza su digestión triunfa sobre todos los males, porque el estómago es la fábrica donde se fragua la salud y la vida del cuerpo. Pero, como la digestión consiste en la transformación de los alimentos en sangre mediante su fermentación, proceso que sólo puede ser sano a la temperatura de 37 grados centígrados, resulta que la salud es cuestión de temperatura y no de remedios, sueros, inyecciones, vacunas, rayos X, radiaciones y menos cirugía.

Precisamente estos recursos para curar el cáncer son impedimentos insalvables para restablecer la salud del enfermo de cáncer.

El régimen de salud que seguirán indefinidamente estos enfermos será el siguiente:

En ayunas, ingerir una cucharada de linaza entera en infusión desde la noche anterior con cuatro o seis ciruelas, para mantener el vientre regulado. Si es necesario, aplicarse una lavativa.

Al despertar y a media tarde, cada día, un baño genital de veinte a cuarenta minutos.

Antes del almuerzo y diariamente, un Lavado de la Sangre, con vapor de cajón o al sol en verano, si se prefiere.

Hay que dormir con una cataplasma de barro sobre el vientre, cuidando la reacción si es necesario con ortigadura de la piel, y respirar aire puro día y noche.

La dieta deberá ser exclusivamente cruda, de frutas o ensaladas sin sal, a la hora que se quiera y en la cantidad que se desee.

Cuando se haya normalizado la digestión y vuelto el hambre, en el almuerzo podrá comerse toda clase de vegetales cocidos y, en lugar de carnes, queso fresco con ensalada y poca sal.

Como aplicaciones locales se empleará una cataplasma de fenogreco, que reblandece y abre tumores. La cataplasma de barro natural también está indicada para refrescar y descongestionar las partes afectadas. Además tenemos los emplastos de cuajada de leche cruda para desinflamar y calmar localmente.

Tengamos siempre presente que, al igual que todo enfermo, el que padece cáncer muere de malas digestiones, y no de tumores, salvo que éstos impidan la nutrición y la normal eliminación.

Caso: el 4 de enero de 1949, se me presentó un hombre que, alarmadísimo, me dijo que su hijo de dieciocho años, Juan P., iba a morir antes de dos meses por un cáncer constatado en un tumor recién extraído del cuello. Traía radiografías y análisis de laboratorio que probaban el pronóstico médico. Solicitada mi opinión, aconsejé al atribulado padre que desestimara el veredicto médico y los exámenes radiológicos y microscópicos, y que regresara con el enfermo, lo que hizo ese mismo día. Tras examinar el iris de los ojos de éste, mi opinión fue opuesta a la de los facultativos y aseguré que no había peligro de muerte próxima, si el enfermo seguía con constancia mis instrucciones. En efecto, a los quince días de tratamiento, el joven Juan P. había reaccionado normalizando su digestión y activando sus eliminaciones con mi Lavado de la Sangre diario.

En el transcurso de tres años, no aparecieron nuevos tumores, y el antiguo enfermo de cáncer desahuciado goza de completa salud, practicando siempre mi Régimen. El 12 de enero de 1952, el condenado a muerte por la ciencia tres años antes, contrajo matrimonio.

Otro: a fines del año 1956, se presentó a mi consulta don Enrique C., con su esposa. La señora me dijo que examinase a su marido, que estaba enfermo. Analicé el iris de sus ojos, y le comenté las irregularidades de su salud. El caballero nada contestó y recibió el régimen de vida sana que debía observar indefinidamente. Cuando el señor Cantolla pasó a la sala contigua para recibir las explicaciones del tratamiento, la señora se acercó a mí y, al oído, me dijo: «No ha mencionado usted la enfermedad que tiene mi marido. Está desahuciado por cáncer en la garganta; hace seis meses que no habla y las últimas radiografías establecen que el cáncer le ha destruido las cuerdas vocales. Los médicos le dan dos meses de vida».... «No importa lo que digan los médicos —le contesté—; que siga con constancia las instrucciones que acabo de darle». Resultado: a los ocho días el enfermo desahuciado hablaba con voz normal, y, después de un año, no ha vuelto a sentir su antigua dolencia. Continúa practicando el Régimen de Salud expuesto en el capítulo 22 de este libro.

Otro: don Carlos S., de treinta y cinco años, empleado del Teatro Municipal de Santiago, acudió a mi consulta en febrero de 1955. Presentaba un abultado tumor en el lado izquierdo del cuello, con ramificaciones en la garganta, que le impedían el paso de los alimentos y le dificultaban la respiración. En el Servicio Médico le habían extraído por la boca una muestra del tejido afectado y, después de prolijos exámenes, se llegó a la conclusión de que se trataba de cáncer en último grado y se le dieron ocho días de vida. Por mi parte, después del examen del iris de sus ojos, opiné que no había peligro de muerte si practicaba mi Régimen de Salud con Lavado de la Sangre cada día por la mañana, dos o tres baños genitales de veinte a treinta minutos, durante el día, y barro en el vientre y el cuello por la noche. A los tres días de seguir este sistema ya podía tragar líquidos. A los ocho días era capaz de ingerir fruta cruda y, manteniendo esta dieta y las aplicaciones expuestas, al año siguiente ya no presentaba ningún vestigio de su antigua dolencia. Una vez más se demuestra que mi Doctrina Térmica, sin «curar» el cáncer, restablece la salud.

CÁNCER LOCALIZADO

Para que exista tumor en el estómago, es necesario que de forma muy crónica se hayan mantenido malas digestiones y deficientes eliminaciones de la piel por un grave y permanente desequilibrio térmico del cuerpo.

El tumor en el estómago, la mayoría de las veces se desarrolla en personas de cuarenta a sesenta años y, si se halla en la región próxima a su salida, produce estrechez en esta parte y, en consecuencia, dilatación de este órgano.

Esta dolencia es generalmente resultado de una úlcera anterior que sido descuidada o tratada infructuosamente mediante drogas y, en definitiva, consecuencia de un mal régimen alimenticio con carnes, aliños, dulces, helados, bebidas alcohólicas, café, etc.

También la mala costumbre de ingerir comidas o bebidas muy calientes es causa de afecciones estomacales. Los helados congestionan la mucosa del estómago por reacción de calor y favorecen la fiebre interna que caracteriza a toda dolencia.

La persona que diariamente activa su piel con agua fría, practica mi Lavado de la Sangre y, además, sigue una alimentación natural no tiene que tener miedo a esta enfermedad, como temen hoy muchas personas cuyos padres o abuelos han muerto de esta afección. La predisposición a esta dolencia se transmite por herencia, siempre que no se modifique la sangre y los humores recibidos de los padres, lo que se consigue practicando con constancia mi Régimen de Salud, tantas veces referido.

Los síntomas cancerosos del estómago son análogos a los descritos al hablar de la úlcera estomacal, pero más acentuados, presentándose por lo común estreñimiento y una lengua cargada de sarro amarillento, más o menos oscuro.

Tratamiento

El tratamiento de toda dolencia estomacal hace indispensable una dieta purificadora y refrescante de frutas y ensaladas crudas bien masticadas. Como en todo enfermo crónico, en este caso es preciso colocar al cuerpo en equilibrio térmico para normalizar las funciones digestiva y eliminadora de la piel. Se afiebrará ésta y se refrescarán las entrañas del enfermo siguiendo con constancia mi Régimen de Salud del capítulo 22, completado con las indicaciones que van más adelante.

El padre Tadeo dice sobre este asunto:

«El único remedio verdaderamente eficaz para estos enfermos, según mi probada experiencia, es la cataplasma de tierra, acompañada, naturalmente, de otros remedios internos y aplicaciones externas de agua fría».

Por mi parte, puedo confirmar este juicio del sabio sacerdote, tras haber experimentado en todo tipo de enfermos del estómago los benéficos efectos de la cataplasma de tierra, y mejor de barro. El barro descongestiona los tejidos enfermos, purifica el aparato digestivo absorbiendo su calor malsano y favorece la cicatrización de las úlceras más inveteradas. El modo de aplicar el barro ya lo he indicado en la primera parte de esta obra.

En los ataques fuertes del estómago, la simple cataplasma de barro es suficiente para calmar completamente el dolor antes de una hora. El enfermo puede mantener el barro sobre el vientre día y noche, cambiándolo cada cinco o seis horas. Con esta aplicación he visto llenarse de forúnculos la piel de enfermos, que así han eliminado la materia corrompida de sus entrañas.

Si el sujeto guarda cama, se le aplicará de tres a seis frotaciones de agua fría cada día, ortigando previamente toda la piel. En todo caso, se mantendrá barro sobre el vientre durante la noche, cuidando de que no se enfríe.

Para el interior se podrá tomar cada hora una cucharada de infusión de limpiaplata, flores de árnica y salvia. Al despertar, conviene beber el zumo de un limón en medio vaso de agua y no ocupar el estómago hasta después de media hora, al menos. También es beneficiosa el agua de arcilla.

Siguiendo con constancia el Régimen de Salud del capítulo 22, se restablece la salud del enfermo de cáncer.

En todo caso, cualquiera que sea el lugar o manifestación del llamado cáncer, el enfermo debe pensar sólo en purificar su sangre, respirando aire puro, y mediante buenas digestiones y una activa eliminación cutánea. Esto se conseguirá practicando el régimen referido.

Caso: a don A. C. F., acaudalado agricultor, de cincuenta y seis años, lo observé en agosto de 1932. Le habían diagnosticado un tumor canceroso en el estómago. Para aliviarlo, la junta de médicos presidida por el doctor J. R., de Santiago, aseguró que el enfermo debía operarse antes de cuatro días, porque después nada habría que hacer.

Cuando llegó a mi consulta el señor C. F., apenas podía tenerse en pie. No podía nutrirse porque hasta el agua que ingería la vomitaba. El insomnio lo deprimía cada día más y estaba dominado por un gran nerviosismo y melancolía. Había dictado ya su testamento y preparado el viaje a la eternidad.

Por mi parte, aseguré que, en este caso, sólo existía una gran inflamación del aparato digestivo y anemia de la piel. Había, pues, que afiebrar la piel y descongestionar las entrañas de su cuerpo.

Para lograr lo primero se practicaron, mañana y noche, ortigaduras a todo el cuerpo, seguidas de frotaciones de agua fría. Mi Lavado de la Sangre diario también realizaba el objetivo propuesto.

Para descongestionar las entrañas afiebradas del enfermo, prescribí dos o tres baños genitales de media hora por el día, y barro sobre el vientre durante la noche.

Como alimentación, solamente fruta cruda de la época, en pequeñas cantidades, hasta que se desvaneciese todo malestar.

A los cuatro días de seguir este régimen, el enfermo vio desaparecer sus fuertes dolores de estómago, cesaron los vómitos y consiguió dormir plácidamente.

A fines de diciembre de 1937 lo encontré en Santiago, en la calle Ahumada, esquina de Agustinas, y, tras preguntarle sobre su salud, me contestó: «Estoy mejor que usted».

Nuevamente lo vi en los Baños Santiago, el día 8 de julio de 1952, y me manifestó que, siguiendo mis enseñanzas, disfrutaba de buena salud. Me agregó que el recién pasado día de su santo había comido y bebido sin control. Como se sintió mal, al acostarse se aplicó una cataplasma de barro sobre el vientre, con tan buen resultado que vio desaparecer todo malestar a los diez minutos, y durmió profundamente, amaneciendo con el cuerpo liviano y el ánimo entusiasta.

Aquí vemos, una vez más, que la salud precisa el equilibrio térmico del cuerpo.

Otro: el 8 de marzo de 1958, en la sección cajones de los Baños Santiago, mientras tomaba un Lavado de la Sangre ante una docena de bañistas, el señor Oscar Jaime Ortega, de Chacra Victoria, La Florida, Santiago, relató su caso.

Expuso que durante veinte años estuvo enfermo, recorriendo policlínicas y hospitales de la capital. Fue sometido a toda clase de exámenes y tratamientos por veinticinco destacados médicos. Fueron tantos los medicamentos e inyecciones que recibió en su cuerpo que éste fue paralizándose progresivamente, hasta perder toda capacidad de movimiento y quedar mudo, ciego y sordo. Unos dolores insoportables en la espina dorsal, a la altura de las caderas, fueron considerados una consecuencia de un tumor canceroso en la zona, según numerosas radiografías. En estas desesperadas condiciones, solicitó mis consejos de salud y, siguiendo éstos con absoluta precisión y constancia, a los noventa días, entre atroces dolores y desgarramiento del ano, expulsó un tumor putrefacto, del tamaño de una manzana, con tal grado de fetidez que afectó a toda la casa. Ahora, dos años después, ha pasado de los 54 kilos que llegó a pesar a los 90, y disfruta de una completa salud; además, se ha restablecido la normalidad de sus movimientos, la vista y el oído derecho, aunque del izquierdo todavía no se ha recuperado por completo.

Del tratamiento general destinado a normalizar su digestión y activar sus eliminaciones, dice que lo que mejor le resultó fue el Lavado de la Sangre cada día al vapor, los tres baños genitales de treinta a sesenta minutos cada uno durante el día, la envoltura de barro alrededor del vientre y riñones para dormir, las frotaciones de agua fría al despertar cada día, ortigando antes todo el cuerpo, y, finalmente, el aire puro en todo momento y la dieta exclusivamente de frutas crudas. También atribuye los espléndidos resultados a la linaza con ciruelas en ayunas, cada mañana.

Otro: a la señora Amelia de Fernández, de cuarenta y ocho años, residente en Santiago, en Echeverría nº 1068, la visité a principios de 1939, cuando había sido desahuciada de un cáncer en el seno izquierdo, órgano que se presentaba endurecido y quemado por las radiaciones. El estado general de la enferma era calamitoso. Estaba casi inconsciente, con la piel cadavérica y un pulso acelerado que denunciaba una gran fiebre gastrointestinal. Por supuesto, la digestión estaba arruinada, y sufría de estreñimiento crónico.

Ante todo ordené suprimir toda clase de drogas e inyecciones, como también prohibí la dieta a base de caldos de carne, leche y huevos. Como única alimentación, la enferma podía ingerir frutas crudas o ensaladas variadas: nada cocido.

Había que producir fiebre curativa en la piel y combatir la fiebre destructiva del interior del vientre, a fin de conseguir por este medio normalizar los procesos de nutrición y eliminación tanto tiempo alterados en la paciente.

Con este objeto, en cama, cada hora se le ortigaba todo el cuerpo, desde el cuello hasta la planta de los pies, seis u ocho veces al día, haciendo a continuación una frotación general con agua fría y abrigando sin secar después. Cuando la enferma pudo abandonar la cama, las ortigaduras y frotaciones frías se dejaron para la hora de despertar y antes de dormir. Durante el resto del día tomaba baños genitales de treinta minutos, cada dos o tres horas, con los que se activaba la reacción nerviosa de todo el organismo y se derivaba la fiebre de las entrañas.

Sobre el pecho enfermo, se mantenía en todo momento una cataplasma de barro que se renovaba si se calentaba demasiado.

Durante la noche, dormía con una envoltura de barro alrededor de todo el tronco, que también cubría el pecho enfermo.

A los pocos días, ya pudo aplicarse mi Lavado de la Sangre en silla, de media hora los primeros días, hasta llegar a una hora.

A las cuatro semanas de seguir este régimen, el pecho enfermo volvió a su estado normal, y la digestión se normalizó con evacuaciones abundantes cada ocho horas y exentas de olor pútrido. También la orina aumentó, revelando una gran actividad eliminadora de los riñones por lo espesa y sedimentosa. Los baños genitales provocaron un abundante catarro vaginal que permitió purificar el organismo entero. Finalmente, la piel, antes seca y cadavérica, recobró el calor y color normal con la acción del vapor combinado con el agua fría en el Lavado de la Sangre.

Así, pues, la enferma desahuciada, al mes del tratamiento referido, llegó a mi casa a darme las gracias. Sólo pudo pronunciar estas palabras: «¡Mi salvador!».

Otro: don Juan de Monje, ingeniero, de setenta y dos años, me escribe: «A fines de mayo de 1940, sufría dolores permanentes en el cerebro, oreja derecha y cuello, que aparecía hinchado en ese mismo lado, y me dolía la garganta al tratar de ingerir alimentos.

»Consulté a un especialista de mucha fama, quien me hizo saber que tenía un tumor en el nacimiento de la lengua, posiblemente canceroso, y me aconsejó consultar a un especialista en cáncer. Lo hice, y me dijo que el tumor de mi garganta tenía toda la apariencia de ser canceroso y que debía someterme inmediatamente a una operación quirúrgica.

»En estas circunstancias consulté a don Manuel Lezaeta Acharán y, desde hace siete meses, estoy siguiendo su sistema sin drogas, con

tan buen resultado que ya no tengo dolor de cabeza y ha desaparecido también casi por completo el dolor en la oreja. Como muy bien, sin
dolor alguno en la garganta, duermo perfectamente, tengo mucho
más ánimo, y han desaparecido los vértigos y el cansancio al subir
escaleras. Sólo me queda aún la hinchazón en la parte derecha del
cuello, pero sin molestias.

»Ayer, después de siete meses, volví a ver a mi médico habitual,
quien constató mi mejoría, aconsejándome que siguiera con toda
exactitud el sistema del señor Lezaeta Acharán».

Otro: Carlos Bubert, de trece años, que vive en la avenida Centenario 1038,
Santiago, enfermó en marzo de 1940. Veinte facultativos le diagnosticaron sarcoma en el vientre. Su cuerpo estaba hinchado y un malestar
general lo incapacitaba para hacer cualquier cosa.

Ya desahuciado, su padre lo trajo a mi consulta. Le manifesté que el
niño recobraría su salud si seguía mi sistema dirigido a normalizar la
digestión y activar la piel. A este fin, el enfermo se sometió a una
dieta de frutas crudas y ensaladas con nueces, mi Lavado de la
Sangre de media hora todos los días, dos baños de asiento, y barro
alrededor de todo el tronco durante la noche. Un año después, fui
invitado a una fiesta que daban sus padres para celebrar la curación
de su único hijo.

Otro: la señora C. de M., de cuarenta y dos años, de Santiago, fue tratada de
cáncer en la matriz. Después de varios meses de aplicaciones de rayos
X, radiaciones y, por último, seis inyecciones de ponzoña de cobra,
fue desahuciada. Cuando la vi, su marido había gastado más de 60
000 pesos en la enfermedad de su esposa y los facultativos le daban
tres días de vida, como máximo. El 3 de febrero de 1942 visité en su
casa a esta señora, comprobando su triste estado: había perdido el
conocimiento, tenía paralizadas las piernas, así como el intestino y los
riñones; un dolor atroz no la dejaba descansar ni de día ni de noche,
a pesar de las dosis de morfina que le inyectaban cada media hora.

Mi opinión fue que la enferma se aliviaría siguiendo mis instrucciones, y que incluso había probabilidad de salvación, puesto que el iris
de sus ojos revelaba una buena contextura orgánica.

Ante todo era preciso mejorar la digestión y activar los riñones, para
lo cual era necesario combatir la gran fiebre interna que se compro-
baba con 120 pulsaciones por minuto. A este fin, prescribí seis u ocho
ortigaduras por todo el cuerpo cada día, haciendo inmediatamente
una frotación con agua fría y abrigándola después en la cama.
Durante la noche, la enferma dormía con cataplasmas de barro sobre
el vientre. Desde el primer momento se le aplicó un lavado intestinal

con agua natural, repitiéndolo cada día mientras se le regularizaba la digestión. Se le prohibió la morfina y toda clase de drogas o inyecciones, y, en su lugar, se aplicaron almohadillas calientes y escurridas de semillas de pasto miel y emplastos de barro sobre las partes doloridas. La alimentación fue estrictamente cruda, a base de frutas o ensaladas, poca de cada vez y frecuentemente .

A los ocho días de seguir este tratamiento, la enferma pudo levantarse ya de la cama y bajar la escalera para tomar mi Lavado de la Sangre al sol en el patio. Entonces, el tratamiento se redujo a esta aplicación diaria, tres baños genitales cada día, de veinte a treinta minutos, y barro sobre el vientre durante la noche. Continuó con la dieta cruda a base de frutas. La digestión se hizo tan activa que resultaba extraño que pudiera expulsar tanto excremento corrompido comiendo tan poco. Igual ocurrió con la orina, que se hizo más abundante y cargada de materias extrañas. La transpiración tenía un olor acre y recordaba los medicamentos e inyecciones introducidos en el cuerpo. Por fin, por vía vaginal se presentó una eliminación abundantísima de materias extrañas y de olor nauseabundo. Parecía increíble que el cuerpo pudiera almacenar tanta cantidad de inmundicias en su interior. Esta impurificación era la verdadera enfermedad de la matriz, cuyos tejidos se mantenían hinchados por la acción irritante de estas materias corrompidas.

Normalizada la digestión, mediante el restablecimiento de la normalidad térmica en el cuerpo —el pulso bajó a 80 después de haber estado en 120— y activadas las eliminaciones a través de la piel, riñones y vía genital, la antigua enferma desahuciada, a los dos meses, ya podía pasear alegremente.

Una vez más se comprueba que toda enfermedad es de naturaleza funcional y no microbiana.

FIEBRE O CALENTURA

He dicho anteriormente que la fiebre es un fenómeno de naturaleza inflamatoria y congestiva. Se origina por reacción nerviosa y circulatoria cuando los nervios son irritados o sometidos a un trabajo excesivo.

Como ya se ha explicado repetidas veces, la fiebre gastrointestinal es la única y verdadera dolencia que altera la salud y extermina la vida del hombre.

¡No hay enfermo sin fiebre! Esto significa que la única entidad que amarga nuestra salud y nuestra vida es la fiebre. Nunca el microbio, aun cuando nos puedan matar los parásitos.

En el tubo digestivo del hombre se inicia y mantiene la fiebre que caracteriza el estado de enfermo, cualquiera que sea el nombre o manifestación de su dolencia. Los alimentos indigestos, al irritar la mucosa estomacal o imponerle un trabajo forzado y prolongado, despiertan una reacción nerviosa y circulatoria que eleva la temperatura en el estómago e intestinos, lo cual constituye el proceso inflamatorio y congestivo que se denomina fiebre o calentura.

Con razón, pues, mi Doctrina Térmica clasifica los alimentos en dos categorías: los que refrescan y los que afiebran el aparato digestivo. Las frutas, las verduras y las semillas de los árboles que se comen crudas, en su estado natural, refrescan el tubo digestivo. Los alimentos cocinados, que exigen un esfuerzo digestivo más laborioso y prolongado, elevan la temperatura en el estómago e intestino del ser humano, especialmente aquellos de origen animal, procesados, conservados o aliñados, y en mayor grado la carne de cerdo y los mariscos.

A lo dicho hay que añadir que las ropas y los abrigos inadecuados debilitan el calor natural de la piel, porque la sustraen al conflicto que la atmósfera le ofrece con sus variaciones térmicas. Así se explica que la vida civilizada del hombre desequilibre las temperaturas de su cuerpo, alterando su normalidad funcional, como lo revela el iris de los ojos.

He analizado a más de cincuenta mil enfermos y, como ha revelado en cada caso el iris de sus ojos y también generalmente su pulso, la fiebre o calentura ha sido el enemigo que ha mantenido siempre el desarreglo funcional del organismo, característico de toda dolencia, en grado variable.

Salvo vejez o accidente, sólo se muere de fiebre. Nadie fallece de cáncer, pulmonía, diabetes, sífilis, tuberculosis: solamente se muere de fiebre gastrointestinal. Este calor malsano del aparato digestivo impide la normal nutrición estomacal, pulmonar y cutánea y, además, es fuente de autointoxicación.

Quien no muere de accidente o vejez sólo deja de existir por desnutrición e intoxicación originada y mantenida por las putrefacciones intestinales, derivadas a su vez de un desequilibrio térmico del cuerpo.

La fiebre mata porque altera e imposibilita la función digestiva, que sólo puede ser fuente de sangre pura mediante una fermentación de los alimentos a 37 grados. También la fiebre altera el normal funcionamiento de los pulmones, porque acelera el ritmo del corazón, haciendo que éste lance la onda sanguínea con demasiada frecuencia hacia aquellos órganos que se repletan de sangre, y así estrecha el espacio del aire en ellos. Finalmente, congestionadas las entrañas por la fiebre, la piel tampoco puede desempeñar normalmente sus funciones de segundo riñón y pulmón, a causa del escaso riego sanguíneo.

La temperatura normal del cuerpo, como sabemos, es de 37 grados centígrados, pero esta temperatura debe ser uniforme, tanto sobre la piel como en las mucosas del aparato digestivo. Cuando la temperatura se acerca a los 38 grados, hay fiebre moderada; con 39 ya se produce francamente, y con 40 la fiebre es alta; con 41 es muy alta y con 42 el estado febril es gravísimo y muy peligroso. La temperatura se toma con un termómetro apropiado, que se coloca bajo la axila desnuda. Sin embargo, puede no existir fiebre en la superficie del cuerpo y asilarse en el interior del vientre. Esta fiebre interna se revela en el iris de los ojos y también es acusada por el pulso, que acelera su actividad, como se ha visto al tratar la sección «Las temperaturas».

La fiebre, cuando sale al exterior, es una de las defensas naturales que posee el organismo y señala fuerza vital; es el medio de que se valen las naturalezas jóvenes y robustas para purificar sus humores y expulsar las sustancias extrañas heredadas o acumuladas por una vida innatural y una alimentación inadecuada. Toda enfermedad con fiebre alta sobre la piel promete fácil curación, porque demuestra una actividad defensiva del organismo. En cambio, un pulso agitado y una temperatura de 36 o 37 grados en la piel es un peligroso síntoma, porque revela un gran desequilibrio térmico en el cuerpo.

Mi sistema mantiene a raya la fiebre para evitar que se eleve exageradamente, lo cual produciría un desgaste perjudicial, acarreando también complicaciones, especialmente nerviosas y circulatorias.

Por medio del proceso febril de la piel, la fiebre curativa, el organismo destruye y expulsa sustancias extrañas y perjudiciales. Esta actividad defensiva es bloqueada mediante los fármacos, que deprimen la energía vital intoxicando la célula nerviosa, disminuyendo así la potencia defensiva del organismo. De esta forma, la enfermedad aguda, siempre curable, se convierte en un mal incurable. La droga no baja el calor, sino que deprime o paraliza la actividad nerviosa, que se acelera con la intensidad de aquél, actuando así sobre el efecto y no sobre la causa.

La fiebre es un proceso inflamatorio, general o local, que exige constante refrescamiento, y lógicamente sólo el agua fría, o combinada con la tierra en el barro, puede combatir sus excesos, ayudando también al organismo a purificarse. [4]

---

4. Sobre esta materia de la fiebre, la medicina facultativa nada sabe, como lo confiesa la importante obra *The Family Physician*, redactada por médicos y cirujanos de los hospitales de Londres, cuando dice: «Debe siempre tenerse presente que no tenemos remedio específico alguno para cualquiera de las fiebres corrientes».
Confirmando lo anterior, el profesor doctor Charlín Correa, en un comentado reportaje que publicó en *La Nación* de Santiago con fecha 18 de octubre de 1942, bajo el título «La medicina está enferma», dice: «... aún no tenemos una explicación aceptable de lo que es la fiebre».

Tratamiento

La fiebre se combate refrescando el interior del vientre y congestionando la piel con las reacciones del agua fría. Una cataplasma de barro sobre el vientre y, mejor, envolviendo todo el tronco, en combinación con el aire puro, las frotaciones de agua fría y la dieta de fruta cruda, bastará para dar cuenta del demonio febril.

El aire de la habitación se renovará constantemente, sin perjuicio de entibiarlo con una estufa en tiempo frío.

Las seis frotaciones de agua fría, una cada hora, en la cama o desde la cama, es la aplicación más sencilla para combatir la fiebre. Para proceder, si el enfermo no puede levantarse, después de cerrar la puerta o ventana de la habitación, deberá descubrirse, echándose a los pies la ropa de cama. Enseguida, se pasa suavemente una toalla mojada por toda la superficie de la piel, desde el cuello hasta la planta de los pies, teniendo cuidado de cambiar la cara de la toalla o mojarla nuevamente en cada pasada, para evitar que ésta se caliente. A continuación, se abriga el cuerpo sin secarlo, dejándolo desnudo para facilitar las nuevas frotaciones.

Las compresas húmedas, de dos a cuatro dobleces y aplicadas sobre el vientre, inmediatamente terminada la frotación, mantienen el refrescamiento interior. La compresa dorsal, cambiada cada veinte minutos, también es un excelente calmante de la excesiva actividad nerviosa de la fiebre.

La envoltura o paquete entero, y mejor el paquete medio, son especialmente refrescantes y calmantes, ya que bajan la temperatura y activan la eliminación a través de los poros. Estas aplicaciones deberán realizarse entre las once y las doce de la mañana, dejando la tarde para las frotaciones.

Cuando la fiebre es muy rebelde, especialmente en los niños, se les dará una frotación a un lado de la cama, y al mismo tiempo se preparará un paquete en el cual se envolverá inmediatamente al enfermo una hora o más si hay mucha temperatura.

Sin duda el baño de tronco, de 18 a 20 grados y manteniendo esta temperatura con continuo cambio del agua, mientras dure el baño, que será de veinte a cuarenta minutos, es el medio más seguro para combatir la fiebre alta. Este baño de tronco con fricción del vientre se repetirá cada vez que el pulso suba de 100 por minuto. En los períodos intermedios bastarán frotaciones seguidas inmediatamente de compresas abdominales o dorsales, cada hora o antes si es necesario.

Durante la noche se mantendrá una envoltura de barro alrededor de todo el tronco o al menos una cataplasma sobre todo el vientre. Con esta sencillísima aplicación, se absorbe el calor de las entrañas, se paralizan las fermentaciones pútridas del intestino, se descongestionan los riñones, el hígado y el bazo y, también, se calma el corazón y el sistema nervioso.

Además, el barro absorbe las materias morbosas y purifica la sangre. La envoltura de barro se cambiará cada cuatro horas durante el día o al despertar al día siguiente si se ha puesto por la noche.

Si el enfermo adulto puede estar en pie, se aplicará baños genitales de veinte a treinta minutos, para eliminar los dolores de cabeza.

En las fiebres, la alimentación será exclusivamente a base de frutas crudas; también agua con zumo de limón, sin azúcar, zumos de uvas, naranjas, piña, fresas y manzanas, ensaladas, horchatas de almendras o nueces peladas.

Si hay estreñimiento, se recurre a lavativas con un litro aproximadamente de agua natural para los adultos, o con cocimiento de natri. Esta aplicación puede repetirse hasta que surta efecto.

Epidemias del trópico

El calor tropical obliga al organismo a una permanente defensa mediante la transpiración. Como ésta enfría la superficie del cuerpo, el calor sube en sus entrañas, por congestión. De ahí el desequilibrio térmico que se manifiesta mediante tercianas y malas digestiones, dolencias características del trópico.

Ya se trate de malaria, disentería, paludismo, tercianas, fiebre amarilla, beri-beri o peste bubónica, todas estas crisis se tratarán con éxito siguiendo las mismas instrucciones que acabo de explicar para la fiebre o calentura.

Caso: fui llamado a ver a don M. F. C., de setenta y dos años, que hacía días se encontraba hospitalizado en la clínica Santa María de esta capital. Observando el iris de sus ojos constaté la buena contextura orgánica del enfermo y también la gran impurificación de su sangre y tejidos. Su pulso acusaba 140 latidos por minuto, lo que demostraba fiebre interna de más de 41 grados. Con este dato opiné que todo el mal residía en esta gran fiebre, que impedía las funciones normales de nutrición y eliminación que deben realizar el aparato digestivo, los pulmones y la piel. A pesar de esto, la enfermera ahí presente observó que no existía la fiebre de que yo hablaba, apoyando su afirmación en la escala de temperaturas anotada según el termómetro, que nunca había subido de 37 grados. Por mi parte, insistí en mi punto de vista, que confirmó el enfermo refiriéndose a su insaciable sed y repugnancia por todo alimento, aun las frutas.

Como yo insistí en que la absoluta inapetencia del afiebrado enfermo le impedía alimentarse, la enfermera manifestó que ese peligro no existía porque para eso se le aplicaban inyecciones de suero alimenticio

411

mañana y tarde. ¡Como si la función digestiva pudiera suplirse con inyecciones!...

Mi juicio definitivo fue que, para salvar al enfermo, era preciso normalizar sus funciones orgánicas, colocando su cuerpo en equilibrio térmico. Habría que producir «fiebre curativa» en su piel, ortigando ésta cada hora, haciendo enseguida una frotación de agua fría y abrigando después. Además, era preciso combatir la «fiebre destructiva» de sus entrañas con aplicaciones de barro sobre todo el vientre durante la noche. Así se conseguiría bajar el pulso, es decir, restablecer la temperatura normal del aparato digestivo y descongestionar los pulmones. La dieta sería a base de fruta cruda en pequeñas cantidades.

Se desestimaron mis consejos, y el señor F. pasó a mejor vida seis días después de mi visita.

¡El error de la medicina de buscar la fiebre en la axila del enfermo, cuando está en sus entrañas!

Otro: de Arequipa me escribe la señora Irene P. de Pezoa: «Mi esposo estuvo largo tiempo enfermo con paludismo. Hoy se encuentra sano, gracias al tratamiento indicado en su magnífica obra *La medicina natural al alcance de todos.*»

FIEBRES ERUPTIVAS
(sarampión o alfombrilla, escarlatina, viruela,
varicela y erisipela)

Con estos nombres se designan crisis purificadoras agudas, propias de organismos jóvenes que se defienden bien de impurezas heredadas o adquiridas. Revelan actividad vital, de ahí que se presenten en organismos jóvenes y sean desconocidas en los viejos.

Estas dolencias febriles van acompañadas de erupciones en la piel y mucosas. Tanto la fiebre como las erupciones constituyen en estos casos importantes procesos de defensa orgánica, con destrucción y expulsión de sustancias extrañas, esto último por medio de las erupciones, que favorecerán la curación y, cuanto más aparezcan en el exterior las materias morbosas, menos afectarán a los órganos y tejidos internos.

Si esta tendencia eliminadora es favorecida, estas crisis son verdaderos heraldos de salud. Si se sofocan las erupciones, dejan al enfermo en crónica anormalidad y, generalmente, afectados sus riñones, hígado, corazón, aparato digestivo y sistema nervioso.

Tratamiento

A estos enfermos les conviene transpirar, lo que se consigue con una frotación de agua fría cada hora, con un poco de sal para activar la erupción, abrigándose en cama enseguida sin secar el cuerpo. A la segunda o tercera frotación, seguramente, se presentará el sudor. Los paquetes promueven también una enérgica eliminación sin necesidad de transpirar.

En general, el tratamiento es el mismo que el indicado para la fiebre.

El barro, envolviendo todo el tronco del enfermo, atrae al exterior las materias tóxicas y absorbe el calor de sus entrañas, evitando así las putrefacciones intestinales. Se aplicará al menos durante la noche. Finalmente, las compresas de barro purifican y cicatrizan las lesiones o escoriaciones de la piel.

La dieta de estos enfermos será exclusivamente de frutas o ensaladas crudas.

En lo demás, sígase las instrucciones dadas en «Primeros auxilios o tratamientos de afecciones agudas».

ESCARLATINA

Con este nombre se designa una dolencia que se presenta con fiebre alta, escalofríos, vómitos y dolor de cabeza o de garganta, la cual se presenta enrojecida. Pronto aparecen erupciones formadas por placas o grandes manchas de un color rojo vivo, que al secarse deshollejan la piel, especialmente la de las manos. Si se trata esta afección con drogas o inyecciones, trae funestas consecuencias, especialmente en los riñones y corazón.

Tratamiento

Como en toda dolencia aguda, sígase las indicaciones dadas en «Primeros auxilios o tratamientos de afecciones agudas». Últimamente se ha puesto de moda un suero antiescarlatinoso con tan fatales resultados que no se explica cómo se persevera en su uso.

La escarlatina, tratada de la forma aquí indicada, constituye una descarga de impurezas y crisis purificadora. El régimen de sueros e inyecciones, si no mata, desde luego deja el organismo doblemente arruinado y al margen de la salud.

Caso: el niño de doce años E. L. H., fue víctima de erisipela. El facultativo aplicó «prontosil», con lo que desapareció la erupción cutánea, pero se produjo una parálisis general del cuerpo enfermo.

Naturalmente, la acción del veneno hizo desaparecer la erupción, actividad defensiva del organismo, pero también paralizó los nervios, de cuya actividad normal depende la salud.

SARAMPIÓN O ALFOMBRILLA

Con estos nombres se designa una dolencia que suele empezar por lagrimeo, tos seca, catarro nasal y diarrea. Se diferencia de la escarlatina en que las manchas son pequeñas, redondeadas y separadas por una piel sana; invaden rápidamente todo el cuerpo y desaparecen paulatinamente en cuatro o cinco días.

Tratamiento

La complicación más frecuente en el llamado sarampión o alfombrilla es la bronconeumonía, que se evita con las indicaciones expuestas en «Primeros auxilios o tratamientos de afecciones agudas». Se procurará siempre desarrollar una fuerte transpiración con las seis frotaciones al día. Cuanto más se active la erupción de la piel, más se evitará el daño en los órganos internos del cuerpo. Conviene que el enfermo haga gárgaras de agua de limón y adopte esta bebida para aplacar su sed. Como hay inflamación en los ojos, se mantendrá oscura la habitación y se aplicará sobre ellos una cataplasma de barro, entre dos lienzos.

Las envolturas o paquetes mojados en agua salada promueven una gran eliminación a través de la piel en todas las enfermedades eruptivas.

La envoltura de barro alrededor del tronco es indispensable durante la noche. La fruta cruda y la leche de almendras dulces será la dieta que se observará.

Caso: el señor John Mc Kendrick, de la avenida Las Dalias nº 2270, Los Leones, Santiago, tuvo la siguiente experiencia. Sus hijos Jimmy y Gladys, de siete y cinco años, respectivamente, cayeron en cama con alfombrilla el año 1934. Atendidos por el especialista y profesor S. y otros famosos facultativos de la capital, a los ocho días de tratamiento, la niña murió intoxicada, quince minutos después de la aplicación de la cuarta dosis de suero.

Cuando el cortejo partía hacia el cementerio, el doctor S., golpeándole el hombro a la madre, le recomendó «resignación», porque el otro chico llevaba el mismo camino.

En tan desesperada situación me llamó por consejo de un amigo de la familia. Prescribí seis frotaciones de agua fría por la tarde, una cada hora; de diez a once cada mañana, un paquete, es decir, una envoltura húmeda de axilas a pies; durante la noche una envoltura de barro alrededor de todo el tronco, y una alimentación exclusivamente a base de fruta cruda y leche de almendras dulces. A los quince días de seguir este régimen, el chico estaba ya en pie y en mejores condiciones que antes de caer en cama.

En octubre de 1954, un joven que tomaba mi Lavado de la Sangre en los Baños Santiago, me recordó que hacía veinte años se había salvado con mi tratamiento: era este mismo enfermo, que había atendido en 1934.

VIRUELA

Se da este nombre a una crisis que se presenta con escalofríos, fiebre alta, dolor de cabeza y cintura, náuseas y vómitos. A los dos o tres días aparece la erupción con unas manchas difusas, parecidas a las del sarampión o escarlatina, que luego se transforman en vesículas llenas de líquido con una depresión en el centro. Estas vesículas supuran y, entonces, se llaman pústulas. En la garganta, boca y paladar hay multitud de pequeñas prominencias duras y blanquecinas, que producen tos, ronquera y dolor al tragar.

Esta afección supone una enérgica defensa orgánica y, por tanto, es propia de organismos jóvenes. De ahí que sea desconocida en los ancianos. Su naturaleza es eliminadora como la blenorragia, y como en ella no debe sofocarse sino favorecerse la expulsión de la materia malsana. Cuanto más se activa la eliminación cutánea, más se asegurará la curación.

La vacuna tiene por objeto impedir esta crisis eliminadora de impurezas casi siempre heredadas. Generalmente lo consigue por su acción debilitante de las defensas orgánicas, con lo que se impide o imposibilita la sabia obra purificadora de la Naturaleza y se acorta la vida.

Es un hecho comprobado que multitud de dolencias como las llamadas sífilis y tuberculosis no reconocen otro origen que la vacuna.

El célebre doctor Cruwe, de Berlín, asegura que toda vacunación es un envenenamiento sifilítico.

El doctor Yung, de Basilea, afirma lo siguiente:

«Con gran pesar de mi alma, me he convencido en estos últimos años de que la vacunación no sólo carece de eficacia, sino que debemos considerarla como una maldición para la humanidad».

El doctor T. Ruseil Wallace ha dicho:

«La vacunación es un engaño; su imposición es un crimen».

El doctor Kranichfeld dice:

«También yo hice vacunar a mis quince hijos, en una época en que ignoraba todavía los perniciosos efectos de la vacunación. Hoy no lo haría y me opondría a cualquier autoridad o ley policial que quisiera obligarme a ello».

El mejor preventivo de la viruela es una buena nutrición, respirando aire puro día y noche, y manteniendo expedita la acción de la piel, fortalecida diariamente con exposiciones al frío del aire o del agua, y, sobre todo, una buena digestión a base de frutas crudas y vegetales de la estación. El padre Tadeo decía:

«Con toda seguridad puedo afirmar que una persona que todos los días hace frotaciones de agua fría jamás contraerá la viruela, aunque viva entre variolosos, porque las frotaciones pueden expulsar del cuerpo todos los gérmenes de la viruela».

Tratamiento

El tratamiento general de la viruela es el indicado para la fiebre. Lo más importante es procurar la rápida eliminación de las sustancias extrañas, lo que se consigue con frotaciones de agua fría cada hora, ocho o diez cada día. Además, hay que aplicar una envoltura o paquete desde la cabeza hasta la planta de los pies, por la mañana, de once a doce. Los lienzos que se usen en los paquetes pueden empaparse en infusión fría de fenogreco, con lo que la aplicación será más eficaz.

Durante la noche se mantendrán cataplasmas de barro alrededor de todo el tronco y también sobre las partes más inflamadas.

El enfermo beberá en abundancia, pero en pequeñas cantidades, infusión de limpiaplata, corteza de encina y menta. También es bueno el crémor con miel de abeja, en proporción de una cucharadita de crémor y dos de miel por vaso de agua; se tomará una cucharada cada hora, de día y de noche. Hay que vigilar que el vientre esté regulado, aplicando una lavativa si es necesario.

Una vez que las pústulas aparezcan en el exterior, se prohibirá terminantemente al enfermo que descubra parte alguna de su cuerpo, porque al producirse un enfriamiento con ello, las materias morbosas podrían volver al interior.

Si no hay evacuaciones, se administrarán lavativas, incluso varias veces al día. Para evitar que la luz irrite los ojos, es conveniente que el dormitorio esté semioscuro, aunque suficientemente ventilado.

La inflamación de los ojos se trata con una cataplasma de cuajada de leche, que deberá ser cambiada cada ocho horas. En lugar de la cuajada, el barro puede usarse ventajosamente por su menor costo.

La alimentación será exclusivamente cruda, de frutas o ensaladas, alternando con almendras dulces si es posible.

Los lienzos de las envolturas o paquetes y las toallas de las frotaciones del enfermo se harán hervir en cuanto se utilicen.

Puesto que la viruela constituye una crisis curativa enérgica, cuando es favorecida por un tratamiento purificador como el indicado, permite limpiar el organismo de sus impurezas, restableciendo la salud verdadera y prolongando la vida del sujeto.

Caso: de Catamarca, Argentina, se me escribe con fecha 22 de julio de 1957: «Señor Lezaeta Acharán: Con su maravilloso libro *La Medicina Natural al alcance de todos* salvé la vida de un hermano enfermo de viruela. Con sus indicaciones, a la semana mi hermano se levantó de la cama muy restablecido, sin mareos, y sin dificultad alguna pudo asistir al colegio, como si nunca hubiera estado enfermo».

CÓLERA

Con este nombre se conoce una dolencia que se desarrolla en el aparato digestivo del hombre y se caracteriza por una violenta fiebre gastrointestinal.

Comienza con diarrea acompañada de sed y decaimiento de las fuerzas del enfermo. Esta diarrea aumenta y las evacuaciones ofrecen un aspecto bilioso, luego son serosas y, después, parecidas a granos de arroz. Hay dolores en el vientre y vómitos. El afectado suele tener mucha sed como consecuencia de la gran fiebre, es decir, de la inflamación del aparato digestivo. Se presentan calambres en las piernas con adormecimiento de ellas por una mala circulación de la sangre.

Más adelante, baja la temperatura exterior del cuerpo con enfriamiento de pies y manos. En cambio, al mismo tiempo, aumenta la fiebre interna, que se manifiesta con un pulso débil y rápido, aproximándose así la muerte.

Como se ve por los síntomas apuntados, el cólera se trata de una afección febril contra la cual de nada sirven drogas, sueros e inyecciones. Además, el grave desequilibrio térmico del cuerpo impone un régimen dirigido a refrescar las entrañas del enfermo y afiebrar la piel.

Tratamiento

Es preciso normalizar la temperatura del cuerpo enfermo, produciendo fiebre curativa en su superficie y combatiendo la fiebre destructiva de sus entrañas.

Para conseguir esto, deberán seguirse las instrucciones dadas en la sección «Fiebre o calentura».

FIEBRE TIFOIDEA (TIFUS ABDOMINAL)

Con estos nombres se conoce una dolencia caracterizada por una temperatura elevada con oscilaciones y acompañada de postración. A los ocho días de empezada la crisis, suelen aparecer manchas rosadas en la piel del vientre, la lengua se presenta seca y sucia, hay pérdida del apetito, dolor de cabeza y diarrea o estreñimiento. El rostro del enfermo tiene un aspecto abatido, con la boca abierta y los ojos apagados.

El tifus sólo se presenta cuando hay en el cuerpo una fuerte acumulación de sustancias extrañas a consecuencia de un régimen innatural de vida, y, especialmente, de una alimentación inadecuada. Estas materias extrañas, por una causa ocasional cualquiera, entran en fermentación para disgregarse, obligando al organismo a un activo trabajo de defensa contra la intoxicación, que exige una mayor actividad eliminadora. Al estimular las defensas orgánicas mediante repetidas aplicaciones de agua fría y al favorecer la expulsión de materias morbosas, el cuerpo saldrá victorioso de esta crisis y conseguirá una purificación tan completa que incluso habrá eliminado taras hereditarias y otros males crónicos.

La duración del tifus depende del grado de recargo morboso del organismo y del tratamiento que se ponga en práctica. Puedo asegurar que en pocas dolencias es más pernicioso el uso de drogas, sueros y vacunas que en ésta, pues agravan el mal, que no tarda en presentar complicaciones como hemorragias intestinales o perforación del intestino, seguida de la mortal peritonitis, meningitis, pulmonía, albuminaria, miocarditis, etc. Confirmando lo expuesto, el doctor Vander dice:

«Por este motivo, la fiebre tifoidea es considerada como una enfermedad mucho más grave de lo que es en realidad, pues con el debido tratamiento natural su curso es mucho más benigno de lo que se puede imaginar. He tratado numerosos enfermos de tifus, y en muchos de ellos ya se habían presentado graves complicaciones cuando empezaron el tratamiento, y he podido demostrar en estos casos la superioridad de la medicina natural con los brillantes resultados obtenidos».

El enfermo de tifus siente calor y sed, pero el agua fría y abundante debilita cada vez más su estómago, motivo por el cual debe beber el agua o cualquier otra bebida refrescante en cantidades pequeñas cada vez.

Tratamiento

Conviene mantener siempre calientes los pies del enfermo, haciendo un paquete de rodillas o piernas todos los días por la mañana. Por la tarde, de cuatro a seis frotaciones para los enfermos robustos, y de tres a cuatro para los más débiles. Cuando en los adultos el pulso suba de 100 pulsaciones por minuto, se aplicará un baño de tronco, tal como se indica en la sección «Fiebre o calentura».

Durante el día podrá aplicarse una envoltura de barro alrededor de la cintura, y mejor de todo el tronco, que deberá mantenerse toda la noche.

Como alimento, solamente frutas crudas, almendras o nueces y ensaladas. La leche, el caldo, el jugo de carne o los productos cocinados agravan el mal y están prohibidos. El enfermo comerá poco de cada vez y con frecuencia, según su apetito.

Como bebida purificadora se recomienda la infusión de limpiaplata, corteza de encina, anís y menta con miel. Si hay repugnancia por los alimentos, se agregará ajenjo a esta infusión.

Si se trata de niños menores de cuatro años, se les podrá dar como alimento queso fresco, copos de avena remojados, leche de almendras o nueces peladas. Para preparar éstas, bastará machacar las semillas, agregarles agua natural y pasar la mezcla por un cedazo fino, sin agregarles azúcar, que se combina mal con las frutas oleaginosas.

Uno de los errores más corrientes, puesto en práctica por la alopatía en los casos de complicaciones cerebrales o abdominales del tifus, son las famosas bolsas de hielo que, usadas para evitar congestiones, no hacen sino agravarlas, ya que el hielo paraliza la circulación de la sangre, reteniendo ésta en el punto donde actúa. Para descongestionar la cabeza u otra parte del cuerpo, no hay nada mejor que la cataplasma de cuajada de leche, la cual, cuando actúa durante ocho horas más o menos, descongestiona profundamente los tejidos de la zona, normalizando la circulación de la sangre y absorbiendo los productos morbosos. La cataplasma de barro tiene un efecto análogo.

Como calmante del sistema nervioso, recomiendo la compresa fría en la espina dorsal y nuca, cambiándola cada veinte minutos, por espacio de una hora y media, y, mejor aún, la cataplasma de barro.

Los paquetes, las frotaciones, las cataplasmas y las envolturas de barro, al igual que los baños de tronco, se repetirán diariamente hasta que el pulso se normalice en 70 para los adultos y 80 para los niños.

El enfermo de tifus, tratado de la forma indicada, quedará sano antes de veinte días, y su organismo purificado.

Sin perjuicio de lo expuesto, deberán seguirse las indicaciones dadas en «Primeros auxilios o tratamientos de afecciones agudas.

TIFUS EXANTEMÁTICO

Se denomina así la dolencia, análoga a la anterior, que se manifiesta especialmente con manchas de la piel y es de fácil propagación por medio de los piojos. Sin embargo, la picada del parásito no tendrá efecto en un cuerpo que tenga sangre pura.

Tratamiento

Es el mismo que para el tifus abdominal, completado con las indicaciones dadas en la sección «Primeros auxilios o tratamientos de afecciones agudas».

Con frotaciones diarias, cada hora, alternando con baños de tronco, barro sobre el vientre durante la noche y dieta cruda de frutas o ensaladas, esta peste deja de ser peligrosa.

Por el contrario, con sueros y vacunas, constituye un flagelo exterminador. Esto se comprobó en Santiago, donde murieron varios centenares de infelices enfermos vacunados por orden de la Dirección de Sanidad y con auxilio de la fuerza pública.

Caso: al obrero Julio Zamorano, de la calle San José n° 3120, barrio Antofagasta, Santiago, miembro del Sindicato Molinero San Cristóbal, lo visité en septiembre de 1935. Después de quince días de tratamiento médico fue desahuciado por tifus exantemático. Cuando fui a visitarlo, su cama estaba cubierta con la sábana de los moribundos. Sin conocimiento y casi sin pulso, apenas respiraba y había sido dejado solo en su aposento, mientras sus amigos y camaradas de trabajo comentaban tristemente el caso en el patio vecino.

Ordené que se le aplicase inmediatamente una lavativa con agua fría. En seguida, cada hora debía ortigarse todo el cuerpo del enfermo, haciendo a continuación una frotación general de agua fría y abrigando sin secar. Durante la noche debía dormir con una envoltura de barro alrededor de todo el tronco. Como única alimentación, fruta cruda en poca cantidad y frecuentemente. Cuando, a los quince días, volví a verlo estaba nuevamente en su trabajo.

Otro: la señorita Bernarda Delgado, enfermera del hospital Barros Luco, fue víctima de tifus exantemático, en agosto de 1933. Con el mismo tratamiento del caso anterior, en ocho días se recuperó. Entusiasmada con mi sistema, lo aplicó a los enfermos del hospital que estaban a su cargo, con tan buen resultado que todos sanaban en el plazo de seis a ocho días.

GANGRENA

Se llama así la muerte de los tejidos por falta de circulación de la sangre o a causa de una intoxicación medicamentosa. También una mala nutrición junto a deficientes eliminaciones muy crónicas desvitalizan los tejidos y son causa de muerte.

La gangrena es un proceso destructivo que generalmente ataca a organismos degenerados por males crónicos, como alcohólicos o enfermos de sífilis. También es resultado de intoxicaciones medicamentosas con inyecciones, especialmente a base de arsénico.

En los ancianos suele presentarse la gangrena senil, debido a la acumulación de sustancias extrañas y la vida innatural, especialmente falta de ejercicio físico e inactividad de la piel.

La gangrena se presenta de preferencia en las extremidades, donde la circulación sanguínea se hace más dificultosa. Empieza con dolor y calor en la parte afectada; más tarde ésta se enfría y va perdiendo la sensibilidad. La coloración cambia, y pasa del color del jamón al negro. Este proceso puede ser húmedo y blando o seco y apergaminado.

Esta dolencia, para la cual la alopatía no tiene otro «remedio» que la mutilación, sin más resultado que cambiar de sitio el mal e inutilizar al enfermo, en su comienzo es curable aplicando mi Doctrina Térmica. Pero es necesario que la descomposición o los remedios de botica no hayan agotado la vitalidad del organismo. He tenido la oportunidad de tratar casos de gangrena que han reaccionado en pocos días, especialmente en heridas o llagas.

Tratamiento

Se procurará normalizar las funciones del aparato digestivo y de la piel, para lo cual es preciso producir fiebre curativa en la superficie del cuerpo y combatir la fiebre destructiva de las entrañas. A este fin, se seguirá mi Régimen de Salud del capítulo 22 con un Lavado de la Sangre cada día. Además, es indispensable que estos enfermos observen una dieta exclusivamente cruda de frutas de la estación, alternando con ensaladas.

Como tratamiento local de la gangrena, diariamente y dos o tres veces a lo largo de las veinticuatro horas del día, se aplicará en la parte enferma vapor de limpiaplata con flores de árnica, durante quince o veinte minutos, lavando enseguida la zona afectada con agua de la infusión bien caliente, que se dejará caer en forma de chorro con una tetera, aplicando a continuación las hierbas del cocimiento, y, por encima, una cataplasma de fenogreco. Cada vez que se haga esta cura es conveniente introducir la extremidad enferma durante unos segundos en el agua hirviendo, pues así se despierta la reacción de las células vivas y los tejidos sanos se inflaman, separándose de los ya muertos.

El tratamiento general que recomiendo es indispensable seguirlo unas cuatro semanas antes de practicar la cirugía para asegurar el buen resultado de la operación, si ésta es inevitable.

Caso: don Miguel López, español, de setenta y dos años, residente en Santiago, con fecha 6 de marzo de 1942, declara: «Hace cuatro años fui llorado por muerto. Sentía fuertes dolores punzantes en los dedos de los pies. Los facultativos me diagnosticaron esclerosis de los vasos sanguíneos de las extremidades, debido a una presión anormal provocada por los ganglios hinchados que se encuentran adheridos a la espina dorsal.

»Como recurso salvador, se me sometió a una terrible intervención quirúrgica que me abrió el vientre de tal forma que permitió al cirujano introducir sus manos hasta la espina dorsal de mi cuerpo, de donde me arrancaron varios ganglios que se suponía eran los que dificultaban la circulación de la sangre en los pies.

»Esta operación dio lugar a un enfriamiento que me acarreó una fuerte bronquitis con una tos incontenible y violenta. A consecuencia de esta crisis se me abrió la herida del vientre, por donde se salieron los intestinos provocándome mortales fatigas. Fue preciso proceder a una nueva intervención quirúrgica y, para poder resistir los dolores de la nueva costura de los tejidos, me aplicaron repetidas inyecciones locales de cocaína. Como consecuencia de esta intoxicación, se paralizó mi intestino y también la orina. El corazón me fallaba de forma alarmante y mi estómago arrojaba cuanto ingería. Entonces, los facultativos notificaron a mis familiares que el caso era desesperado y que la «ciencia» había agotado sus recursos para salvar mi vida. Debido a mi buena contextura orgánica y a que nunca había sufrido afecciones graves, me libré de la muerte, pero se presentó la gangrena en mis pies. Cuando los médicos habían acordado la amputación de mis extremidades como única salvación, me sometí al Régimen de Salud del señor Lezaeta Acharán, y ahora puedo andar normalmente y disfrutar de bienestar general. Las ortigaduras en las extremidades, diariamente al levantarme y acostarme, los Lavados de la Sangre cada día y los baños genitales han logrado la normal circulación de la sangre que se pretendió obtener con el bisturí y miles de inyecciones cuyo efecto perjudicial constato cada día».

Otro: el presbítero Montero, cura párroco de Yungay, fue hospitalizado en la clínica de la Universidad Católica, tratado de falta de circulación sanguínea en su pierna derecha. Después, se habló de que había necesidad de amputarle el pie, que empezaba a gangrenarse. Entonces, por consejo de un colega, salió del hospital y vino a mi consulta a principios de noviembre de 1948. La pierna estaba hinchada, helada, insensible y le producía una sensación de pesadez, como cuando se duerme una extremidad. Apenas podía dar un paso, ni siquiera con bastones. Siguiendo mi Régimen de Salud, en veinte días abandonó todo apoyo. Un año después ha vuelto a Santiago, sin rastro de su antigua dolencia.

GARGANTA: INFLAMACIONES Y ÚLCERAS

Toda afección de la garganta revela sangre maleada por efecto de crónicos desarreglos digestivos y deficiente eliminación de la piel.

Una garganta irritada e inflamada significa sangre mala en grado variable. Además de esta causa, esta manifestación también se produce cuando se sofocan supuraciones, como la blenorragia tratada con drogas, inyecciones y lavados uretrales o vaginales.

Nuestro organismo está envuelto por un doble guante: en el exterior la piel y en el interior de la mucosa. Así como la piel está provista de innumerables agujeritos denominados poros, a través de los cuales el cuerpo expulsa continuamente impurezas de su interior; las mucosas están provistas también de multitud de glándulas que secretan mucus, destinado a defender el organismo de las impurezas que vienen del exterior o del interior, destruyendo sustancias dañinas y neutralizando toxinas, cualquiera que sea su origen.

En ocasiones, sucede que un enfriamiento contrae súbitamente los poros de la piel, paralizando en un momento dado la constante acción eliminadora del organismo por esa vía. Interrumpida esta importantísima función defensiva, las sustancias extrañas se dirigen al interior, congestionando e inflamando las mucosas, de donde resultan pulmonías, inflamaciones de los riñones, bronquios, nariz, garganta, tráquea, etc. Si no existiese acumulación de sustancias extrañas en el cuerpo, no podría producirse ninguna de estas alteraciones tan corrientes y que popularmente se atribuyen al frío o a un cambio de la temperatura ambiente. De este modo, las dolencias no vienen del frío ni de fuera, sino de dentro del cuerpo, por impurificaciones orgánicas a consecuencia de un desarreglo funcional, que, a su vez, es efecto del desequilibrio térmico.

Tratamiento

Las afecciones de la garganta en estado agudo se tratarán según se explica en el apartado «Primeros auxilios o tratamientos de afecciones agudas".

Las gárgaras de zumo de limón, de infusión de limpiaplata con corteza de encina y un poquito de fenogreco son excelentes como desinflamantes y purificadores de la garganta.

Si el enfermo está en pie deberá seguir con constancia mi Régimen de Salud del capítulo 22.

GÁNGLIOS: ESCRÓFULAS

El sistema ganglionar constituye una de las defensas más importantes del organismo.

Los ganglios se encuentran en las articulaciones de los codos, ingles, axilas y alrededor del cuello.

Estos órganos actúan como esponjas que retienen las materias dañinas, que después se encargan de desintegrar y eliminar, para evitar que entren en la sangre. Se inflaman por la acción irritante de estas materias, dando lugar a las llamadas escrófulas que aparecen en el cuello. La inflamación de los ganglios de las ingles se llaman bubones y ya hemos visto que revelan impurificación del fluido vital.

La extracción de los ganglios hinchados es, pues, un grave error. Debe procurarse la purificación de la sangre para restablecer la normalidad de estos importantes órganos.

Tratamiento

Si supuran se aplicará fenogreco para favorecer la eliminación de materia corrompida.

Como tratamiento general, en los casos agudos se adoptará el indicado en «Primeros auxilios o tratamientos de afecciones agudas".

Los enfermos crónicos seguirán con constancia e indefinidamente mi Régimen de Salud del capítulo 22.

GLÁNDULAS

Con este nombre se designan todos los órganos que producen un líquido (secreción). Tenemos las glándulas salivales, que producen saliva; el hígado, que elabora la bilis; las lacrimales, que producen lágrimas; las de los órganos genitales, y todas las glándulas que cubren las mucosas del estómago, intestinos y piel.

Una de las funciones más importantes de las glándulas consiste en destruir y eliminar las sustancias extrañas, como lo hace el hígado, que filtra el producto de la digestión, reteniendo sus impurezas y expulsándolas por la bilis; las amígdalas, cuyas importantes funciones ya conocemos; el bazo, que retiene antibióticos y tóxicos de botica, como lo revela el iris, o las glándulas de la piel, que por el sudor eliminan suciedad interna, etc. Las secreciones glandulares constituyen, pues, una de las defensas más admirables del organismo y mediante ellas el cuerpo realiza su purificación.

Las drogas, los sueros, las vacunas y las inyecciones debilitan y paralizan el normal trabajo de estos maravillosos órganos defensores de la vida orgánica, y su enojosa presencia es revelada en el iris de los ojos como materias extrañas y perjudiciales.

GLÁNDULA TIROIDES Y SUS DOLENCIAS

La glándula tiroides está situada en la parte anterior del cuello y, además de destruir materias extrañas, tiene la propiedad de secretar determinadas sustancias necesarias para la vida normal del organismo. Por ello, las anormalidades de este órgano pueden ocasionar graves trastornos, especialmente en las facultades intelectuales y en el crecimiento del individuo.

Hay varios estados de afección de la glándula tiroides, que la medicina alopática trata de formas diversas. Según mi doctrina, se procurará normalizar la digestión del enfermo y activar la piel, colocando el cuerpo en permanente equilibrio térmico.

Las principales afecciones de la glándula tiroides son el bocio vulgar, o coto, y el bocio exoftálmico, con salida de los ojos.

BOCIO O COTO

Con este nombre se conoce el aumento de volumen de la glándula tiroides, hinchando más o menos el cuello en su parte anterior.

Como toda dolencia, ésta se debe a una vida innatural y, especialmente, a una alimentación pobre en minerales y vitaminas.

El tratamiento de esta afección es el mismo que se indica para el bocio exoftálmico, que viene a continuación.

BOCIO EXOFTÁLMICO

Las manifestaciones de este mal son: abultamiento de la glándula tiroides, prominencia de los ojos, que salen más o menos de las órbitas, y pulso rápido, que suele ser de 90 a 120 o más pulsaciones por minuto. Hay irritabilidad nerviosa, perturbaciones mentales, palpitaciones del corazón, insomnio, debilidad y pigmentación de la piel, que oscurece.

Esta dolencia, como la anterior, es incurable para la alopatía, ya que por medio de una operación quirúrgica se extrae el órgano enfermo sin quitar la causa del mal, dejando así intacto el estado de desarreglo orgánico general que irá paulatinamente agotando al enfermo hasta hacerlo sucumbir por debilitamiento del corazón.

Tratamiento

Éste se dirigirá a normalizar la composición de la sangre del enfermo mediante buenas digestiones y una activa eliminación de la piel. Para ello, es preciso actuar sobre la temperatura interna y superficial del cuerpo, a fin de equilibrarlas. La dieta debe ser cruda en lo posible, evitando carnes y sus caldos, grasas animales, quesos curados, dulces, cacao, chocolate, té, café, mate, alcohol y tabaco. Se recomienda queso fresco, sopa de trigo integral con yema de huevo, avena machacada, ensaladas de todo tipo y frutas crudas. Se deberá reducir el consumo de sal al mínimo posible, al igual que los aliños, y beber sólo si se tiene sed. Hay que buscar la vida tranquila del campo o de la montaña, con preferencia en clima seco.

Para activar el calor natural de la piel y favorecer sus funciones eliminadoras, la frotación al despertar y un Lavado de la Sangre cada mañana. Un baño genital de veinte a treinta minutos, dos o tres veces al día, y una cataplasma de barro sobre el cuello y el vientre durante la noche combatirán la fiebre interna siempre intensa en estos enfermos.

Es necesario realizar ejercicio físico al aire libre, si es posible con moderadas ascensiones a montañas, descansando de vez en cuando. Evitar todo desgaste de energía y, si es posible, guardar castidad absoluta.

En los casos más graves con pulso muy agitado, se guardará reposo, manteniendo constantemente barro sobre el vientre y el cuello. Los baños de aire son eficaces para calmar las palpitaciones del corazón. El paquete largo reemplazará al Lavado de la Sangre en estos casos de sobreactividad cardíaca. También las compresas locales frías o de barro, cuajada de leche o patata rallada aliviarán la agitación del corazón.

En todo caso, deberá seguirse con constancia el Régimen de Salud del capítulo 22 con ligeras modificaciones de acuerdo con lo expuesto.

GOTA

Con este nombre se designa una dolencia que se manifiesta por hinchazones muy dolorosas en las articulaciones. Es causada por un consumo excesivo de productos ricos en albúminas, como carnes, mariscos, huevos, leche, quesos y legumbres secas. Los organismos adultos sólo pueden aprovechar una pequeña parte de esta sustancia, y el resto se convierte en ácido úrico, que se deposita preferentemente en las extremidades, produciendo en esos puntos los dolores tan característicos de esta afección.

La gota es desconocida entre los campesinos, que llevan una vida de ejercicio al aire libre y se nutren frugalmente, en especial con verduras y frutas. Las personas aficionadas a la buena mesa evitarán la gota, reumatismo y arterioesclerosis tomando indefinidamente cada día mi Lavado de la Sangre.

Los depósitos de ácido úrico deforman los dedos de las extremidades y se observan pequeñas protuberancias.

Tratamiento

Para que desaparezca esta dolencia debe modificarse el régimen alimenticio, dejando paulatinamente los alimentos albuminosos, y consumir vegetales, sobre todo ensaladas y mucha fruta cruda, de preferencia naranjas, fresas y zumo de limón, del que diariamente puede tomarse medio vaso una hora antes del desayuno, que será de fruta cruda.

Además hay que activar el cambio orgánico con frotaciones de agua fría al despertar y, si es posible, diariamente un chorro de pitón a las tres de la tarde, ortigando previamente la piel de las partes doloridas.

Para eliminar el ácido úrico de los riñones, es conveniente tomar cada día y medio tres tazas de un cocimiento, hervido durante diez minutos, de limpiaplata, sanguinaria, sabinilla y cedrón, a partes iguales.

Para favorecer la eliminación a través de la piel, hay que aplicar mi Lavado de la Sangre todos los días. En invierno, se podrá reemplazar el pitón por dos o tres baños genitales de veinte a cuarenta minutos.

Hay que hacer vida activa con movimiento al aire libre.

Los dolores característicos en esta dolencia se quitarán aplicando las instrucciones dadas en la sección «Dolor».

En general, deberá seguirse indefinidamente el Régimen de Salud del capítulo 22.

GRIPE, DENGUE O TRANCAZO

Estos nombres se aplican a procesos catarrales que constituyen una crisis curativa típica, pues sus víctimas son individuos sobrecargados de sustancias extrañas a causa de una vida poco natural y que tienen fuerza vital suficiente para reaccionar con energía contra las materias morbosas.

Al favorecer la purificación orgánica, esta crisis resulta benéfica para el organismo, que así se deshace de materias extrañas que dificultan su normal funcionamiento. Las drogas y las inyecciones empleadas para combatirla imposibilitan la defensa orgánica, acarreando complicaciones a los riñones, intestinos, pulmones y corazón.

Los síntomas son fiebre, dolor de cabeza, sobre todo en la cuenca de los ojos, y malestar general, como si al enfermo le hubieran dado una paliza. El desequilibrio térmico del cuerpo es característico en esta dolencia. De ahí los escalofríos seguidos de fiebre, que en todo caso es mayor en el interior que en la superficie.

Tratamiento

Descongestionando por refrescamiento el aparato digestivo y congestionando la piel, se colocará al organismo en condiciones de restablecer su normalidad funcional. Así se explica que la fiebre ceda con una dieta de frutas crudas y transpiración. Para la sed, el enfermo consumirá sólo agua pura, o con limón, alternando si se desea con un té de limpiaplata, flores de sauco, altea, ortigas y liquen islándico. Si se tiene apetito, se consumirá sólo fruta cruda de la estación. Si el vientre está inactivo, se aplicará una lavativa de agua fría natural, de un litro más o menos si se trata de un adulto.

Para transpirar en la cama, el tratamiento más sencillo y eficaz consiste en aplicar al enfermo, cada hora, una rápida frotación de agua fría por todo el cuerpo, abrigándolo sin secarlo. El primer día se harán de seis a ocho frotaciones. Es una buena señal que se presente transpiración con el agua fría. Cuanto más transpire el enfermo y más fría esté el agua de las frotaciones, mejor resultado se obtendrá. Si la piel está fría se ortigará antes de la frotación o se friccionará con un trapo seco de lana hasta calentarla.

Durante la noche, se recomienda dormir con una envoltura de barro alrededor del vientre y los riñones o, al menos, una cataplasma de éste sobre todo el vientre. Si no se dispone de barro, se empleará una faja derivativa de dos o tres hojas.

Sin perjuicio de lo expuesto, deberán seguirse las instrucciones de «Primeros auxilios o tratamientos de afecciones agudas».

A fin de evitar recaídas, pasada la fiebre, el enfermo guardará cama uno o dos días más, durante los cuales se hará de tres a cinco frotaciones diarias, una a las diez, otra a las doce, otra a las tres y la última a las cinco de la tarde. La alimentación irá aumentando según aumente el apetito del enfermo, dando preferencia a las frutas crudas y ensaladas.

Tratada así esta dolencia, quedará superada antes de ocho días. Después de esta crisis favorecida con el tratamiento indicado, el enfermo quedará con su salud mejorada. Las complicaciones de la gripe son consecuencia del error de combatir los síntomas con medicamentos, sueros, vacunas e inyecciones.

Ya en pie, el sujeto deberá seguir mi Régimen de Salud del capítulo 22.

HERNIAS

Con este nombre se designa la salida del intestino, en grado variable, a través de los tejidos del abdomen.

Esta anormalidad supone la existencia tejidos debilitados por sangre maleada por herencia o debido a malas digestiones crónicas. También un accidente, herida o intervención quirúrgica, una fuerza no controlada y aun la tos fuerte y persistente producen hernia. Se recomienda toser sentado o inclinado para evitar este accidente.

Las hernias son más frecuentes en los hombres que en las mujeres, y aparecen preferentemente en la zona inguinal derecha. Puede ser inguinal, umbilical o crural, según se presente en la ingle, ombligo o bolsa testicular.

La causa está en la presión interior que producen las putrefacciones intestinales por fiebre interna del vientre.

Tratamiento

La medicina recomienda el uso de braguero para evitar la salida del intestino que podría dar lugar a su estrangulamiento. Sin embargo, siguiendo con constancia mi Régimen de Salud del capítulo 22, es innecesario el uso de dicho braguero y se consigue una curación a corto plazo cuando el enfermo aplica inmediatamente dicho régimen, sin esperar que envejezca la hernia.

Como aplicación local se recomienda una cataplasma de barro sobre el vientre durante el sueño y aun durante el día si se guarda cama.

Con alimentación cruda, mi Lavado de la Sangre a diario por la mañana y barro sobre el vientre durante el sueño, he visto desaparecer totalmente hernias recientes de individuos jóvenes y algunas de nacimiento.

Para hacer entrar la hernia hay que acostarse boca arriba, encogiendo las piernas, con las caderas más altas que los hombros.

La intervención quirúrgica va seguida generalmente de una nueva hernia porque son los tejidos degenerados los que fallan.

Como siempre, lo que da la salud cura la enfermedad.

Caso: de Ibagué, Colombia, se me escribe: «Poniendo en práctica los consejos de su libro *La medicina natural al alcance de todos*, mediante sus aplicaciones de agua fría, cataplasmas de barro y alimentación vegetariana, me he restablecido de un reumatismo gonocócico y varicoso, enterocolitis crónica, una sordera producida por un tumor en el lado derecho del cráneo —causado por un fuerte golpe que recibí hace diez años—, dos hernias —una inguinal y la otra testicular— y una afección cardiaca hereditaria.

429

»Dios, nuestro Señor, ha de permitir que la existencia del sabio apóstol de la medicina natural perdure y que sus enseñanzas se propaguen por el mundo, para bien de la humanidad. [Firmado:] Carlos M. Quijano M».

HIDROPESIA

Se designa con este nombre la acumulación de líquido en el peritoneo, más popularmente conocida como agua en el vientre. Este síntoma es consecuencia de un desarreglo general en las funciones digestiva y eliminadora de los riñones y piel del sujeto. Si la cantidad de líquido es mucha, produce trastornos en el corazón y pulmones por presión sobre estos órganos.

La medicina facultativa practica la punción para vaciar el líquido acumulado, con lo que se consigue sólo un engañoso y pasajero bienestar porque, al no actuarse sobre la causa del mal, el vientre vuelve a llenarse de líquido. Además, estas punciones producen cicatrices y, por tanto, adherencias que comprometen el normal funcionamiento de los intestinos y predisponen a quistes y tumores.

Tratamiento

Para eliminar este líquido malsano y evitar su nueva formación, es preciso normalizar la digestión del enfermo, lo que se conseguirá con un régimen alimenticio exclusivamente crudo, a base de frutas o ensaladas sin sal. Hay que evitar también la fermentación malsana en el aparato digestivo, combatiendo la fiebre interna mediante aplicaciones de barro sobre el vientre, al menos durante la noche. Además, hay que activar la eliminación a través de los riñones y también de la piel, lo que se conseguirá con baños genitales, tres cada día, de media hora de duración cada uno y mi Lavado de la Sangre diario.

Los casos agudos serán tratados según las indicaciones dadas en «Primeros auxilios o tratamientos de afecciones agudas», y los crónicos con el Régimen de Salud del capítulo 22, sin perjuicio de lo indicado.

Caso: la señorita Hilda Becker, de veintitrés años, de Santiago, estaba desahuciada por hidropesía, complicada con uremia y lesiones valvulares del corazón. Su cuerpo, atrozmente hinchado, presentaba la piel lustrosa por la presión del líquido acumulado bajo su superficie. La cara y las piernas estaban completamente deformadas por la misma causa. El corazón fallaba especialmente por la noche y los riñones estaban paralizados por la congestión. Como último recurso para aliviarle su agonía, los médicos querían hacerle punciones para extraerle el líquido morboso, lo que no aceptó el padre de la joven, y pidió mi consejo. Ordené tres Lavados de la Sangre cada día, al despertar, a mediodía y al acostarse, de cuarenta a sesenta minutos cada uno. Descansando el cuerpo de estas aplicaciones, se hacían baños genitales de veinte a treinta minutos tres o cuatro cada día. Durante la noche la enferma dormía con barro sobre el vientre y también en los riñones, cuidando la reacción. Como era invierno, su alimentación se reducía a naranjas solamente, poca cantidad y frecuentemente. A los diez días de seguir este tratamiento, la señorita desahuciada por la ciencia paseaba por las calles de la capital.

EDEMA

Se da este nombre a la acumulación de líquido entre las mallas del tejido bajo la piel.

Como toda dolencia, ésta también tiene su origen en desarreglos digestivos crónicos y debilitamiento de las eliminaciones renal y cutánea.

Tratamiento

Como en la sección anterior, los casos agudos se tratarán según las indicaciones de «Primeros auxilios o tratamientos de afecciones agudas», y los crónicos con el Régimen de Salud del capítulo 22.

Caso: don Jorge C. A., de sesenta y cinco años, de Santiago, durante años fue tratado por eminentes facultativos de la capital, primero de sífilis, luego de dilatación de la aorta y finalmente desahuciado por edema pulmonar. Cuando lo observé, estaba materialmente intoxicado a consecuencia de las inyecciones, y no había muerto gracias a su buena contextura orgánica, revelada por el iris de sus ojos.

Siguiendo mis consejos, abandonó el tratamiento médico a base de drogas e inyecciones y siguió mi régimen purificador de la sangre. Diariamente practicó mi Lavado de la Sangre de treinta a cuarenta minutos; cada día se aplicó dos o tres baños genitales de veinte a treinta minutos, barro sobre el vientre durante la noche, y siguió una dieta cruda de frutas en el desayuno y en la cena, dejando libre el almuerzo, para comer lo que deseara si tenía hambre. A las cuatro semanas de practicar este régimen de salud, este enfermo antes aburrido de la vida recobró el goce de vivir y el apego por la existencia. Ahora, entusiasmado, proclama en todas partes que su salvación la debe al sistema de este libro.

INSOMNIO

Más que una enfermedad, la falta de sueño es síntoma de un desarreglo del sistema nervioso, riñones o corazón, a consecuencia de graves y prolongados trastornos digestivos.

Tratamiento

Para que el sueño se produzca, es necesario que se normalice la digestión del sujeto, mediante el equilibrio térmico de su cuerpo.

Las fermentaciones intestinales, con sus vapores ascendentes, afiebran la cabeza. La cataplasma de barro sobre el vientre es una aplicación segura que garantiza un sueño profundo y reparador. La frotación con agua fría, repetida cada vez que se despierta, devuelve el sueño porque normaliza la circulación de la sangre.

También el baño genital de quince a treinta minutos, aplicado dos horas después de terminada la última comida, asegura un sueño tranquilo.

No olvidemos que el que duerme, come; pero, muchas veces, el que come, no duerme. De ahí que la comida de la noche deba ser, por lo general, exclusivamente cruda, a base de fruta de la época o alguna ensalada solamente.

HÍGADO: SU FUNCIÓN Y DOLENCIAS

El hígado es la glándula más voluminosa de nuestro organismo, y está situado en el costado derecho, inmediatamente debajo del pulmón del mismo lado. Debajo del hígado se encuentra la vesícula biliar, bolsita que sirve de depósito de la bilis, que es un líquido amarillento secretado por el hígado, a través de la cual éste expulsa sustancias extrañas provenientes de la digestión. En un adulto normal, este órgano produce más o menos un litro de bilis cada día. Esta sustancia excrementicia es análoga a la orina y envenena la sangre si no es evacuada diariamente por el intestino.

La función del hígado es esencial para la vida, pues esta glándula constituye una de las defensas orgánicas más maravillosas, recibiendo sangre venosa y productos de la digestión que se encarga de purificar. Además, emulsiona las grasas y favorece la expulsión de los excrementos, para lo cual la bilis sirve como un poderoso lubricante y purificador de los intestinos.

Como todos los órganos esenciales para la vida del cuerpo, el hígado es muy resistente y difícil de enfermar. Sin embargo, los continuos desarreglos digestivos, que dan lugar a la formación de productos tóxicos, irritan,

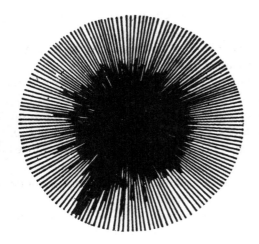

En este iris del ojo derecho se revela un estado inflamatorio de la zona correspondiente al hígado. Como se ve, la inflamación del hígado se deriva de la congestión de la zona digestiva. De ahí que toda dolencia hepática sea efecto de desarreglos graves de la función digestiva

congestionan y degeneran los tejidos de este órgano, que debe retener esos productos para expulsarlos por la bilis. El alcohol, las drogas, especialmente las inyecciones, el exceso de grasas y los excitantes como el ají, la pimienta, los condimentos, el té, el café, los dulces, etc., irritan el hígado y dificultan sus funciones. El estreñimiento es su mayor enemigo. Con buenas digestiones no hay enfermedad del hígado ni de la vesícula biliar. Y no olvidemos que el proceso digestivo depende, ante todo, de la temperatura.

La cirrosis es el endurecimiento o degeneración del hígado como resultado de la inflamación crónica de este órgano. Su causa más común es el alcoholismo. Aun cuando su diagnóstico es fatal, el enfermo podrá aliviarse con el tratamiento que se expone a continuación.

CONGESTIÓN DEL HÍGADO

Esta afección puede ser resultado de un desarreglo en la circulación de la sangre a causa de la presión producida por fajas, corsés u otras prendas similares. Aparte de estas causas externas, la congestión del hígado es consecuencia de la prolongada irritación de los tejidos de este órgano por acumulación de sustancias extrañas en la sangre, derivadas de desarreglos digestivos crónicos, alcohol, medicamentos e inyecciones.

El estado congestivo del hígado se manifiesta por una sensación de pesadez y molestia en la zona donde se ubica.

Tratamiento

Para descongestionar el hígado, lo primero es dejarlo descansar. Para ello, el enfermo deberá someterse a un ayuno durante uno o dos días, para seguir después una dieta de frutas, alternando con ensaladas y sopas espesas de verduras o cereales.

La cataplasma de barro sobre el vientre durante la noche es el mayor descongestionante del hígado, si es aplicada con constancia.

Si hay dolor, en la parte afectada se aplicarán saquitos calientes y escurridos de semillas de pasto miel, haciendo previamente una fricción fría, como se explica en la sección «Dolor». Durante la noche, se puede dormir con la faja derivativa sobre el vientre y los riñones, aunque es preferible el barro, que es más eficaz. Durante el día se harán dos o tres baños genitales de veinte a treinta minutos cada uno.

Mi Lavado de la Sangre diario, al congestionar la piel, descongestiona también los órganos interiores del cuerpo y purifica la sangre.

Sin perjuicio de lo dicho, en los casos agudos se seguirán las instrucciones dadas en «Primeros auxilios o tratamientos de afecciones agudas».

En los casos crónicos, los adultos seguirán con constancia el Régimen de Salud del capítulo 22.

CÁLCULOS BILIARES, CÓLICO HEPÁTICO

Los cálculos biliares son acumulaciones de sustancias extrañas en la vesícula biliar. Tienen su origen en los desarreglos digestivos crónicos, llegando las materias morbosas a endurecerse hasta formar verdaderas piedras.

Esta dolencia está hoy bastante extendida en las ciudades, debido a la alimentación y vida poco naturales, con excesos en las comidas y consumo de carnes, alcohol y excitantes. La falta de ejercicio físico y el debilitamiento de la piel también favorecen la formación de cálculos, pues la circulación de la bilis es menos activa y se estanca durante más tiempo en la vesícula, acumulando sustancias extrañas que se endurecen. Así se explica que esta afección sea muchísimo más frecuente en las mujeres que en los hombres. La culpa de este mal se debe atribuir, en gran parte, al uso de corsé o faja. El mortífero estreñimiento también es origen de esta dolencia.

El cólico hepático es un síntoma inequívoco de esta afección. Éste revela la acción del organismo empeñado en expulsar alguna piedrecilla que, al pasar por el conducto que vacía la bilis en el intestino, roza sus delicadas paredes, produciendo penosísimos dolores en la parte derecha del vientre, bajo las costillas, llegando a veces a afectar la espalda y el brazo derecho. Además del dolor, durante el ataque, generalmente hay vómitos y mareos, algunas horas o varios días. Los cálculos expulsados salen con los excrementos.

La medicina quirúrgica, desentendiéndose de la causa de esta afección, opera para extraer la vesícula biliar, con lo que, sin alterar el origen de la

434

dolencia, generalmente inutiliza organismos que antes eran sanos. Puedo afirmar que la extracción de la vesícula biliar acorta la vida al menos diez años.

La persona que procura mantener una buena digestión, por medio de un régimen alimenticio con desayunos a base de fruta cruda, evitando carnes, aliños y bebidas fermentadas, y además hace ejercicio físico diario, frotaciones de agua fría al despertar y mi Lavado de la Sangre no padece de esta anormalidad ni de otras análogas.

Los cálculos grandes no molestan ni pueden eliminarse. El organismo los retiene sin peligro, aumentando el volumen de la vesícula.

Tratamiento

Para eliminar las piedrecillas ya formadas conviene tomar al acostarse unos cien gramos de aceite de oliva, y, al despertar, una fuerte dosis de aceite de ricino, con lo que se ayuda a la expulsión de los cálculos cuando son pequeños.

Durante el cólico, el enfermo guardará reposo en cama, siguiendo el régimen de «Primeros auxilios o tratamientos de afecciones agudas».

Los dolores se calmarán con aplicaciones locales de saquitos calientes y escurridos de semillas de pasto miel combinados con una fricción de agua fría en la parte correspondiente. También la cataplasma de barro natural es un excelente calmante, sobre todo durante la noche.

Si el enfermo puede permanecer en pie, deberá seguir con constancia el Régimen de Salud del capítulo 22.

Finalmente, es un error combatir con calmantes los dolores, que son necesarios para la expulsión de los cálculos. Descongestionando el conducto de la bilis se favorecerá la expulsión y se calmarán los dolores. Esto se conseguirá con la acción de frío y calor, alternando sobre la parte dolorida, como se explica en el apartado «Dolor».

Beber en ayunas un vaso de cocimiento de una lechuga entera, hervida diez minutos, favorece la expulsión de arenas del hígado y riñones.

ICTERICIA

Se da este nombre a la presencia de bilis en la sangre, que colorea de amarillo la piel y el blanco de los ojos. La causa de esta dolencia es un anormal funcionamiento del hígado, provocado por malas digestiones y tratamientos medicamentosos. Suele producirse un estado catarral en la mucosa del conducto biliar, que obstruye el paso de la bilis, la cual regresa al hígado y se mezcla con la sangre produciendo la llamada ictericia. Los cálculos, al ser expulsados, pueden también impedir el paso de la bilis y producir esta afección.

El color amarillo es síntoma inequívoco de esta dolencia. Se presenta en el blanco de los ojos, en las mucosas de la boca, en la piel y hasta en las uñas. El color es más o menos amarillo o verdoso claro u oscuro. La oriña adquiere también una tonalidad similar. Por falta de bilis los excrementos aparecen descoloridos, como masilla.

Activando el trabajo eliminador de la piel del enfermo, su restablecimiento es fácil y más o menos rápido. Si se ha intervenido con un régimen medicamentoso, la curación será más difícil. El enfermo deberá guardar cama si siente flaquear sus fuerzas.

Tratamiento

El tratamiento de esta afección comenzará por normalizar el proceso digestivo, observando una dieta estricta a base de frutas crudas y ensaladas sin sal. Al despertar y al acostarse, se beberá un vaso con dos cucharadas de linaza entera, macerada desde la noche anterior, para favorecer la eliminación de la bilis y facilitar las evacuaciones. Dos veces al día es conveniente tomar zumo exprimido de lechuga cruda, alternando con alguna infusión de ajenjo o de limpiaplata, bayas de enebro y salvia o menta.

Para eliminar la bilis de la sangre, donde se produce la intoxicación, el enfermo, si está en pie, deberá transpirar diariamente por medio de mi Lavado de la Sangre. En cama, de once a doce de la mañana, se hará un paquete cada día: el primero entero, el segundo medio, el tercero de piernas, y volverán a repetirse en el orden indicado, hasta que desaparezca el amarillo de los ojos. Al despertar, diariamente se hará una frotación de agua fría y se dormirá con una faja derivativa sobre el vientre y los riñones, o una envoltura de barro sobre esa región. Durante la tarde se aplicarán las seis frotaciones en la cama. Los saquitos calientes y escurridos de semillas de pasto miel, cambiándolos cada veinte minutos, previa fricción local de agua fría, son excelentes derivativos, descongestionantes y calmantes del hígado. El chorro de pitón en verano, si está en pie el enfermo, reemplazará a las seis frotaciones en la cama.

También, en lugar del pitón, o de las frotaciones, los adultos se podrán aplicar baños genitales dos o tres veces al día, de veinte a treinta minutos de duración.

Es recomendable tomar en ayunas, durante seis o diez días, la siguiente infusión: para un vaso grande, un manojo de canchalagua, del grueso del dedo; una naranja amarga, partida por la mitad y cortada en cruz, y tres tallos de col, de dos pulgadas, también cortados en cruz, agregándole dos o tres terrones de azúcar tostada. Se prepara por la noche y se deja al sereno.

Estas instrucciones se completarán con el Régimen de Salud del capítulo 22, si el enfermo está en pie.

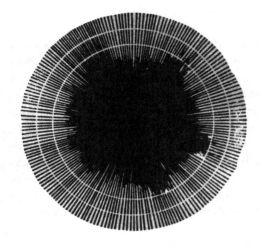

En este iris del ojo izquierdo se revela una impurificación general del organismo, sangre maleada que afecta al sistema nervioso —anillos nerviosos—, riñón, bazo y corazón. El punto de partida de todas estas anormalidades se ve en la zona digestiva, con esponjamiento del tejido iridal alrededor de la pupila, fiebre interna crónica

Para la medicina medicamentosa la ictericia no tiene remedio, porque ignora cómo purificar la sangre del enfermo.

Caso: con fecha 7 de febrero de 1935, don Enrique del Fierro, de treinta años, residente en Santiago, certifica: «He sido víctima de la ictericia, con pérdida de toda energía, completa carencia de apetito y malestar general. Siguiendo el tratamiento médico cada día iba poniéndome más amarillo y aumentaba mi dolencia. Puse en práctica el tratamiento natural que me prescribió el señor Lezaeta Acharán, y en diez días había desaparecido mi afección».

Otro: don Belisario Zamorano, de Graneros, Camino Longitudinal, largo tiempo siguió un tratamiento médico, víctima de ictericia, yendo peor cada día, hasta ser desahuciado. Dos meses de práctica de mi sistema bastaron para restituirle la salud.

El tratamiento consistió en un Lavado de la Sangre diario, tres baños genitales de veinte a treinta minutos cada día, barro sobre el vientre durante la noche y alimentación cruda a base de frutas o ensaladas.

Otro: don Eduardo Lillo Guzmán, de Valparaíso, con fecha 13 de mayo de 1935, me escribió: «No puedo describir la sorpresa que usted me ha dado al restablecer la salud de mi señora en tan corto tiempo. Su afección fue diagnosticada por los médicos de "ictericia catarral". Mi querida compañera y yo guardamos hacia usted una gran gratitud por sus acertados consejos y conocimientos».

INTESTINOS: SUS FUNCIONES Y DOLENCIAS

Con el nombre de intestinos se denomina el tubo digestivo desde la salida del estómago hasta el ano. Los intestinos se dividen en delgado y grueso. La función intestinal es de tal importancia que la parte principal de la digestión se realiza en el intestino delgado, donde los alimentos, después de haber sido sometidos a la digestión bucal y estomacal, continúan siendo digeridos bajo la influencia del jugo intestinal, el pancreático y la bilis. La mayor parte de las sustancias alimenticias son absorbidas en el intestino delgado. Si las evacuaciones son líquidas (diarrea), indican que los alimentos no han sido bien digeridos y aprovechados; si son demasiado secas, demuestran atonía intestinal (estreñimiento), con intoxicación de la sangre. Si los excrementos ofrecen un olor malsano, revelan una putrefacción intestinal que desnutre e intoxica.

Durante la digestión, los intestinos hacen continuos movimientos peristálticos, semejantes a los que realiza un gusano para moverse. Con estos movimientos se mezclan continuamente las materias alimenticias, que también se mueven hacia delante hasta llegar al recto, última parte del intestino, donde los residuos y la bilis son expulsados por el ano.

Además de los productos de desecho de la digestión, por el tubo digestivo se descargan sustancias extrañas de todo el cuerpo. La vía digestiva, a la vez que es fuente de asimilación de sustancias vitales que se distribuyen a las regiones más lejanas del organismo, también es vía de descarga de impurezas, que traídas por la sangre de todas partes, llegan a este conducto de eliminación para ser expulsadas del cuerpo. Se explica así que un dolor de cabeza desaparezca o se alivie descargando el vientre, que una fiebre ceda con frecuentes evacuaciones intestinales, que una intoxicación se elimine con abundantes diarreas o que una afección renal, siempre causada por impurezas de la sangre, se alivie activando las funciones eliminatorias del intestino.

Con una alimentación cruda, a base de frutas, ensaladas y semillas de árboles, la duración completa del proceso digestivo demora una o dos horas solamente. Los alimentos cocidos requieren un proceso digestivo más prolongado, dos o tres veces mayor que el que necesitan las frutas crudas. Como todo trabajo desarrolla calor; cuanto mayor sea el trabajo, mayor calor se producirá también. Éste es el origen de la fiebre interna, que produce putrefacciones intestinales, que a un tiempo desnutren e intoxican a sus víctimas.

Mientras que los alimentos crudos refrescan el estómago e intestinos, los cocidos afiebran y aun degeneran dichos órganos cuando son indigestos. Quien come tres veces al día y sólo evacua una vez, padece estreñimiento, aunque en débil grado. Lo normal es desocupar el vientre todos los días, al levantarse y antes de acostarse. Deberá hacerse con regularidad, buscando la postura en cuclillas como lo hace la gente del campo, pues así se favorece la eliminación de las materias fecales, desplegándose naturalmente el intestino y activándose los movimientos de expulsión por presión de los muslos contra el vientre. El uso de taza o inodoro dificulta la libre y completa evacuación, lo que constituye una causa de estreñimiento y, por tanto, de intoxicación de la sangre, origen de las dolencias más graves.

El mortífero estreñimiento es un mal endémico de las ciudades, y su causa es una alimentación innatural, con abundancia de carnes, pastas, dulces, pan blanco, leche, queso, etc. La vida sin ejercicio físico y la respiración de aire viciado favorecen esta dolencia. La predisposición a esta anormalidad puede heredarse.

Toda afección del aparato digestivo, como lo revela la iriología, es de naturaleza congestiva e inflamatoria, es decir, febril. De ahí que las afecciones del intestino favorezcan el enfriamiento de la piel y las extremidades del cuerpo, el desequilibrio térmico que siempre es preciso atender congestionando la piel y refrescando las entrañas del enfermo.

Tratamiento

Para curar los males del aparato digestivo es preciso activar la piel y refrescar el interior del vientre, a fin de restablecer así el equilibrio térmico del cuerpo, indispensable para su normal funcionamiento.

Se hace necesario adoptar una dieta refrescante y antipútrida de frutas o ensaladas crudas, que se ingerirán a la hora que se desee y en la cantidad que se quiera.

La fruta cruda de la temporada es el mejor tónico, alimento y medicina del intestino.

Para asegurar una buena digestión es indispensable la masticación e ensalivación reposada y completa.

La cataplasma de barro sobre el vientre, al menos durante el sueño, es desinflamante y cicatrizante, y el medio más seguro para restablecer la normalidad digestiva, especialmente si va combinada con un Lavado de la Sangre diario al vapor o al sol. Finalmente, una cucharada sopera de linaza entera en infusión desde la noche anterior, ingerida cada día al despertar, es un buen regulador intestinal. Esta misma preparación pone fin a las diarreas por su acción desinflamante.

DIARREA

Con este nombre se designa una crisis consistente en evacuaciones líquidas y frecuentes. Esta actividad constituye una poderosa defensa orgánica que elimina materias corrompidas del cuerpo, elaboradas en las putrefacciones intestinales debidas a la fiebre gastrointestinal.

Éste es el síntoma más importante de los estados inflamatorios y catarrales del intestino, conocidos con el nombre de enteritis, gastroenteritis y enterocolitis. Su causa es debida a la irritación de la pared interior del intestino por fermentaciones malsanas, provenientes de una alimentación indigesta. También las drogas, inyecciones, purgantes, etc., producen inflamación de los tejidos intestinales y causan catarros. Cuando la irritación y el catarro intestinal se presentan al mismo tiempo en el estómago, la afección se denomina catarro gastrointestinal.

Cuando estas anormalidades se circunscriben al intestino delgado, se llama enteritis; puede entonces no producirse diarrea si el intestino grueso aún trabaja bien.

Si la inflamación y el catarro se extienden sólo al intestino grueso, se le da el nombre de colitis, y si afecta al intestino delgado y al grueso, el nombre es enterocolitis.

Tratamiento.

Estos estados inflamatorios y congestivos constituyen fiebre gastrointestinal, que favorece las fermentaciones pútridas de los alimentos. La diarrea puede dar lugar a cuatro, seis, diez o más evacuaciones diarias. Los cólicos o dolores de vientre, se presentan con frecuencia en estas afecciones.

En sí misma, la diarrea constituye una defensa orgánica que expulsa materias corrompidas por la fiebre del aparato digestivo. De ahí que el tratamiento de estos estados inflamatorios, vale decir, febriles se dirija a refrescar el interior del vientre y desinflamar los órganos afectados mediante la cataplasma de barro, día y noche, renovándola cada seis horas. Además, también está indicado en los adultos el ayuno durante uno o dos días con sólo agua. Una infusión de manzanilla, salvia o ajenjo ayuda también a la purificación del intestino.

Como dieta, fruta cruda de la estación, especialmente nísperos y membrillos, mejor no muy madura, que es refrescante y antipútrida. Pueden alternarse con leche de almendras dulces al natural y cuajada de leche si se trata de niños. La papilla de manzanas ralladas, ingerida durante tres días seguidos como único alimento, produce excelentes resultados.

Al despertar, conviene tomar diariamente el zumo de un limón sin azúcar, en medio vaso de agua, y mejor la linaza de que se ha hablado en el apartado anterior.

Para calmar los dolores y combatir la fiebre, tenemos la cataplasma de barro, que se mantendrá el mayor tiempo posible de día y de noche. El baño genital, de veinte a treinta minutos, también es excelente para combatir la inflamación interna y normalizar las funciones intestinales en los adultos.

Como la piel de estos enfermos se pone anémica y fría, hay que congestionarla con mi Lavado de la Sangre diario, si se trata de adultos. En los niños están indicados los paquetes, alternando el de axilas a pantorrillas con el de cintura a pies, de once a doce de la mañana.

Con el mismo fin, se recomienda ortigar la piel, especialmente las extremidades, antes de la frotación de la mañana o de las que se hagan durante el día, si se guarda cama.

Sin perjuicio de lo dicho, para los niños generalmente bastará con un régimen de fruta cruda, leche de almendras dulces y aplicaciones de barro sobre el vientre, al menos durante la noche.

Por fin, llamamos la atención sobre el grave error de cortar las diarreas con medicamentos, impidiendo esta sabia defensa de la Naturaleza, sin eliminar la causa, que es la fiebre interna del vientre, siempre revelada por el iris de los ojos del enfermo, y que escapa al termómetro.

CATARRO INTESTINAL CRÓNICO

Las diarreas mal tratadas toman un carácter crónico que corresponde a los nombres de enteritis crónica, colitis crónica y enterocolitis crónica. También el tratamiento medicamentoso del tifus y otras afecciones intestinales deja tras de sí alguno de estos estados crónicos, que siempre el iris de los ojos del enfermo revela como de naturaleza inflamatoria y congestiva.

Estas afecciones se presentan unas veces con diarreas y en otros casos las diarreas alternan con estreñimiento. Generalmente se eliminan mucosidades junto con las evacuaciones. En estos estados crónicos, no hay fiebre externa, pero sí en el intestino, originándose con ella las fermentaciones malsanas, con muchos gases que pueden degenerar en cólicos. La nutrición se resiente produciendo delgadez, anemia, debilidad, falta de ánimo, excitación nerviosa, tristeza, mal humor, etc.

Tratamiento

Para normalizar estos estados hay que restablecer en el intestino la temperatura normal, indispensable para evitar las fermentaciones pútridas de los alimentos, empezando por adoptar un régimen exclusivamente crudo de fruta o ensalada, teniendo cuidado de masticar minuciosamente. Para sacar al exterior la fiebre interna, cada día el enfermo se aplicará una frotación de agua fría por todo el cuerpo al despertar, ortigando previamente la piel y extremidades si hay dificultad de reacción.

Si es posible, cada semana es conveniente tomar en ayunas una taza de zumo de ortigas, mezclado con la misma cantidad de agua y miel de abejas, al menos tres días seguidos.

Estas afecciones crónicas del aparato digestivo remiten al poco tiempo con la alimentación a base de fruta cruda, especialmente manzanas ralladas, y las cataplasmas de barro sobre el vientre, cuando menos por la noche durante el sueño. Mi Lavado de la Sangre será diario para los adultos. En su lugar, los niños harán esta aplicación al sol, si es posible, o un paquete cada día, alternando el de axilas a rodillas con el de cintura a pies. Además, los adultos se aplicarán, una o dos veces al día, un baño genital de veinte a treinta minutos de duración.

Caso: la señora Leonor L. de V., de cincuenta años, residente en Santiago, durante veinte años fue víctima de diarreas periódicas que la destro-zaron. Los médicos le diagnosticaron catarro intestinal crónico y colitis maligna. Todos los fármacos e inyecciones prescritos por espe-cialistas no pudieron devolver la salud a esta enferma.

Cuando ya casi no podía mantenerse en pie, debido al agotamiento de su vitalidad, pidió mi consejo. Me di cuenta de que la fiebre gas-trointestinal era el enemigo que había que hacer desaparecer y contra el cual nada pueden fármacos, inyecciones o intervenciones quirúrgi-cas. Al efecto, prescribí tres baños genitales diarios, al levantarse, a las tres y a las seis de la tarde. Cada día debía tomar mi Lavado de la Sangre, de una duración total de treinta a cuarenta minutos. Durante la noche, tenía que dormir con una cataplasma de barro sobre el vien-tre, cuidando la reacción, para lo cual se ortigaba todo el cuerpo si la piel y las extremidades se presentaban frías. Como única alimenta-ción, fruta cruda, poca cantidad y frecuentemente. Era la época de los nísperos y le recomendé especialmente esta fruta, que es un gran tóni-co del aparato digestivo. Como había mucha fiebre interna, le aconsejé preferir los nísperos ácidos, no muy maduros, y con toda su pulpa y corteza. Con este régimen, a los ocho días se había normalizado la digestión. En seis semanas esta enferma era otra persona, y recuperó ocho kilos de peso.

ENTERCOLITIS MUCOMEMBRANOSA

Se designa con este nombre a una afección de los intestinos, que pro-duce evacuaciones con mucosidades y membranas, tanto diariamente como a intervalos. Suele ir acompañada de dolores de vientre (cólicos), más o menos intensos, y es más frecuente en las mujeres que en los hombres.

Tratamiento

Su tratamiento es análogo al indicado en el apartado anterior y debe dirigirse a descongestionar el interior del vientre, refrescándolo y, al mismo tiempo, congestionar la piel y las extremidades, afiebrándolas. Para lo primero, tenemos los baños genitales y, si hay mucha fiebre, de tronco durante el día y la cataplasma de barro sobre el vientre por la noche. Para congestionar la piel, las seis frotaciones, previa ortigadura de todo el cuerpo, si se guarda cama. Si se puede estar en pie, los adultos deberán practicar mi Lavado de la Sangre cada día.

Como único alimento, fruta cruda de la estación o ensaladas crudas bien masticadas.

Los niños seguirán el régimen de «Primeros auxilios o tratamientos de afecciones agudas».

ÚLCERAS DEL INTESTINO

Además del afeminamiento de la piel, esta afección se debe a un régimen alimenticio innatural, con abuso de alcohol, carnes o café, y un uso continuo de purgantes, medicamentos, condimentos y excitantes en general.

La úlcera del intestino puede existir sin producir molestias al enfermo, presentándose de sorpresa una hemorragia junto con las evacuaciones. Naturalmente, en estos casos desde hace años ha habido anormalidad digestiva que ha pasado más o menos inadvertida, porque generalmente se tiene la idea equivocada de que la digestión es normal cuando uno puede comer de todo sin sentir dolores o molestias apreciables.

Sin embargo, mucho antes de desarrollarse una úlcera intestinal, por lo común se presentan diversos disturbios, como pesadez en el vientre, dolores en esa región, eructos, frialdad crónica en los pies, etc.

Tratamiento

El tratamiento de esta afección es el mismo que se ha indicado para la úlcera del estómago. Insistiré en que para que se ulcere el aparato digestivo es necesario que sus mucosas se mantengan crónicamente congestionadas y afiebradas. Esta congestión interna siempre va unida a una deficiente circulación sanguínea en la piel y las extremidades del cuerpo. Congestionar, pues, la piel es el camino más seguro para descongestionar el interior del vientre. A este fin se practicará mi Lavado de la Sangre todos los días. Si éste no es posible, se harán paquetes de axilas a pies por la mañana y, por la tarde, seis frotaciones, si se guarda cama. La ortigadura por todo el cuerpo antes de las frotaciones constituye un eficacísimo recurso para producir fiebre curativa.

No me cansaré de recomendar la aplicación diaria, durante la noche, de la cataplasma de barro sobre el vientre, que es un complemento del Lavado de la Sangre o el paquete, así como una alimentación cruda de frutas peladas hasta que desaparezca toda anormalidad.

Las instrucciones del Régimen de Salud del capítulo 22 servirán en todo caso como complemento de lo dicho.

CÁNCER DE INTESTINOS

Con este nombre se señala un estado muy avanzado de desarreglo digestivo. Se caracteriza por estreñimiento crónico y dolor de vientre alrededor del ombligo. Las evacuaciones suelen presentar mucosidades y poca sangre, y son de composición anormal y de muy mal olor, debido a las putrefacciones intestinales originadas por la gran fiebre interna común a estos enfermos, generalmente de avanzada edad.

Tratamiento

Esta dolencia se trata de la misma forma que se ha indicado para el cáncer de estómago: el baño genital y la cataplasma de barro sobre el vientre, en combinación con el diario Lavado de la Sangre, son los únicos agentes capaces de salvar este mal. La dieta debe ser exclusivamente cruda, preferentemente frutas ácidas o ensaladas de la época, muy bien masticadas.

Como este estado morboso constituye la última etapa de una congestión muy crónica del interior del vientre, el tratamiento de estos enfermos también se dirigirá a congestionar diariamente la piel y las extremidades del cuerpo. Como congestionante de la piel, tenemos el Lavado de la Sangre, las seis frotaciones previa ortigadura si se guarda cama y el chorro de pitón diario en verano.

Los baños genitales están indicados como descongestionantes del aparato digestivo y pueden ser dos o tres cada día, de veinte a cincuenta minutos cada uno.

APENDICITIS

El apéndice queda en la parte inferior del ciego, al lado derecho del vientre. Es un órgano de gran importancia cuya misión tiene por objeto secretar antitóxicos para neutralizar los que se producen en las putrefacciones intestinales.

Se llama apendicitis a la irritación del apéndice a causa de las fermentaciones pútridas en el ciego. Una alimentación innatural, la vida sedentaria y la falta de ejercicio físico debilitan la piel y afiebran las entrañas, favoreciendo el desarrollo de esta dolencia. El estreñimiento es su causa más directa. La medicina quirúrgica extirpa el apéndice, mutilando así el organismo y dejando intacta la causa del mal, que siempre es un crónico desarreglo digestivo. Este procedimiento es tan absurdo como sería extirpar la nariz para curar un catarro nasal.

Para justificar este proceder, los cirujanos sostienen que el apéndice es un órgano que no presta ningún servicio al cuerpo, y nos expone a enfermarnos cuando menos lo esperamos, sin ningún motivo. Sin embargo, en nuestro cuerpo no hay nada que no sea útil. A semejanza de las amígdalas, el apéndice constituye una defensa orgánica contra los tóxicos que se desarrollan en el ciego por malas digestiones. Además, como se ha dicho, sus secreciones tienen la propiedad de neutralizar las toxinas de la putrefacción intestinal.

Si la apendicitis es descuidada o tratada de forma inadecuada, puede dar lugar a un proceso purulento con ruptura de las paredes del órgano enfermo y complicaciones que no dejan tiempo para un tratamiento natural. En este caso, cuando hay ya un proceso destructivo o gangrenoso con peritonitis, se impone la intervención quirúrgica para extirpar los tejidos dañados y procurar salvar al enfermo de una muerte segura. Pero, de ahí a tratar todos los casos de apendicitis por medio de la cirugía hay una distancia tan grande como entre la regla general y la excepción.

La extirpación del apéndice acorta la vida del operado, porque la falta de este órgano altera fundamentalmente la función digestiva. Además de la pérdida de esta importante defensa orgánica, el intestino también pierde su libertad de movimiento en la parte afectada por el bisturí, debido a las adherencias que se producen con la cicatrización de la herida.

Los síntomas de esta dolencia son dolores agudos que repentinamente se presentan en el lado derecho de la parte inferior del vientre, que no permiten la menor presión en ese punto, fiebre y en muchos casos vómitos y estreñimiento que algunas veces alterna con diarrea. Si la lengua está seca, el pronóstico es más desfavorable, mientras que si está húmeda, el proceso inflamatorio normalmente es menos intenso. El pulso, al principio, suele ser de 80 a 100 pulsaciones por minuto, pero si sube más, indica que la inflamación se agrava; y si se hace rápido y débil, el peligro es inminente.

Tratamiento

Es preciso desinflamar el intestino, refrescando la zona afectada mediante la cataplasma de barro sobre el vientre, que se mantendrá de día y de noche, hasta que desaparezcan los síntomas del mal, cambiándola cada cinco u ocho horas.

LA MEDICINA NATURAL AL ALCANCE DE TODOS

También puede calmarse la inflamación con compresas frías de cuatro a seis dobleces, renovadas cada hora. Durante la noche, si no se emplea la cataplasma de barro, se aplicará una de cuajada de leche bien fría en la región dolorida, dejándola toda la noche. El reposo en cama es indispensable para estos enfermos, y por eso las frotaciones se harán en el mismo lecho.

Si no hay evacuaciones se puede hacer una lavativa con agua fresca, acostando al paciente de espaldas para aplicarla.

El enfermo beberá agua en poca cantidad cada vez. Las limonadas sin azúcar y el zumo de naranjas, uvas, manzanas o zanahorias, alternando con fruta cruda de la estación, serán el único alimento. La leche es perjudicial. Cuando haya pasado la inflamación y la fiebre baje, se puede tomar, a mediodía, sopa de verduras o de copos de avena y ciruelas secas cocidas y bien masticadas. En todo caso, las frutas crudas serán el único alimento para el desayuno y la tarde.

Pasado el peligro, se seguirá un régimen vegetariano, con abundancia de frutas. Siempre es recomendable continuar con la cataplasma de barro durante las noches hasta normalizar completamente la digestión.

Sin perjuicio de lo dicho, los adultos seguirán el Régimen de Salud del capítulo 22, indefinidamente.

Los niños evitarán y curarán esta afección con una alimentación cruda a base de frutas o ensaladas, agregando a éstas huevo duro picado, queso fresco o semillas como nueces, y durmiendo con una cataplasma de barro sobre el vientre si hay desarreglo digestivo.

Termino prohibiendo las aplicaciones de bolsas de hielo en el vientre, porque su acción dificulta la circulación de la sangre.

Caso: Don Roberto del Río, hijo del médico de este nombre, de treinta años y residente en Santiago, fue víctima de apendicitis. Lo visité cuando ya estaba acordada la intervención quirúrgica para el día siguiente. Con la primera cataplasma de barro que le apliqué sobre el vientre, se calmaron los dolores del apéndice y la pierna derecha. Se siguió con el barro durante la noche y una dieta cruda de frutas. Al día siguiente, antes del almuerzo, llamé por teléfono a su casa y pregunté cómo seguía el enfermo. Su esposa me informó de que su marido se había levantado completamente recuperado, y había ido a la oficina como de costumbre.

Estreñimiento

Voy a tratar aquí de la dolencia más grave que aqueja a la humanidad. Con esta denominación se indica el atraso e insuficiencia en las evacuaciones intestinales. Hay muchos grados de estreñimiento: desde una evacuación diaria, que constituye principio de estreñimiento, hasta los casos donde se evacua sólo una vez cada dos, tres o cuatro días, y hasta sólo una vez por semana.

En las ciudades, la mayoría de las personas sufren un estreñimiento más o menos acentuado, debido a una alimentación inadecuada, falta de ejercicio físico y herencia malsana. Es frecuente que los niños pequeños y aun recién nacidos sufran de este mal a causa de la sangre viciada recibida de sus padres. Sabemos que la actividad intestinal es una función nerviosa, y que la energía de los nervios depende de la pureza de la sangre. De ahí que la impurificación del fluido vital por herencia, mal régimen de vida y tratamiento de drogas o inyecciones debilite la energía nerviosa y, por tanto, la función digestiva. También el debilitamiento de la piel origina y mantiene la incapacidad funcional del intestino por congestión de las entrañas.

La mayoría de las personas no saben que sufren estreñimiento, porque creen que una evacuación diaria, o aun menos, es normal. Sin embargo, lo normal y lógico sería que las evacuaciones fuesen tantas como comidas hechas en el día. Pero incluso con evacuaciones frecuentes, puede haber una deficiente eliminación intestinal.

El pan blanco, la leche, las harinas finas, los huevos blandos, las carnes, el arroz blanco y los quesos retrasan el movimiento intestinal, mientras que el pan integral de grano completo, los copos de avena, las frutas, las semillas de los árboles, las verduras y la miel de abeja lo activan.

El ejercicio físico al aire libre ejerce una gran influencia sobre la función intestinal, mientras que la vida sedentaria favorece el estreñimiento, explicándose así que este mal sea desconocido en los campos.

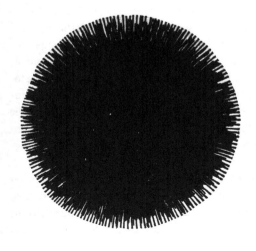

Este iris revela una grave relajación del sistema nervioso por intoxicación intestinal o medicamentosa. La belladona tiene este efecto. También este iris demuestra la total paralización de la actividad nerviosa, por la causa apuntada y, por tanto, es signo de muerte

Además de la herencia genética que transmite a los hijos el debilitamiento del aparato digestivo de los padres, la causa principal del estreñimiento está en la alimentación innatural, con productos animales, masas, dulces, té, café, chocolate, etc. Si el hombre se alimentara sólo de frutas crudas o ensaladas, desconocería esta afección tan mortífera.

El uso continuo de laxantes o purgantes, lejos de curar esta dolencia, con el tiempo provoca un estado de irritación e inflamación crónica del intestino que conduce a su degeneración y a un estreñimiento cada vez más pertinaz.

Los purgantes no sólo son innecesarios, sino que son totalmente perjudiciales porque irritan, congestionan y degeneran las mucosas del aparato digestivo, aumentando la fiebre interna del cuerpo, que hay que combatir.

Las drogas, las inyecciones y los medicamentos calmantes y analgésicos, hoy tan en uso, debilitan y hasta paralizan la función intestinal. Algo semejante ocurre con los productos de farmacia que contienen tanino, plomo, hierro, bismuto u otros metales. El abuso de lavativas también es perjudicial y produce relajación intestinal. La mala costumbre de resistir los deseos de desocupar el vientre conduce a su inactividad. Por ello hay que acostumbrar al organismo a que evacue diariamente, a las mismas horas si es posible, después del desayuno y antes de acostarse. Beber un vaso de agua fresca, mejor con miel de abejas, a pequeños sorbos, al levantarse y al acostarse, es una buena costumbre porque, además de activar las funciones intestinales, ablanda las materias que a veces se resecan debido a la fiebre interna, común en estos enfermos.

El uso de taza o inodoro dificulta la normal función eliminadora del intestino; es necesario adoptar la posición en cuclillas, como en el campo, para favorecer la libre evacuación.

Si el cuerpo retiene productos tóxicos, el estreñimiento favorece que sean absorbidos por la sangre y distribuidos por todos los órganos y tejidos del cuerpo, envenenando el sistema nervioso, irritando e inflamando los órganos del interior del vientre y trastornando la normal circulación del fluido vital hasta afectar el cerebro. Puede asegurarse que las dolencias crónicas más graves, como las cerebrales, del sistema nervioso, ojos, oídos, nariz, garganta, pulmones, corazón, hígado, apéndice, bazo, vejiga, próstata, ovarios y matriz, tienen por causa el estreñimiento. Todas las enfermedades propias de la mujer, por lo común, no reconocen otra causa: las varices, flebitis, almorranas, flujos vaginales, desarreglos de la menstruación, tumores, histerismo, afecciones sexuales y de la piel, etc., son consecuencia directa o indirecta del estreñimiento.

Como sucede con todas las dolencias crónicas, la medicina profesional no cura el estreñimiento, sino que se limita a prescribir drogas, supositorios, laxantes y purgantes que no hacen sino engañar al enfermo y sumirlo en una mayor desdicha cada día. Los preparados a base de aceite de petróleo o vaselina líquida no desempeñan mejor papel que los demás específicos, tan conocidos como desprestigiados, pues, lejos de normalizar la función digestiva, obran artificialmente, dejando intacta la atonía de los órganos digestivos y dificultando la absorción de los alimentos, ya que esos aceites rodean con una capa impermeable los productos de la digestión.

Tratamiento

Ante todo, debe seguirse un régimen alimenticio a base de frutas y ensaladas crudas. También cereales integrales, hortalizas, verduras, frutas oleaginosas, miel de abejas, leche fermentada o yogur y agua a tragos cortos. Se prohíbe el consumo de carnes, pescados, quesos fuertes, pan blanco, harina refinada, masas o pastas hechas con esta harina, macarrones, fideos o tallarines, arroz blanco, cacao, chocolate, dulces, pasteles, café, té y leche; también son perjudiciales los farináceos secos.

En los niños bastará una dieta de frutas y semillas de árboles, frotación de agua fría al despertar y barro sobre el vientre durante la noche, para normalizar su digestión.

Para adultos, de uno a tres baños genitales de veinte a treinta minutos, cada día, mañana, tarde y antes de dormir. En verano, en su lugar, conviene tomar diariamente un chorro de pitón a mediodía. La cataplasma de barro sobre el vientre durante la noche, refresca y descongestiona el intestino y activa sus funciones. También la compresa abdominal y la faja derivativa activan el trabajo intestinal.

Las personas estreñidas tomarán, diariamente, mi Lavado de la Sangre al sol o vapor para activar la eliminación a través de los poros. No olvidemos que la actividad nerviosa, de la que depende la función digestiva, a su vez depende también de la pureza de la sangre.

El ejercicio físico es otro factor que tiene gran influencia sobre la actividad del intestino; son especialmente recomendables los ejercicios de piernas y flexiones del tronco.

En todo caso, el endurecimiento de la piel con frotaciones y chorros de agua fría, como también los baños de aire frío, es indispensable para descongestionar el aparato digestivo y activar sus funciones.

Como laxante, los adultos ingerirán en ayunas una cucharada de linaza entera, en infusión desde la noche anterior, junto con cuatro o seis ciruelas. Agregar una cucharadita de miel de abejas hace más agradable y eficaz este laxante natural que puede usarse indefinidamente porque, al contrario que los de farmacia, no irrita.

Los niños, aun cuando no necesitan otro laxante que la fruta cruda, en caso necesario podrán emplear la linaza, reduciendo a la mitad la cantidad de los ingredientes apuntados.

El zumo de patata también es recomendable como laxante y purificador del intestino. Está indicado en caso de estreñimiento, empacho e incluso para combatir la diarrea y el catarro intestinal. El zumo de patata con zumo de limón es un excelente regulador del aparato digestivo y eliminador de bilis. El adulto podrá tomar medio vaso de esta mezcla.

A los niños, durante tres días, se les dará una cucharada de la siguiente mezcla en ayunas: zumo de patata cruda, una cucharadita de zumo de limón, una cucharadita de aceite de oliva y unos granitos de sal. Para esta mezcla bastarán dos patatas de tamaño regular, que se rallarán con la corteza y se escurrirán en un lienzo o colador fino.

Finalmente, unas seis ciruelas secas en ayunas o por la noche, remojadas en agua fría con algunas horas de anticipación, constituyen un excelente regulador de la función intestinal.

Como recurso de emergencia se aplicará una lavativa de agua natural; un litro por adulto, aproximadamente.

En todo caso, los adultos restablecerán y conservarán su normalidad digestiva, siguiendo indefinidamente mi Régimen de Salud del capítulo 22.

Caso: Don I. E. R., exdiputado peruano por Lima, durante más de cinco años sufrió lesiones supurantes en el bajo vientre. Entre las piernas se presentaron diez o doce llagas o fístulas que constantemente destilaban pus y sangre. También se presentaron dolores, a veces tan agudos que obligaban al enfermo a un completo reposo en cama.

Durante el largo curso de su dolencia, el paciente consultó a los mejores especialistas de la ciencia médica —como expresa en su testimonio— sin conseguir otra cosa que alivios pasajeros.

Sintiéndose sin remedio, como él dice, fui llamado cuando el dolor de la parte afectada le resultaba insoportable. Para calmarlo, personalmente apliqué sobre sus llagas abiertas una gran cataplasma de barro que lo calmó de inmediato, a pesar de la airada protesta de un facultativo amigo y paisano allí presente, que consideró criminal «embarrar» heridas tan graves y en partes tan delicadas del cuerpo.

Ocho meses tardó este enfermo «desahuciado» en sanar definitivamente. Aparte de las aplicaciones locales de barro o fenogreco, recuperó su salud siguiendo diariamente mi Régimen de Salud del capítulo 22.

Termino esta relación dejando constancia de que toda la causa de la gravísima dolencia de este enfermo residía en su estreñimiento crónico, siempre incurable con drogas o purgantes.

Oídos: sus dolencias

Como todas las dolencias adquiridas, la de los oídos tiene su origen en las malas digestiones crónicas a causa de una alimentación innatural y putrefacciones por fiebre gastrointestinal del enfermo.

Las morbosidades que suben a la cabeza desde el vientre buscan salida por las aberturas del cráneo, dando lugar a afecciones de los ojos, nariz, garganta y oídos. Cuando la parte comprometida es el oído exterior, el caso no es peligroso. La inflamación del tímpano, zumbido y sordera son más delicados. Pero la afección de mayor peligro es la constituida por procesos inflamatorios del oído interno, con riesgo de que la inflamación se extienda al cerebro, produciendo meningitis o encefalitis.

Estas graves dolencias generalmente son consecuencia de algún tratamiento medicamentoso de afecciones agudas, como tifus, difteria, sarampión, escarlatina, etc. Al imposibilitar al organismo para expulsar las materias extrañas a su economía, éstas suben a la cabeza por efecto de las fermentaciones originadas por la fiebre intestinal.

Tratamiento

Para curar las dolencias de los oídos, así como todas las que afectan a la cabeza, es preciso un tratamiento general dirigido a normalizar la digestión del enfermo. Además, hay que expulsar lo malsano, mediante la actividad eliminadora de la piel y los riñones. Esto se conseguirá refrescando las entrañas y afiebrando la superficie y las extremidades del cuerpo.

Como desinflamante local, se recomienda el vapor de hojas de eucalipto, para lo cual se hacen hervir durante diez minutos dos o tres de esas

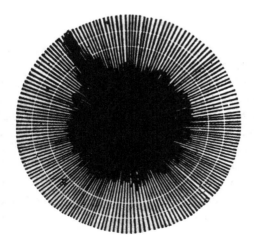

Iris del ojo derecho en que se revela congestión, inflamación del oído de este lado. A la vista está que estas anormalidades arrancan de la zona digestiva, crónicamente inflamada; una fiebre interna que elabora morbosidades que suben hasta la cabeza

hojas. El vapor se aplica en el interior del conducto auditivo por medio de un cornetín de papel o cartón, introduciendo la parte más angosta en el oído, mientras que la parte más ancha recibe el vapor del depósito. Esta aplicación se hace generalmente en cama, antes de dormir, colocando enseguida un algodoncito en el conducto del oído para evitar el enfriamiento. Puede repetirse diariamente hasta que desaparezca el mal, que ordinariamente se resuelve mediante una abundante supuración del oído.

El baño frío de pies al acostarse, seguido de vapor de quince minutos en las piernas, atrae hacia abajo las acumulaciones sanguíneas de la cabeza.

Las intervenciones quirúrgicas para curar las afecciones de los oídos son perjudiciales porque no suprimen la causa, que está en el vientre, originando nuevas perturbaciones.

Las afecciones más corrientes en los oídos son la otitis externa, es decir, inflamación del oído externo; la otitis media, inflamación del oído medio; la otitis interna, inflamación del oído interno; la inflamación del tímpano, la sordera o la dureza de oído; dolor, flujo y zumbidos de oídos, etc., todas las cuales, agudas o crónicas, se tratan de forma análoga, procurando ante todo normalizar la digestión del enfermo y activar las eliminaciones a través de la piel, refrescando las entrañas y afiebrando la superficie del cuerpo.

Conviene advertir que es grave error sofocar la expulsión de pus en el flujo de los oídos, ya que ésta se agotará normalizando la digestión del enfermo y activando sus eliminaciones generales a través de la piel, los riñones y los intestinos.

Sin perjuicio de lo dicho, los casos agudos con fiebre se tratarán según las indicaciones dadas en la sección «Primeros auxilios o tratamientos de afecciones agudas».

Los casos crónicos seguirán el Régimen de Salud del capítulo 22.

Caso: la señora Zoila Cofré, de cincuenta y cuatro años, fundo Chañaral, San Carlos, después de veintiún años sorda, en seis semanas recuperó la audición, siguiendo mi Régimen de Salud referido.

Otro: el señor Peñaloza, de cuarenta años, viajante de profesión, fue víctima de una parálisis facial con pérdida del oído derecho.

Le prescribí una dieta exclusivamente cruda a base de frutas o ensaladas, un Lavado de la Sangre diario por la mañana, dos o tres baños genitales por la tarde y una cataplasma de barro sobre el vientre durante la noche, para evitar las putrefacciones intestinales.

A las seis semanas de observar este régimen, había desaparecido su grave dolencia. Además, el enfermo perdió dieciocho kilos que tenía de más y adquirido tal bienestar que se convirtió en un entusiasta propagandista del sistema.

NARIZ: SUS DOLENCIAS

La nariz es un órgano destinado a defender la entrada de las vías respiratorias. El sentido del olfato reside en sus sensibles mucosas, maravillosa defensa que nos permite evitar la ingestión de alimentos o sustancias perjudiciales a la salud y denuncia olores malsanos que debemos evitar.

En los conductos nasales se retiene el polvo del aire y se gradúa la temperatura de éste antes de que entre en los bronquios y pulmones.

Para que la función respiratoria sea normal, es preciso el buen funcionamiento de las vías nasales. Estas vías suelen verse afectadas por irritación e inflamación de sus mucosas en forma aguda o crónica, con lo que se dificulta o imposibilita la normal entrada del aire a los pulmones. De ahí que sea necesario respirar por la boca, lo que constituye una anormalidad.

Para que los conductos nasales lleguen a inflamarse es preciso que exista un estado de fiebre gastrointestinal que, como sabemos, es punto de partida y base de toda dolencia.

El romadizo es una dolencia caracterizada por la irritación aguda o crónica de la mucosa nasal, y generalmente consecuencia de resfriados, es decir, del desequilibrio térmico del cuerpo, agudo o crónico. Esta afección constituye una defensa orgánica que permite descargar la cabeza de materias extrañas perjudiciales que han subido desde el interior del vientre en fermentación malsana por fiebre interna.

Tratamiento

Hay que equilibrar las temperaturas del cuerpo, afiebrando la piel con mi Lavado de la Sangre diario, en los adultos, o las seis frotaciones en la cama, tanto adultos como niños. Para refrescar el interior del vientre, los adultos deberán realizar dos o tres baños genitales cada día, de veinte a treinta minutos de duración. La cataplasma de barro sobre el vientre, durante la noche, y una alimentación cruda a base de frutas o ensaladas evitarán las putrefacciones intestinales, siempre origen y base de toda dolencia.

Está de moda hablar del romadizo del heno frecuente en primavera. Se culpa de esta afección al polen de las flores, cuando, en realidad, constituye una crisis eliminadora provocada por una reacción de la fuerza defensiva del organismo que despierta con la estación.

Los pólipos nasales son procesos inflamatorios crónicos que afectan también a los cartílagos y tabiques de la nariz. Y sabemos que el origen de estas anormalidades está en el interior del vientre afiebrado y la fermentación pútrida.

Es un grave error tratar con cirugía estas anormalidades, porque el bisturí jamás puede actuar sobre la causa de la dolencia.

Se designa con el nombre de ozena a la fetidez de la exhalación nasal. Naturalmente, el mal olor que se desprende de la nariz revela un depósito de materias corrompidas en las fosas nasales. Ya sabemos que el origen de estas morbosidades está en las putrefacciones del aparato digestivo afiebrado. Cierta anormalidad anatómica favorece esta dolencia, que desaparecerá quitando su causa, que reside en el vientre.

Como regla general, en los casos agudos se seguirá el régimen de «Primeros auxilios o tratamientos de afecciones agudas». En los adultos y enfermos crónicos está indicado el Régimen de Salud del capítulo 22.

Sinusitis

Con este nombre se designa la inflamación de la mucosa que tapiza las cavidades denominadas senos frontales y maxilares de la cabeza.

El origen de esta afección, como siempre, está en crónicas fermentaciones malsanas del aparato digestivo causadas por la fiebre gastrointestinal. El mortífero estreñimiento, en especial, favorece y mantiene esta dolencia, aunque, como es natural, debe existir cierta predisposición personal para esta afección.

Los dolores agudos o crónicos sobre los ojos o en la cara denuncian estas inflamaciones, que jamás deben ser tratadas con cirugía, inapropiada para actuar sobre la causa, que está en el vientre afiebrado del enfermo.

Tratamiento

Los baños genitales de veinte a treinta minutos son especialmente eficaces para hacer desaparecer los dolores de cabeza y rostro en los enfermos adultos.

El Régimen de Salud del capítulo 22 salva a las víctimas de esta afección.

Caso: la señorita F. G. B. sufrió largo tiempo de sinusitis, de la cual no se alivió con el tratamiento médico ofrecido por especialistas del país y de Europa, a donde se trasladó en busca de mejoría. Cuando ya se había decidido la intervención quirúrgica, alguien le aconsejó que me consultara. Siguiendo las recomendaciones que dejo aquí indicadas, desde el primer baño genital sintió alivio, y antes de cuatro semanas su salud se había restablecido.

Ojos: sus dolencias

Uno de los errores más corrientes y perjudiciales, en el caso de las afecciones oculares, consiste en considerar estas dolencias como locales y limitar el tratamiento al órgano afectado. Con seguridad puedo afirmar que para curar debidamente las enfermedades de la vista, es indispensable conseguir la normalidad digestiva. El tratamiento local es secundario. Las dolencias de estos órganos, adquiridas por causas externas, precisan aplicaciones desinflamantes como el barro o la cuajada de leche, que quita la irritación rápidamente.

Los ojos enferman a consecuencia de la impurificación de la sangre, viciada por una vida innatural, y especialmente por efecto de las malas digestiones debidas al calor febril del intestino. De este modo, las supuraciones, las nubes, las inflamaciones, las cataratas, el desprendimiento de retina, etc., son efectos de la causa apuntada.

Afirmo, pues, que además de cierta predisposición, las dolencias de los ojos se adquieren como consecuencia de malas digestiones y afeminamiento de la piel del sujeto. De ahí que deban tratarse restableciendo la normalidad digestiva, para lo cual es preciso refrescar el interior del vientre, siempre afiebrado en todo enfermo, y activar su piel. Se comprende así que las intervenciones quirúrgicas en estas afecciones, cuando no son perjudiciales, son inútiles, ya que con ellas sólo se consigue una mejoría pasajera, pues no eliminan la causa de la dolencia, que continuará en acción.

Tratamiento

Para mejorar los ojos hay que actuar refrescando el interior del vientre para normalizar la digestión y activar la piel, afiebrándola con mi Lavado de la Sangre diario.

Los enfermos de la vista lograrán una curación estable con un tratamiento que normalice sus funciones orgánicas, algo que no sucederá si se trata solamente el órgano enfermo.

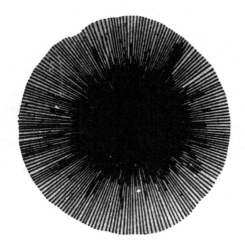

En este iris derecho aparece inflamada la zona correspondiente al ojo de este lado. También se observa anemia en la parte alta del cerebro, que afecta a los centros de la memoria y el movimiento. El centro de estas anormalidades se presenta en la zona digestiva, que aparece gravemente inflamada, fiebre interna que mantiene fermentaciones malsanas que suben a la cabeza

Quien padece de una afección de la vista debe hacer un moderado uso de ella, evitando forzarla y trabajar con luz artificial. La cataplasma de fenogreco es eficaz cuando se trata de disolver nubes en los ojos, y la de cuajada de leche cuando se trata de inflamaciones agudas. Ambas se aplican sobre el párpado. La cataplasma de barro es eficaz en caso de accidentes que hayan afectado los ojos.

En los casos agudos y en los niños, se seguirá el régimen indicado en «Primeros auxilios o tratamientos de afecciones agudas».

Sin perjuicio de lo dicho, los enfermos crónicos seguirán con constancia el Régimen de Salud del capítulo 22.

Con las indicaciones anteriores, pueden tratarse todas las dolencias de los ojos, conocidas por los nombres de conjuntivitis aguda simple, conjuntivitis purulenta, oftalmía purulenta, conjuntivitis escrofulosa, conjuntivitis tracomosa, enfermedades de la córnea, orzuelo, inflamación de los párpados, catarata, inflamación y degeneración del nervio óptico, retinitis o inflamación de la retina, trastorno de la retina, miopía, hipermetropía, astigmatismo, estrabismo y glaucoma.

Finalmente, puedo afirmar que toda persona que necesite lentes por deficiencia visual tiene algún tipo de problema crónico en su aparato digestivo, generalmente estreñimiento.

Caso: don Carlos Ibarra, chófer, de cuarenta y cinco años, residente en Santiago, con fecha 8 de julio de 1943, declara: «Cuatro meses fui tratado de tracoma por el profesor X, de la capital. Después de gastar más de 5000 pesos, mi dolencia de la vista seguía empeorando. Entonces, por consejo de un amigo, consulté a don Manuel Lezaeta Acharán y, siguiendo su Régimen de Salud, en cuatro semanas me encontré libre de mi grave afección, sin necesidad de drogas, gotas ni inyecciones».

Otro: don Vicente M. V., de cincuenta años, fue víctima de terribles dolores en un ojo. Después de un largo tratamiento médico, fue condenado a perder ese ojo. Los facultativos, los famosos especialistas Ch. y B., le daban ocho días de vida si no se le extraía el ojo derecho, que tenía un tumor canceroso en su base. Sometido a mi Régimen de Salud, en cuatro semanas había desaparecido todo malestar. Dos años después, lo he visto gozando de perfecta salud, y continúa practicando siempre mi Régimen.

Otro: en septiembre de 1937, me trajeron de la Ligua al niño Alberto Sánchez Sáez, de quince años, que había perdido la vista a consecuencia de una meningitis, como lo comprobó el doctor José Riquero. Cuando lo vi no reconocía, no hablaba, y su cuerpo estaba rígido y sin movimiento.

A las cuatro semanas de practicar mi Régimen de Salud, el enfermo recobró la vista, la capacidad de movimiento, la razón y la palabra. Esto se consiguió con mi Lavado de la Sangre al vapor cada día, tres o cuatro ortigaduras seguidas de frotaciones de agua fría por todo el cuerpo en la cama, barro sobre los ojos y cabeza en todo momento, y también alrededor de vientre y riñones durante la noche. Así se combatió la fiebre «destructiva» de las entrañas del enfermo y se produjo fiebre «curativa» en su piel, restableciéndose la normalidad funcional de su organismo por equilibrio térmico de su cuerpo.

La dieta de frutas crudas y ensaladas completó el tratamiento salvador. Ocho años después, el 26 de febrero de 1945, la señora Amelia Sáez V. de Sánchez, madre de este joven, hoy de veintitrés años, me informó que su hijo disfruta de salud y trabaja en Chillán como estadístico del cementerio de esa ciudad.

Otro: don Tendoro Sigmund, ingeniero de cuarenta años, que vive en E. Delporte nº 1428, Santiago, después de un año de tratamiento para la vista en el hospital del Salvador, fue desahuciado por los especialistas de ese centro. Se le dio de alta en estos términos: «Sigmund, su caso es dramático. Hemos hecho lo posible y aplicado lo que sabemos. «Resignación». Llegó a mi consulta del brazo de su mujer, completamente ciego. Sus ojos eran dos depósitos de pus y sangre. Le manifesté que su dolencia era efecto de graves desarreglos digestivos crónicos, a lo que contestó que su digestión era lo mejor que tenía. Insistí en que ahí estaba el origen y base de su dolencia, y que restablecería su vista comiendo exclusivamente frutas crudas y ensaladas. Además, diariamente debía aplicarse mi Lavado de la Sangre, dos o tres baños genitales de veinte a treinta minutos, y una cataplasma de barro sobre el vientre y los ojos, durante la noche. A los siete meses de seguir estrictamente este régimen recobró la vista del ojo derecho y algo después la del izquierdo, con lo que pudo volver a sus ocupaciones ordinarias.

Otro: La señora Marina Babiano Bonzi, veintiocho años, de Talca, 2 Oriente nº 880. Estuvo dos años enferma de tracoma. Vino a Santiago a consultar al doctor Charlín y otros especialistas, que uniformemente opinaron que había necesidad de extirparle el ojo derecho para salvar el izquierdo. Por mi parte, prohibí la intervención quirúrgica y, a los ocho días de seguir mi Régimen de Salud, la enferma ya podía mirar al sol. Quedó libre de su dolencia a los dos meses. Además del régimen general, se aplicó barro a los ojos, día y noche.

Siete años después, el día 11 de noviembre de 1943, su marido me refirió el caso, agregando que su mujer se mantiene sana, sin abandonar las prácticas de salud que la salvaron.

Otro: la señora M. A. S., de ochenta y dos años, fue víctima de una afección aguda en los riñones, y, como consecuencia, se le hinchó la cara y el ojo derecho le sobresalía de forma impresionante.

Bastó con una dieta de frutas crudas y un Lavado de la Sangre diario para que, antes de cuatro semanas, el ojo volviera a su lugar y se normalizara su rostro.

En este caso ya se había hablado de extirpar el ojo para extraer un supuesto tumor en su base.

LOMBRICES

Las lombrices son parásitos que viven en el intestino del hombre. Hay tres clases de lombrices: las grandes, las pequeñas —llamadas oxiuros— y la tenia o solitaria.

Los huevos de las lombrices penetran en el aparato digestivo a través de alimentos vegetales que han estado en contacto con aguas portadoras de excrementos, con los cuales van los huevos. Los de la tenia van en las carnes crudas.

Las lombrices se crían en organismos debilitados por fiebre interna y desarreglos digestivos crónicos. Un intestino sano no las admite, pues las expulsa sin darles tiempo a su desarrollo. El calor malsano, mantenido por la inflamación crónica de las paredes del tubo digestivo, al dar lugar a fermentaciones pútridas de alimentos de origen animal, da vida y mantiene el terreno propicio para las lombrices y los microbios malignos.

Hay muchos signos que indican la presencia de estos parásitos, pero el único seguro es verlas cuando se ha producido su expulsión.

Tratamiento

Para librarse de estos parásitos es preciso normalizar el trabajo del aparato digestivo, adoptando un régimen análogo al indicado para el estreñimiento.

Para expulsar las lombrices, puede seguirse durante varios días, y mejor semanas, una alimentación compuesta únicamente de frutas crudas. Las cebollas, ajos y zanahorias favorecen su expulsión.

La tenia o solitaria se encuentra sólo en el intestino de personas que se alimentan con carnes, por lo que resulta difícil que un vegetariano sufra esta dolencia. Para provocar su salida, son útiles las cebollas, fresas, nueces y, en general, la fruta fresca en cantidad.

El arándano o mirtilo, el helecho macho y las pepitas de zapallo o de calabaza hacen salir, muchas veces, toda la tenia. Mientras no salga la cabeza del parásito no desaparecerá su presencia en el intestino, pues la tenia seguirá rehaciendo continuamente la parte del cuerpo que pierde.

Como ejemplo de tratamiento para expulsarla: durante dos días seguidos, zanahorias, cebollas crudas y ajos, con o sin pan integral. Al final de los dos días, se toma un purgante de aceite de ricino. Después de haber hecho efecto éste, se aplicará una lavativa de medio litro de agua fresca, observando atentamente si se expulsa la cabeza de la tenia, que es la parte más pequeña del animal.

Un enfermo me dice:

«Por si fuera de utilidad, daré un remedio de los que se usan por estas tierras para la lombriz solitaria. Yo lo he hecho, y es bien sencillo y muy eficaz. La persona que la tiene deberá pasar un día entero con ensalada de cebollas con ajos, y a la mañana siguiente, a la hora del desayuno, se tomará dos tazas de horchata de pepitas de zapallo. A la hora del almuerzo, un purgante de palmacristi o aceite de ricino. Después de eso, a las once, puede comer alguna fruta cruda.

Para preparar la horchata se pelan las pepitas: es el corazón lo que se utiliza, como en la almendra, y se hace con agua mineral. La persona afectada no debe ni oler la comida, porque la lombriz es un parásito que parece que hasta con el olor se mantiene. Por eso cuesta tanto destruirla. Yo se lo administré hace quince años a mi hermana, después de que el médico le hubiera dado un remedio que la dejó extenuada. Pero el que yo le preparé no le causó ninguna molestia. Por la noche expulsó la lombriz. La cabeza es como un hilo blanco, con una manchita negra en una punta. En la otra, va la parte enrollada».

Otro me cuenta:

«Expulsé una tenia de más o menos doce metros de largo que se alojaba en mi intestino desde hacía quince años. Para conseguir este resultado estuve dos días comiendo solamente ensaladas de cebollas con ajos y nueces. Al acostarme tomé cada día un vasito de horchata de pepitas de zapallo. Al tercer día tomé un purgante de aceite de ricino. Al hacerme efecto este purgante, me senté en un recipiente con un dedo de leche caliente y expulsé íntegro mi molesto huésped».

PAPERAS

Con este nombre se conoce la hinchazón, acompañada de fiebre y dolor, de las glándulas productoras de saliva, que están situadas inmediatamente debajo de las orejas y detrás de las mandíbulas. Tratada con mi sistema es una afección benigna, pero puede tener complicaciones, como la supuración de la glándula misma o la inflamación de los testículos, si el tratamiento es inadecuado por el uso de drogas, inyecciones o vacunas.

Tratamiento

Mientras haya fiebre se seguirá el indicado en «Primeros auxilios o tratamientos de afecciones agudas». Día y noche, se mantendrá una cataplasma de barro sobre las partes inflamadas, cambiando los emplastos cada dos o tres horas. Además, hay que aplicar una envoltura de barro sobre el vientre y los riñones, o al menos sobre el vientre durante la noche.

Los adultos que puedan mantenerse en pie seguirán el Régimen de Salud del capítulo 22.

PERITONITIS

El peritoneo es la membrana que envuelve todas las vísceras del abdomen, menos los riñones. La inflamación del peritoneo por acumulación de sustancias extrañas, o a consecuencia de otras dolencias, como cuando se perfora el apéndice, es una afección muy grave que requiere la asistencia de un experto en mi sistema.

Tratamiento

En general se recomienda absoluto reposo en cama con las piernas algo recogidas. Sobre el vientre, permanentemente, se mantendrá una cataplasma de barro que se cambiará cada cuatro o seis horas. Cada vez que se cambie el barro se hará una frotación de agua fría desde el cuello hasta la planta de los pies, abrigando sin secar durante una hora, y cuidando de mantener calientes los pies. La alimentación será exclusivamente a base de fruta cruda y en pequeñas cantidades cada vez.

Las aplicaciones se repetirán diariamente hasta que el enfermo se sienta bien y el pulso baje a 70 por minuto.

En lo demás, síganse las instrucciones de «Primeros auxilios o tratamientos de afecciones agudas».

Caso: la señora Raquel de Blaya, de Santiago, calle Condell nº 102, me dice: «En junio de 1940, hace dos años, mi hija Demófila, de dieciséis años, cayó en cama víctima de tifus abdominal. Las inyecciones de calcio y seis transfusiones de sangre no pudieron restablecerle la salud. Fue desahuciada por tuberculosis en el peritoneo, y se le hinchó todo el vientre, lo que hizo necesario punciones para extraerle el líquido morboso.

En vista de que la niña no reaccionaba favorablemente con esos procedimientos, la madre aplicó sobre todo su vientre una cataplasma de cuajada de leche durante la noche y barro durante el día, alternando con un paquete de axilas a pies a la hora de mayor calor y seis frotaciones por la tarde. Esto lo completó con fruta cruda como alimento. Así la enferma se salvó, con la sorpresa general y especialmente de los médicos que la atendieron. Dos años después, la enferma desahuciada está sana.

Para proceder, la madre se guió exclusivamente por las enseñanzas del presente libro. Este caso fue observado por los doctores Orrego Puelma y Jiménez, de Santiago.

PICADURAS VENENOSAS

Se aprieta con los dedos la parte afectada para que salga el veneno o el aguijón, si lo hay. También conviene chupar la herida sin peligro de contaminación interna, pues los venenos animales son neutralizados por los jugos digestivos.

Tratamiento

En los casos más graves, como picadura de araña venenosa o mordedura de perro rabioso, en los que existe riesgo de envenenamiento de la sangre, hay que favorecer la pronta eliminación del veneno por medio de transpiraciones generales, para lo cual está indicado mi Lavado de la Sangre. Esta aplicación puede repetirse mañana, tarde y noche, alternando con dos o tres baños genitales de veinte minutos. Si se guarda cama, un paquete entero por la mañana y por la tarde las seis frotaciones, tanto adultos como niños.

Como tratamiento local del miembro afectado, lo mejor es introducirlo en un cocimiento de limpiaplata, fenogreco y semillas de pasto miel, a una temperatura de 40 grados, manteniendo este calor durante toda la aplicación, que será de treinta a sesenta minutos. Enseguida se aplicará una cataplasma de fenogreco o barro en la parte afectada.

Si hay mucha fiebre se puede mantener envuelto en barro todo el tronco del enfermo. En todo caso, el barro sobre la herida se mantendrá en todo momento, cambiándolo si se calienta.

Se impone el ayuno, ingiriendo sólo agua o fruta cruda hasta que desaparezca la fiebre y vuelva el hambre.

Si es necesario, también hay que mantener regulado el vientre con una lavativa.

Caso: don Rodrigo Pérez S., industrial de La Cisterna, Santiago, de veintiséis años, con fecha 6 de junio de 1941, escribe: «A mediados del mes de abril del presente año, fui mordido por un perro que, al decir de la gente, tenía la rabia, lo que me fue confirmado. Los curiosos que presenciaron el suceso me aconsejaron que fuese en el acto a colocarme una vacuna antirrábica. Cualquier demora, opinaban, podía resultar fatal. Yo preferí ponerme en manos de don Manuel Lezaeta Acharán, quien me sometió a un sencillo tratamiento naturista. Pocos días después, mis heridas cicatrizaban sin ningún inconveniente. En la actualidad estoy completamente sano y del caso no recuerdo más que las caras atemorizadas de la gente que recomendaban la vacuna antirrábica como única salvación».

Por mi parte, puedo agregar que, un año después, he estado con el señor Pérez y he comprobado su sobresaliente estado de salud.

El régimen que lo salvó se redujo a una alimentación exclusivamente cruda a base de frutas y ensaladas; practicó cada día por la mañana mi Lavado de la Sangre, y por la tarde, tres baños genitales de veinte a treinta minutos; durante la noche, barro sobre el vientre, y de día y de noche, una cataplasma de barro sobre las heridas, cambiándolas si se secaban. Finalmente, no hay que olvidar que estos enfermos son víctimas de una gran fiebre interna contra la cual de nada sirven medicamentos, sueros y vacunas.

PIEL: SU FUNCIÓN Y DOLENCIAS

La membrana que exteriormente envuelve el cuerpo se llama piel y sus funciones son vitales, ya que eliminan materias de deshecho y absorben oxígeno, luz, calor y energías de la atmósfera. Las funciones de la piel son análogas a las de los pulmones y riñones, y de su correcto funcionamiento depende la salud de todo el organismo. Cuando los otros órganos eliminadores, como el intestino y los riñones, funcionan mal, la piel los debe sustituir con una eliminación más activa por medio de la transpiración o por simple reacción.

El sudor es un producto excrementicio de la misma naturaleza que la orina. Para que su eliminación resulte eficaz, es necesario que sea expulsado por una piel congestionada, afiebrada. El sudor frío es ineficaz porque supone la existencia de un riego sanguíneo anormal a través de los poros, por congestión de las entrañas.

La piel tiene millones de poros o aberturas que permiten introducir en la sangre elementos vitales y también expulsar del cuerpo sustancias dañinas.

Por la piel se realiza, pues, una doble función: de nutrición —incorporando al organismo oxígeno y fluidos energéticos como luz, electricidad y magnetismo— y de eliminación —expulsando por los poros impurezas internas, productos del desgaste orgánico y residuos de alimentos mal aprovechados—. Nuestro cuerpo, a través de la piel, realiza una parte de la nutrición, la cual, como se ha visto, es triple: estomacal, pulmonar y cutánea. Se comprende la gran importancia de mantener ventilada siempre la superficie del cuerpo no usando jamás camisetas ni ropas adheridas a él que impidan o dificulten las importantes funciones de la piel.

Los baños de aire son indispensables para mantener el normal funcionamiento de este órgano y constituyen un tónico vitalizador por excelencia, especialmente para los niños, que se exponen al aire guiados por su natural instinto, provocando muchas veces la represión por parte de sus padres ignorantes. En lugar de pensar en robustecer a los niños con drogas tan repugnantes y perjudiciales como las engañosas preparaciones de aceite de hígado de bacalao, deberían tonificarse con un baño diario de aire frío, saltando de su cama al despertar y corriendo en camisa, o mejor desnudos, por

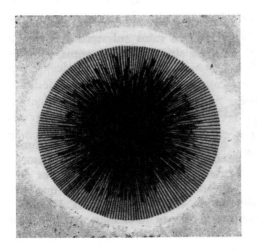

Este iris revela decrepitud, por desequilibrio térmico de una vida entera. El área de la piel se presenta anémica, fría y cadavérica. En cambio, las entrañas se ven gravemente congestionadas y afiebradas. También se observa mala circulación de la sangre en el cerebro. Por esta causa el sujeto que posee este iris sufre de mala memoria, vahídos y disminución de la vista y el oído. La mala circulación cerebral afecta también a los movimientos, con torpeza en el andar y falta de estabilidad. Todos éstos son achaques comunes en ancianos que no han sabido activar su piel en conflicto con el frío

el dormitorio con la ventana abierta, de cinco a veinte minutos, para reaccionar enseguida en la cama si hace frío. Los padres verán cómo con esta inocente práctica sus pequeñuelos serán más alegres, juguetones y disfrutarán de buen apetito.

Las llamadas enfermedades de la piel no son nada malo, sino que constituyen un proceso defensivo del organismo, que procura eliminar las sustancias extrañas que existen en su interior. Algunas de estas sustancias son tan tóxicas y corrosivas que pueden destruir el tejido cutáneo, produciendo erupciones, llagas, eczemas, forúnculos, úlceras, postemas, etc. De ahí se deduce que toda erupción o alteración cutánea supone una mayor o menor impurificación interna que, lejos de sofocarse con pomadas o medicamentos abortivos, debe favorecerse activando la eliminación con envolturas o paquetes, y especialmente con un Lavado de la Sangre diario al vapor o al sol.

Hay afecciones de la piel que son provocadas por agentes externos, como las causadas por parásitos, pero aun éstas, para que puedan desarrollarse, necesitan que la defensa de este órgano esté afectada por las acumulaciones morbosas.

Los medicamentos ingeridos o introducidos en la sangre por medio de inyecciones, al igual que los virus como sueros y vacunas, despiertan la actividad defensiva del organismo, que procura expulsar estas materias extrañas a través de los poros, irritando los tejidos adyacentes o produciendo sarpullidos o manchas.

Cuando los otros órganos de eliminación, como intestino, hígado y riñones, trabajan imperfectamente, la piel se ve obligada a realizar un mayor trabajo para eliminar las impurezas que la irritan y dan lugar a las llamadas enfermedades de este órgano.

Uno de los signos más favorables en ciertas dolencias crónicas como sífilis, diabetes, tuberculosis, etc., son las erupciones de la piel que, en forma de eczemas, llagas o úlceras, permiten al organismo expulsar toxinas y venenos de su interior, librando así de su maligno efecto a los órganos nobles del cuerpo. Se comprende entonces que uno de los grandes errores de la medicina sea combatir las afecciones de la piel con medicamentos a base de venenos, que, paralizando su actividad eliminadora, obligan al organismo a retener en su interior las materias corrompidas que harán víctimas de su mortífero efecto a los órganos más delicados del cuerpo, como el sistema nervioso, corazón, riñones, pulmones, hígado, bazo, etc.

Tratamiento

Para curar radicalmente todas las afecciones de la piel hay que suprimir su causa, que siempre es la impurificación de la sangre, principalmente debida a malas digestiones. Se estimularán las eliminaciones por medio de mi Lavado de la Sangre, envolturas o paquetes, reacciones generales por medio de frotaciones de agua fría o chorros de pitón y cataplasmas locales de fenogreco en las llagas o úlceras. En los tumores, además, se aplicarán saquitos calientes de semillas de pasto miel, fenogreco o barro, según el caso. Una dieta a base de frutas y ensaladas crudas favorecerá la formación de sangre pura. De este modo, eliminando las impurezas y formando nueva sangre mediante buenas digestiones, se conseguirá regenerar el organismo, con lo que desaparecerán las afecciones de la piel.

Mi Régimen de Salud del capítulo 22, al restablecer la pureza orgánica, hará desaparecer toda afección cutánea, por crónica que sea, llámese eczema, alergia, urticaria, soriasis, acné, forúnculos, ántrax —conjunto de varios forúnculos— lupus, erisipela, roseola o herpes, que son los nombres con que se designan las principales afecciones de la piel.

Caso: procedente de Perú, llegó a mi consulta un caballero de sesenta y cinco años, que presentaba una costra en toda la cara y las manos. Me declaró que esta misma anormalidad le cubría todo el cuerpo hasta la planta de los pies, con una constante comezón que no lo dejaba ni de día ni de noche. Había sido atendido durante dos años por veinticinco eminencias médicas de Lima y de Buenos Aires, sin más resultado que complicaciones en los riñones y el corazón por la acción tóxica de los más renombrados remedios. Cuando los facultativos supieron que venía a Santiago a seguir mi sistema, le aseguraron que venía a buscar la muerte a Chile.

Tras observar el iris de sus ojos, le aseguré que en cuatro o seis semanas se vería libre de su gran dolencia, si seguía con constancia mis consejos. Con un Lavado de la Sangre diario al vapor, dieta cruda de frutas, baños genitales y barro en el vientre y también sobre las partes más dañadas de la piel durante la noche, este enfermo desahuciado se recuperó completamente en el plazo señalado. A las seis semanas regresó a Lima llevándose un artefacto para seguir con el Lavado de la Sangre como recurso salvador para alejar toda dolencia en los adultos.

Este caso, entre muchos, demuestra de una forma indudable la acción purificadora que tiene mi Lavado de la Sangre.

Otro: don Augusto Verlechino, de cuarenta años, residente en Santiago, durante tres años sufrió de eczema en las manos, que debía llevar constantemente vendadas, lo que le dificultaba su trabajo para atender al público que asistía a su finca de recreo en Macul. Infinidad de inyecciones, autovacunas, radioterapia y pomadas fracasaron. Cuando este enfermo estaba desesperado, sin esperanza de mejoría, se sometió a mi Régimen de Salud y, a los dos meses, se encontraba no sólo libre de su eczema, sino también de la piorrea y la amigdalitis que lo atormentaban.

Otro: la señora Rosa Sierpe, de Puerto Montt, durante dos años fue tratada de tuberculosis en la piel de la nariz (lupus) con penicilina, inyecciones de morruato de cobre y otras. Tenía la nariz horriblemente hinchada y cubierta de una costra negra del peor aspecto. Le prescribí el Régimen de Salud del capítulo 22, con aplicaciones locales de fenogreco y dieta exclusivamente cruda de frutas y ensaladas. Siguiendo estas instrucciones, a las cuatro semanas se le reventó una llaga en la pierna que había recibido las inyecciones presuntamente salvadoras, expulsando abundante materia corrompida. A las seis semanas se había deshinchado; desaparecieron las costras de la nariz y su piel se regeneró.

Otro: para demostrar la importancia de la piel en sus funciones absorbentes y eliminadoras, voy a referir mi propia experiencia.

Tenía cincuenta y ocho años cuando tuve una erupción que me cubría toda la piel del tronco y gran parte de las extremidades. Como en esos días había estado haciendo aplicaciones locales de infusión de polvillo de tabaco —que es veneno— a algunas ovejas sarnosas, creí haberme contagiado con el parásito de la sarna. En vista del buen resultado que había obtenido con este desinfectante en las ovejas, apliqué a mi piel una frotación del agua de infusión de tabaco al levantarme, dejando el cuerpo sin secar y vistiéndome inmediatamente. A los diez minutos de esta operación, sentí un malestar general con enfriamiento, mareos, descomposición y vómitos de bilis con fuertes arcadas. El pulso se hizo casi imperceptible y su actividad bajó a 40 latidos por minuto, lo que demostraba el debilitamiento del corazón por intoxicación de sus nervios motores. Se había producido, pues, un envenenamiento a través de los poros de la piel, debido a la función absorbente de este órgano. No quedaba otro camino, entonces, que favorecer la actividad eliminadora de este mismo órgano, mediante mi Lavado de la Sangre, que al mismo tiempo que favorece la transpiración y, con ella, la expulsión de venenos de la sangre, estimula la actividad nerviosa mediante las frotaciones de agua fría cada cinco minutos.

Esta aplicación fue salvadora, pues a la media hora de practicarla, ya había recuperado la normalidad perdida. El corazón volvió a las 70 pulsaciones, lo que permitió el normal riego sanguíneo del cerebro y de todo el cuerpo, desapareciendo así todo malestar.

Después de esta elocuente experiencia, ¿cómo puede aceptarse el juicio de muchos médicos que sostienen que la transpiración sólo expulsa del cuerpo agua y cloruro de sodio? Por mi parte, acepto que esto sea verdad si se trata de una piel anémica, pero no es así en una piel pletórica de sangre, congestionada, como la que se afiebra con ortigadura o con mi Lavado de la Sangre al vapor o al sol.

Caso: la niña Ana Bossi Castro, desde los cuatro años hasta los once, sufrió —según diagnóstico médico— de «pénfigo babuloso», dolencia de las manos, los pies y las rodillas que resultó rebelde a todo tratamiento medicamentoso con innumerables inyecciones y vacunas. También se le hicieron inoculaciones de la sangre de la madre, todo con resultado negativo. Esta dolencia consistía en inflamaciones dolorosas que se convertían en llagas que expedían un líquido maloliente. A los cinco días de seguir mi Régimen de Salud, ya podía mover las manos y los dedos. A los diez días estaba libre de sus dolencias, y no volvió a presentarse el mal, que desapareció definitivamente. El pronóstico médico era que la niñita quedaría inválida porque los «microbios» se ubicarían en las rodillas y articulaciones de las extremidades.

Otro: el 26 de mayo de 1951 llegó a mi consulta la señorita N. N., sin habla y paralítica. En febrero de 1950, para combatirle la «psoriasis» —inflamación de la piel—, se le aplicó una vacuna. A las cuarenta y ocho horas se produjo una crisis nerviosa, como de locura, que le hizo perder el conocimiento y el habla: quedó en estado comatoso dos meses, sin recuperar el habla y paralítica. Se ve ahí el efecto paralizante de los venenos que se introducen en la sangre.

EL HOMBRE ENFERMA Y MUERE POR LA PIEL.
TAMBIÉN SU SALVACIÓN ESTÁ EN LA PIEL

Una piel enferma está inactiva y es incapaz de desempeñar sus funciones normales. Una piel seca, anémica y fría está incapacitada para absorber las sustancias vitalizadoras que la atmósfera nos ofrece. Además, la deficiente circulación sanguínea en la superficie del cuerpo imposibilita la expulsión, a través de los poros, de las impurezas del fluido vital. Una piel fría está falta de riego sanguíneo y supone la existencia de mucosas irritadas, congestionadas y afiebradas en el interior del cuerpo. Este fenómeno da lugar al desequilibrio térmico del organismo.

Las sustancias morbosas que no encuentran salida a través de los poros de la piel inactiva buscan salir por las mucosas del aparato digestivo, bronquios, pulmones y riñones. Pero, la naturaleza ácida y corrosiva de estas materias extrañas irrita y congestiona las mucosas referidas. De ahí los estados catarrales agudos y crónicos, que siempre suponen incapacidad funcional de la piel. Tenemos, pues, que una piel seca y fría revela mucosas irritadas, afiebradas y congestionadas, es decir, desequilibrio térmico del cuerpo.

El afeminamiento de la piel del hombre se inicia desde su nacimiento con el uso de abrigos exagerados y ropas adheridas al cuerpo. Dificultada así la exhalación cutánea, aumenta progresivamente la acumulación de materias extrañas entre los tejidos de la piel, dificultando en ella el riego sanguíneo y su actividad funcional. Ésta es la razón por la que la piel se debilita y pierde su defensa contra el frío y los cambios atmosféricos.

Con el tiempo, esta acumulación de materias extrañas en la piel llega a constituir una especie de caparazón impermeable que ahoga la actividad funcional de los órganos internos del cuerpo humano.

Es así como se llega a tener piel cadavérica, común en dolencias crónicas internas, y siempre causa de vejez prematura y acortamiento de la vida.

Mi Lavado de la Sangre diario constituye el único agente capaz de disolver el caparazón de una piel inactiva. Se trata de un insustituible seguro de salud, belleza y larga vida en los adultos. Para los niños bastarán el sol y los paquetes.

Termino este punto haciendo ver que la piel es un órgano maravilloso, constantemente a nuestra disposición. Cuanto más trabajemos la piel, mejor será su funcionamiento. Justo lo contrario de lo que ocurre con los órganos internos del cuerpo, puesto que si esforzamos demasiado los riñones, aparato digestivo, hígado y corazón, éstos se congestionarán, debilitando progresivamente su capacidad funcional y su vida. En cambio, cuando irritamos, afiebramos y congestionamos cada día nuestra piel, la revitalizamos y activamos sus importantes funciones de segundo pulmón y riñón.

La irritación que producen las ortigas frescas constituye el más enérgico recurso para despertar la actividad nerviosa y circulatoria de la piel y, por tanto, para descongestionar las entrañas afiebradas en todo enfermo.

HUESOS: SUS DOLENCIAS

Como todos los tejidos y órganos del cuerpo, los huesos son formados mediante la sangre y crecen gracias a ella. De ahí que las dolencias de los huesos sean siempre consecuencia de una sangre maleada por malas digestiones crónicas y deficiente eliminación de la piel, riñones e intestinos. Estas dolencias, en los niños, también se presentan como efecto de una sangre impura heredada de sus padres.

Los nombres con que se designan estas enfermedades son raquitismo, desviaciones de la columna vertebral, mal de Pott, osteítis, osteomielitis, peristitis, tuberculosis ósea y tumor blanco.

Tratamiento

En todas estas afecciones debe procurarse mejorar y renovar la sangre del enfermo normalizando su digestión y activando sus eliminaciones a través de su piel, riñones e intestinos. Localmente hay que procurar la eliminación de materia corrompida mediante aplicaciones de fenogreco en las úlceras o llagas.

Deberá seguirse, pues, las instrucciones del Régimen de Salud del capítulo 22, suavizando el régimen si se trata de niños. El aire puro y una alimentación estrictamente cruda son el mejor «remedio» para estas dolencias, que sólo desaparecerán purificando la sangre del enfermo, lo que es imposible obtener con productos de farmacia o cirugía.

Caso: sor María Rosa Valdés, del convento La Purísima, de Chillán, de setenta y dos años, estuvo en cama, acostada sobre la espalda y sin moverse, durante cuatro meses, a causa de una «descalcificación» de los huesos de la espina dorsal. Se sentía imposibilitada para ponerse de pie, porque los huesos le crujían con atroces dolores.

A finales de 1944 me escribió, pidiéndome consejos de salud y, siguiendo los que le prescribí por carta, en cuatro semanas abandonó la cama y, libre de dolores, pudo salir a veranear a orillas del mar.

Seis meses después ha venido a verme, manifestándome que siente su cuerpo tan liviano como cuando era joven.

Mientras guardó cama, cada día se aplicó de tres a seis frotaciones de agua fría por todo el cuerpo, ortigando previamente la piel desde la planta de los pies hasta el cuello, por frente, costados y espaldas. Llevó una alimentación exclusivamente cruda y se aplicó barro sobre el vientre durante la noche. Cuidó de mantener el intestino regulado, recurriendo a una lavativa de agua natural si era preciso cada día. También practicó un Lavado de la Sangre diario y el Régimen de Salud del capítulo 22.

Otro: véase el caso del niño Darío Sierra, en la página 265.

CALVICIE

Con este nombre se designa la falta de pelo en la cabeza. Esta afección es síntoma de una alteración de la salud general y, por lo común, denuncia estreñimiento. El pelo del cuero cabelludo se cae o encanece por intoxicación de su raíz, a consecuencia de prolongados desarreglos digestivos y régimen medicamentoso. La calvicie es, pues, siempre síntoma de impurificación de la sangre a causa de malas digestiones crónicas y deficiente eliminación de la piel.

Las fermentaciones y putrefacciones intestinales producen gases tóxicos que, a través de los tejidos porosos del pecho, cuello y cabeza, suben hasta el cuero cabelludo, buscando salida al exterior y, con su acción corrosiva, destruyen la vida de la raíz de los cabellos, los cuales se desprenden, hasta desaparecer definitivamente. Esto suele ocurrir a las víctimas del tifus, que pierden su cabellera por intoxicación intestinal.

Mejorando la digestión y purificando la sangre, se detiene la caída del pelo y aun puede salir nuevo, si no hay completa destrucción de las raíces.

El tratamiento de la calvicie está en el vientre y no en la cabeza, y consiste en normalizar la digestión refrescando las entrañas y activando la eliminación cutánea.

Sígase indefinidamente mi Régimen de Salud del capítulo 22.

PLEURESÍA

Se llama pleura a la membrana serosa que cubre los pulmones; su capa externa se adhiere a la pared torácica. La inflamación de la pleura se llama pleuresía, la cual puede ser seca, purulenta o serosa, según se forme pus o líquido entre la pleura y el pulmón.

Esta afección comienza con un violento dolor de costado y elevación de la temperatura; hay dificultad para respirar, debido a la presión que el líquido acumulado en la pleura ejerce sobre el pulmón. También hay tos seca. La pleuresía purulenta es más grave, y a veces está acompañada de albuminuria.

Tratamiento

El pus acumulado en la pleura puede ser eliminado por los bronquios, expulsándose por la boca y nariz; o bien puede salir por la piel, lo que se favorecerá con aplicaciones calientes de linaza o semillas de pasto miel, como se explica en la sección «Dolor». Durante el sueño, se recomienda una cataplasma de barro sobre el vientre y la región afectada.

El líquido en la pleuresía serosa puede ser reabsorbido por la sangre y eliminado por los desaguaderos naturales, para lo cual es eficaz el baño genital, dos o tres veces al día, de quince a treinta minutos. Mi Lavado de la Sangre es indispensable para favorecer la curación de esta afección en los adultos.

En general, los casos agudos se tratarán como se indica en «Primeros auxilios o tratamientos de afecciones agudas».

Los crónicos seguirán con constancia mi Régimen de Salud del capítulo 22.

Caso: la señorita Manuela Muñoz, residente en la avenida de la Paz 433, Santiago, fue víctima de pleuresía. En el hospital los médicos acordaron hacer punciones para extraer el líquido de la pleura inflamada. Su tía se opuso a este procedimiento y la llevó a su casa, donde se sometió a mi Régimen de Salud, restableciendo ésta en seis semanas. Para lograr este resultado bastaron tres baños genitales diarios de treinta minutos cada uno, un Lavado de la Sangre diario y frotación de agua fría por todo el cuerpo previa ortigadura de la piel al despertar. Durante la noche se mantenía barro sobre el vientre y la parte dolorida. Para terminar, siguió una alimentación cruda a base de frutas y ensaladas con la que normalizó la digestión.

PULMONES: SUS FUNCIONES Y DOLENCIAS

Los pulmones son unos órganos muy esponjosos que ocupan la mayor parte de la cavidad torácica. El pulmón derecho es de mayor tamaño y el izquierdo, más reducido, a causa del corazón, que ocupa su lugar a expensas de éste.

Los pulmones constituyen la parte esencial del aparato respiratorio y circulatorio de la sangre. De ellos salen los bronquios, que se juntan en un tubo grande llamado tráquea. La nariz, la laringe, la tráquea y los bronquios constituyen las vías respiratorias, por las que pasa el aire a los pulmones.

Las paredes finísimas de los capilares y de las vesículas del pulmón, hasta donde penetra el aire, permiten el fácil intercambio de sustancias gaseosas y energéticas, cuyo objetivo es suministrar a la sangre oxígeno y otros productos contenidos en el aire y eliminar de ella ácido carbónico y otras sustancias perjudiciales para la salud. Por medio de este intercambio la sangre es continuamente enriquecida y purificada. Los movimientos respiratorios sirven para hacer entrar en los pulmones el aire con cada inspiración y también para expulsar con cada espiración el aire gastado y otras impurezas del desgaste orgánico. Además, el movimiento aspirante y expelente de los pulmones acciona la circulación de la sangre, la cual depende principalmente del trabajo pulmonar y secundariamente del corazón, que viene a ser el regulador de la función circulatoria.

Por los pulmones se realiza, pues, una de las funciones de la nutrición, que como he dicho, es triple: estomacal, pulmonar y cutánea. Así como para una buena nutrición estomacal se necesitan alimentos adecuados, para realizar

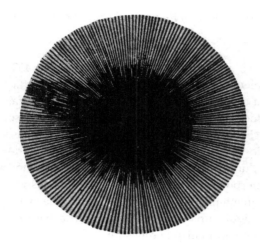

Iris del ojo derecho en que aparece el tejido iridal esponjoso en la zona correspondiente al pulmón de este lado. Como se ve, esta congestión arranca de la zona digestiva que está alrededor de la pupila y revela fiebre interna que acelera el ritmo cardíaco, que, bombeando la sangre con demasiada frecuencia, congestiona el pulmón, dificultando su normal funcionamiento

normalmente la nutrición pulmonar es preciso respirar en todo momento aire puro, único alimento natural de los pulmones.

Para conocer si los pulmones están sanos o enfermos, se harán respiraciones profundas: si éstas son satisfactorias, quiere decir que los pulmones están bien; en caso contrario, estarán alterados.

Como todos los órganos nobles del cuerpo, los pulmones son muy resistentes al desarreglo funcional, siempre caracterizado por congestión y, excepcionalmente, lesión. El aire impuro o tóxico debilita y degenera los pulmones, acumulando sustancias extrañas en ellos. La congestión de estos órganos es producida por la sobreactividad cardíaca, estimulada por la fiebre interna del vientre, fenómeno característico de los enfermos de tuberculosis.

Las sustancias extrañas que debilitan los pulmones vienen de fuera, al respirar aire viciado o cargado de polvo, humo o gases deletéreos, y también del interior de nuestro cuerpo, como productos de fermentaciones intestinales malsanas debidas a una alimentación innatural y al calor febril del aparato digestivo. En las ciudades se respira aire viciado constantemente a causa de las aglomeraciones de personas en casas, teatros, bares, medios de transporte colectivo, y hasta en la calle. El polvo del tránsito y el escape de los automóviles también debilita los pulmones, introduciendo constantemente en ellos sustancias extrañas que los obligan a una continua acción defensiva, ya que no consiguen verse libres de las impurezas que dificultan sus funciones.

La causa de las dolencias de los pulmones está, pues, en la mala nutrición con aire viciado o impuro y en los alimentos de origen animal que, demandando un prolongado esfuerzo digestivo, desarrollan fermentaciones malsanas que desnutren e intoxican la economía orgánica. También la fiebre interna, acelerando el corazón, congestiona los pulmones, reduciendo en ellos la capacidad de aire. De ahí las hemorragias que erróneamente se atribuyen a lesiones.

No es, pues, el calumniado bacilo de Koch el causante de la incapacidad funcional de los pulmones, sino la congestión de sus tejidos por una excesiva actividad cardíaca, originada y mantenida por la fiebre gastrointestinal. La presencia del microbio es consecuencia de un terreno impuro y temperatura febril, siempre producidos por graves desarreglos de la digestión.

Tratamiento

Para curar las afecciones pulmonares, hay que normalizar la digestión del enfermo combatiendo su fiebre interna y activando el calor de su piel. Respirando aire puro en todo momento y normalizando la digestión del sujeto, mediante el equilibrio térmico del cuerpo, se restablecerá la salud integral de todo organismo, cualquiera que sea su dolencia.

Como se ha dicho, la fiebre o calentura es característica de todo enfermo de los pulmones. Siempre está ubicada en el interior del vientre y va unida al frío de la piel y las extremidades del cuerpo. Es esta temperatura anormal del tubo digestivo la que progresivamente desnutre e intoxica a los enfermos del pecho, pudriendo sus alimentos. Además, la fiebre interna acelera el corazón, y la mayor actividad de la onda sanguínea congestiona los pulmones, reduciendo la capacidad respiratoria. Finalmente, la congestión de las entrañas produce un deficiente riego sanguíneo en la piel del sujeto, debilitando así las importantes funciones de este órgano como segundo riñón y pulmón.

Con lo expuesto, se explica que los supuestos tuberculosos mueran por desnutrición e intoxicación derivada del desequilibrio térmico de su cuerpo y no por obra del microbio.

De ahí que las dolencias de los pulmones estén caracterizadas por un debilitamiento general del organismo, producido por la desnutrición y la intoxicación progresiva.

Insisto, hay desnutrición porque la fiebre interna pudre los alimentos, imposibilitando su aprovechamiento. Además, los pulmones tampoco pueden realizar normalmente la nutrición atmosférica debido a la reducción de su capacidad respiratoria como consecuencia de la congestión de sus tejidos, repletos de sangre por la excesiva actividad del corazón que es estimulado por la fiebre interna. Congestionadas las entrañas, la piel tampoco puede realizar sus funciones por falta del riego sanguíneo adecuado.

En estas condiciones, además de la desnutrición, hay intoxicación, porque los alimentos que se pudren a consecuencia de la fiebre intestinal se transforman en sustancias dañinas que envenenan la sangre y deprimen la vida orgánica y sus defensas naturales.

Según esto, las afecciones pulmonares sólo desaparecen normalizando la digestión y activando la piel del enfermo, produciendo fiebre curativa en su piel y combatiendo la fiebre destructiva de sus entrañas, esto es, restableciendo el equilibrio térmico de su cuerpo, cada día e indefinidamente.

El régimen crudo de frutas, ensaladas y semillas de árboles constituye al mismo tiempo un alimento y una medicina insustituible. Además, el aire puro en todo momento es un elemento vitalizador y purificador de la sangre del enfermo de tuberculosis.

Para provocar fiebre salvadora en la piel cadavérica del enfermo febril, está indicada la irritación de ortigaduras antes de la frotación de la mañana, y aun al acostarse.

Lo expuesto se completará con el Régimen de Salud del capítulo 22, que se seguirá con constancia para obtener la normalidad digestiva que es la base indispensable para obtener la vuelta a la salud integral en estos enfermos.

Finalmente, en ésta, como en toda dolencia, debemos siempre tener presente que la salud no se conquista, sino que hay que cultivarla cada día mediante el equilibrio térmico del cuerpo.

Existe una prohibición absoluta de sueros, vacunas, inyecciones, vitaminas, rayos X, radiaciones, cirugía, neumotórax, etc.

PULMONÍA (INFLAMACIÓN DEL PULMÓN)

Esta dolencia tan frecuente se caracteriza por un agudo desequilibrio térmico del cuerpo. Se presenta de forma sorpresiva, con escalofríos y temperatura elevada, que sube hasta 41 grados. La respiración se hace difícil, hay postración y dolores en el pecho o costados, que aumentan al tratar de hacer respiraciones profundas. También se presenta dolor de cabeza, falta de apetito, tos y expectoración, ésta siempre favorable. Los esputos, escasos al principio, aumentan después, pudiendo tener un color rojizo o castaño, debido a la presencia de sangre que se escapa a causa de la excesiva presión congestiva.

Por lo común, la pulmonía, tratada con mi sistema, hace crisis favorable del quinto al séptimo día, después de los cuales empieza a bajar la fiebre, de manera que alrededor del octavo o noveno día el enfermo se encuentra mucho mejor, siempre que no sobrevengan complicaciones, que sólo pueden producirse con un tratamiento inadecuado. La fiebre interna despierta sed, y debido a que sólo parte de los pulmones pueden trabajar normalmente, la respiración es corta, frecuente y dificultosa.

Tratamiento

Puesto que la llamada pulmonía es un estado inflamatorio agudo del interior del pecho y vientre, al mismo tiempo que un debilitamiento y una inactividad de la piel del enfermo, su tratamiento se dirigirá a combatir la fiebre del interior del vientre y activar la circulación sanguínea en la piel. Los adultos se aplicarán seis frotaciones de agua fría cada día, precedidas de ortigaduras de la piel por todo el cuerpo, con lo que atraerán hacia fuera la fiebre y congestión de los pulmones. Las cataplasmas de barro sobre el vientre y la zona dolorida, al menos durante la noche, absorberán el calor malsano del interior del cuerpo. La cataplasma de cuajada de leche sobre el pecho y espalda también descongestiona rápidamente.

Se recomienda sudar copiosamente, para lo cual se beberán limonadas calientes. Si no hay ortigas, se cuidará de mantener caliente la piel y extremidades con bolsas de agua o botellas. Si no se quiere recurrir al barro como aplicación local para combatir las punzadas y los dolores, se aplicarán cataplasmas calientes de pasto miel o linaza, sobre la parte dolorida. En los niños, deberá seguirse el tratamiento indicado en «Primeros auxilios o tratamientos de afecciones agudas».

El enfermo debe abstenerse de toda bebida fría y se le dará un té de tusílago, liquen islándico, ortiga y menta a temperatura tibia.

Además, seguirá una dieta cruda a base de frutas y ensaladas hasta que desaparezca toda anormalidad.

Es preciso desocupar diariamente el intestino, empleando lavativas si es necesario.

Se repetirá el tratamiento todos los días hasta que el pulso haya bajado a 80 por minuto. Después, los adultos seguirán el Régimen de Salud del capítulo 22.

Caso: don Manuel Ruiz, residente en la calle Sto. Domingo nº 2754, Santiago, con fecha 27 de agosto de 1938, me escribe: «Tras haber enfermado de pulmonía el 27 de julio pasado, me apliqué el tratamiento que para esta dolencia usted prescribe en su obra *La medicina natural al alcance de todos*. El resultado ha sido tan bueno que en cinco días había desaparecido mi dolencia. Actualmente practico su Lavado de la Sangre con magníficos resultados. Agradeciendo a su libro mi franco restablecimiento, lo saluda atentamente su S. S., M. R.».

BRONCONEUMONÍA

Esta afección es más grave que la pulmonía, puesto que la inflamación, además del pulmón, se extiende a los bronquios. La bronconeumonía se desarrolla con frecuencia durante el curso del sarampión, tos convulsiva, gripe, bronquitis, fiebre tifoidea, etc., cuando estas dolencias son tratadas indebidamente mediante drogas, sueros o inyecciones. Hay fiebre irregular, disnea, cara congestionada y expectoración.

Si la bronconeumonía es tratada con medios artificiales, que van sólo a combatir los síntomas sin favorecer la normalidad funcional del organismo, por lo general los órganos respiratorios se debilitan y se vuelven propensos a desarrollar la llamada tisis, pleuresía u otras complicaciones.

Tratamiento

Lo mismo que en la pulmonía. Las instrucciones dadas en la sección «Primeros auxilios o tratamientos de afecciones agudas» están indicadas en este caso, especialmente si se trata de niños.

Antes de terminar este apartado sobre las enfermedades del pulmón, voy a copiar el siguiente caso citado por el padre Tadeo, en sus apuntes sobre Medicina Natural:

El administrador de un hospital de Baviera, siguiendo la costumbre de esta clase de centro, presentó a fin de año la relación oficial del movimiento habido en el hospital, y en ella anotó bajo el título de enfermos de pulmonía fulminante, los siguientes datos:

Entrados .... 360 enfermos
Fallecidos .... 2 enfermos

El protomédico de provincia, al recibir este documento y enterarse de él, entendió que sin duda el administrador se había equivocado, puesto que era imposible que de 360 enfermos de pulmonía fulminante hubieran muerto sólo dos, por lo que devolvió el informe al administrador. Pero éste, debajo de la nota del médico, escribió la siguiente contestación:

«Los datos consignados en el informe de referencia son exactos. Es cierto que hasta el 19 de enero de 1892, con los enfermos de pulmonía fulminante seguíamos el tratamiento alopático y cada año fallecían una cuarta y hasta una tercera parte de los enfermos. Desde aquella fecha, hemos adoptado y seguido el sistema hidroterápico, aconsejado por monseñor Kneipp, con el resultado de que, de todos los enfermos que pasaron por nuestro centro, durante aquel año murieron sólo dos, y éstos porque llegaron al hospital moribundos, cuando ya era demasiado tarde para aplicarles tratamiento alguno».

Lo expuesto no necesita comentarios.

Caso: la esposa de don Tomás G. Martínez fue desahuciada después de ocho días de tratamiento médico alopático. Cuando la vi no iba a pasar de aquella noche, según los facultativos. Estaba sin conocimiento; su cuerpo estaba casi helado, su pulso tan débil y rápido que no dejaba de tiritar, la respiración sólo era un quejido y el intestino estaba paralizado. Ante este cuadro, ¿qué más se podía hacer que aplicar mi doctrina, produciendo fiebre artificial en la piel y combatiendo al mismo tiempo la fiebre de las entrañas? Al efecto, ordené que se ortigara todo el cuerpo de la enferma desde el cuello hasta la planta de los pies, cada veinte o treinta minutos al principio, y después cada hora. Cuando ya se consiguió calentar la superficie del cuerpo, después de cada ortigadura se pasaba una frotación de agua fría, y se abrigaba sin secar. También se le aplicaban lavativas con agua natural, y se la hacía dormir con barro sobre el vientre. Su alimentación se componía de fruta, naranjas crudas en pequeñas cantidades y con frecuencia. Al día siguiente, la enferma estaba sentada en la cama, restableciéndose totalmente.

Otro: a don Roberto Castro Alfaro, de treinta y nueve años, residente en el hotel Viena, Santiago, lo vi el año 1933, víctima de bronconeumonía. Los facultativos se habían negado a medicinarlo porque ya no había esperanzas. Al iniciar mi sistema, tenía 160 pulsaciones por minuto y, al día siguiente, el pulso había bajado a 90. A los ocho días estaba completamente restablecido, y pudo volver a sus ocupaciones ordinarias. Para ello bastó con descongestionar las entrañas del enfermo, congestionando su piel y extremidades con ortigaduras seguidas de frotaciones de agua fría, barro alrededor del tronco durante la noche —cuidando la reacción con ortigaduras previas—, lavativas y alimentación cruda a base de frutas y ensaladas. Después, un Lavado de la Sangre diario.

RESFRIADO O ENFRIAMIENTO

Contestando a una pregunta del público, el facultativo encargado de la respectiva sección de un diario de esta capital, se expresa así: «Los resfriados son debidos a ciertos microbios que atacan la nariz y la garganta y, a veces también, los conductos superiores, por donde pasan antes de llegar a los pulmones. En todos los casos, estos microbios no son transmitidos por otra persona que padece de la misma enfermedad».

477

Frente a esta teoría de la ciencia microbiana, opongo mi concepto de «desequilibrio térmico del cuerpo» para explicar esta dolencia.

En efecto, las mismas denominaciones «resfriado» o «enfriamiento» determinan la naturaleza térmica de este mal.

El enfermo siente su piel y extremidades dominadas por el frío, mientras su corazón y pulso aceleran su actividad influenciados por el alza de la temperatura interna de su cuerpo. Este brusco desequilibrio térmico del organismo explica los escalofríos precursores de la fiebre, que no tarda en salir al exterior.

Según esto, el resfriado o enfriamiento constituye un estado agudo de desarreglo funcional del organismo por un brusco desequilibrio térmico del cuerpo. Así se explica que, mientras la piel se presenta fría, seca e inactiva, el desarreglo digestivo tortura al enfermo, pues la fiebre interna mantiene putrefacciones y atonía intestinales.

El resfriado y la indigestión son compañeros inseparables. Estos estados morbosos constituyen el punto de partida y la base de toda dolencia. De ahí que la ignorancia sobre su origen y naturaleza afecte también al verdadero concepto de toda enfermedad y su debido tratamiento.

Tratamiento

Estas anormalidades se tratarán produciendo fiebre curativa en la piel y combatiendo la fiebre destructiva de las entrañas del enfermo. Para lo primero tenemos las seis frotaciones en la cama, indicadas para adultos y niños. En los enfermos crónicos de difícil reacción, se ortigará previamente todo el cuerpo. Los adultos que estén en pie deberán tomar un Lavado de la Sangre diario al vapor o al sol por la mañana, y dos o tres baños genitales de veinte a treinta minutos por la tarde.

Para combatir la fiebre destructiva de las entrañas, tenemos además la cataplasma de barro durante la noche. Como dieta, solamente fruta cruda a la hora que se quiera y en la cantidad que se desee.

En general, deberá seguirse el tratamiento indicado en «Primeros Auxilios o tratamientos de afecciones agudas».

Practicando mi Régimen de Salud del capítulo 22, se evitarán resfriados e indigestiones.

Caso: M. L. A., de sesenta y cuatro años, después de desarreglos digestivos descuidados, cayó con escalofríos y tercianas que le impedían dormir por la noche. Al despertar tenía 140 pulsaciones por minuto, es decir, 41 grados de fiebre interna; en el termómetro aplicado en la ingle, 38 grados. Como se ve, había un desequilibrio de 3 grados entre la temperatura interior y exterior del cuerpo: de ahí el gran malestar, pesadez de cabeza, lengua sucia, gases y estreñimiento. Ante este cuadro patológico, ¿había necesidad de «diagnosticar», es decir, de averiguar qué nombre correspondía a esta dolencia? Según mi doctrina, el nombre de la enfermedad nada soluciona; en cambio, siempre se impone la necesidad de «normalizar» el funcionamiento orgánico, para lo cual es indispensable producir «equilibrio térmico» del cuerpo afiebrando su piel y refrescando sus entrañas.

Con este objetivo el enfermo abandonó la cama y se dirigió a los Baños Santiago, donde tomó mi Lavado de la Sangre de una hora y tres cuartos de duración. Tan inactiva estaba su piel que la transpiración en la frente demoró hora y media en presentarse. Con esta aplicación volvió el calor a la piel, mejoró su pulso y el ánimo, por lo que pudo almorzar una pequeña ensalada de lechuga sin pan. A las tres y a las seis de la tarde, realizó baños genitales de treinta minutos que le refrescaron el interior del cuerpo, le despejaron la cabeza y despertaron el bienestar general del enfermo. Después de comer otra ensalada, se acostó y durmió normalmente a pesar de la gran transpiración maloliente que le permitió expulsar abundantes morbosidades.

Conviene observar el curso de esta crisis, que confirma mi doctrina térmica. Al despertar de la mala noche el termómetro marcaba 38 grados y el pulso acusaba 140 pulsaciones por minuto. Al acostarse ese mismo día, el enfermo tenía 39 grados en el termómetro y 95 pulsaciones, es decir, a pesar del estado febril, las temperaturas interna y externa se equilibraban. A la mañana siguiente, tenía 70 pulsaciones y 36,8 grados en el termómetro, desapareciendo la calentura y restableciéndose la normalidad funcional del organismo sin drogas, inyecciones, píldoras ni hierbas, solamente mediante el equilibrio térmico del cuerpo.

RAQUITISMO

Esta dolencia se manifiesta poco después del nacimiento, con una cabeza desproporcionada, vientre hinchado, miembros endebles o desviaciones de la columna vertebral.

La causa del raquitismo es la sangre maleada de los padres y un mal régimen alimenticio de la madre durante el embarazo y la lactancia, con falta de vitaminas y sales minerales, que se encuentran en abundancia en las frutas crudas, semillas de árboles y ensaladas. Naturalmente, la falta de leche materna es causa también de este mal.

Tratamiento

Esta dolencia es, pues, una alteración de la nutrición que desaparecerá con aire puro día y noche, y leche de la madre, nodriza o de cabra. Los baños de sol, de luz y aire, una frotación de agua fría al despertar y una cataplasma de barro en el vientre durante el sueño asegurarán la vuelta a la salud de estos enfermos, para quienes los «remedios de farmacia» son perjudiciales.

El niño, cuando tenga sus dientes, se alimentará a base de frutas, semillas y ensaladas crudas.

La madre seguirá mi Régimen de Salud del capítulo 22.

REUMATISMO ARTICULAR AGUDO

Se llama reumatismo a un estado doloroso de las articulaciones o de partes musculosas del cuerpo.

Esta dolencia implica una impurificación de la sangre, y es efecto de un régimen alimenticio a base de productos animales, con exceso de albúmina. Las carnes, los huevos, la leche, el pescado, los mariscos, las bebidas fermentadas, el queso, etc., son sustancias que dejan en el cuerpo adulto abundantes materias extrañas, especialmente ácido úrico, que se deposita en los músculos y, más a menudo, en las articulaciones, produciendo malestar general, dolores locales y fiebre precedida de escalofríos. En la fase aguda las articulaciones se hinchan y la fiebre puede llegar a 40 grados o más. Los dolores de las articulaciones atacadas son a veces insoportables, llegando a imposibilitar el movimiento.

Para esta dolencia, la medicina sólo tiene calmantes como la morfina o sus derivados y el «salicilato», producto tóxico que destruye las mucosas del estómago e intestinos, arruinando la salud del paciente. Una consecuencia de estos errores es que, con frecuencia, estos ataques reumáticos agudos producen complicaciones tan graves como endocarditis, inflamación del corazón y lesiones valvulares. Por el contrario, el tratamiento que viene a continuación ofrece al enfermo inmediato alivio, evitando toda complicación al favorecer la expulsión de las sustancias extrañas, causa del mal.

Tratamiento

Para calmar los dolores se aplicará en la parte afectada, si está caliente, una cataplasma fría de barro, renovándola para mantener fresca la zona. Si está fría, se aplicarán cataplasmas calientes de linaza y, mejor, almohadillas de semillas de pasto miel, como se explica en el apartado «Dolor».

Como tratamiento general, si el enfermo está en cama se le practicará, cada hora, una frotación con agua fría por todo el cuerpo, ortigando previamente las partes doloridas con manojos de ortigas frescas, ya sea la hierba común o la conocida con el nombre de «ortiga caballuna». Es increíble el efecto derivativo de estas ortigaduras cuando van seguidas de frotaciones o chorros de agua fría; al poco tiempo el enfermo siente cómo el dolor interior sale a la piel, descongestionando la parte dolorida.

Un trapito humedecido en parafina también calma los dolores reumáticos, llevando a la superficie las materias morbosas de los tejidos; esta aplicación durará cinco minutos más o menos. Su efecto puede compararse al de la ortiga que, produciendo irritación en la piel, atrae a la superficie las materias malsanas causantes de la dolencia.

Por la noche se dormirá con una cataplasma de barro sobre el vientre y las partes doloridas. Si el corazón ha resultado afectado, se aplicarán sobre él compresas de agua fría o una cataplasma de barro. Están absolutamente prohibidas las bolsas de hielo, que tienen resultados desastrosos casi siempre.

El ayuno está indicado en los casos de ataque reumático y conviene recordar los resultados con él obtenidos por el doctor Tanner al tratar esta materia. Antes que el ayuno absoluto del citado doctor es preferible una dieta cruda a base de fruta ácida.

Durante el tratamiento, el reumático observará una dieta exclusiva de frutas crudas, especialmente naranjas, fresas, uvas, nísperos, manzanas, membrillos, etc., todas disolventes del ácido úrico. Al despertar y al acostarse, se tomará el zumo de uno o dos limones sin azúcar.

La infusión de limpiaplata, sanguinaria, sabinilla, cedrón y escaramujo (mosquetas de rosa silvestre) disuelve los uratos y limpia los riñones; se puede tomar una cucharada cada hora o tres tazas o medias tazas al día, durante las crisis.

REUMATISMO CRÓNICO

El reumatismo crónico se trata de forma análoga al agudo. Resulta indispensable practicar diariamente mi Lavado de la Sangre y observar las demás indicaciones del Régimen de Salud del capítulo 22. En primavera y verano, a media tarde, es excelente el baño de pitón o chorro fulgurante, ortigando previamente las partes doloridas.

Para deshacer las deformidades de los miembros se emplean saquitos calientes de flores de heno o de semillas de pasto miel durante una o dos horas cada día. El reumatismo muscular que provoca dolor intenso e impide ciertos movimientos que dependen del músculo afectado, generalmente el cuello, tiene un tratamiento análogo al expuesto.

Caso: a don H. C. R., de cincuenta y cinco años, exministro de Estado, lo vi un día del otoño de 1937. Llevaba varios meses postrado en la cama con reumatismo articular en todo el cuerpo. Los dolores le impedían todo movimiento y no le permitían reposo ni de día ni de noche. Se habían probado toda clase de drogas e inyecciones, consiguiéndose sólo un alivio pasajero. Los médicos habían prohibido al enfermo exponerse al frío, y, para evitarlo, habían reemplazado las sábanas por mantas de lana. Además, la ropa adherida al cuerpo del paciente era únicamente de lana, al igual que la inmensa manta que cubría su lecho. Me llamaron para dar mi opinión sobre este caso y ordené retirar esas sábanas y el exceso de abrigo. Cada día debían aplicar al enfermo, en cama, de seis a ocho frotaciones de agua fría, una cada hora, ortigando previamente todo el cuerpo y en especial las partes doloridas. La dieta, exclusivamente de fruta cruda. Además, había que aplicarle una lavativa con agua natural si no había evacuación y, cuando fuera posible, practicar mi Lavado de la Sangre cada día.

A la semana de seguir este régimen, el enfermo abandonó el lecho y pudo caminar sin ayuda de ningún tipo. Pocas semanas después se le veía pasear alegremente por las calles centrales de la capital. Desde entonces no ha abandonado la práctica de mi Lavado de la Sangre cada mañana.

Otro: el joven L. F. R., de Constitución, fue víctima de reumatismo poliarticular gonocócico, según diagnóstico médico. Unos desesperantes dolores le agobiaban día y noche, hasta quedar con la pierna derecha rígida y anquilosada.

En estas condiciones el enfermo siguió las instrucciones que le di, con tan buen resultado que antes de un mes pudo dejar la cama y andar apoyado en un bastón y sin ayuda poco después. A los tres meses de practicar mi Régimen de Salud, nuestro joven se sentía tan sano como el que más.

En su testimonio este enfermo deja constancia de que se sometió a mis indicaciones contra la opinión del doctor L. B. y otros facultativos que lo examinaron y que habían pronosticado que quedaría con la pierna rígida toda su vida.

Este joven también deja constancia de que los dolores que lo atormentaban a veces no cedían ni con la acción de la morfina. En cambio, con mi tratamiento desaparecieron totalmente en pocos días.

Termina diciendo que el éxito de su curación se debe a la dieta cruda a base de frutas y ensaladas, a los baños de vapor en silla primero y, sobre todo, a las aplicaciones calientes de saquitos de pasto miel escurridos, cuya eficacia califica de «maravillosa» para calmar dolores agudos.

RIÑONES: SUS DOLENCIAS

Los riñones son dos glándulas de forma similar a la de un frijol o judía y están situados en la parte posterior del abdomen, uno a cada lado de la columna vertebral, envueltos en almohadillas de grasa, que los protegen y mantienen en su sitio.

Como todos los órganos nobles del cuerpo, los riñones poseen gran resistencia.

Estos órganos constituyen una de las defensas más poderosas del organismo, y de su correcto funcionamiento depende en gran parte la salud general del individuo. La función propia de los riñones consiste en filtrar continuamente la sangre, retirando de ella sustancias extrañas, productos de la digestión y desgaste orgánico, especialmente urea, ácido úrico, cloruros, drogas y sales minerales inorgánicas. Cualquier entorpecimiento en el trabajo de eliminación de los riñones causa inmediatamente un mayor o menor envenenamiento de la sangre.

Los productos tóxicos que el riñón extrae de la sangre son eliminados por una secreción de éste, llamada orina, la cual es conducida a la vejiga por dos tubos que se denominan uréteres. De la vejiga, la orina es expulsada al exterior por un conducto llamado uretra.

Cuando el cuerpo está sano, y por tanto en normalidad digestiva, no hay en él acumulación de sustancias extrañas, y entonces el riñón sólo tiene que eliminar los desechos del natural desgaste orgánico, pudiendo continuar este trabajo sin interrupción y hasta el fin de la vida. Pero si, debido a una alimentación inadecuada y, en consecuencia, a una mala digestión, se produce en el organismo acumulación de impurezas, los riñones se sobrecargan de trabajo, se irritan y congestionan, debilitándose e incapacitándose progresivamente, comprometiendo así la salud general del individuo.

Todas las dolencias de los riñones tienen una causa común: la irritación provocada por sustancias extrañas introducidas en el cuerpo por una nutrición inadecuada, ya sea por vía nasal, bucal o cutánea. También las vacunas, los fármacos, los sueros y las inyecciones obligan a estos órganos a realizar un trabajo agotador y debilitante para poder expulsarlas. Al respirar aire viciado o corrompido sobrecargamos también el trabajo de los riñones, y si ingerimos productos animales o tóxicos forzamos de forma inconveniente la actividad renal. Al dificultar la ventilación de la piel con el uso de camisetas u otras ropas pegadas al cuerpo, obligamos a los riñones a un mayor trabajo para compensar la falta de eliminación cutánea. Además, en este caso, ellos deben eliminar las impurezas absorbidas por los poros. Finalmente, las putrefacciones intestinales y el estreñimiento agotan y degeneran la capacidad funcional de estos órganos.

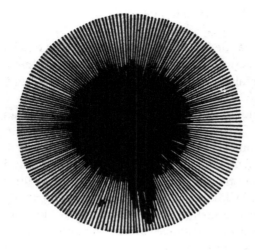

En este iris del ojo izquierdo, el riñón de este lado del cuerpo aparece inflamado y congestionado. Observe el lector cómo esta inflamación se deriva de la zona digestiva, que se presenta crónicamente afiebrada por esponjamiento del tejido iridal alrededor de la pupila. Así, pues, son los desarreglos de la digestión la causa de las dolencias renales.

Tratamiento

Conocida la causa de las dolencias de los riñones, el tratamiento curativo será el siguiente: hay que purificar la sangre restableciendo la normalidad de la nutrición general, respirando aire puro día y noche, y consumiendo alimentos vegetales, en lo posible frutas y ensaladas. Si la alimentación es más liberal, con carnes, vino y golosinas, es preciso aliviar el trabajo de los riñones con una activa eliminación a través de los poros de la piel. En este caso, la persona aficionada a la buena mesa tomará indefinidamente un Lavado de la Sangre diario.

Con lo expuesto, se comprenderá lo absurdo del tratamiento de las afecciones renales por medio de drogas, inyecciones, sueros, vacunas, sangrías, operaciones, etc. Con estos medios estas dolencias se agravan y se convierten en crónicas e incurables.

Mi sistema procura ante todo la normalidad digestiva del enfermo de los riñones a fin de evitar la presencia de productos malsanos que recarguen el trabajo de estos órganos. Esto se consigue con una alimentación cruda a base de frutas y ensaladas sin sal. Además, hay que refrescar las entrañas mediante aplicaciones de barro sobre el vientre y los riñones por la noche y baños genitales de asiento o de tronco durante el día.

Teniendo en cuenta que la función eliminadora de la piel es de tal importancia que, en estado normal, realiza gran parte de la tarea de los riñones, podemos aliviar el trabajo de éstos activando la eliminación a través de los poros, mediante mi Lavado de la Sangre, cada día. Al desviar a la piel las sustancias extrañas, evitaremos que éstas irriten los riñones, y a éstos les permitiremos un relativo descanso que posibilitará su restablecimiento. La derivación de las sustancias extrañas hacia la piel también se consigue mediante reacciones térmicas provocadas con frotaciones o chorros de agua fría y por medio del calor húmedo de envolturas o paquetes que expulsan por los poros las impurezas del organismo.

Finalmente, las ortigaduras por todo el cuerpo, al congestionar la piel, descongestionan los riñones y órganos internos.

Los enfermos de los riñones deberán abstenerse de consumir carnes, huevos, queso, cacao, chocolate, pescado, mariscos, alubias, lentejas, garbanzos, bebidas fermentadas, café y té, que producen ácido úrico. El queso fresco o requesón está autorizado, especialmente en los niños, en lugar de la leche.

Los fármacos, ingeridos o inyectados, quedan absolutamente prohibidos, por el efecto irritante de las drogas en los tejidos renales. La sal de cocina, la teobromina del cacao y chocolate, las bebidas fermentadas y los llamados tónicos a base de minerales tienen un efecto análogo.

El tratamiento común de las dolencias de los riñones se dirigirá siempre a activar la eliminación de la piel y restablecer la normalidad digestiva refrescando las entrañas del enfermo. Se recomienda una dieta cruda de frutas frescas de todo tipo, ensaladas de lechuga, sopas de avena, cebada, arroz con verduras y queso fresco, si hay hambre.

Las frutas oleaginosas hay que consumirlas con cuidado y son más aconsejables para los niños que para los adultos.

Ejemplo de menú para un convaleciente:

Desayuno: fruta cruda de la estación.

Almuerzo: una buena ensalada de lechuga sin sal, puchero de verduras, patatas con cochayuyo, arroz y ciruelas secas cocidas, como postre.

Comida: (a la puesta del sol) como el desayuno, o miel de abejas con pan integral, en invierno, o alguna ensalada cruda con poco pan, mejor integral o tostado.

Como bebida, una tisana de limpiaplata, mosquetas (escaramujos), sanguinaria, sabinilla y cedrón, a partes iguales una o dos tazas al día.

En los casos agudos, sin perjuicio de lo dicho, deberán seguirse las instrucciones de «Primeros auxilios o tratamientos de afecciones agudas».

Si el enfermo puede permanecer en pie, seguirá indefinidamente el Régimen de Salud del capítulo 22, con un Lavado de la Sangre cada día.

Hay que vigilar la digestión para que el vientre se desocupe todos los días, aplicando lavativas, si es necesario.

Siguiendo las indicaciones apuntadas, podrán tratarse con éxito todas las afecciones de los riñones, como congestión de los riñones, lumbago, nefritis o inflamación aguda, inflamación crónica o nefritis crónica, pielitis, cirrosis, albuminuria, hemorragia de los riñones —para detenerla se recomienda una taza de infusión de limpiaplata y raíz de tormentilla—, tuberculosis de los riñones, cáncer, dislocación del riñón o riñón suelto, hidronefrosis y cálculos renales.

Para combatir los dolores renales, o en los cólicos nefríticos, se emplean saquitos calientes y escurridos de semillas de pasto miel, o de flores de heno, cambiándolos cada veinte minutos, previa fricción local con agua fría. Se puede obtener un resultado similar con una cataplasma de linaza y aun con aplicaciones de barro.

Caso: don L. Molina, de Santiago, de cuarenta y ocho años, hacía ocho días que guardaba cama víctima de una hemorragia renal. Los facultativos diagnosticaron lesión del riñón derecho que hacía necesaria la intervención quirúrgica por haber fracasado el tratamiento a base de inyecciones y sueros.

Llamado para dar mi opinión, fui del parecer de que no había tal lesión renal y que se trataba de una congestión aguda que únicamente desaparecería «desinflamando» los órganos afectados. Siguiendo mis consejos, el enfermo inmediatamente dejó la cama para ir a los baños a tomar mi Lavado de la Sangre, con lo cual ya se sintió mejor. Repitiendo diariamente esta aplicación por la mañana y por la tarde, dos o tres baños genitales de veinte a treinta minutos, así como una cataplasma de barro sobre el vientre y los riñones por la noche, se consiguió descongestionar estos órganos, con lo que desapareció la pérdida de sangre en tres días. Recomendé el mismo régimen durante cuatro semanas, durante las cuales el enfermo debía observar una dieta rigurosa a base de frutas crudas y ensaladas. Nada de cama y, en cambio, aire puro en todo momento. Así se restableció la salud y se evitó una mutilación que habría dejado a la víctima al margen de todo bienestar y le habría acortado la vida.

Otro: la señora O. B., de cuarenta años, solicitó mi visita en el Hospital Militar de esta capital. Llevaba en cama muchos meses a consecuencia de una nefritis y albuminuria sin que el tratamiento diera el menor resultado. Prohibí que le siguieran aplicando inyecciones. Además, debía abstenerse de todo alimento de origen animal o cocinado, para pasar a llevar un régimen de frutas y ensaladas crudas. También debía realizar una frotación de agua fría mañana y noche, un Lavado de la Sangre diario antes del almuerzo, dos o tres baños genitales de veinte a treinta minutos por la tarde y barro alrededor del vientre y riñones durante la noche. Así se combatió el envenenamiento de la sangre producido por un estreñimiento rebelde y la intoxicación medicamentosa: ésta era la causa de la inflamación de los riñones.

Desde el primer día la enferma pudo abandonar la cama, sus dolores de cabeza y cintura fueron desapareciendo y volvió el ánimo y bienestar durante tanto tiempo perdido. Al cabo de cuatro semanas quedó totalmente fuera de peligro.

Otro: don Manuel Arena Solis, de cuarenta y cinco años, empresario de Santiago, residente en la calle Moneda nº 873, llevaba dos años tratado de tuberculosis del riñón. Cuando lo vi orinaba pus y sangre, su cuerpo era esquelético y en todo momento sentía la sensación de tener una plancha caliente en la cintura. En febrero de 1935, como último recurso, los facultativos acordaron operarlo para extraerle el riñón derecho, el cual aparecía gravemente lesionado al examen de los rayos X; también los exámenes microscópicos denunciaban abundancia de bacilos de Koch.

En estas condiciones, el enfermo solicitó mi opinión y consejos. Me percaté de que toda su dolencia residía en el mal funcionamiento de su aparato digestivo afiebrado y su piel anémica. Lo hice desistir de la intervención quirúrgica, asegurándole un restablecimiento completo con el Régimen de Salud que le prescribí. Éste consistió en un Lavado de la Sangre diario por las mañanas y dos o tres baños genitales de veinte a treinta minutos durante el resto del día. Además, una alimentación exclusivamente cruda a base de frutas y ensaladas, y barro sobre el vientre y los riñones durante la noche.

Siguiendo estas instrucciones, en ocho meses el enfermo desahuciado sanó y recuperó peso y fuerzas. Se le abrió una postema en la cintura, a la altura del riñón enfermo, y con una supuración abundantísima —que se favorecía con fenogreco— expulsó litros de pus. A medida que esta materia corrompida abandonaba el cuerpo del enfermo, su orina se aclaraba cada día más hasta normalizarse totalmente.

Un año después, el señor Arenas solicitó un nuevo examen de rayos X y también bacteriológico, los cuales constataron absoluta normalidad en ambos riñones. Veintidós años después, este enfermo sin remedio «disfruta de una perfecta salud», sin abandonar por ello mi Régimen.

Otro: don Luis Carvallo, de Santiago, a los cuarenta y siete años fue desahuciado de pielitis crónica. Su orina se componía de pus en un cincuenta por ciento. A consecuencia de esta afección, tuvo complicaciones en el corazón hasta tal punto que los facultativos le previnieron que podía morir de un momento a otro, por lo que se le prohibió toda actividad, hasta la de firmar. Sometido a mi Régimen de Salud con un Lavado de la Sangre diario, a fecha de hoy, y con sesenta y dos años, se considera completamente sano y es exponente de buena salud.

SARNA

Esta afección de la piel es provocada por un pequeño parásito, llamado ararus o arador. La dolencia se caracteriza por unas vejiguillas que causan vivo escozor y que suelen aparecer en las dobleces de la piel de las manos y cuerpo en general.

La sarna es una afección sumamente contagiosa que se transmite no sólo por contacto directo del enfermo, sino también por los objetos o prendas que haya podido usar. Las toxinas de la sarna se transmiten por herencia. En el iris de los ojos se reflejan como manchas de color café y rojizas, denunciando depósitos de sustancias extrañas, provenientes del parásito.

Tratamiento

Debe seguirse el indicado en la sección «Piel: su función y dolencias». Para hacer brotar la sarna y favorecer así su expulsión, lo mejor es una frotación de agua fría seguida de un baño completo de vapor, lavando después todo el cuerpo con jabón de hiel. El mismo día, por la tarde, se pueden hacer seis frotaciones generales con agua fría, una cada hora en la cama, friccionando enseguida las partes enfermas con una mezcla de raíz de romaza machacada y crema de leche. Esta composición debe prepararse cinco horas antes de usarse. Durante los tres, cuatro o cinco días siguientes deberá procederse de la misma forma, cambiando después las ropas del enfermo y las de la cama, y lavándolas bien en agua hirviendo.

Lavando el cuerpo con jabón bruto y friccionando parcialmente la piel con zumo de cicuta se consigue matar el parásito de esta afección. Bastan dos o tres aplicaciones seguidas para obtener éxito. Con la infusión de polvillo de tabaco se obtiene un resultado análogo, pero se deberá proceder con cuidado y hacer las aplicaciones de este veneno sólo localmente, porque si se hacen a todo el cuerpo, produce envenenamiento, al igual que la cicuta.

Naturalmente, hay que atender la normalidad digestiva, observando un régimen alimenticio a base de frutas crudas, semillas de árboles y ensaladas. Como la digestión ante todo depende de la temperatura del aparato digestivo, es necesario refrescar el interior del vientre con una cataplasma de barro durante la noche.

En todo caso, el tratamiento debe ser general para purificar la sangre y también local para atacar el parásito en las partes donde se presente.

El tratamiento medicamentoso a base de pomadas lleva al parásito al interior del cuerpo, donde su acción resulta mucho más perjudicial.

Por regla general, los adultos seguirán el Régimen de Salud del capítulo 22.

TISIS Y TUBERCULOSIS

Precisando conceptos

Ante todo conviene que el lector sepa que si se mantienen buenas digestiones permanentemente, no será posible la existencia de dolencias pulmonares o de otra naturaleza.

Confundir los términos «tisis» y «tuberculosis» es un error muy generalizado. La tisis se caracteriza por una incapacidad respiratoria del enfermo, que le impide realizar esta función libre y profundamente. Como lo revela la iriología, esta incapacidad respiratoria pocas veces es efecto de la tuberculosis, es decir, de destrucción de los tejidos pulmonares, sino que es resultado de una congestión crónica de los órganos respiratorios, que se repletan de sangre por una continuada aceleración del ritmo cardíaco, estimulado por la fiebre gastrointestinal. Esta fiebre se revela en el iris de los ojos del supuesto tuberculoso por una inflamación variable del tejido iridal en la zona digestiva. También la señala la aceleración del pulso del enfermo, cuando su sistema nervioso ha escapado a la intoxicación intestinal o medicamentosa.

La tisis equivale a la «calentura», nombre vulgar que muy propiamente caracteriza al estado crónico de calor febril que devora las entrañas de los enfermos que padecen de los pulmones.

En lo que a «tuberculosis» se refiere, esta denominación implica la presencia de tejidos destruidos, lesiones que indistintamente pueden afectar a la piel, los huesos y, excepcionalmente, los órganos internos del cuerpo.

Según esto, una persona puede ser tísica sin ser tuberculosa, y, a la inversa, un individuo puede ser víctima de un proceso tuberculoso de su piel o huesos sin que se manifieste la tisis. En otros términos, el tísico puede tener los pulmones libres de lesiones tuberculosas, del mismo modo que la víctima de tuberculosis en los huesos o en la piel puede estar libre de tisis o congestión pulmonar crónica.

El maravilloso espejo del iris de los ojos de los referidos enfermos demuestra lo que afirmo. Examinando el iris de numerosos desahuciados de tuberculosis, he descubierto que sus pulmones, gravemente lesionados según los rayos X, estaban libres de las supuestas lesiones tuberculosas.

La llamada «peste blanca», que diezma nuestra población más joven, raras veces tiene relación con la tuberculosis. Por lo común, su origen está en la desnutrición e intoxicación derivadas de graves putrefacciones intestinales crónicas, mantenidas por fiebre interna del vientre y una deficiente actividad de la piel de los llamados tuberculosos pulmonares.

Los hijos de madres incapacitadas para nutrirlos con sus senos, suelen ser víctimas, en plena juventud, de la peste blanca. Los individuos que durante los dos primeros años de su vida han sido alimentados con pecho materno o de una nodriza sana jamás sufrirán de los pulmones.

TISIS O CALENTURA

Como acabamos de ver, esta afección está caracterizada por un estado febril crónico que se manifiesta por la aceleración del pulso del enfermo. Esta fiebre no siempre aparece en la superficie del cuerpo, e incluso es frecuente que en estos enfermos el termómetro bajo el brazo denuncie una temperatura menor que la normal y un frío persistente, sobre todo en los pies y las manos.

El desequilibrio térmico es un estado característico del tísico, y, mientras su cuerpo está exteriormente dominado por el frío, la fiebre devora sus entrañas.

En estos enfermos, el corazón, cuya actividad sigue a la temperatura, acelera su ritmo estimulado por la fiebre interna del cuerpo. Esta mayor actividad cardíaca progresivamente congestiona los pulmones, repletándolos de sangre, reduciendo así su capacidad respiratoria y obligándolos a activar sus movimientos para compensar su insuficiencia. De ahí la respiración rápida, fatigosa, corta y anhelante de los enfermos de tisis.

La referida fiebre interna siempre reside en el estómago e intestinos y es revelada, además de por la aceleración del pulso, por los ojos del enfermo, que manifiestan inflamación o esponjamiento del tejido iridal en la zona digestiva que rodea la pupila.

El origen de esta anomalía se inicia cuando el niño deja el pecho materno e ingiere alimentos inadecuados, los cuales obligan al débil aparato digestivo de la criatura a un trabajo forzado y prolongado que progresivamente congestiona y afiebra sus mucosas.

Las madres preparan la tisis de sus hijos cuando los privan de su pecho antes de que éstos completen su dentadura, que los capacita para cambiar de alimento. Siguiendo mi Régimen de Salud antes y después del parto, toda madre estará facultada para amamantar a su hijo hasta los dos años, asegurándole así salud y larga vida.

La fiebre intestinal desnutre e intoxica al organismo, porque, al pudrir los alimentos, los inutiliza y transforma en venenos.

El enfermo de tisis pierde peso y fuerzas cada día, porque, como acabo de decir, la fiebre que abrasa sus entrañas pudre sus alimentos, los cuales, en lugar de incorporarse a los tejidos vivos de su cuerpo, se transforman en venenos que deprimen su vitalidad orgánica, dando lugar a la «debilidad» y falta de fuerzas tan característica de estos enfermos.

Además, la fiebre interna que acelera el ritmo del corazón, congestiona los pulmones, dificultando así la nutrición pulmonar. Si la onda sanguínea es lanzada a los pulmones ciento cuarenta veces por minuto en lugar de setenta, que es lo normal en un adulto, se comprende que los tejidos pulmonares se repletan de sangre, reduciendo el espacio destinado al aire. De ahí la opresión en el pecho, los ahogos y las hemorragias. Estos síntomas son consecuencia de la congestión pulmonar y no suponen lesiones necesariamente.

Finalmente, la congestión de las entrañas del enfermo de tisis hace deficiente la circulación sanguínea de la piel, debilitando las funciones de nutrición y eliminación de este órgano. De ahí que la desnutrición e intoxicación por fiebre interna sea un fenómeno característico de las víctimas de la peste blanca y esta anormalidad sea el verdadero enemigo que debe combatirse en estos enfermos, afiebrando su piel y refrescando sus entrañas para restablecer el equilibrio térmico de su cuerpo, indispensable para su normalidad funcional.

La fiebre interna, crónica e intensa, constituye, pues, el punto de partida y la base de la supuesta tuberculosis pulmonar. Esta fiebre gastrointestinal va acompañada de una piel cadavérica e inactiva, un crónico desequilibrio térmico característico de toda dolencia.

¿Y el bacilo de Koch? Éste es un agente de fermentación pútrida en un terreno impuro a temperatura febril. En otros términos, el microbio es una consecuencia del desarreglo orgánico y no la causa, como pretende la medicina. Restableciendo el equilibrio térmico del cuerpo, cesarán las fermentaciones malsanas, originadas y mantenidas por la fiebre, y se activará la purificación de la sangre por la piel.

Caso: la señorita Rosario Ramírez Arroyo, de Ciudad de Guatemala, Guatemala, C. A., con fecha 9 de julio de 1954, me envía el siguiente testimonio firmado ante notario: «Que en 1947, siendo enfermera del hospital San José de dicha ciudad, fue operada de tuberculosis, lo que dio por resultado la incapacitación de su pulmón derecho. Que a fines de 1948, la enfermedad se extendió al pulmón izquierdo, fracasando los diferentes tratamientos que se le aplicaron, tanto en dicho hospital como en la "Liga antituberculosa". Que decepcionada de la medicina y como último recurso, buscó los servicios del señor Nicolás Meza Valenzuela, quien la trató según las enseñanzas de la Doctrina del Equilibrio Térmico, de la que es discípulo. Que con el nuevo tratamiento pronto sintió franca mejoría, hasta encontrarse totalmente curada en la actualidad, como lo acreditan los certificados del doctor Chacón, del Departamento de Radiología del Hospital General y de la Liga Nacional contra la Tuberculosis».

Otro: la señora Emma Fritz de Dueñas, residente en Santiago, avenida Matta 1441, me ha dejado el siguiente testimonio: «El 12 de diciembre de 1936, llegué a Chillán procedente de Bulnes, de fundo Libuiy, gravemente enferma. Consulté al doctor Domingo Taricco, quien me recetó inyecciones antifebrífugas y laxantes, sin resultado. Como seguía sin mejoría, vi al doctor Torres Cuevas, quien me hizo una radiografía de los pulmones y opinó que era víctima de una "tisis galopante".

»Como seguía mal, consulté al doctor Wildner, quien opinó, como el doctor Torres, que no tenía remedio.

»Entonces resolví venirme a Santiago a consultar a don Manuel Lezaeta Acharán. El último facultativo que me vio en Chilán opinó que era inútil el viaje porque seguramente moriría en el camino. En vista de mi insistencia, el médico referido me prescribió unas inyecciones para resistir el viaje.

»El día 1 de enero de 1937, a las nueve horas, llegué a la casa del señor Lezaeta, quien observando el iris de mis ojos y la actividad de mi pulso, me aseguró que no tenía tuberculosis pulmonar. Agregó que en veinte días, siguiendo sus indicaciones, estaría recuperada.

»Yo no tenía valor para nada, estaba completamente sorda, con cansancio continuo y falta total de apetito.

»En el mismo auto que llegué a casa del señor Lezaeta, acompañada de él, me dirigí a los baños para tomar su Lavado de la Sangre, en cajón de vapor. Practicado este baño, me sentí muy agotada, pero, después de un momento, recobré el ánimo y hasta sentí apetito. También noté que oía algo más que antes.

»Seguí diariamente con el Lavado de la Sangre, una alimentación exclusivamente a base de frutas crudas y ensaladas, practiqué cada día tres baños genitales de veinte minutos y dormí con una cataplasma de barro sobre el vientre, y hoy me encuentro completamente recuperada y animosa. Oigo perfectamente, desocupo el intestino mañana y tarde, con excrementos normales y exentos de olor malsano. Además, el frío en la espalda y las extremidades ha desaparecido completamente.

»Tengo una niña de dos años, de quien los médicos quisieron separarme. No lo he hecho ni un momento, sin ningún inconveniente para su salud.

»Mis afectuosos agradecimientos al señor Lezaeta que, después de Dios, me ha salvado la vida. Santiago, 9 de febrero de 1937. [Firmado:] Emma de Dueñas».

Cuando vi a la enferma el 1 de enero de 1937, pesaba 34 kilos; el 2 de abril su peso era de 49 kilos.

El 7 de junio de 1945 recibí la visita de la señora Emma, constatando su plena salud. Me manifestó que seguía practicando mi Régimen y que era madre de cuatro hijos sanos que han nacido sin necesidad de matrona.

La tuberculosis pulmonar es poco frecuente

Nuestras estadísticas presentan a Chile como un país diezmado por la tuberculosis pulmonar. Sin embargo, mis observaciones a través de miles de enfermos me permiten asegurar que eso no es cierto, y que la tuberculosis pulmonar es una afección poco frecuente en esta tierra dotada por la Naturaleza de una forma espléndida para mantener la vida sana de sus habitantes.

El examen del iris de los ojos de los supuestos tuberculosos revela que más del ochenta por ciento de los desahuciados no tienen ni han tenido nunca lesiones en su aparato respiratorio.

Comprendo la gravedad de esta afirmación, y estoy dispuesto a probarla con hechos ante personas imparciales. A ello me induce la obligación de contribuir en lo posible a solucionar un problema que cada día se agrava debido a falsas teorías y prejuicios.

Sabemos que la supuesta tuberculosis pulmonar ataca principalmente a las personas jóvenes. Los organismos en plena juventud pagan un doloroso tributo a la llamada peste blanca, mientras que es poco frecuente en la edad madura, y menos aún en la ancianidad.

Las anormalidades denominadas tuberculosis, cáncer y gangrena constituyen procesos destructivos en los que mueren células y tejidos de cuerpos desvitalizados por desnutrición e intoxicación crónica, a través de largos años de vida anormal. Así se explica que las víctimas del llamado cáncer sean individuos mayores de cuarenta años, y que la gangrena sea una dolencia de la edad senil.

Si en la edad madura y en la vejez el hombre que lleva una vida desarreglada es víctima de achaques crónicos y malignos, no se explica con lógica, es decir, científicamente, que la temprana juventud sea diezmada por tuberculosis, un proceso destructivo incompatible con unas defensas naturales enérgicas, propias de organismos jóvenes. Mientras que los árboles viejos presentan ramas secas y troncos carcomidos, las plantas tiernas no ofrecen estos procesos destructivos.

Observando el iris de los ojos, cualquiera puede constatar la poca frecuencia con que se producen procesos destructivos en los tejidos de nuestro cuerpo.

Es muy raro observar casos de gangrena o descomposición cancerosa en personas jóvenes, y rarísimas veces la iriología denuncia destrucción del tejido pulmonar por tuberculosis.

Si pensamos un poco, nos daremos cuenta de que, de todos los órganos que nuestro cuerpo posee, son los pulmones los menos expuestos a sufrir maltrato. Mientras nuestro estómago es víctima de continuos y graves ataques por una alimentación inadecuada, irritante y tóxica, mientras nuestra piel se afemina y debilita por la sofocación diaria producida por la ropa, nuestros pulmones están libres de soportar prácticas viciosas y errores de vida. El aire tóxico, su peor enemigo, instintivamente es evitado por su olor desagradable y molesto. Además, debido a su vital importancia para el funcionamiento de nuestro cuerpo, los órganos respiratorios están muy protegidos en la cavidad torácica, cuya recia contextura ósea impide daños del exterior.

Como lo revela la iriología, el enemigo de los pulmones se desarrolla y mantiene en el interior del vientre. De las fermentaciones pútridas del aparato digestivo parte la ofensiva permanente a estos órganos, debilitando sus tejidos por congestión e intoxicación progresiva.

Con mucha anticipación a las lesiones de los tejidos pulmonares, éstos se han debilitado por prolongadas congestiones producidas pôr la aceleración del ritmo cardíaco, a su vez estimulado por la fiebre gastrointestinal, la cual debilita y altera todo el organismo, produciendo putrefacciones que desnutren e intoxican progresivamente.

De este modo, antes de que un individuo sucumba por tuberculosis pulmonar, es decir, por destrucción de sus pulmones, seguramente la muerte se haya presentado ya por desnutrición e intoxicación debido al total colapso del aparato digestivo, sistema nervioso, hígado, corazón y riñones, sin contar la intoxicación medicamentosa, cada día más frecuente y mortífera.

Así, pues, los enfermos de tisis y tuberculosis mueren por «malas digestiones» crónicas y nunca por obra de microbios.

¿Y qué diremos del neumotórax e intervenciones quirúrgicas en los pulmones? Sencillamente que resulta peor el remedio que la enfermedad, pues las víctimas de tales procedimientos quedan definitivamente al margen de la salud y con contados días de vida.

TRATAMIENTO DE LAS DOLENCIAS

Caso: a la niña Alicia Sepúlveda, de once años de edad, la vi en enero de 1946 en su casa, situada en la calle Bleriot 901, Quinta Normal, Santiago. Hacía más de dos años que estaba enferma en cama. Anteriormente había sido tratada en el sanatorio Josefina Ferrari y en el hospital Calvo Mackenna. El diagnóstico médico declaraba lesión con caverna en el pulmón derecho y daños en el izquierdo. Solicitada mi opinión, tras observar el iris de los ojos de la enferma, declaré que no existía lesión ni caverna y que los pulmones sólo presentaban congestión debido a la aceleración del pulso, agitado el corazón por la fiebre gastrointestinal crónica. Siguiendo mis consejos, dirigidos a refrescar las entrañas para normalizar la digestión y, además, afiebrar la superficie del cuerpo para activar la eliminación cutánea, esta niña recuperó su salud en tres meses. Ahora, en 1951, tiene dieciséis años de edad y sigue sus estudios en el Liceo nº 4, libre de achaques.

Otro: don E. A., de veinticinco años, residente en Santiago, calle Residencial 425, entre Dávila y Echeverría, barrio Independencia, fue tratado de ostioperiostitis tuberculosa y operado del hombro izquierdo en noviembre de 1935. El cirujano extrajo la cabeza del húmero, que estaba carcomido. Como la herida no cicatrizaba, continuó un año más en el hospital San José de la capital. Permaneció con el tronco enyesado durante siete meses, a lo largo de los cuales el enfermo notaba que sus energías se debilitaban progresivamente. Entonces, los facultativos, como último recurso, resolvieron la amputación completa del brazo enfermo, a lo que se negó el paciente, por lo cual debió abandonar el hospital y trasladarse a su casa. Allí fue sometido a mi tratamiento en noviembre de 1936, con el cual pudo abandonar el lecho a los nueve meses. Las fístulas supurativas cicatrizaron después de expulsar abundantísimas materias corrompidas y restos de huesos podridos.

Mientras el enfermo permaneció en cama, observó una dieta cruda a base de frutas y ensaladas. Mañana y tarde se ortigaba todo el cuerpo, haciendo a continuación frotaciones de agua fría. Durante la noche, se aplicaba barro sobre el vientre y, en las heridas, mantenía en todo momento una cataplasma de fenogreco que renovaba cada cuatro horas.

En febrero de 1950 lo he visto sano, aplicándose mi Lavado de la Sangre en los baños.

Otro: en enero de 1950 se presentó a mi consulta don Sergio Figueroa, mecánico de veintitrés años. Examiné el iris de sus ojos y, sin diagnosticarle enfermedad alguna, me referí a las alteraciones orgánicas que veía, como también a las molestias que debía de sentir. El enfermo aceptó mi punto de vista, pero me dijo que no había descubierto la enfermedad que, desde hacía seis meses, lo mantenía en una cama del hospital del Peral, declarado tuberculoso incurable y contagioso. Continuó señalando que periódicamente sufría hemorragias pulmonares, llegando a perder el conocimiento. Agregó que, como último recurso para salvarlo, los médicos habían acordado abrirle el pecho para actuar directamente en el pulmón que presentaba una caverna perfectamente localizada por repetidas radiografías.

En vista de estos datos, volví a examinar su iris y le aseguré que sus pulmones no presentaban lesión alguna. El enfermo, sorprendido, señaló que las radiografías no podían equivocarse y que yo era el errado. Me costó convencerlo de que las hemorragias podían producirse como efecto de la congestión sanguínea, sin que existiese lesión del órgano afectado.

Resultado: siguiendo el régimen de salud que le aconsejé para normalizar su digestión y activar su alimentación cutánea, este enfermo desahuciado se vio definitivamente libre de sus achaques y ahora, siete años después, disfruta de salud para trabajar catorce horas diarias, sin abandonar el régimen que lo salvó.

Régimen salutífero

El enfermo calificado de tísico o tuberculoso deberá buscar el aire puro, día y noche, durmiendo con la ventana abierta aun en invierno, porque el aire puro es el primer alimento y medicamento.

Diariamente, al despertar, estos enfermos se aplicarán una frotación de agua fría por todo el cuerpo, ortigando previamente su piel y vistiéndose sin secarse o volviendo a la cama hasta que desaparezca la humedad cutánea, para luego vestirse y salir a hacer ejercicio moderado al aire libre.

De diez a once de la mañana, con el cuerpo caliente, los niños se harán una envoltura de axilas a rodillas, con la envoltura húmeda o paquete, al menos día sí día no, alternando con la envoltura de axilas a pies, durante una hora. Los otros días se aplicarán chorros parciales de agua fría, alternando los de piernas con los de brazos y espalda. Mi Lavado de la Sangre en los adultos reemplazará a los paquetes o chorros y podrá tomarse diariamente.

Se recomienda, a mediodía, reposar a la sombra de algún árbol o de una ventana, con las piernas al sol y con el menor abrigo posible sobre la piel.

A las tres o cuatro de la tarde, se recomienda el baño de pitón, acumulando previamente bastante calor para garantizar una activa reacción cutánea.

Si no es posible el chorro de pitón, los adultos deberán tomar baños genitales de media hora, más o menos, y baños de Just de diez minutos los más jóvenes.

Si el enfermo guarda cama, se recomienda hacer seis frotaciones de agua fría, una cada hora o más distanciadas.

Pueden tomarse baños de aire frío antes de salir el sol y antes de acostarse, todos los días y épocas del año, llueva o nieve, volviendo a la cama para reaccionar, ortigando si es necesario.

Durante la noche se dormirá con una cataplasma de barro sobre el vientre y las partes doloridas.

En erupciones o postemas de la piel y supuraciones de los huesos, se aplicará fenogreco sobre las llagas, después de vapores parciales de limpiaplata y flores de árnica.

Si no hay hambre, sólo se comerán alimentos crudos como frutas, ensaladas con aceitunas o semillas de árboles.

Los alimentos cocidos sólo se toleran en el almuerzo, cuando el pulso baje de 80 pulsaciones por minuto y haya francamente hambre.

En todo caso, en el desayuno, únicamente se comerá fruta cruda de la estación, pudiendo repetir a la hora que se desee.

Para el almuerzo, se recomiendan ensaladas surtidas con nueces, almendras dulces, avellanas o queso fresco y algo de pan, mejor integral. Para cenar, fruta cruda o ensalada, en la cantidad que se desee. Hay que comer poco cada vez y sólo cuando haya hambre.

Si hay diarreas se aplicará barro sobre el vientre, incluso durante el día, y se preferirá la fruta ácida, mejor no muy madura, por ser antipútrida.

Se harán respiraciones profundas y ejercicio físico moderado al aire libre, especialmente ascensiones a montañas. Se recomienda evitar la fatiga.

Este régimen podrá seguirse indefinidamente, moderando algo las aplicaciones frías durante el invierno. Es necesario ortigar todo el cuerpo antes de estas aplicaciones para asegurar la reacción.

En todo caso, a estos enfermos se les prohíbe el uso de camisetas y ropa interior adherida al cuerpo. Los abrigos irán superficialmente, como mantas y mantones, permitiendo ventilar la piel.

Las indicaciones que recomiendo van dirigidas a normalizar las funciones digestiva y eliminadora del enfermo, mediante el restablecimiento del equilibrio térmico de su cuerpo.

Como ve el lector, nada tenemos que hacer con los microbios, sino sólo con el funcionamiento del organismo.

El «neumotórax» es una aplicación tan fatal que la persona que se lo aplique acortará su vida, porque las cicatrices de las agujas que se introducen en el tórax producen adherencias que imposibilitan el libre funcionamiento del pulmón afectado por este recurso diabólico. Más condenable aún es la cirugía pulmonar.

Caso: la señora W. de Cauquenes, de veinticinco años, fue desahuciada por tuberculosis pulmonar. En estas condiciones se quedó embarazada. Los facultativos opinaron que podría salvarse la criatura, pero moriría la madre. Ésta recurrió al Régimen de Salud aquí prescrito, y dio a luz en condiciones normales, salvando su vida. Años después, se conserva perfectamente sana.

Otro: don Manuel O. Reyna M., de Jauja, Perú, con fecha 17 de julio de 1941 me escribe: «Me dirijo a usted para manifestarle mi más sincero agradecimiento por los beneficios obtenidos con su «Régimen de Salud». Siguiendo sus consejos, he mejorado notablemente después de ser tratado año y medio de tuberculosis pulmonar en el sanatorio Olavegoya de Jauja. Allí me quisieron aplicar un neumotórax, pero yo me negué a ello, motivo por el cual fui obligado a salir del sanatorio.

»Hace dos meses y medio, tuve la suerte de conocer al joven Antonio Soto, quien acababa de dejar el sanatorio, en el cual ingresó en las peores condiciones imaginables y, después de ocho meses de internamiento, en los que llevó a la práctica su método, por supuesto a escondidas, ha sido dado de alta, pudiendo realizar todo tipo de trabajo.

»Con su sistema, señor Lezaeta, escasamente en dos meses, todos mis amigos me preguntan el motivo del cambio que he experimentado, lo que me ayuda para hacer campaña a favor de su tratamiento».

Otro: el señor Delfín Luffin Valenzuela, residente en Machall, calle San Juan nº 6. Lo vi el año 1938, procedente del hospital de Rancagua, donde había sido desahuciado por tuberculosis pulmonar en último grado, según opinión de todos los médicos de ese establecimiento.

Cuando lo examiné por el iris y el pulso, me preguntó cómo encontraba sus pulmones. Le respondí que estaban sanos. Quedó sorprendido, pues las radiografías denunciaban su casi total destrucción. Diez años después, el 25 de enero de 1949, llegó nuevamente a mi consulta por desarreglos digestivos. Me contó la extrañeza de los facultativos que lo habían desahuciado al verlo realizar sus ocupaciones ordinarias. Interrogado por uno de ellos sobre cómo se había salvado, le contó el tratamiento de baños, aplicaciones de barro y alimentación cruda. Entonces, señalaron que eso era lo peor que había para los enfermos de tuberculosis.

Cómo controlar la menoría

Si el enfermo nota decaimiento de sus fuerzas al comenzar el régimen, no debe alarmarse ni temer un «debilitamiento». En realidad, el cuerpo que expulsa venenos y que incorpora la vida acumulada en frutas, verduras y semillas crudas, no puede debilitarse.

Con esta cura natural se siente deseos de reposar, de no hacer nada, no por pérdida de vitalidad, sino por falta del estímulo aniquilador de los tóxicos que se eliminan. Mediante el descanso, el organismo procura recuperar sus energías agotadas por la excitación constante a que ha estado sometido durante largo tiempo a causa de la fiebre interna.

Esa laxitud que suele dominar a los enfermos que inician mi régimen de salud es, como se ve, un buen síntoma y no debe ser contrariada con excitantes.

La observación del pulso y de las evacuaciones intestinales del enfermo nos permitirán constatar cada día la marcha de su curación.

Si las pulsaciones por minuto disminuyen, quiere decir que baja la fiebre gastrointestinal, verdadero enemigo que es preciso combatir sin descanso en todo enfermo.

Si el vientre se descarga abundantemente mañana y tarde, al despertar y antes de acostarse, tendremos asegurada la buena eliminación intestinal, indispensable para restablecer la salud integral del cuerpo.

Pero no basta con eliminar bien para tener una buena digestión, único camino que lleva a la salud. Es preciso también conseguir un buen procesado de los alimentos para restablecer la normalidad digestiva, es decir, la nutrición estomacal. Unos excrementos abundantes, compactos, de color bronce y libres de olor malsano nos demostrarán que el cuerpo ha aprovechado los alimentos ingeridos, y que, con ellos, la sangre se ha surtido de elementos adecuados para la salud integral del organismo.

Por el contrario, unos excrementos escasos, diarreicos o endurecidos, de color oscuro y de olor fétido nos demostrarán la existencia de fiebre interna que mantiene putrefacciones intestinales que, en lugar de nutrir, intoxican al enfermo.

Un aumento de tos y esputos revelan una mayor actividad defensiva del organismo, el cual por esos medios procura descargar el pecho de materias extrañas que lo perjudican.

Las hemorragias no suponen necesariamente la destrucción de los tejidos pulmonares, sino que revelan congestión en ellos, aliviada mediante la salida de sangre.

En la tuberculosis de la piel y de los huesos, la eliminación de pus en tumores y postemas es síntoma de curación; también lo es la erupción cutánea.

Las transpiraciones constituyen también una buena defensa orgánica, y son beneficiosas siempre que se lave la piel con agua fría repetidamente para limpiar el sudor malsano y activar el calor natural en la superficie del cuerpo.

La pérdida de volumen y peso durante el tratamiento, es una manifestación de la expulsión de impurezas del organismo. No debe alarmarnos, porque vale más la calidad que el peso y la cantidad.

El descenso de las pulsaciones es síntoma de menor fiebre y descongestión pulmonar, lo que favorecerá el funcionamiento normal del pulmón, que cada vez podrá respirar más libre y profundamente.

Al orientar la curación del enfermo de tisis o tuberculosis a normalizar la digestión y activar la eliminación cutánea mediante el restablecimiento del equilibrio térmico del cuerpo, la fuerza vital de éste apoyará íntegramente nuestros propósitos y constituirá el mejor agente curativo.

Las personas que en su infancia han sido alimentadas exclusivamente con el pecho materno hasta obtener su dentadura se verán libres de todas las formas de tuberculosis.

Caso: don Eusebio Hernández, hermano del colegio Don Bosco, de Sucre, Bolivia, testimonia lo siguiente: «A finales de octubre de 1936 llegué a Chile, procedente de Bolivia. Sintiéndome mal, en la segunda quincena de noviembre de ese año, y por orden del facultativo que me examinó con rayos X, me vi obligado a guardar cama desde entonces hasta el 9 de febrero del 37. En esta fecha fui visitado, a solicitud mía, en el hospital de San Juan de Dios, por don Manuel Lezaeta Acharán, a quien expuse que estaba obligado a mantenerme en reposo absoluto y sometido a sobrealimentación por tratarse de una afección pulmonar delicada. Tras observar el iris de mis ojos y la actividad de mi pulso, el señor Lezaeta me ordenó abandonar el lecho y también toda la prescripción médica a que estaba sometido. Practicando Lavados de la Sangre a diario, frotaciones frías previa ortigadura de todo el cuerpo al levantarme, tres baños genitales en el curso de la jornada, barro sobre el vientre durante la noche y alimentación exclusivamente cruda a base de frutas y ensaladas, a las cuatro semanas me sentí libre de todo achaque y capacitado para volver a mis actividades. Doy el presente certificado como testimonio y agradecimiento por mi curación en Santiago, a 17 de marzo de 1937. [Firmado:] E. Hernández».

Un mes después, al despedirse para regresar a Bolivia, este «tuberculoso» me manifestó que había ganado ocho kilos de peso y su ánimo era magnífico.

Otro: don L. B., joven seminarista, llevaba ocho meses en cama sometido a reposo absoluto y sobrealimentación. Su médico, el profesor S. E., pensaba curarlo de ese modo de un «infarto pulmonar» diagnosticado por rayos X. Cuando el enfermo se preparaba para prolongar un año más su estancia en el lecho, un compañero del seminario le propuso que solicitara mi consejo sobre su caso. Entonces, se le advirtió que no debía levantarse, porque se exponía a ser víctima de «tisis galopante», sin remedio. Contrariando órdenes y prejuicios, llegó hasta mí y, siguiendo mis instrucciones, en cinco semanas estaba completamente restablecida su salud y el infarto pulmonar desapareció, como lo comprobó el mismo médico que lo trataba.

El tratamiento salvador se dirigió a normalizar la digestión con un régimen exclusivamente crudo a base de frutas y ensaladas, refrescando el interior del vientre con una cataplasma de barro durante la noche y baños genitales en el día. Además, se activó la piel con un Lavado de la Sangre diario. Para finalizar, aire puro en todo momento y algo de ejercicio físico moderado.

Otro: un hijito de don Manuel Saavedra, de Puente Alto, se fracturó una vértebra de la espina dorsal en un accidente. Durante seis meses se le mantuvo todo el tronco enyesado, empeorando cada día hasta ser desahuciado por los médicos que lo atendían. Su padre había resuelto trasladarlo en avión a Buenos Aires para tentar allí mejor fortuna. En estas condiciones trajeron al enfermo a mi consulta y, siguiendo el Régimen de Salud que le prescribí, en un mes el niño estuvo en pie hasta restablecerse definitivamente.

Este éxito se logró restaurando la digestión del enfermo y activando las eliminaciones a través de la piel con el tratamiento general que conocemos para equilibrar las temperaturas del cuerpo.

TUMOR BLANCO

Esta afección se conoce también con el nombre de tuberculosis ósea. Lo más frecuente es que aparezca en las rodillas, codos o caderas. Su nombre se debe a que la piel de la parte afectada no enrojece. Esta dolencia es incurable con tónicos, sueros, vacunas, inyecciones y medicamentos. Cuando la cirugía interviene es para mutilar. En cambio, con mi Régimen de Salud, oportuna y debidamente aplicado, se cura con seguridad. Véase el caso de Darío Sierra, capítulo 23.

Caso: el joven Ulises Martínez, residente en Santiago, calle San Ignacio, nº 1250, llevaba dos años acostado de espaldas en la cama cuando lo visité. Le habían diagnosticado tuberculosis en la espina dorsal y el 18 de abril de 1935 hacía un año de la operación a que había sido sometido sin éxito, permaneciendo, desde entonces, enyesado desde los hombros hasta las caderas. El enfermo presentaba una piel cadavérica, y un pulso y respiración débiles. Su mirada era de absoluta indiferencia y conformidad con su triste estado, sin esperanza de mejoría.

Ante todo ordené que se le retirara aquel maldito corsé de yeso que mantenía su cuerpo casi momificado. Prescribí de seis a ocho ortigaduras diarias, desde el cuello hasta la planta de los pies, para practicarle, inmediatamente después, una frotación de agua fría y abrigarlo sin secar. Con este procedimiento se consiguió activar la circulación de la sangre en todo el cuerpo, antes adormecido. Durante la noche dormía con una cataplasma de barro sobre el vientre para combatir su fiebre interna, origen y base de todos sus males. También se mantenía barro en la parte afectada de la espalda, a fin de acelerar la cicatrización y renovación de los tejidos enfermos.

Mientras el joven permaneció en cama, su alimentación fue estrictamente a base de frutas crudas y ensaladas con nueces o almendras dulces. También se le aplicaba una lavativa si no había evacuación diaria.

Bastaron dos meses con este régimen para que este enfermo, que había permanecido dos años en cama, se pusiera de pie y en ocho días paseara por las calles de Santiago.

A mediados de febrero de 1942 he sabido por don Claudio Salas, quien pidió mi intervención, que el joven Martínez disfruta de una perfecta salud.

SANGRE: SUS DOLENCIAS

Sabemos que la sangre es la vida del cuerpo. Se elabora en el aparato digestivo y se purifica a través de los pulmones, riñones y piel. La normalidad de estas funciones mantiene una sangre pura en todo el organismo.

La sangre se impurifica respirando aire corrompido, con malas digestiones y una deficiente actividad eliminadora de la piel y riñones. Además, las drogas, y peor aún las vacunas, las inyecciones y los sueros, impurifican el fluido vital, y obligan a las defensas naturales a un trabajo agotador para liberarse de su enojosa presencia en el cuerpo. También las transfusiones de sangre conservada en los llamados bancos de sangre conducen a la impurificación de ésta.

El iris de los ojos acusa el error de introducir en el torrente sanguíneo sustancias extrañas como las mencionadas. En el bazo se manifiesta especialmente la acción irritante y corrosiva de inyecciones, drogas, sueros, vacunas y antibióticos.

A la luz de mi Doctrina Térmica, el iris de los ojos de todo enfermo crónico siempre revela impurificación y mala circulación de su sangre, en grado variable. Esta anormalidad escapa a las investigaciones en los laboratorios, rayos X y reacciones químicas. A pesar de esto, la medicina facultativa habla de anomalías en el fluido vital del hombre, como alteración de la circulación, aumento anormal de los glóbulos blancos, que denomina leucemia, cáncer de la sangre o anemia perniciosa. Con el nombre de septicemia se designa una alteración del fluido vital causada por materias pútridas. Finalmente, denomina uremia a la acumulación en la sangre de materias que normalmente son eliminadas con la orina.

Ahora bien, cualquiera que sea su nombre, la impurificación y mala circulación de la sangre sólo puede desaparecer con la creación de sangre pura y la eliminación de las impurezas, mediante buenas digestiones, respirando aire puro y con una activa eliminación cutánea del enfermo. Esta normalidad funcional precisa del equilibrio térmico del cuerpo, para lo cual deberán refrescarse las entrañas y afiebrar la superficie. Se comprende entonces que la acción de inyecciones, drogas, sueros, vacunas y transfusiones de sangre no sólo son incapaces de purificar, sino que actúan en sentido opuesto, aumentando la impurificación sanguínea, con lo que estas afecciones son incurables para la medicina facultativa. En cambio, al procurar la normalidad respiratoria, digestiva y eliminatoria de la piel de estos enfermos, se regenerará la sangre, siempre que el organismo esté libre de medicinas, cirugía, rayos X, radiaciones o transfusiones, y tenga aún energía vital suficiente para reaccionar favorablemente.

Como régimen salvador se impone el aire puro en todo momento, dieta cruda a base de frutas, Lavado de la Sangre diario, dos o tres baños genitales diarios para los adultos y, durante la noche, cataplasma de barro sobre el vientre, cuidando la reacción. También es conveniente realizar lavativas si no hay evacuaciones. Para asegurar la reacción cutánea, se ortigará en seco todo el cuerpo para enseguida hacer frotaciones de agua fría, desde el cuello hasta la planta de los pies, al menos al despertar y al acostarse, abrigando sin secar en la cama.

El tratamiento indicado es para adultos que están de pie. Si el enfermo guarda cama, cada día se aplicarán de cuatro a seis frotaciones de agua fría por todo el cuerpo, previa ortigadura general. Siempre respirará aire puro día y noche, realizará lavativas de agua natural si es necesario, adoptará una dieta cruda a base de frutas y se aplicará barro en el vientre durante la noche. Este tratamiento se repite cada día hasta el restablecimiento de la salud del enfermo. Más adelante, deberá seguir indefinidamente el Régimen de Salud del capítulo 22 de este libro.

Por fin, debe tenerse presente que con drogas, sueros, vacunas e inyecciones, en lugar de purificar la sangre del enfermo, se agrava dicha anormalidad.

UREMIA

Con este nombre se conoce el envenenamiento de la sangre por sustancias tóxicas que, debiendo ser expulsadas con la orina y a través de los poros, quedan retenidas en la sangre por incapacidad de los riñones y de la piel, intoxicando al organismo y debilitando su vitalidad.

La uremia no es, pues, una dolencia inicial, sino un efecto producido casi siempre a consecuencia de otras afecciones que, tratadas erróneamente por medio de drogas, inyecciones, sueros o vacunas, lejos de favorecer la tendencia curativa del organismo, han sofocado ésta en sus síntomas defensivos, dejando el mal intacto y las sustancias extrañas confinadas en la sangre.

Tratamiento

Esta afección, incurable con inyecciones o transfusiones sanguíneas, puede desaparecer desintoxicando al organismo. Para combatir la uremia, hay que favorecer la expulsión de las sustancias tóxicas por medio de prolongadas transpiraciones, para lo cual, si no es posible mi Lavado de la Sangre, se aplicarán al enfermo en la cama frotaciones de agua fría cada hora, hasta seis al día. Las envolturas o paquetes promueven también una enérgica eliminación, con sólo hacer reaccionar la piel, sin necesidad de transpirar, pudiéndose practicar de diez a once de la mañana cada día, alternando el paquete largo con el medio. Si el enfermo está en pie, se aplicará un baño genital, de veinte a treinta minutos, con el que activará la función de los riñones, favoreciendo la orina. Durante la noche, deberá mantener una cataplasma de barro sobre el vientre y riñones.

Mi Lavado de la Sangre se puede tomar una hora por la mañana, otra a mediodía y aun otra al acostarse. Con esta práctica, he obtenido los mejores éxitos. La alimentación será de frutas crudas solamente, y de preferencia ácidas. Se ha de aplicar una lavativa si no hay evacuación en el día.

Las indicaciones expuestas se seguirán con constancia diariamente hasta obtener la vuelta a la salud, que en los casos más graves demorará dos o tres meses.

De más está decir que, una vez restablecida la salud del sujeto, éste deberá conservarla siguiendo mi Régimen de Salud del capítulo 22 durante toda su vida.

Caso: el abogado de Santiago don S. M. C., de treinta y ocho años, después de tres meses de tratamientos con sueros e inyecciones, fue desahuciado por uremia. Le dieron días de vida. Estaba casi ciego y postrado en cama cuando lo vi el día de Santa Rosa en 1935. Con mi Lavado de la Sangre diario, tres baños genitales de veinte a treinta minutos cada día, barro en el vientre durante la noche y alimentación exclusivamente a base de frutas crudas, a los ocho días estaba ya de pie y pudo asistir a una boda, provocando la sorpresa de todos cuantos conocían su desesperado estado de salud. A las seis semanas, ya restablecida su salud, alegó una causa en la Corte.

LEUCEMIA

El niño Alejandro F. Díaz Vogt, de diez años, fue atendido en septiembre de 1957 por el doctor R. E., distinguido especialista con estudios en la Universidad de Harvard, Boston. Después de prolijos exámenes fue desahuciado por leucemia o cáncer en la sangre y se le dio seis meses de vida con los medicamentos adecuados al caso. Este juicio fue confirmado por el doctor Taylor, jefe de Hematología de la Universidad de Chicago.

En noviembre del mismo año, sus padres me lo trajeron y, tras examinar el iris de sus ojos, opiné que a pesar de la gran alteración de su sangre, restablecería su salud con el régimen que le prescribí. A los quince días de este tratamiento, desaparecieron de su fluido vital las células cancerosas o «inmaduras», como las designa la técnica médica. Siete meses después los exámenes practicados en el hospital J. Joaquín Aguirre, de la capital, no presentaban «células inmaduras» y se constató la descongestión del bazo, que se presentaba inflamado.

Es de advertir que el doctor E. dijo que, si se le suprimía el medicamento prescrito, moriría en un mes. En la actualidad el niño lleva ocho meses sin tomar medicamentos y ha recuperado el color de su piel. Cada día tiene más ánimo y alegría de vivir.

Éstos datos han sido proporcionados por don Sergio Díaz, padre del referido enfermo.

SEPTICEMIA

Esta grave dolencia constituye un envenenamiento de la sangre, tras introducirse en ella sustancias tóxicas. Las vacunas, los sueros y las inyecciones también suelen producir este resultado.

El enfermo es víctima de una gran postración. Hay fiebre alta en el interior del cuerpo, aun cuando no sea acusada por el termómetro.

Tratamiento

El tratamiento se dirigirá a activar las eliminaciones a través de la piel, los riñones y los intestinos. Para conseguir este resultado, como siempre, hay que colocar el cuerpo en equilibrio térmico, produciendo fiebre en la piel y refrescando las entrañas.

Ante todo, hay que aplicar una lavativa con agua natural. Después, si el enfermo está en pie, se le hará transpirar con mi Lavado de la Sangre. En cama, tanto para adultos como para niños, además de la frotación al despertar, se hará un paquete entero o de axilas a pies, de diez a once de la mañana. Por la tarde se harán las seis frotaciones, una cada hora. Si hay poca reacción en la piel, antes de cada aplicación se ortigará todo el cuerpo en seco. Durante la noche se dormirá con una envoltura de barro alrededor del vientre y los riñones, cuidando la reacción.

Como alimentación, el régimen será exclusivamente a base de frutas crudas y ensaladas sin sal hasta que desaparezca todo peligro.

Las aplicaciones se repetirán hasta que el enfermo se sienta bien.

Este mismo tratamiento se aplicará en caso de mordedura de perro rabioso —hidrofobia—. Si hay heridas o llagas, se deberá aplicar fenogreco o barro sobre ellas.

Para mantener la salud, se seguirá indefinidamente el Régimen de Salud del capítulo 22.

Así cura la Naturaleza

De regreso a Santiago después de un viaje conduciendo su automóvil, don R. L. P., de treinta y tres años, se me presentó con el brazo izquierdo dolorido y muy hinchado desde el hombro hasta los dedos de la mano. La fiebre era intensa y el malestar le impedía mantenerse en pie. Su esposa me preguntó qué enfermedad era ésa. Le respondí que se trataba de una crisis con gran fiebre gastrointestinal y también fiebre local del brazo afectado.

Instalado en su cama, en mi casa, aconsejé mantener una envoltura de barro alrededor del vientre y los riñones, renovando esta aplicación cada ocho horas. También el brazo se mantenía envuelto en una gruesa capa de barro fresco, desde el hombro hasta los dedos de la mano, renovando esta aplicación cada hora, de día y de noche, porque el calor era excesivo en la parte inflamada, especialmente en el codo. La dieta era exclusivamente cruda, a base de frutas en pequeñas cantidades y según deseo del enfermo. Se cuidó de mantener regulado el vientre del enfermo practicando una lavativa de agua natural si era necesario.

Se siguió este tratamiento durante unos largos quince días sin observarse mejoría en el estado general y local del enfermo. Ante este aparente fracaso, la familia se alarmó y habló de la necesidad de llamar al médico para atender el caso, que se ponía más serio con el abatimiento y pérdida de fuerzas del paciente. Naturalmente, la crisis estaba en manos de la propia defensa orgánica del enfermo, y lo que no pudiera hacer su naturaleza no lo haría nada ni nadie. No faltó, sin embargo, la intromisión de más de un facultativo que llegó como amigo a opinar sobre el caso, alarmando a la esposa con el inminente peligro de muerte por septicemia si no se operaba de urgencia, y sugiriendo que tal vez habría que amputar totalmente el brazo enfermo. Felizmente, el paciente compartía mi punto de vista y estaba decidido a seguir con constancia el régimen que mantenía su cuerpo en equilibrio térmico para que la Naturaleza estuviera en condiciones de restablecer la normalidad funcional y conjurara la crisis. Así transcurrieron veintisiete días en que mis nervios debilitaban mi resistencia, hasta que, al cumplirse los veintiocho días, me llamaron para que viera lo que sucedía. Llegué a la habitación y vi correr un hilo de pus desde la cama hasta el suelo...: el enfermo estaba salvado. Se aplicó un emplasto de fenogreco en la boca abierta del absceso para mantener la expulsión de la materia corrompida, siguiéndose igualmente con las aplicaciones de barro y la dieta cruda. Aliviado ya el brazo y con el cuerpo más liviano, el enfermo pudo darse cada día un Lavado de la Sangre al vapor, de cuarenta minutos, con lo que se activó la eliminación general, y en ocho días recuperó su salud, quedando mejor que antes de la crisis. Había regenerado su sangre y eliminado malos humores, heredados y adquiridos, para así asegurar la salud verdadera y, Dios mediante, una vida larga.

Así es como «cura» la Naturaleza.

Caso: el niño Franco Venzano, residente en Román Díaz nº 599, enfermó el 10 de septiembre de 1937. Los médicos le diagnosticaron escarlatina y difteria. Fue sometido a un tratamiento de inyecciones y sueros antidiftérico y antiescarlatinoso. Después, fue desahuciado por septicemia. Ya sin conocimiento, el enfermo fue sometido al tratamiento que aconsejo más arriba y se salvó. Se presentó un tumor en el cuello, que con el tratamiento se derivó a las extremidades: los codos y los tobillos se hincharon produciendo grandes dolores. Siguiendo siempre con las aplicaciones recomendadas, las articulaciones inflamadas reventaron expulsando abundante pus fétido. La supuración de estas morbosidades duró varios meses y las llagas se trataron con aplicaciones de fenogreco día y noche.

A los seis meses de esta crisis el cuerpo del niño estaba esquelético y sus articulaciones, anquilosadas. No le era posible doblar ni un dedo por más fuerza que se le hiciera. En la cadera donde le habían puesto las inyecciones y los sueros, se presentó un abultamiento del tamaño de la cabeza del niño.

En tan triste estado estaba este enfermo que me costó gran trabajo infundir confianza a los padres respecto a que se lograría la curación. Por fin, después de ocho meses de eliminaciones abundantísimas a través de las llagas y postemas que cubrían casi todo su cuerpo, el niño entró en un período de franca reacción, restableciendo lentamente el movimiento de sus articulaciones y recuperando peso. Todo se normalizó, y el que antes era un despojo humano se transformó en un hermoso niño. Desgraciadamente, la articulación de la cadera, donde se aplicaron las inyecciones y los sueros, quedó destruida y la pierna dislocada en esa parte.

Llamo la atención del lector sobre este caso, que demuestra hasta qué punto es generosa la madre Naturaleza, que siempre tiende a la salud y que sabe premiar con portentosa generosidad a quienes saben respetar sus mandatos, así como castiga inexorablemente a quienes atentan contra sus leyes inmutables.

Por fin, hay que dejar constancia de que, durante los largos meses de tratamiento, este enfermo se alimentó exclusivamente de frutas crudas y ensaladas con huevos duros, nueces o queso fresco.

El día 19 de enero de 1944, el señor Venzano me hizo una visita en compañía de su hijo, ya crecido, que se encontraba en perfecto estado de salud, y que además había recuperado la normalidad de su pierna, dislocada por la destrucción de la articulación del fémur, debido a la acción corrosiva de los sueros y las inyecciones introducidas en esa zona.

Vejiga urinaria: sus dolencias

La vejiga es un saco membranoso situado en la parte baja anterior del vientre y sirve de depósito para la orina, que continuamente es producida por los riñones. El conducto que lleva la orina desde los riñones a la vejiga se llama uréter y son dos, uno para cada riñón. Si no existiese la vejiga, la orina estaría continuamente vertiéndose al exterior. Su función consiste, pues, en retener este producto hasta que se haya acumulado una cantidad apreciable para expelerlo por medio de la uretra o canal de salida.

Sus dolencias son la cistitis o inflamación de la vejiga, la incontinencia de orina, la retención de orina, los cálculos en la vejiga y el cáncer de vejiga. Todas estas anormalidades desaparecerán produciendo «fiebre curativa» de la piel y combatiendo la «fiebre destructiva» de las entrañas del enfermo.

Tratamiento

Los adultos seguirán el Régimen de Salud del capítulo 22. Es especialmente eficaz en estas dolencias mi Lavado de la Sangre, practicado a diario, y el baño genital, de veinte a treinta minutos, que se puede repetir cada vez que se sienta malestar.

Si el enfermo guarda cama, se seguirá el régimen indicado en «Primeros auxilios o tratamientos de afecciones agudas».

CATARRO DE LA VEJIGA O CISTITIS. INFLAMACIÓN DE LA VEJIGA

Estas afecciones constituyen una irritación producida por sustancias extrañas en la orina, provenientes del estreñimiento o del consumo de medicamentos irritantes. También los cuerpos extraños, como los cálculos, la introducción de catéteres o las irrigaciones cáusticas, originan y mantienen estas dolencias.

Con la práctica de los baños derivativos, como el genital, suele, al principio, producirse irritación de la vejiga a causa de las materias morbosas que son atraídas del interior hacia fuera por la vía urinaria. Este síntoma, lejos de alarmar, es indicio de curación, ya que denuncia una activa eliminación de sustancias extrañas.

El catarro y la inflamación de la vejiga se manifiestan por un deseo continuo de orinar, acto que se realiza con dolor. La orina sale más o menos turbia, mezclada a veces con mucosidades y aun con sangre. Se producen calambres en la vejiga y dolores que pueden abarcar los riñones, el ano y la uretra. En los casos agudos, suele presentarse fiebre.

Tratamiento

Para tratar esta afección aguda, conviene someter al enfermo a ayuno o a una alimentación cruda a base de frutas o ensaladas sin sal. Las limonadas sin azúcar o el agua natural en abundancia, al favorecer la disolución de las impurezas, permiten la eliminación de las sustancias tóxicas. Pasado el período agudo, se puede comer al mediodía, además de frutas y ensaladas, vegetales de la estación, cocinados al vapor, si hay hambre.

Para calmar los dolores de la vejiga se recomienda vapor de silla de veinte minutos, sentándose antes en agua fría un minuto. También son recomendables los saquitos calientes de semillas de pasto miel sobre el vientre y los riñones, previa frotación con agua fría, procurando que transpire el enfermo. Si no hay pasto miel, se aplicarán cataplasmas de linaza. La cataplasma de barro sobre el vientre es muy eficaz, y también la simple compresa abdominal, con la piel caliente.

Como toda inflamación denuncia fiebre interna, hay que combatir ésta por medio del baño genital, tomando diariamente los adultos dos o tres, de veinte a treinta minutos. La cataplasma de barro, como excelente desinflamante, se recomienda durante la noche sobre el vientre y los riñones. En su lugar, aunque menos eficaz, se aplicará la faja derivativa.

Si se guarda cama, por la mañana se hará un paquete de axilas a pies y por la tarde las seis frotaciones, que calman la excitación nerviosa y son un recurso seguro contra la inflamación interna, es decir, la fiebre.

Si estos enfermos pueden permanecer en pie, se aplicarán cada día mi Lavado de la Sangre. Puede tomarse una hora por la mañana y otra hora por la tarde, sin ningún inconveniente y con seguro alivio de los dolores.

En general, debe seguirse con constancia mi Régimen de Salud del capítulo 22.

INCONTINENCIA DE ORINA

Esta afección tan común en los niños, que los hace orinarse en la cama, es consecuencia de una debilidad en los músculos del esfínter del cuello de la vejiga. La fiebre interna produce malas digestiones con sustancias nocivas que irritan las mucosas de ese órgano, debilitándolo. Este achaque supone siempre la existencia de crónicos desarreglos digestivos que es preciso corregir.

Tratamiento

Normalizando la digestión con una alimentación cruda, a base de frutas, semillas y ensaladas, se evitará la producción de venenos irritantes. Fortificando el organismo por medio de la frotación de agua fría diariamente al despertar, se normalizará la actividad del cuerpo entero y de la vejiga. El vapor de silla al acostarse o de sol a mediodía en verano activa las eliminaciones. El baño de asiento frío fortifica los órganos del bajo vientre. Se recomienda también la cataplasma de barro sobre el vientre durante la noche o los saquitos calientes de semillas de pasto miel, según sea el caso. Siempre hay que vigilar la digestión del enfermo hasta conseguir excrementos abundantes, compactos y libres de olor malsano.

RETENCIÓN DE LA ORINA

Como su nombre lo indica, esta afección se manifiesta por la imposibilidad de desocupar la vejiga y su causa puede ser parálisis nerviosa, debilidad del músculo de la vejiga, inflamación de la próstata o del canal de la uretra y cálculos de la vejiga.

Tratamiento

Esta dolencia se tratará como se indica en «Catarro de la vejiga o cistitis. Inflamación de la vejiga». El enfermo se aplicará un baño de vapor de asiento, en silla de junco, dos o tres veces al día, de quince a veinte minutos, sentándose previamente en agua fría durante un minuto. Aún mejor es tomar cada día mi Lavado de la Sangre. También baños genitales diariamente, de veinte a treinta minutos, dos o tres con intervalo de una hora o más.

Siguiendo con constancia el Régimen de Salud del capítulo 22, los adultos se verán libres de este problema.

MAL DE PIEDRA O CÁLCULOS EN LA VEJIGA

Esta afección es propia de adultos que abusan de la mesa, comiendo en exceso sustancias albuminosas como carnes, mariscos, queso, leche, huevos, farináceos, etc., alimentos que producen ácido úrico y originan piedras o cálculos en la vejiga, causando inflamación, dolor, deseos continuos de orinar, excitación nerviosa y retención de orina.

La formación de cálculos en el organismo también revela una falta de ejercicio físico y una deficiente eliminación a través de la piel. Aun cuando se abuse algo de la buena mesa, tomando mi Lavado de la Sangre cada día, no hay peligro de sufrir el referido achaque.

Tratamiento

Igual que el indicado para los cálculos de los riñones. En todo caso, deberá seguirse con constancia mi Régimen de Salud del capítulo 22.

Caso: don Guillermo Martínez Morales, de cincuenta y seis años, inspector general del canal de Maipo, sufría de cálculos en la vejiga que le producían atroces dolores al orinar. A los diez días de seguir mi Régimen de Salud con Lavados de la Sangre diarios, tres baños genitales de treinta minutos, aplicaciones de barro en el vientre durante la noche y dieta de frutas y ensaladas, expulsó seis cálculos o piedras del tamaño de un guisante, además de otros más pequeños y gran cantidad de arenilla.

VENAS: SUS DOLENCIAS
(varices, flebitis, embolia)

Las venas y las arterias son vasos que conducen la sangre a través del cuerpo. Las primeras movilizan la sangre venosa, cargada de productos del desgaste orgánico, y están más expuestas a enfermarse que las arterias, que transportan un fluido más puro, sangre arterial. Sus dolencias son inflamación de las venas o flebitis y dilatación de las venas o varices; también puede considerarse como afección de esta naturaleza la formación de trombos o coágulos.

La causa de estas afecciones siempre es una sangre maleada por desarreglos digestivos crónicos, vacunas, sueros, inyecciones y una deficiente eliminación de la piel.

Tratamiento

Hay que purificar el fluido vital, favoreciendo la eliminación de sustancias malsanas a través de la piel, con mi Lavado de la Sangre cada día. También mediante uno o dos baños genitales diarios. Además, es necesario crear sangre pura con buenas digestiones, lo que se conseguirá con una dieta cruda de frutas y ensaladas. El aire puro en todo momento es un elemento indispensable para regenerar la sangre viciada. Como aplicación local, la cataplasma de barro es calmante, desinflamante y purificadora. También es recomendable sobre el vientre, para evitar putrefacciones intestinales, al menos durante la noche.

En los casos agudos, que obligan a guardar cama, se seguirán las instrucciones de «Primeros auxilios o tratamientos de afecciones agudas», sin perjuicio de las recomendaciones anteriores.

Los enfermos crónicos seguirán con constancia e indefinidamente el Régimen de Salud del capítulo 22.

Caso: el cura de Yungay, el señor Montero, fue hospitalizado en la clínica de la Universidad Católica por deficiencia circulatoria en la pierna derecha. Se llegó a hablar de la necesidad de amputarle el pie por temor a la gangrena.

Por consejo de un colega resolvió abandonar la clínica y llegó a mi consulta a principios de noviembre de 1948. Su pierna estaba hinchada, helada e inservible, dando la impresión de que fuera de plomo, como cuando se duerme una extremidad por mala postura.

Siguiendo mi Régimen de Salud del capítulo 22, en veinte días abandonó el bastón. Un año después ha vuelto a Santiago sin rastro de su antigua dolencia.

Conviene dejar constancia de que las ortigaduras, repetidas varias veces al día, fueron decisivas para normalizar la circulación sanguínea y nerviosa en la pierna y pie enfermos.

VARICES

Con este nombre se designa la dilatación de las venas en general, denominándose varicocele la dilatación de las venas que suben de los testículos.

Esta dolencia es consecuencia de la impurificación y mala circulación de la sangre y, al transmitirse por herencia la calidad de ésta, dicha afección o predisposición es también hereditaria. Las ropas apretadas, las fajas, los corsés, las ligas, los cinturones y toda presión continua y prolongada sobre el cuerpo, al dificultar la circulación del fluido vital, obliga a la sangre a permanecer en mayor cantidad en una parte determinada. De ese modo, aumenta la presión circulatoria, con lo que se favorece la dilatación de los vasos sanguíneos. También por esta causa aumenta la impurificación de la sangre, que tarda más tiempo en renovarse en los riñones, pulmones y piel.

El hecho de permanecer de pie continua y prolongadamente, favorece la dilatación de las venas de las piernas, porque la inmovilidad dificulta la subida de la sangre, así como el andar y el ejercicio la facilita. De ahí que las varices sean más frecuentes en aquellas personas cuyas profesiones exijan estar de pie todo el día. Sin embargo, esta circunstancia no es suficiente para provocar varices, pues una sangre libre de impurezas es bastante fluida para movilizarse con facilidad en cualquier posición. Sin embargo, la sangre impura, que está cargada de sustancias extrañas, y, por lo tanto, es espesa y viscosa, se moviliza más dificultosamente. Tenemos entonces que las varices son siempre un indicio de sangre impura y mala circulación.

Como se ha dicho, las almorranas son varices del recto y su frecuencia es más común en los hombres que en las mujeres. Las de las piernas, en cambio, son más frecuentes en las mujeres, debido principalmente a la presión del feto en el embarazo, que dificulta la movilización sanguínea en las piernas cuando el fluido vital está impuro.

Tratamiento

Para curar las varices hay que evitar todo cuanto dificulte la circulación de la sangre, como ligas, fajas, cinturones, zapatos apretados, corsés, etc. Para evitar la inmovilidad, especialmente del pie, se recomienda hacer ejercicio físico o gimnasia a diario.

La frotación con agua fría, diariamente al despertar, regulariza la circulación y purifica la sangre al mismo tiempo. Efectos análogos y más eficaces se consiguen con el chorro de pitón, que puede darse diariamente, en especial en verano. Los baños genitales, además de purificar la sangre, favorecen su circulación. Mi Lavado de la Sangre, practicado a diario, hace desaparecer esta anormalidad. Por la noche conviene dormir con las piernas y pantorrillas envueltas en un lienzo húmedo, frío, remojado en infusión de limpiaplata, flores de árnica y corteza de encina. La cataplasma de barro, al menos durante la noche sobre la región afectada, todavía es más eficaz como desinflamante y purificadora, siempre que la zona esté caliente.

Mejorar la digestión es una condición indispensable para liberarse de las varices, pues, puesto que la causa principal de esta dolencia es la impurificación sanguínea, y el fluido vital es producto de la digestión, no habrá buena sangre, mientras no haya buena digestión. Para este fin, además de equilibrar las temperaturas del cuerpo, el enfermo se someterá a una dieta a base de frutas crudas y ensaladas. Además, dormirá diariamente con una cataplasma de barro sobre el vientre. El aire puro, día y noche, es el complemento de esta dieta vegetariana.

Mi Régimen de Salud del capítulo 22, es un medio seguro para evitar esta dolencia y para volver a la normalidad.

Caso: la señora Margarita de Llambías, residente en Puente nº 840, durante más de quince años sufrió de varices en las piernas, algunas de las cuales estuvieron a punto de reventarse.

Antes de dos meses de haber comenzado a practicar mi sistema con un Lavado de la Sangre diario, dos baños genitales al día y un régimen a base de frutas, se vio libre de sus dolencias. El 18 de abril de 1935, un año después, no presentaba ningún vestigio de sus antiguas varices.

FLEBITIS O INFLAMACIÓN DE LAS VENAS

La inflamación de las venas se produce por irritación de sus paredes, debido a la presencia de sustancias tóxicas en la sangre. Estas impurezas proceden de fermentaciones pútridas en algún proceso de descomposición, como sucede a veces en un parto o aborto cuando no se expulsan a tiempo los tejidos y humores destinados a desaparecer del interior. Con algunas heridas, como las causadas por operaciones quirúrgicas, pueden introducirse en la sangre sustancias extrañas provenientes del exterior que producen la inflamación de las venas, originando la llamada flebitis. Esta inflamación provoca la formación de un coágulo o tapón de sustancias extrañas que se denomina trombo. Si se desprende algún pedazo de trombo y circula con la sangre, toma entonces el nombre de émbolo.

La flebitis, como toda dolencia, siempre supone la presencia de fiebre interna. Cuando este estado febril es agudo, puede ir acompañado de escalofríos y produce dolores en la zona donde se encuentra la vena enferma. La inflamación de la vena altera la circulación sanguínea, originando hinchazón de piernas y pies.

Tratamiento

Esta afección en estado agudo requiere absoluto reposo en cama para evitar que se desprenda parte del trombo, lo cual sería muy peligroso, porque podría irse al corazón o al cerebro, produciendo trastornos gravísimos y aun la muerte. Conviene mantener un poco en alto el miembro afectado y envuelto en cataplasmas de barro que se renovarán si se calientan demasiado. Si no ceden los dolores con el frío, se recurrirá a las cataplasmas calientes de linaza, o de semillas de pasto miel. Además, se aplicará otra cataplasma de barro sobre el vientre día y noche, para evitar las fermentaciones malsanas.

He podido comprobar la eficacia verdaderamente prodigiosa de los baños genitales en la flebitis, en el caso de una señora que, víctima de esta dolencia, después de dos meses de tratamiento médico infructuoso, pudo levantarse a los diez días de practicar diariamente dos o tres baños genitales al borde de la cama con las piernas horizontales, apoyadas sobre dos sillas y recibiendo la ablución de agua fría en las partes genitales de manos de una enfermera, por espacio de treinta a cuarenta minutos cada vez. Este tratamiento se combinó con aire puro, día y noche, y una dieta cruda a base de frutas y ensaladas, exclusivamente.

En todo caso, se vigilará que el vientre se desocupe cada ocho horas, o al menos cada doce, aplicando una lavativa si es necesario.

En caso de que el enfermo pueda permanecer en pie, deberá seguir mi Régimen de Salud del capítulo 22.

Caso: don Jaime Arechavala, que vive en Santiago, de treinta y un años, durante ciento cuatro días estuvo postrado en el lecho, víctima de una flebitis en la pierna izquierda. Ésta estaba tan hinchada que su diámetro igualaba casi al de la cintura del cuerpo del enfermo. Durante el tiempo indicado fue tratado con inyecciones de todo género y la pierna fue mantenida dentro de una especie de hoyo con tres bombillas eléctricas de 1000 bujías cada una, cuyo consumo de energía eléctrica ascendió, en un solo mes, a 700 pesos.

En estas condiciones, desesperado por los dolores y el malestar general, el enfermo conoció mi obra *La medicina natural al alcance de todos* y, siguiendo el tratamiento aquí indicado, a los tres días de aplicarse barro en la pierna, pudo levantarse de la cama.

Otro: don Ramón Garcés, de cuarenta y cinco años, oficial civil de Santiago, hacía nueve meses que estaba en la cama inmovilizado, tratado de flebitis y edema generalizado a todo el cuerpo.

Su jefe, don Felipe Laso, me manifestó que este enfermo estaba desahuciado y me pidió que interviniese para salvarlo.

Observado el caso, prescribí una alimentación cruda a base de frutas y ensaladas, cuatro ortigaduras cada día por todo el cuerpo, seguidas de frotación de agua fría, barro sobre el vientre y el pecho durante la noche, y también envoltura de éste, de la pierna inflamada, día y noche.

A las tres semanas de seguir este tratamiento, el enfermo pudo levantarse de la cama y fue restableciéndose progresivamente hasta poder reanudar sus funciones.

Naturalmente, cada día se vigiló que desocupara el intestino, aplicando una lavativa si era necesario.

VÓMITOS

El acto de expulsar violentamente por la boca el contenido del estómago, o en algunos casos del intestino, se llama vómito. Las náuseas es el deseo o ganas de vomitar.

En general, los vómitos denuncian irritación del estómago, del intestino o del cerebro y sistema nervioso. La apendicitis, peritonitis y meningitis, generalmente, van acompañadas de vómitos. Durante el embarazo, se producen cuando hay un estado de desarreglo digestivo existente con anterioridad, y no son algo natural en la gestación como se cree vulgarmente. La mujer que, desde la concepción, se somete a mi Régimen de Salud, respira aire puro día y noche, se alimenta de vegetales y especialmente de fruta cruda, ensaladas y semillas como almendras, nueces y avellanas y, además, se aplica diariamente la frotación de agua fría a todo el cuerpo, y uno o dos baños genitales de veinte a cuarenta minutos cada uno, no sufrirá los achaques corrientes del embarazo y podrá estar segura de tener un desenlace feliz y sin dolores, y un niño sano.

Tratamiento

Por regla general, si hay vómitos hay que suprimir los alimentos y tomar sólo agua pura o con zumo de limón a traguitos cortos y seguidos. Las compresas frías sobre el estómago y vientre, cuidando la reacción con una manta de lana, suprimen los vómitos. Durante la noche, se dormirá con una cataplasma de barro sobre el vientre; de día también será eficaz, si no hay otra aplicación. Los baños genitales también dan buenos resultados.

Las infusiones tibias de menta, salvia o romero son calmantes del estómago y alivian esta dolencia.

La fruta cruda y el barro en el vientre en todo momento son los «remedios» que harán desaparecer esta molestia.

Si hay estreñimiento, se aplicará una lavativa de agua natural.

HERIDAS, ÚLCERAS, CONTUSIONES, FRACTURAS Y DISLOCACIONES

El tratamiento de las heridas hechas con armas cortantes, punzantes, de fuego o de las que presentan desgarramiento de los tejidos, debe procurar evitar las hemorragias, para lo cual es preciso descongestionar la zona afectada y refrescar el interior del vientre para evitar la fiebre.

Fuera de los casos más graves, en que es preciso ligar alguna vena o arteria para impedir que se desangre la víctima, cada cual puede atender sus heridas sin perder de vista el objetivo que debe buscarse, que es favorecer la obra de la Naturaleza que procura siempre la cicatrización de toda lesión, lo cual se dificulta con el empleo de desinfectantes o intervenciones cáusticas. En todo caso, la cataplasma de barro aplicada directamente sobre las heridas es un bálsamo maravilloso que restablecerá rápidamente la normalidad de los tejidos afectados. Puedo asegurar que no existe fármaco ni elemento alguno en la Naturaleza que aventaje al barro como restaurador de los tejidos lesionados, tanto en el exterior como en el interior del cuerpo.

Si una herida supura y se mantiene abierta, es porque el organismo necesita expulsar por ella algún cuerpo extraño o materias corrompidas y no debemos contrariar esta obra de la Naturaleza con suturas o procedimientos artificiales. El fenogreco es el mejor purificador de las heridas.

Lo que vulgarmente se llama pasmo de una herida o infección supurante, proceso que se presenta con inflamación, dolor y expulsión de pus o líquido corrompido, es una manifestación de sangre maleada que, aprovechando una salida de la piel, procura descargar a través de la lesión las impurezas que se han acumulado con anterioridad, por desarreglos digestivos y deficientes eliminaciones a través de la piel, los riñones y los intestinos.

Las putrefacciones de las heridas no son obra de los microbios, sino de las impurezas internas del cuerpo elaboradas mediante malas digestiones crónicas. Son estas impurezas las que buscan salida a través de dichas heridas, manteniendo la supuración y dificultando la cicatrización de las lesiones.

Las hemorragias que no exigen el ligamento de algún vaso se combaten con compresas de limpiaplata y, mejor aún, con el vapor del cocimiento
de esta hierba. El zumo de ortigas, llantén, llantencillo, verbena, etc., es
también eficaz para contener la salida de sangre por las heridas abiertas. El
cocimiento de raíz de tormentilla con limpiaplata, así como el de corteza de
encina, contienen también las pequeñas hemorragias. Finalmente, las flores
de árnica mezcladas con limpiaplata, en agua o vapor, constituyen un poderoso bálsamo para las heridas.

Pero la cataplasma de barro es el desinflamante, descongestionante,
cicatrizante, calmante y desinfectante de toda herida o contusión, reciente o
antigua, más poderoso. El barro se aplicará directamente sobre la carne viva
y se cambiará cada tres o cuatro horas, porque pierde su eficacia cuando se
calienta mucho o se seca. Si en lugar de agua natural para preparar el barro,
agregamos a la tierra un cocimiento de limpiaplata u otra de las hierbas ya
indicadas, aumentaremos su eficacia. En todo caso, el barro sobre la herida
se aplicará en combinación con la cataplasma de esta misma sustancia sobre
el vientre, para así impedir las putrefacciones intestinales que llevarían sus
impurezas a las heridas.

Para hacer desaparecer la inflamación de los tejidos provocada por
golpes, dislocaciones o fracturas de huesos, aparte del barro, que es eficacísimo, se puede emplear la cataplasma de cuajada de leche, que se cambia
cada siete u ocho horas, hasta que la inflamación desaparezca. Esta sustancia es especialmente eficaz en la irritación o inflamación dolorosa de los
ojos, sobre todo si ha sido provocada por algún accidente.

Para componer dislocaciones, torceduras o fracturas de huesos, debe
siempre recurrirse a compositores de huesos experimentados, evitando así
procedimientos contra natura.

Una vez compuesto el hueso, y afirmado con tablillas, bastará con
mantener una envoltura de barro alrededor del miembro o la parte afectada,
cambiando la compresa cada tres o cuatro horas para obtener una rápida
curación, evitando así todo sufrimiento al accidentado.

En ningún caso debe enyesarse el miembro enfermo, porque con ello
se dificulta la circulación de la sangre y el trabajo eliminador de la piel.

En las heridas putrefactas, es indispensable la cataplasma de fenogreco, en la forma explicada al tratar el tema de las plantas medicinales. Al
mantener constantemente el fenogreco sobre heridas o llagas supurantes, se
evitará la gangrena y el envenenamiento de la sangre. Sin perjuicio del
emplasto referido, puede aplicarse por encima la envoltura de barro abarcando la parte afectada.

No hay herida, por antigua que sea, que no ceda con dos o tres curaciones, en veinticuatro horas, de vapor de limpiaplata y flores de árnica,

durante quince o veinte minutos. Luego hay que lavar la herida con un chorro bien caliente de este cocimiento, y enseguida, aplicar sobre ella las hierbas del mismo cocimiento y, sobre ésta, una cataplasma de fenogreco, vendando por encima.

Como el cuerpo es un todo indivisible, para curar una parte de él, además del tratamiento local, es preciso otro general que procure crear sangre pura, mediante buenas digestiones, aire puro en todo momento y haciendo reaccionar la piel en conflicto con el frío del aire o del agua. Si se asegura la buena digestión, con un régimen alimenticio a base de frutas crudas o ensaladas y se cuida de refrescar el interior del vientre, manteniendo sobre éste una cataplasma de barro y practicando de uno a tres baños genitales, el enfermo formará sangre pura, elemento de reconstrucción de todo el cuerpo.

Mi Lavado de la Sangre practicado a diario, al favorecer la purificación del fluido vital, activa la curación de las heridas.

Finalmente, los baños de sol generales y locales, al favorecer el cambio orgánico, aceleran la curación de las heridas. Si el sol se toma localmente, la parte enferma deberá cubrirse con una cataplasma de barro o con hojas verdes para evitar la congestión de los tejidos afectados.

Siempre será beneficioso que los heridos sigan mi Régimen de Salud del capítulo 22 en cuanto sea posible.

En ningún caso se aplicarán «desinfectantes» a las heridas o llagas, porque con ello se envenenan los tejidos, dificultando la recuperación. Basta con cambiar cada cuatro o seis horas el fenogreco en las heridas o úlceras malignas para evitar la gangrena o la septicemia. En su lugar, también podrá aplicarse barro.

Caso: la señora Hermosina de Gajardo, de cincuenta años, residente en Santiago, en la calle Concha nº 1215, se accidentó, sufriendo una dislocación del tobillo y fractura de huesos sobre esa articulación de la pierna derecha. Siguiendo los consejos de este libro, solicitó los servicios de un «compositor de huesos» competente para colocar los huesos en su lugar e inmovilizarlos mediante dos ligeras tablillas. Compuesta así la fractura y la dislocación, toda la parte afectada se envolvió en barro, que se renovaba cada tres horas, más o menos, de día y de noche. La enferma siguió una dieta de frutas crudas y aire en todo momento, manteniendo regulado el vientre. A los ocho días de este tratamiento ya podía mover el miembro enfermo sin molestias. A los veinte días, la señora accidentada ya caminaba normalmente.

Conviene dejar constancia de que los dolores desaparecieron desde la primera aplicación de barro.

QUEMADURAS

Toda quemadura representa una inflamación de los tejidos, que así se defienden. El tratamiento debe ser desinflamante para evitar el estancamiento sanguíneo, tanto en caso de quemaduras de fuego como de sol.

Después de lavar con agua la quemadura, conviene aplicar directamente sobre ella una cataplasma de ralladura de patata cruda o, mejor aún, una cataplasma de barro, calmante insustituible. También la cuajada de leche es un gran desinflamante y puede reemplazar a la ralladura de patata o al barro. Estas aplicaciones se renovarán cada tres o cuatro horas, salvo la cuajada, que mantiene su benéfica acción hasta nueve horas.

Además del tratamiento local, es preciso actuar sobre todo el cuerpo, de forma análoga a la indicada al hablar de las heridas.

Conviene abrir las ampollas para favorecer la expulsión de la materia malsana. La dieta cruda, exclusivamente a base de frutas y ensaladas, está indicada en los casos más graves. Hay que hacer una lavativa de agua natural si no hay evacuaciones diarias.

Si se trata de quemaduras provocadas por el hielo, se recomienda frotar con nieve la parte afectada, abrigando después con tejidos de lana.

SABAÑONES

El frío favorece los estancamientos sanguíneos en las manos y los pies de las personas cuya sangre se presenta alterada en su composición y circulación.

Esta afección desaparecerá con buenas digestiones, mi Lavado de la Sangre diario y una vida activa al aire libre.

Como aplicaciones locales, se recomienda, al acostarse, la aplicación de saquitos calientes de semillas de pasto miel y sumergir las partes enfermas en cocimiento caliente de limpiaplata y fenogreco. También la cataplasma de barro, al menos durante el sueño, es de eficacia segura si está afiebrada la parte afectada.

Siguiendo mi Régimen de Salud del capítulo 22 no se producen sabañones.

EMBRIAGUEZ

La sed que induce al individuo víctima de este vicio a excederse es consecuencia de la fiebre que devora sus entrañas. Esta fiebre se excita más con el alcohol, y de esa forma se crea un círculo vicioso.

Para combatir esta anormalidad, hay que recurrir a una alimentación cruda a base de frutas o ensaladas y la cataplasma de barro sobre el vientre, al menos durante la noche. Además, mi Lavado de la Sangre diario actúa como desintoxicante y regenerador.

CALLOS, JUANETES Y VERRUGAS

Una piel sana, vitalizada con un activo riego sanguíneo y libre de acumulaciones de materias morbosas está libre de estas anomalías. Según esto, el remedio será general y local, análogo a los sabañones. La cataplasma de fenogreco se aplicará localmente durante el sueño para disolver y eliminar los tejidos enfermos. También el barro es eficaz si es aplicado con constancia.

GRIETAS ENTRE LOS DEDOS DE LOS PIES

L. A., de sesenta años, durante ocho meses sufrió de llagas entre los dedos del pie derecho. A pesar de aplicarse diariamente el Lavado de la Sangre y localmente fenogreco en la herida, no consiguió verse libre de esta molestia. Dejó el fenogreco y lo reemplazó por emplastos de barro durante la noche, y en diez días desapareció el problema.

MASTURBACIÓN Y ESPERMATORREA

La fiebre interna del vientre mantiene la excitación de los órganos genitales, y es causa de estas anormalidades.

El vicio sexual implica la irritación de los centros nerviosos por impurificación de la sangre debido a los desarreglos digestivos provocados por la fiebre interna.

Tratamiento

Activando las eliminaciones de la piel con un Lavado de la Sangre diario se conseguirá tranquilizar el sistema nervioso. Una compresa dorsal o de barro a lo largo de la espina dorsal calma la excitación y la fiebre de los centros nerviosos. También es recomendable la cataplasma de barro sobre el vientre. Se aconseja una dieta cruda, a base de frutas y ensaladas, a la hora que se desee.

Finalmente, deberán evitarse las camas blandas y demasiado abrigadas, permaneciendo como máximo siete horas en ella. Se recomienda dormir sobre el costado derecho.

Además, deberá seguirse con constancia el Régimen de Salud del capítulo 22.

DONANTES DE SANGRE

Entre las novedades médicas tenemos ahora las transfusiones de sangre. Con ellas, se pasa la sangre de una persona sana a otra que está enferma.

Tal vez en el caso de que se desangre una persona accidentada pueda justificarse este procedimiento excepcional, pero, cuando se trata de enfermos, resulta inútil y perjudicial.

En efecto, la mejor sangre llevada al cuerpo de un enfermo, siempre víctima de malas digestiones y deficientes eliminaciones, se descompondrá rápidamente.

La sangre pura es producto de buenas digestiones, respiración normalizada y actividad en la piel de la persona. La sangre es algo personalísimo que sólo puede transferirse a los hijos, y no es susceptible de prestarse, regalarse o venderse.

En lugar de organizarse centros de donantes de sangre, con desmedro para la salud de éstos, debería procurarse que los enfermos regeneren su propia sangre mediante buenas digestiones y activas eliminaciones, para lo cual es preciso actuar sobre las temperaturas del cuerpo, provocando fiebre curativa en la piel y combatiendo la fiebre destructiva de las entrañas.

BANCOS DE SANGRE

Con este nombre se designan los depósitos de sangre humana, conservada para ser empleada en las transfusiones.

Según el doctor Arturo Guzmán Cortés, estos «bancos de sangre» son grandes centros de contagio e incluso de infección cancerosa.

SUDOR DE PIES

L., de treinta años, durante largo tiempo sufrió de sudores de pies, de un olor nauseabundo. A pesar de cambiarse de calcetines y zapatos varias veces al día y de practicar baños locales, aplicarse polvos, pomadas, etc., esta dolencia le impedía hacer vida social y lo mantenía en un triste estado de ánimo.

Un amigo suyo, que había sanado con mi Régimen de Salud, le aconsejó éste, con tan buen resultado que, desde el primer Lavado de la Sangre que tomó, sintió mejoría, hasta que su problema desapareció definitivamente. Este enfermo sigue practicando cada día el referido baño.

SUERO DE LONGEVIDAD

El profesor soviético Alexander A. Bogomolets aseguró haber descubierto un suero para prolongar la vida del hombre hasta los ciento cincuenta años. Este suero contiene elementos de la médula del esqueleto humano y del bazo, que deben extraerse del cuerpo no más de diez horas después de la muerte.

A pesar de que su descubridor falleció después de haber anunciado a todo el mundo su fantástico descubrimiento, la prensa da cuenta de la gran demanda que ya existe en Estados Unidos del supuesto suero de longevidad.

La salud espiritual y corporal es el resultado de nuestros propios actos de cada día, y éstos no admiten intervenciones extrañas que pasen del simple consejo o enseñanza.

El lector de este libro sabe que una correcta nutrición y unas eliminaciones normales son fuente de sangre pura, verdadero suero que permite mantener la vitalidad hasta los ciento cincuenta años, término natural de la vida del hombre, como se ha explicado en este libro. A este fin se dirige el Régimen de Salud del capítulo 22, destinado a sanos y enfermos, cuyas prescripciones se basan en las leyes inmutables de la Naturaleza.

¿Puede llamarse «ciencia» de la vida al conocimiento derivado del estudio del cadáver, obtenido a través de aparatos y en la oscuridad del laboratorio?

Cada cual su propio médico

El lector, por lo expuesto en el curso de esta obra, comprenderá ahora que la Doctrina Térmica pone fin al reinado de la patología y de la terapéutica, fundamentos de la medicina.

Manteniendo el equilibrio térmico del cuerpo se vive sano o se restablece la salud sin necesidad de diagnósticos, remedios o curanderos.

Una sola enfermedad: la alteración de la salud. Un solo remedio: la normalidad funcional por equilibrio térmico del cuerpo.

La salud, pues, es cuestión de temperaturas y no de remedios, inyecciones, sueros, vacunas y, menos aún, cirugía, rayos X o radiaciones.

Para investigar las necesidades que deben atenderse en el individuo, podemos contar con las revelaciones del iris de los ojos, observados de acuerdo con la Doctrina Térmica de este libro y explicado en mi obra *El iris de tus ojos revela tu salud*.

Índice alfabético

Índice